U0301042

晁恩祥国医大师传承工作室项目

中医肺康复实践

主　审　林　琳　张洪春

主　编　许银姬　黄敏玲

副主编　谈馨媛　梁桂兴　范荣荣　吴　蕾

编　委（以姓氏笔画为序）

于凤跃　于旭华　伍绍星　刘厚强　汤翠英　许银姬
杜炯栋　李小霞　吴　蕾　吴镇湖　张　燕　张红星
陈慧霞　范荣荣　郑瑞端　郑燕婵　柯晓霞　段运玉
侯　雯　姚　遥　郭丽娜　谈馨媛　黄海娜　黄敏玲
梁桂兴　梁翠婷　韩　云　韩　彦　景玉婷　谢东平
蔡　彦　蔡俊翔

参　编（以姓氏笔画为序）

马玉莹　严家丽　李咏文　李浩轩　宋梦西　陈　京
陈文彬　陈耀鑫　欧阳子易　钱学先　黄志霞　谢思睿

人民卫生出版社

·北　京·

图书在版编目（CIP）数据

中医肺康复实践 / 许银姬，黄敏玲主编．—北京：人民卫生出版社，2023.4

ISBN 978-7-117-32944-6

Ⅰ. ①中… Ⅱ. ①许…②黄… Ⅲ. ①肺病（中医）—康复医学 Ⅳ. ①R256.1

中国版本图书馆 CIP 数据核字（2022）第 043094 号

人卫智网 www.ipmph.com 医学教育、学术、考试、健康，购书智慧智能综合服务平台

人卫官网 www.pmph.com 人卫官方资讯发布平台

中医肺康复实践

Zhongyi Feikangfu Shijian

主　　编：许银姬　黄敏玲

出版发行：人民卫生出版社（中继线 010-59780011）

地　　址：北京市朝阳区潘家园南里 19 号

邮　　编：100021

E - mail：pmph @ pmph.com

购书热线：010-59787592　010-59787584　010-65264830

印　　刷：廊坊一二〇六印刷厂

经　　销：新华书店

开　　本：710 × 1000　1/16　**印张：**26

字　　数：453 千字

版　　次：2023 年 4 月第 1 版

印　　次：2023 年 5 月第 1 次印刷

标准书号：ISBN 978-7-117-32944-6

定　　价：89.00 元

打击盗版举报电话：010-59787491　E-mail：WQ @ pmph.com

质量问题联系电话：010-59787234　E-mail：zhiliang @ pmph.com

数字融合服务电话：4001118166　E-mail：zengzhi @ pmph.com

序

慢性肺系疾病为“四大慢病”之一，其致死率、致残率之高，患病人群之众，已然成为世之顽疾沉疴。近年来频发的呼吸道传染病，如严重急性呼吸综合征（曾称传染性非典型肺炎）、禽流感、新型冠状病毒感染（曾称新型冠状病毒肺炎）等更是令天下瞩目，使医界诊疗困顿、人民负担沉重。纵然良医汤药古而有之，现代西药层出不穷，对部分患者亦难以起病后之颓势。

作为当代之中医，吾辈应勤求古训，守正创新，在积厚流广的古籍中汲取宝贵经验，融入“治未病”理念，针对慢性肺系疾病开展未病促健、既病防变的康复研究和实践，结合现代康复医学的理念及手段，提倡中西医结合、中西医并重，发挥中医特色与优势，不断提高临床疗效。

我国也在《中医药康复服务能力提升工程实施方案（2021—2025年）》中强调了中医药应在疾病康复中发挥重要作用，促进中医药、中华传统体育与现代康复技术的融合，发展中国特色康复医学，让广大人民群众享有公平可及、系统连续的康复服务，减轻家庭和社会疾病负担。

肺为“华盖”，受“百脉朝会”而又主一身之气。同时，肺居高位，最易感受外邪，为“清虚之脏”，娇弱又易累及他脏，常致症状缠绵而功能难复。广东省中医院比较早地开展了中医慢病管理和肺康复工作，在临床实践中注重将中医肺康复融入慢病管理中，同时积极摸索医-体融合的肺康复模式，以及医院—社区—家庭的序贯康复路径，潜心探索躯体-心理-社会多维度的康复方案。于此临床经验基础上，编撰了《中医肺康复实践》。该书注重临床实践，系统阐述中医肺康复的理论，详细解读目前梳理的中医肺康复相关技术及临床应用，并就常见疾病的中医肺康复给予建议，是能发遑古义，求真务实的中医肺康复专著，适用于呼吸科、康复科、“治未病”等科室的临床康复实践。

望本书的出版能促进中医肺康复在临床上的推广和应用，发挥中医肺康复在呼吸系统慢病防治中的积极作用，实现我辈溯本求源，古为今用的新中医之理想。

国医大师 晁恩祥

2022 年 12 月

前　言

慢性阻塞性肺疾病(简称慢阻肺)是我国2016年第5大死亡原因,2017年第3大伤残调整寿命年的主要原因。我国的慢阻肺患者接近1亿,却又存在知晓率低、治疗率低和控制率低的情况,造成我国严重的疾病负担。慢性非传染性疾病简称慢病,以慢阻肺为代表的慢性呼吸系统疾病已经与心脑血管疾病、恶性肿瘤、糖尿病与代谢性疾病被世界卫生组织列为全球“四大慢病”。部分慢阻肺患者尽管经过规范治疗,坚持用药,但仍然出现肺功能的进行性下降,常常因呼吸困难、活动能力受限、生活能力下降等问题严重影响生活质量。

呼吸系统慢病的治疗不能单纯依靠药物干预,更需要患者个人生活方式的调整,需要医生及护士为其提供全面、主动的全程管理,包括健康教育、用药指导、肺康复、饮食和情志调护等。肺康复与慢病管理的宗旨是一致的,虽然运动训练是核心,但也包括教育和行为改变等综合干预措施。

肺康复是在详细的患者评估和个体化治疗基础上的一套多学科合作的综合干预措施,包括(但不仅限于)运动锻炼、教育、行为改变等。近年来,国内外研究显示,通过肺康复可减轻患者症状,优化患者功能状态,提高患者生活质量,减轻疾病带来的医疗资源消耗。目前关于肺康复对慢阻肺的作用研究较多,证实肺康复可改善慢阻肺患者的临床症状,提高患者运动耐力,延缓疾病进展。此外,肺康复在间质性肺疾病、肺动脉高压等疾病的治疗中也得到越来越多的运用,取得了较好的临床疗效。

《“健康中国2030”规划纲要》中明确提出了加强健康教育,塑造自主自律的健康行为的观念,此与肺康复、慢病管理的理念同出一辙,故呼吸界对其的重视程度也越来越高。但是我国肺康复工作起步晚,医护人员对肺康复的认知、重要性认识不足，公众及患者对相关知识的知晓率极低，相当部分治疗不能纳入医保报销范围，限制了其推广。同时，肺康复涉及呼吸、康复、心理等多个学科，多学科合作模式尚未完全形成，人才培养体系未完善，科研水平亦有待提高。目前，国内很多医院亦逐渐开展了肺康复治疗，但规范性有待进一步提高。

中医肺康复在中医"整体观"和"治未病"等理论指导下，结合现代康复技术及中医非药物疗法，在饮食和情志调护、呼吸调摄及运用中医特色疗法改善症状等方面具有明显优势。近年来，研究发现太极拳等传统功法也可改善慢阻肺患者的临床症状，提高生活质量；中医的膳食指导和"天灸"更是受到广大民众的追捧。融合中医药、中华传统体育和现代康复技术的中医肺康复医学将更好地促进呼吸系统慢病患者的疾病康复。

广东省中医院肺病科 / 呼吸与危重症医学科（PCCM）是国家中医药管理局肺病（华南）区域诊疗中心，也是 PCCM 规范化建设优秀单位。2012 年开始，我科就陆续开展了中医呼吸系统慢病管理和肺康复，创制了呼吸八段锦，形成呼吸重症 - 病房 - 门诊 - 居家全程管理的中医肺康复方案，并与体育学专家共同制定了医体融合的肺康复方案，取得较好的临床疗效，并深受患者好评。

本书总结了我科 10 年来在呼吸系统慢病管理和中医肺康复方面的实践经验，并联合重症医学科、营养科、心理科、针灸科、运动教育等相关学科专家共同撰写。全书共分为 17 章，首先阐述了中医肺康复的源流和理论、西医肺康复概述及肺康复方案的制定，然后详细介绍了呼吸训练、气道廓清技术、传统健身功法、运动训练等肺康复措施，并介绍了吞咽功能、情志疗法、慢病管理在肺康复中的作用及呼吸重症肺康复的特点和注意事项，结合临床实践重点讲述了中医特色治疗、中医膳食指导和中医肺康复护理，最后分别介绍了慢性阻塞性肺疾病、支气管哮喘、支气管扩张症、特发性肺纤维化、特发性肺动脉高压、肺血栓栓塞症、重症肺炎、新型冠状病毒感染恢复期等肺系疾病中医综合肺康复。本书附有临床常用的评估量表，并配有中医特色疗法及传统健身功法视频的二维码，便于临床应用和推广。限于篇幅，未能在附录中列出本书全部相关量表，读者可在相关文献中查阅。我们希望这本书能形成中医肺康复实践指引，为呼吸专科医生、康复科医生、社区医生、全科医生及护理人员提供学习参考，也可以作为肺康复培训班教材，助力中医肺康复的蓬勃发展。

本书在撰写过程中得到国医大师晁恩祥教授的悉心指导并作序，也得到林琳教授和张洪春教授的大力支持，在此表示诚挚的谢意！感谢前辈们的提携与关照，感谢所有编者的辛勤付出，感谢他们精益求精的精神，感谢他们求真务实的态度。

本书是我们临床实践的经验积累和总结，因编者学识和能力有限，有许多不足和局限性，希望同道批评指正，并在此表示诚挚的谢意！

编者

2022 年 12 月

目　录

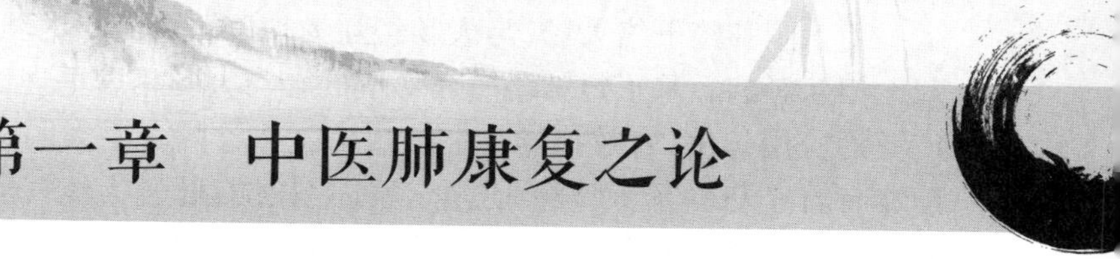

第一章 中医肺康复之论

在中医学发展之初，中医肺康复的原始思维萌芽即已呈现，随后在漫长的中华文化和中医理论发展的岁月里，一路伴随着人民群众对疾病康复的需求，不断承继和演进。中医肺康复经历了曙光初现的秦汉时期，法理日臻丰富的两晋隋唐时期，方法渐趋繁盛的宋金元时期，理论逐步体系化的明清时期后，进入了中医专科化发展明显的近现代时期，达到了空前的理论高度。通过广阅典籍，择取其中关于肺康复之论述，汇集成章，论述如下。

第一节 肺的生理与病理

肺位于胸腔，覆盖五脏六腑之上，位置最高，有“华盖”之称，亦为人体之“藩篱”。肺上连气道，开窍于鼻，外通大气，其形如蜂巢，吸之则满，呼之则虚，是为清虚之脏。肺脏形态之巧，功能之要，称之“脏之长也”。

一、肺的经络及循行

肺之经脉为手太阴肺经，《灵枢·经脉》对其有详尽的描述：“肺手太阴之脉，起于中焦，下络大肠，还循胃口，上膈属肺，从肺系横出腋下，下循臑内，行少阴心主之前，下肘中，循臂内上骨下廉，入寸口，上鱼，循鱼际，出大指之端；其支者，从腕后直出次指内廉，出其端。”

手太阴络脉为列缺，从手腕的后方桡侧的筋骨缝中分出，与手太阴本经并行，直入手掌中，散布于大鱼际部。《灵枢·经脉》曰：“手太阴之别，名曰列缺。起于腕上分间，并太阴之经直入掌中，散入于鱼际。其病实则手锐掌热；虚则欠款，小便遗数，取之去腕半寸，别走阳明也。”

手太阴肺经下络大肠，与大肠经互为表里。两经在生理上密切联系，病理上相互影响。基于经脉络属而形成的肺与大肠相表里理论在临床上具有广泛的应用价值，有效指导重症肺病的临床诊疗。手太阴肺经与足厥阴肝经亦有着密切联系。肺经为经气流注之始端，肝经为经气流注之末端。气血由肝经直接注入手太阴肺经而开始循环，往复不已，两经直接交接。

此外，手太阴肺经“起于中焦”，与脾胃关系密切。中焦受纳水谷，所产生的水谷精微通过“脾气散精，上归于肺”。临床上常用“培土生金法”与此理有关。手太阴肺经“还循胃口”，与胃也有着密切联系，病理上肺胃常互为影响，相兼而病，如肺胃阴虚、肺胃郁热等。

二、肺的生理

肺为娇脏之说形象地概括了肺脏易受外邪侵袭的生理特点。此说大约兴盛于明末清初，清代康熙年间顾靖远在《顾松园医镜·格言汇纂》中描述道：“此一脏名曰娇脏，畏热畏寒”；程国彭在《医学心悟·咳嗽》曰：“肺为娇脏，攻击之剂，即不任受，而外主皮毛，最易受邪。”肺既怕火，也怕水；既怕热、怕燥，也怕寒。

肺为娇脏，喜温、喜清、喜润。肺本体清虚，不耐寒热，其质虽寒，而性喜温，恶寒而喜温，恶热而喜清，恶燥而喜润。

肺性喜温，温则气和，卫外之气强。如前所述，肺脏体阴而用阳，故性喜阳而恶寒。但有寒邪外袭，必经口鼻、皮毛而犯肺，伤及肺卫外之阳，而致寒邪闭肺，形成咳嗽、气促等症。故早在《灵枢·邪气脏腑病形》中便记载：“形寒寒饮则伤肺，以其两寒相感，中外皆伤。”

肺性喜清，清则气畅，呼吸通达。中医对肺气清的特性蕴含两种认识：一是基于肺的解剖特性，早在《临证指南医案·肺痹》中就出现了“肺……禀清肃之体”的论述。二是指肺的肃清功能而言。肺应秋气，主肃降，具有肃清气血津液的作用，因此有“肺为水之上源，上源清，则下源自清”的说法。由于肺性喜清素，与六淫中上亢之火邪相对立，故喜清而恶热，如《医学衷中参西录·论肺病治法》云“肺为娇脏，且属金，最畏火刑”，故火热之邪往往导致肺失肃降而为病。

肺性喜润，润则不燥，不痿不胀，营卫调和。肺恶燥，其中也包括两种情况：一为六淫燥邪，为外燥，而另一种为伤肺阴而产生的内燥。肺应秋气，燥为秋季主气，但若燥邪过盛却可伤及肺阴，肺失润泽而为病。肺体阴而用阳，若遇火热之邪，则肺阴渐耗，而形成阴虚肺燥。

以上特点，决定肺系用药当以“治上焦如羽，非轻不举”为法则，用药以清轻、宣散为贵，过寒、过热、过润、过燥之剂皆非所宜。

（一）肺主气、司呼吸

肺具有主持和调节全身各脏腑之气的作用，主要通过呼吸运动，以及宣发肃降和生成宗气来实现。通过不断地呼浊吸清，吐故纳新，促进气的生成，调节气的升降出入运动，从而保证人体正常新陈代谢。

（二）肺主宣发、肃降

宣发是指肺气宣通、发散，有向上升宣和向外周布散的运动功能；肃降是指肺气清肃、下降，具有向下肃降和向内收敛的运动功能。

肺的宣发功能主要包括三个方面：一是通过气化，宣散浊气。二是将脾脏传输之津液精微，布散全身。三是宣发卫气，以温分肉，充皮肤，固腠理，司开阖，调控汗液之排泄。若肺宣发卫阳之气功能失常，则肤寒形冷，机体抵抗力下降而易受外邪侵袭。

肺主肃降主要表现在：一是肺向下布散水谷精微，供脏腑濡润之需，并将脏腑代谢所产生的浊液下输膀胱，成为尿液生成之源。二是吸入自然界的清气，与通过宣发功能上升的水谷精微相合，于胸中形成宗气，而后又通过肃降功能以布散全身，并布散宗气至脐下，以资先天元气。三是肃清肺和呼吸道内的异物，以保持呼吸道的洁净。

（三）肺主通调水道

肺居高位，又能行水，被称为“水之上源”，具有通调水道的作用。肺通过宣发肃降运动，将脾气转输至肺的水谷精微，向上向外布散，上至头面诸窍，外达全身皮毛肌腠以濡润之。同时通过肺的肃降，使水液向下向内输布，以充养和滋润体内的脏腑。

另外，肺通过宣发卫气，排泄汗液，使一部分废液，通过呼吸以及水气的形式排出。还通过肃降功能，使大部分机体代谢后的废液向下不断输于肾，经肾和膀胱的气化作用，生成尿液排出体外。

（四）肺朝百脉，主治节

对于肺朝百脉的认识，多数学者认可唐代王冰的注解：“经气归宗，上朝于肺，肺为华盖，位复居高，治节由之，故受百脉之朝会也。”《素问·平人气象论》曰:“脏真高于肺,以行荣卫阴阳也。”即全身的血液都通过百脉流经于肺,经肺气的宣发和肃降作用,将富含清气的血液流经百脉输送于全身。

肺之经脉为手太阴肺经,下络大肠,与大肠经互为表里。手太阴肺经“起于中焦”,中焦受纳水谷,所产生的水谷精微通过“脾气散精,上归于肺”,临床运用“通腑泻下法”和“培土生金法”治疗肺系疾病大概缘于此。

三、肺的病理

肺居胸中,位在各脏之上,其气贯百脉而通他脏,故六淫诸邪,内伤各因均可导致肺系疾病的发生。其基本病机是感受外感六淫之邪或内生之痰浊、水饮等病理因素,导致邪气壅阻,肺失宣肃,升降不利;或劳倦久病等导致肺气阴亏虚,肺不主气而升降无权。因肺失宣肃,故常见咳嗽、喘息等;因肺不主气,故常见短气、自汗、易感冒等。肺朝百脉,助心主治节,因肺气失调,不朝百脉,可引起心血的运行不利,而发为心悸、胸闷、唇甲紫黯等症;肺能通调水道,因肺失宣肃,通调失职,可引起水肿、小便不利等。

外邪诸因主要指风、寒、暑、湿、燥、火和疫疠之气等从外侵入人体的致病因素。风为六淫之首,一般外感为病,常以风邪为先,其他邪气多依附于风而侵犯人体,如风湿、风寒、风热、风燥之类。一般认为六淫中的暑、湿之邪较少直接犯肺,而多先伤及中焦脾胃。燥为秋令主气,故燥邪为病,多发生于气候干燥的秋季。外感燥邪有温燥和凉燥之别。寒为冬季主气,冬季天气寒冷,常易感受寒邪导致寒病。自然界中具有寒冷、凝滞、收引特性的外邪均称为“寒邪”。由于空调的使用,夏季感寒亦为常见。温邪是各种温热病致病邪气的统称,包括春温、风温、暑温、伏温、湿温、秋燥、冬温、温疫、温毒和温疟等病因。《温热论·温病大纲》中有云:“温邪上受,首先犯肺。”指出了温邪易于侵袭肺脏的特点。

内伤各因中,又因肺为主气之脏,因此肺气虚证是肺系疾病最基本、常见的病证。其是指肺脏的功能减弱,出现宗气虚弱,肺气上逆,开阖失司,卫外不固之证。

同时,肺为娇脏,主输布津液,喜润而恶燥,称为“水之上源”。临证多见肺脏受邪扰,导致气机运行不畅而作咳,久而化热化火,灼伤津液,出现咳喘无痰或痰少而黏,口干咽燥,形体消瘦,午后潮热,五心烦热,盗汗,甚至痰中带血,声音嘶哑等肺阴虚证的表现。

尤其在肺系疾病的后期,肺气阳亏虚、气阴两虚之证多见,往往需以养肺、润肺、清肺为主要治法,兼顾温气阳、实卫气等法,临证处方时需要细心参详以达到促健复能的肺康复目标。

第二节 中医肺康复概念

中医肺康复是在传统中医药理论指导下,依据肺系疾病病因病机特点,针对呼吸功能或日常生活活动能力减退的慢性肺系疾病患者,结合现代康复医学技术,系统阐述肺康复理念、方法和应用的学科。

中医肺康复系统梳理传统康复内容,融合现代康复技术、慢性病管理理念,在"天人合一""五脏相关"等中医思维下,通过辨证论治来实施康复治疗,是中医肺系疾病治疗学的重要组成部分。中医肺康复的方法主要包括传统功法、肢体锻炼、呼吸训练、针灸推拿、中医外治疗法、情志疗法、中药口服等。其以强化自我管理,促进功能康复,改善症状,提高生活质量为目的。

中医肺康复是中医康复学的组成部分,既遵循康复医学的评估和治疗原则,也包含专科疾病的中医治疗特点。它同时融合当代社会经济、科技文化等时代背景对康复医学的发展和影响,是融入了传统中医思维的现代医学概念。

同时,中医肺康复内容应和肺系疾病的中医养生学、中医"治未病"理论相区别。中医养生学是在中医理论指导下,探索和研究人类生命规律、衰老机制,阐述颐养身心、增强体质、预防疾病、延年益寿理论和方法的学科,主要指导人们进行中医摄生保健活动。相比以疾病为主导的治疗模式和方法而言,中医养生学着眼于对机体功能状态的观测和调试,内容涵盖"未病先防""既病防变""瘥后防复"等方面,是中医康复的远期目标和中医治疗的方法指引。

中医"治未病"则是中医前瞻性地对患者整体进行预防和管理的中医思想和理论,是指导中医养生和康复的一种特色理念,是摄生养生的思想体系。其核心是运用"先证用药""形神合一""天人合一"等传统中医思维对机体和疾病进行前瞻式的治疗干预。针对疾病的未病、欲病、已病各个阶段分别进行干预指导。其是中医养生和康复治疗的理论基础。

可见,中医肺康复是针对慢性肺系疾病以已病促健、既病防变为目标的多学科融合的养生技术,"治未病"理念贯穿其中。

"康复"二字在古代早已有之,在《尔雅》中的阐释为:康,安也;复,返也。在先民的生活遗迹和古代医家的典籍案例中,随处可见康复方法的运用和朴素康复思维的融入。肺为娇脏,其疾病症状繁复,周期绵长,是危害广大人民群众的常见疾病，因此古籍中关于肺系疾病的中医诊疗方法、诊疗医案、经验总结浩如烟海，而专病和专科著述也比比皆是。第三次工业革命后，以生物学为主导的现代呼吸病学技术蓬勃发展，但随着现代人对健康内在需求的转变，医学模式也在悄然发生改变。中医肺康复学应运而生，并融合中医“治未病”思想、运用现代康复诊疗原则和方法，吸纳传统康复技术形成新的学科分支。

第三节　中医肺康复发展源流

中医肺康复是新时代的医学概念产物。虽然，康复思维早在春秋战国时期已有据可考，并有文可溯，但“康复”二字作为特定的医学词语出现则较晚，可见康复作为医疗诊治手段经历了漫长的经验积累期和理论系统化期。在《旧唐书·本纪》中记载了武则天患病后康复的描述：“五月癸丑，上以所疾康复，大赦天下”，有可能是“康复”一词的最早记载。随着社会发展的不断深入和人民群众对疾病康复需求的不断提高，中医学理论和实践的分类与专著也是日新月异。“中医康复”从医案的零星记载到专科疾病康复方案的系统化运用，经历了从无到有，再到丰富的发展历程。

一、曙光初现（秦汉时期）

据考《黄帝内经》成书于战国后期，该书第一次将古朴的唯物观、《周易》的阴阳观与中国古代哲学观相融合，系统地整理了先秦的医学思想，形成了中医学的理论体系，构建了中医辨证治疗的思维方法，是中医学形成的皇皇大典。其相关的摄生内容也为后世养生保健、康复健体首立理论法则。如“故圣人传精神，服天气，而通神明”“惟贤人上配天以养头，下象地以养足，中傍人事以养五脏”中的“天人合一”观；“五味入口，藏于肠胃，味有所藏，以养五气，气和而生，津液相成，神乃自生”的五脏养生观；“肺者，气之本，魄之处也，其华在毛，其充在皮，为阳中之太阴，通于秋气”的四时养生观；以及“智者之养生也，必顺四时而适寒暑，和喜怒而安居处，节阴阳而调刚柔”的调神摄生观；更有后世奉若法则的“春夏养阳，秋冬养阴”的顺时摄养原则和“圣人不治已病治未病，不治已乱治未乱”的治未病观。可以说康复的萌芽思维由此开创，为后世中医康复观铸就了天人合一、四时调养、子母相助、五运六气的理论原型。

先秦流传的六字诀是一种呼吸吐纳训练方法，其独特的发音训练是鱼唇呼吸、腹式呼吸训练的初型，开创了肺康复呼吸训练的先河。

承接《黄帝内经》的基本理论，东汉末年张仲景携《伤寒杂病论》横空出世。其中，《伤寒论》不但开创辨证论治的理论体系，也为后世创制 113 方，成为理法方药具备的“方书之祖”。书中详细描述了药物的煎服法、服药时间、药后调护法、服药后反应，以及药后忌口、调养禁忌等，显示出“医圣”对疾病调护的重视。另外，《伤寒论》还就瘥后劳复进行了专门论述，如“大病差后，喜唾，久不了了，胸上有寒，当以丸药温之，宜理中丸”就道出了病后固护脾胃之气的原则，开单篇论述调摄的先河，成为后世热病后康复治疗的渊薮。

《金匮要略》作为脏腑经络辨证论治的集成之作，其体现出的未病先防、已病防变思想更为后学提供了具有普遍指导意义的临床调摄方法。如“见肝之病，知肝传脾，当先实脾”“若人能养慎……不遗形体有衰，病则无由入其腠理”等均可窥见一二。另外，《金匮要略》首开分科论治、论养的先河，首次以肺痿、肺痈、咳嗽、上气、痰饮等肺系相关疾病的专篇形式论述，使肺系疾病的治疗和调护有了雏形。

二、日臻丰富（两晋至隋唐时期）

两晋、南北朝至隋唐后，中医学进入快速发展时期，流派涌现，医学教育也日趋规范。其中大方脉学科的发展，促使肺系疾病的诊治在病因病机、辨治理念、治法治则、疾病调养、情志调摄、功法锻炼等各方面都有了长足的发展。其中隋代巢元方的《诸病源候论》对肺系疾病做了专篇描述。除在“咳嗽候”中提出了总结脏腑思维的“十咳”论外，“肺虚”理论也有了进一步的完善，其在“咳逆短气候”中论述道：“肺虚为微寒所伤，则咳嗽，嗽则气还于肺间，则肺胀，肺胀则气逆，而肺本虚，气为不足，复为邪所乘，壅痞不能宣畅，故咳逆，短乏气也”，指出了肺虚发病的重要内因。

该时期，佛、道共举，宗教昌盛，养生术、导引术也从民间走向学术，成为中医学重要的养生调摄方法。《三国志·魏书·方技传》中描述了五禽戏，通过效仿五种动物的动作，起到养神调气、疏通经络的作用。随后晋代葛洪在《抱朴子》中总结了导引的作用为“明吐纳之道者，则曰唯行气可以延年矣，知屈伸之法者，则曰唯导引可以难老矣”。《诸病源候论》则总结前人经验，辑录养生方导引法200余条，包括肢体动作、呼吸吐纳和存思观想，是早期的肢体锻炼、呼吸操及冥想情志治疗。其在“肺病候”篇里提到的肺脏六字诀，如“肺脏病者，体、胸、背痛满，四肢烦闷，用嘘气出”，可能是现存最早关于鱼唇呼吸锻炼方法的记载。

唐代孙思邈的《备急千金要方》则进一步丰富了肺系疾病的脏腑辨证论治体系，其将肺痿分为虚寒、虚热两类，除分别处方以治疗外，也描述了用“灸肺俞百壮”的外治方法治疗肺虚寒羸弱。此外，孙思邈极为重视食养，他在《备急千金要方》中专列食治篇，并认为“安身之本，必资于食；救疾之速，必凭于药”。其使该时期的食疗、导引、呼吸吐纳等方法得到了推广和普及。

三、渐趋繁盛（宋金元时期）

宋代以后，医学人才的培养和选拔更严格化和体系化，从业队伍有规模地扩大，官修的医学书籍规模浩大。至金元时期更是百家争鸣，流派林立，中医学得到空前发展。针对肺系疾病的病因病机，也有了更为丰富的认识，一些专科病名和专科论述依次出现，针对肺虚证的补益方法也层出不穷。

北宋时期编撰的《太平惠民和剂局方》《圣济总录》，南宋时期编撰的《鸡峰普济方》，以及金初成书的《黄帝素问宣明论方》分别描述了“肺虚劳嗽”“伤寒后复热”“肺痿”“喘嗽久”的证候及治法方药，如“治肺脏气虚，胸中短气，咳嗽声微，四肢少力，宜服此补肺阿胶散方”“治伤寒瘥后劳复，壮热头痛，六神汤方”“广济紫菀汤，治肺虚喘乏，痰多咳嗽，胸膈逆满，食少羸瘦及治肺痿咯唾脓血”“防己丸治肺不足，喘嗽久不已者，调顺气血，消化痰涎”等，以上论及的方剂也成为了流传甚广的补肺止咳名方。此外，在很多专著专篇中着重描述了补肺促健药物的服法及饮食禁忌。

陈无择的《三因极一病证方论》首将“痨瘵”代指肺结核，孔平仲的《孔氏谈苑》首提“肺焦”为“石末伤肺”所致，乃釆石人之病。

元代的《十药神书》是现存最早治疗“肺痨”的专书，其重视营养疗法，关注服药方法，对“虚劳病”的康复治疗做了重要的补充。如“每日仍浓煎薄荷汤灌漱咽中，用太平丸徐徐咽下，次噙一丸缓缓化下，至上床时候，如此用之，夜则肺窍开”。并首次将羊肺融入药物服用，将形补方法引入肺痨的补益中。“治病因抑郁忧思、喜怒、饥饱失宜，致脏气不平，咳嗽脓血，渐成肺痿。憎寒壮热，羸瘦困顿，将成劳瘵”则是南宋严用和《严氏济生方》中描述情志致咳的内容。而同时代的《鸡峰普济方》则首次描述了用吸入方法治疗肺虚久嗽："肺虚生寒热，以款冬花焚三两，俟烟出，以笔管吸其烟，满口则咽之"。

金元时期，虽然流派众多，治则纷杂，但通过食养纠偏护正已是很多流派的共识，因此孕育了《饮膳正要》等专著。"哮喘"一词则由朱丹溪在《丹溪心法》中首先提出，并提出分期论治的原则："未发以扶正气为主，既发以攻邪气为急"。刘完素在《素问玄机原病式》中将五运六气与脏腑功能联系起来，提出了"肺本清，虚则温"的治则。张从正作为"攻邪派"的代表，在其代表作《儒门事亲》中亦描述了"善用药者，使病者而进五谷者，真得补之道也"的五谷之味养五脏之虚的食养原则，也充分体现了调护胃气在疾病康复过程中的重要作用。

该时期，中医摄生养生康复等理论不但在国内蓬勃发展，在国外亦广泛流传并被奉为经典，丹波康赖编撰的《医心方》是日本现存最早的中医养生疗疾名典，提出了很多病后养摄的论点，如"宁少食令饥，慎勿饱食""温病瘥后当静卧，勿早起，自梳头澡洗"等。

四、构建体系（明清及近现代）

历史进入明清时期，温病学的形成和发展是该时期在中医学历史进程中留下的浓墨重彩一笔。"戾气学说""三焦辨证""卫气营血辨证"都是该时期对"温热"类疾病认识的重要理论。其在治疗上更是进一步和伤寒学区分开来，"先防亡阴，继防亡阳""风温在肺，只宜清解""先清气后清血""透热转气"等治法都极大地推动了"温病学"的发展。"温病学"体系完善的同时，关于外感热病后期药物调养、生活调摄、劳复食复情况下的证治，以及针灸等外治疗法均得到了补充和发展。如吴有性在《温疫论》中提出"素亏者易损，素实者易复"；沈金鳌在《伤寒论纲目》中提到了"食肉则复也""余热未尽，饮食起居，俱宜节慎也，至房劳一事，更关性命"；杨璿在《伤寒瘟疫条辨》中则做了简洁的概括："大抵温病愈后，调理之剂投之不当，莫若静养。节饮食为第一，而慎言语，谨起居，戒气恼，寡嗜欲，皆病后所宜留神也。"温病大家王士雄对饮食调养亦有著述，其《随息居饮食谱》作为食养的专著，明确列举了外感热病后食物食用的禁忌。

除温病学外，该时期的相关专病理论亦得到空前发展，如肺痨专著有龚居中的《痰火点雪》，虚劳病专著有胡慎柔的《慎柔五书》、汪绮石的《理虚元鉴》，均强调了肺阴虚所致虚劳病的证治。在内伤杂病方面，肺系疾病的诊治在病因、发病机制、辨证分型、诊断施方及养护调摄等各方面都有长足的进步。关于疾病康复的论述也日渐增多。如叶桂在《临证指南医案》指出“精气复得一分，便减一分病象”；张介宾在《类经》中论久病而瘠的方法：“以及五运六气各有所主，皆不可以相代也，故曰化不可代……谨守其气，无使倾移，则固有弗失，日新可期，是即复原之道，而生气可渐长矣”“凡属虚劳内损者，多从温补脾肾而愈，俱得复元”；李用粹在《证治汇补》中则提出“培土生金”的补肺要义：“以脾有生肺之能，肺无扶脾之力，故补脾之法，尤要于保肺也”；沈金鳌在《杂病源流犀烛》中总结了四时养肺的方法：“秋月金旺，宜常呬吸，以和其肺气，慎勿食诸肺，则不厌其魄。时秋初夏末，热气酷甚，少贪风凉，免伤背之腧穴。中风之证，盖感此也。肃杀之天，杀中有生。秋分之日，戒伤生命。大抵万物收敛，人心更要持守，勿为驰逞发扬。”

疾病瘥后治疗的形式也越来越多样化。如《卫生易简方》中记载了“治久患气嗽，用生诃梨一枚，含之咽汁，瘥后口不知味，却煎槟榔汤一碗”的方法；《普济方》记载了五味子单药“肺虚寒人，可时时服”的方法；《济阳纲目》中记载了噙嚼太平丸后仰面而睡的方法治疗劳嗽肺痿；《张氏医通》中则记载了治疗哮喘的三伏天“天灸”疗法等。均是肺脏疾病调养的实用技术和方法。

进入19~20世纪后，工业革命的推进将现代医学载入发展快车道，其理论方法、思维体系在冲击传统中医药的同时，也通过融入、糅合中医学等方式产生了一批新兴学科或亚专科。20世纪80年代后，现代康复医学理论开始影响传统的中医康复理论，现代“康复”的内容和方法融入传统中医学中，有了新的“中医康复学”。如陈可冀主编的《中国传统康复医学》、张子光主编的《中国康复学》等著作将中医康复学作为一个独立的概念提出，为建立现代中医康复学奠定了坚实的基础。在中医康复学不断发展的同时，各专科的康复理念也逐渐呈现。20世纪90年代以后，中医肺康复形成系统理论，现代中医肺康复呈学科化发展，管理对象主要为慢性肺疾病患者，内容包含了疾病的全程，尤其在功法锻炼、中药、针灸按摩、传统外治疗法、食疗、情志治疗等方面，形成了独特的中西医融合康复方案。至此，中医肺康复学以循证医学理论为导向，朝着更为系统化、专科化和可操作化的方向发展，以期在更大的范围内为全球肺系疾病患者探索和提供更为优质、更为有效的肺康复方案。

（谈馨媛　许银姬　谢东平）

主要参考文献

[1] 孙广仁，郑洪新．中医基础理论 [M]. 3 版．北京：中国中医药出版社，2012.
[2] 郭海英．中医养生学 [M]. 北京：中国中医药出版社，2009.
[3] 郁东海，王澎，徐中菊，等．治未病学 [M]. 上海：上海科学技术出版社，2018.
[4] 马烈光，蒋力生．中医养生学 [M]. 北京：中国中医药出版社，2016.

第二章　中医肺康复之术

中医肺康复治疗的理论和方法历经上千年的积累，在不断丰富、推陈出新的同时也在不断总结和去伪存真。其浩如烟海的内容主要涵盖“藏”（脏腑经络）、“形”（功法锻炼）、“志”（情志调养）三大方面。本章汇述前贤精义，融入现行之法，分而论之，辑为肺康复之术。

第一节　“藏”与肺康复

中医学之理在于“藏”，之法亦在于“藏”。五脏六腑之“象”，可见“藏”，气血经络在气机之法度，亦可窥见“藏”。“藏”是“象”的内在实质，“象”是“藏”的外在表现，脏腑直观法是“藏象”学说形成的基础，“以象观藏”是脏腑辨证最常用、最直接的方法，也是辨证论治的核心内容之一。肺为五脏之“华盖”，与大肠相表里。其在体合皮，其华在毛，开窍于鼻，通于秋气。肺脏的子脏为肾脏，母脏为脾脏。由此，脏腑经络相关的肺康复暨肺的“藏”康复是以肺为核心脏腑，以五脏相关、经络相连、子午流注为主要原则和方法，以“顺应自然、天人合一”为目的。其主要内容集中在肺系疾病中医药物康复、膳食疗法和针灸等外治疗法等方面。

一、中药调和致中

根据个体体质的偏颇，对患者邪正虚实进行辨证分析，并根据药物的四气五味、升降沉浮、归经等特点拟方配药，最终达到调和气血、平衡阴阳的目的。孙思邈有言：“安身之本，必资于食；救疾之速，必凭于药。”中药在救疾的同时，也能针对机体进行整体调治，使之恢复“阴平阳秘”，从而促进康复。

《理虚元鉴》描述的“肺主皮毛，外行卫气，气薄而无以卫外，则六气所感，怯弱难御，动辄受邪”，道出了肺系慢性疾病肺气不足、卫外不固的病机总则。但各病亦有各病的特点。因此，中药的调养方案需要针对患者肺气亏虚的具体情况，个体化地给予辨证调养。

古籍中肺系疾病运用药物康复调养常见的疾病有：热病后期、伤寒瘥后、肺痿全程、肺胀及哮证稳定期，因此在“久嗽”“肺痨”“痨瘥”“虚劳”“肺虚”等专篇古文献中多有论述。

1. **滋阴生津**　热病后期康复原则是“保阴为要”，需“时刻顾护津液，唯能留得一分阴液，便有一分生机”。治法上需“滋阴生津”，余邪未了的亦需“清泄其热”，甚至“急下存阴”。肺痿之证为肺经垂绝之候，症可见声嘶口渴，喘咳气逆，唾如涎沫，肌肤消瘦，丝丝汗出，透体如珠，胸膈胀满，饮食难下，不能坐卧，俯仰维艰，治疗宜“养阴保肺”，急宜涵养肺阴，不宜辛散滋寒，更不可以因暴嗽而遽补，方用人参清肺汤、固真饮子、芦根饮子等。

2. **益气补肺**　“久嗽”“肺痨”“痨瘥”“虚劳”等病的调养则注重养血益气补肺金，或用辛凉清肺并甘温扶中之法，重气轻味，甚少单选温燥滋腻有味之品，多以辛平甘润有气之药为主。如辛字润肺膏以羊肺入药，以白蜜和之，但仍需入杏仁等入气入肺之药，使气畅脉和。伤寒瘥后证治因并发的症状以及各变证、坏证的不同而不同。针对复热、呕哕、下利、体虚烦满、胃虚不思食等症多选用“小柴胡汤”“前胡汤”“竹叶加生姜汤”“六神汤”“乌梅汤”“白术汤”等经典方或方书方，在《圣济总录》《重订通俗伤寒论》等专著中亦有专篇列方论述。

3. **“培土生金”和“滋水生金”**　针对“肺胀”“哮证”等病证，认为其病机关键在于本虚标实，在不同阶段、不同病程其本和标之轻重不同，涉及的脏腑不同。中医药物康复的重点在疾病稳定期，这是“既病防变”的重要内容。临证治疗时需融入子母脏助养、脏腑相关调养原则。

肺朝百脉而又是清虚之体，易受邪袭，而又易受相关脏腑病变的影响。早在《难经》中就提出了“虚则补其母，实则泻其子”的理论。《金匮要略》提出了“已病防变”的重要脏腑相关论述——“见肝之病，知肝传脾，当先实脾”，开“子母脏助养”康复之先论。后历代医家在肺系疾病的治疗和康复方面，针对肺气亏虚的虚损之证，治疗原则主要集中在肺脾相关和肺肾相关上。犹如《类经》中的描述：“凡属虚劳内损者，多从温补脾肾而愈，俱得复元。”在肺脾相关上，“培土生金”是最具有代表性也是最重要的治疗原则。“补土派”大家李杲有“清养胃阴，使土旺生金，所谓虚则补其母也”一说，应该是“培土生金”最早、最贴近的原型。至明清时期，“培土生金”理论得到广泛的运用，肺病治脾、肺脾同治，甚至肺脾肾同治的方法都逐步完善和确立。由明代薛己著述、清代钱临注疏的《薛案辨疏》对其机理有详细的论述：“故培土生金，金旺能制木，而土去其仇，金旺则能生水，而木得其养，是金一旺而木土皆安矣。”在治法上，叶桂在《类证普济本事方释义》中指出：“肺为娇脏，冷热皆能致病，故辛温、辛凉之药，必佐以甘温护中，培土生金之意也。”在用药上，《证治汇补》中作了进一步补充：“故补脾之法，尤要于保肺也……肺脉虚者，金气大伤，非参不保。”在方剂选用上，有“培土生金”的补中益气汤；有“干咳无痰琼玉膏，地黄参蜜茯苓熬，臞仙加入沉香珀，培土生金痰自消”的琼玉膏；也有“白凤膏专补肺痨，培土生金法最捷”的白凤膏；还有“病伤不复元，壮失保养，延为劳嗽，胃气颇好，可与填精固下”的黄芪建中汤。

至近现代，针对慢性阻塞性肺疾病本虚标实的病机特点，治疗多以健脾为主，以杜绝生痰之源。常选用方药除补中益气汤等经典方药外，还有自拟以健脾为核心的组方、经验方，如健脾益肺颗粒、补肾纳气平喘方、调补肺肾方等。多项多中心随机对照研究结果均显示，在增加 6 分钟步行距离、提高生活质量评分、改善呼吸肌疲劳等方面，中药康复具有优势。

肺肾相关内容主要体现在“补命门”“滋水生金”的治疗方法上。肺肾是母子二脏，一为气之主，一为气之根，肺主呼吸，肾主纳气。肾气上际于肺，肺气下归于肾。只有肾的纳气功能正常，才能保证呼吸的深度和力度。陈士铎在《辨证录》中有补肾健脾以达生金的描述：“盖肾能生土，土自能生金，金旺则木有所畏，不至来克脾土，然则补肾正所以补脾也。”可见，“补命门”能达到“金水相生、滋养肺阴”的效果。同时还有“补肾随补肺，不特子母相生，亦能防祸未形”的作用。最常用的“补命门”方式多见于“滋水生金”。在用药上，有味之品尤宜，《医述》有论述：“责在补肾水以镇阴火，生津液以润肺燥。更宜参、芪、河车之属，填实下元，所谓补其肺者益其气，补其肾者益其精，庶可起垂危于万一也。”在选方上，注重清上实下，助养根元，如选用六味地黄丸、大补阴丸，又如选用地黄汤合生脉散、河车丸以及人参固本丸。兼有气阳亏虚者，多选用肾气丸治之。

至近现代，认为“伏痰”于内，气阳亏虚，累及肺、脾、肾三脏是哮喘的主要病机。因此，治疗尤其是在缓解期，多以温补肾阳、健脾益肺为核心，兼以行气化痰、活血化瘀，除采用古方、经典方固本培元、温肾纳气外，一些名医的自拟方，如“参蛤青龙丸”“黄龙舒喘汤”等在改善哮喘控制测试评分及小气道功能方面具有优势，可帮助患者改善症状，提高生活质量。

由于金水之本非能速生，本法运用时需缓缓图之，方为长久康复方案，因此，中医药物治疗，大多以蜜丸、膏剂多见，尤以膏方的流传为广。膏方是在中药复方汤剂的基础上，经浓煎后掺入某些辅料而制成的一种稠厚状半流质或冻状剂型。针对不同证型处以不同处方熬制成膏服用。古籍记录的常用膏剂有清金膏（《寿世保元》）、清肺抑火膏（《寿世保元》）、雪梨膏（《医学从众录》）、资生健脾膏（《慈禧光绪医方选议》）、参术膏（《古今医统大全》）、两仪膏（《景岳全书》）、羊蜜膏（《外台秘要》）、都气膏（《症因脉治》）等。近现代普及使用的川贝枇杷膏、雪梨膏、蛤蚧膏等，临床运用十分广泛。不少医家通过对疾病病机进行分析，辨证遣方调制个体化膏方，针对性更强。临床研究显示，长期坚持服用膏方，有助于慢性阻塞性肺疾病患者减少急性加重频次，提高运动耐力，改善生活质量。也可改善哮喘患者夜间症状，降低发作频率，是良好的中医药肺康复治疗方式。

二、膳食养而和之

膳食养生距今至少已有三千年历史，尊为“荣养”，是早期康复治疗的一种重要方式。《素问》论曰：“毒药攻邪，五谷为养，五果为助，五畜为益，五菜为充，气味合而服之，以补精益气”，认为食物与药物一样，具有形、色、气、味、质等特性，但更着重于养。张介宾说：“欲救其偏，则惟气味之偏者能之。”古人视食、药同理同用。《寿亲养老新书》指出：“水陆之物为饮食者不管千百品，其五气五味冷热补泻之性，亦皆禀于阴阳五行，与药无殊……人若知其食性，调而用之，则倍胜于药也……善治药者不如善治食”。可见，食物可以根据“审因用膳”的原则来“调补阴阳”，使人体达到“阴平阳秘”的状态。

其中，“体质辨识”是“审因用膳”和“辨证用膳”的基础方法之一。通过改变其饮食习惯和生活方式，纠正体质的偏颇，使其趋向平和质。体质的分类，依据中华中医药学会《中医体质分类与判定》标准，可分为平和质、气虚质、阳虚质、阴虚质、痰湿质、湿热质、血瘀质、气郁质和特禀质九种类型。每种体质均有其特点，膳食调养也有相应的原则。

1. **平和质**　平和质的总体特征为阴阳气血调和，一般体形均匀健壮，面色、肤色润泽，头发稠密有光泽，目光有神，嗅觉通利，唇色红润，不易疲劳，耐受寒热，睡眠良好，纳佳，二便正常。舌色淡红，苔薄白，脉和缓有力。日常饮食建议在平衡膳食的基础上，注意五味调和，不可偏嗜。

2. **气虚质**　气虚质由于一身之气或某脏腑之气不足，表现为经常感到疲倦乏力，气短懒言，易感冒，记忆力下降，食欲不振，或常自汗出，稍一活动或不活动即容易出汗，面色苍白或黄而无光泽，口淡。舌淡红，舌体胖大，苔白，边有齿痕，脉象虚缓或细弱。饮食调养以补中益气为基本原则，可选用人参、党参、太子参、黄芪、山药、白术、灵芝、大枣、龙眼、牛肉、鸡肉、白扁豆、香菇等。少食辛辣、滋腻以及过于生冷的食物。

3. **阳虚质**　阳虚质由于体内阳气不足，温煦、激发、振奋功能的减弱，表现为平素畏冷，手足不温，喜温热饮食，面色柔白，毛发易落，肌肉不壮、甚或松弛，精神不振，睡眠偏多，性欲或性功能偏弱，大便溏薄，小便清长。舌淡胖嫩，边有齿痕，苔润，脉象沉迟而弱。饮食调养以温中补阳为基本原则，宜食用羊肉、猪肚、鸡肉、黄鳝、海虾、淡菜、刀豆、核桃、栗子、韭菜、茴香、大葱、生姜、龙眼等，不宜过食生冷冰冻之物。

4. **阴虚质**　阴虚质以阴虚内热或阴虚内燥等表现为主要体质状态，表现为体形多瘦，比常人怕热，较耐寒，手足心热，易口鼻干燥，喜喝冷饮，午后面红，面部有烘热感，目有干涩感，眩晕耳鸣，口唇发红微干，易失眠，多梦，易有烦热感，急躁易怒，大便干燥，小便短黄。舌体偏红，舌上少苔，脉象细弦或数。饮食调养以滋阴润燥为基本原则，可多食瘦猪肉、鸭肉、燕窝、芝麻、莲藕、银耳、豆腐、百合、西瓜、梨、甲鱼、海蜇、桑椹、沙参、玉竹、麦冬、石斛、冰糖等甘凉滋润之品。少食羊肉、韭菜、辣椒、火锅等温燥之物。

5. **痰湿质**　痰湿质是以黏滞重浊为主要特征的体质形态，表现为体形肥胖，腹部肥满松软，胸腹满闷，精神不振，头身重沉而困倦不爽，出汗多，晨起痰多，口中有黏或发腻的感觉，面色淡黄而黯，眼睑浮肿，妇女带下量多而色白，大便稀而质黏。舌淡白而胖大，有齿印，脉滑。饮食调养以祛痰利湿为基本原则，可选用枇杷叶、海蜇、橄榄、萝卜、扁豆、洋葱、冬瓜、祛湿豆等，少食腥发及肥腻之物，如肥肉、猪油、鸡皮、猪皮等，慎食各种生冷冰冻之物。

6. **湿热质**　湿热质是以湿热内蕴、阳气偏盛为特征的体质状态，表现为形体中等或偏瘦，头身重沉而困倦，多汗且黏，比常人怕热，较耐寒，面部有油腻感，鼻有油泽，易生痤疮、粉刺、疮疖，口苦口干，眼睛红赤，眼屎多，女子带下增多、色黄，男子阴囊潮湿而味重。大便黏，有解不尽的感觉，小便短黄。舌体偏红，舌苔黄腻，脉象多见滑数。湿热质者饮食调养以清热利湿为基本原则，适当多食海带、绿豆、冬瓜、丝瓜、葫芦、苦瓜、黄瓜、西瓜、白菜、芹菜等，避免辛辣燥热、大温大补之品，少食羊肉、酒、生姜、辣椒、胡椒、花椒等甘温滋腻及煎炸、烧烤等辛温助热的食物。

7. **血瘀质**　血瘀质是以血瘀表现为主要特征的体质状态，表现为皮肤偏黯或色素沉着，容易出现瘀斑、黄褐斑、口唇黯淡或紫，眼眶黯黑，毛发易脱落，皮肤偏干，易脱屑，妇女月经色紫黯，易患疼痛，或有血块。舌质偏黯或有瘀斑，舌下静脉曲张，脉象细涩或结代。血瘀质者的饮食调养以活血化瘀，理气行气为基本原则。宜选用山楂、黑木耳、洋葱、橘皮、玫瑰花等。应慎用具有涩血作用的食物，如乌梅、柿子、李子等，易加重血瘀脉阻。

8. **气郁质** 气郁质是因气机郁滞而形成的以性格忧郁脆弱、敏感多疑或出现局部胀闷不适为主要表现的体质状态，表现为平素易忧郁，情绪低沉，多烦闷不乐，易多愁善感，喜叹气，部分人群脾气烦躁。胸部有胀满感，乳房胀痛，或嗳气呃逆，或咽有异物感，睡眠较差，梦多，食欲减退，健忘，痰多，大便多干，小便正常。舌淡红，苔薄白，脉象弦细。气郁质者的饮食调养以疏肝解郁、健脾理气为基本原则。宜选用小麦、蘑菇、刀豆、豆豉、柑橘、金橘、萝卜、洋葱、丝瓜等，应少食收敛酸涩之物和冰冷食品，以免阻滞气机，气滞则血凝。

9. **特禀质** 特禀质是指由于先天禀赋不足或禀赋遗传等因素所形成的一种特殊体质状态，表现为机体受药物、食物、气味、季节变化等因素容易过敏，常见的皮肤反应为易起荨麻疹（风团、风疹块、风疙瘩）或紫癜（紫红色瘀点、瘀斑），皮肤一抓就红，并出现抓痕；平素不感冒也常会鼻塞、打喷嚏、流鼻涕，容易哮喘等。特禀质者日常饮食宜清淡均衡，以增强机体抵抗力为主，粗细搭配适当，荤素配伍合理，多食益气固表的食物，如黄芪、灵芝、山药、太子参、白术、红枣、菠菜、胡萝卜等。避免食用各种致敏食物或接触致敏的环境，如花粉、尘螨、动物皮毛、霉菌等，减少发作机会。

根据体质和疾病特点，慢性疾病可采用“辨证用膳”，更能充分发挥食物的性味功效，辅助药物达到防病治病、康复保健的目的，同时也可改善患者的营养状态以及呼吸功能，是慢性病患者常用的治疗和保健方法之一。

针对慢性阻塞性肺疾病、支气管哮喘等慢性肺系疾病患者，推荐肺脾气虚者可选黄芪怀山瘦肉汤、五指毛桃炖鸡汤，人参乌鸡汤等；肺肾气虚者推荐冬虫夏草猪肺汤、高丽参蛤蚧炖鹧鸪汤等；肺肾气阴两虚者推荐西洋参熟地炖排骨汤、黄精玉竹炖老鸭汤等；气虚兼瘀血者推荐当归田七乌鸡汤；痰浊阻肺者推荐茯苓山药粥、薏米杏仁粥，还可以竹茹、百合、雪梨、猪肺等加水煎汁服。

除药膳外，肺气虚者宜食用补肺气和化痰止咳的食物，如山药、陈皮、瘦肉、大枣等；肺脾气虚者宜食用补肺健脾和化痰止咳的食物，如龙眼、大枣、猪肺、蜂蜜、山药、陈皮、浙贝母、银耳等；肺肾气虚者可多食用化痰、补肾益肺的食物，如猪肺、黑芝麻、核桃、木耳、大枣等；气阴两虚者可多食用气阴双补的食物，如百合、枸杞子、黑木耳、生地黄等。

食疗是“使人疗，不若先自疗”的调养方法。孙思邈在《备急千金要方》中说道：“安身之本，必资于食；救疾之速，必凭于药。”可见食疗的重要性。王士雄在《随息居饮食谱》中写道：“所以复元气者，则亦仍求之饮食之道可矣。”古人对病后的饮食十分讲究，谷肉果菜，食养尽之，但取其气，不取其味，如五谷之气以养之，五菜之气以充之。提出伤寒温热之症后应先进清粥汤，次进浓粥汤，次进糜粥，亦须少与之。治疗肺痿用紫苏膏、羊蜜方，治久嗽用姜汁雪梨百花膏，治肺痿吐衄、咳嗽失音用萝卜，治疗热嗽、肺痿用麦冬汁水和天冬汁水，以及治虚劳肺痿用鹿角菜、桑椹和枇杷等。食养的分类和品种繁多，不一而足。病后元气未复时除进食药饵外，起居必慎，饮食必调，虽累月累年，不忍或劳，非自逸也。清代《诊余举隅录》中总结到：“益者益其正气，复者复其元精，恒者恒久而后奏功”。可见，对于伤寒瘥后、温病瘥后、肺病康复的调养，最重要的是避风寒、节劳逸、戒色欲、正思虑、薄滋味、寡言语等生活调摄。

三、针灸等外治法调脏通络

针刺、艾灸、穴位贴敷等传统外治疗法是源远流长而又长盛不衰的传统医疗方法。中医外治法历经了从砭石、骨针、药熨到艾灸、穴位敷贴、穴位注射，以及各种针刺疗法等方法的演变。但无不根据经络循行理论而起到合表里、调脏腑、行气血的作用，是中医学的重要组成部分。

选择针刺、艾灸康复治疗的慢性肺系疾病，常见的有肺痿、肺胀、喘证、虚劳等。对伴随痿证、肢体失用的肺系疾病行针刺，取“痹证局部及循经取穴相结合”的原则，因“五脏有俞，六腑有合，循脉之分，各有所发，各随其过，则病瘳也”。针刺的禁忌则是：如形气病气俱不足，则阴阳俱亏之危证，故不可刺，刺则更伤阴阳气血，必致老者绝灭，壮者不能复元矣；肺痈脓已成者，吐出如米粥者不宜灸。

治疗时，针刺导气复原，皆贵在和缓，操作当徐入徐出。在穴位选取上，常选取肺俞、魄户、列缺、太渊等穴。根据病种的不同，取穴差异也比较大。如久咳者选列缺、经渠、尺泽、鱼际、少泽、前谷、手三里、解溪、昆仑、肺俞（百壮）、膻中（七壮）；咳血针列缺、手三里、肺俞、百劳、乳根、风门、肝俞；肺胀胁下热满痛选阴都（灸）、太渊、肺俞；骨蒸肺痿选膏肓俞、肺俞、四花穴（《针灸大成》）。针对主治咳嗽吐血，肺痿的肺俞穴采用针三分，留七呼，灸三壮的方案（《刺灸心法要诀》）。喘满虚烦，肺痿，咳嗽者取针入三分，留七呼，得气即泻的方案（《金针秘传》）。虚劳肺痿，项强不得回顾者取针入五分，得气即泻，又宜久留针，灸亦得，日可灸七壮，至百壮止的方案(《金针秘传》)。另外，针对痰涎上壅的急症，古人有用手指点其天突穴的处理方法："宜指甲贴喉，指端着穴，向下用力，勿向内用力，息微通，急迎愚调治。遂用香油二两，炖热调麝香一分灌之，旋灌旋即流出痰涎若干"。

近年来，随着对针灸等外治疗法的研究逐渐深入，我们发现针对慢性肺系疾病，联合使用针刺疗法能刺激穴位，激发人体经气，调理脏腑，从而一定程度地舒张气管和减少气道分泌物。艾灸具有温通经络、扶助阳气的作用，联合常规治疗，有助于提高运动耐力，改善肺功能和生活质量。穴位敷贴疗法包含传统穴位贴敷及冬病夏治穴位贴敷，配合常规治疗能提高运动耐力，减少急性加重频次，改善肺功能等。

四、四时养肺时不可违

除经络理论指导的外治疗法以外，四时养肺也是中医肺康复的组成部分，是"天人合一"思想的重要体现。"人以天地之气生，四时之法成"。意思是肺脏的阴阳、气血、津液应顺应天地四时、时间交替而出现盈缺变化，从而达到"天人合一"的统一。《素问·四气调神大论》则进一步对季节养肺做了详细描述："秋三月，此谓容平，天气以急，地气以明，早卧早起，与鸡俱兴，使志安宁，以缓秋刑，收敛神气，使秋气平，无外其志，使肺气清，此秋气之应，养收之道也。"

《黄帝内经》之后，根据四季变化调节脏腑之气的方法和论述逐渐增多。《类经》对《内经》中四时复原之道的内容进行了注释："凡造化之道，衰王各有不同，如木从春化，火从夏化，金从秋化，水从冬化，土从四季之化，以及五运六气各有所主，皆不可以相代也，故曰化不可代。人之脏气，亦必随时以为衰王，欲复脏气之亏，不因时气不可也，故曰时不可违。"此即著名的"化不可代，时不可待"思想。《保生秘要》曰："秋月金旺，宜常呬吸，以和其肺气……勿为驰逞发扬。"此为秋季养肺的调摄总则。

经过历代的总结，春清肺、夏助阳、秋养肺、冬滋阴成为四时养肺的基本原则。肺病按季节治疗之预后总结是："肺虚而遇秋冬，非相贼之时故生。若当春则金木不和，病必甚；当夏则金虚受克，病必死也"。

运用四时养生摄生理论，广泛流传并沿用至今的治疗是三伏天天灸敷贴和三九天膏方进补。清代《张氏医通》记载了取时夏月的三伏天药物灸治疗冷哮的疗法："夏月三伏中，用白芥子涂法，往往获效。方用白芥子净末一两，延胡索一两，甘遂、细辛各半两，共为细末，入麝香半钱，杵匀。姜汁调涂肺俞、膏肓、百劳等穴。涂后麻瞀疼痛，切勿便去。候三炷香足，方可去之。十日后涂一次。如此三次。病根去矣。”三伏天天灸利用“三伏天”炎热气候，以及伏日必是庚，庚属金，与肺相配的理论，敷以辛温逐痰、走窜通经的平喘药物，达到温阳化气，驱寒逐痰的作用，使肺气宣降得常，脾肾得温，复原之力显。是人民群众喜闻乐见的康复治疗手段，也是岭南非物质文化遗产，可见受众之普及，影响之广泛。

第二节　“形”与肺康复

阴主静，阳主动，阴成形为体，阳化气为用，动静相育，阴阳互根，体用并存，养神、养形兼顾是传统摄生的两大方面。“形”贵在气机调畅，气顺则颐养“神”明，才能达到形神统一的身心健康。

养形多主运动，是形体康复的重要内容，有助于修身养性，保持肢体功能，加快脏腑气机恢复，增强机体抗邪能力和康复能力。早期的形体锻炼方法是古人在日常生活中总结而产生的，随着医学医理的融入，历代医贤们逐渐创建了导引术(狭义)、五禽戏、八段锦、太极拳、易筋经等群众基础广泛的形体康复方法。通过练习和锻炼，达到舒筋活络、畅达气血、协调脏腑的作用。其共有的特点是：形神兼修、动作连贯、形态柔和，具有“导气令和，引体令柔”的特色。

一、导引术

此处特指狭义的导引术。

1. 起源和发展　西汉时期导引术已广为流传，《黄帝内经》记载：“余受九针于夫子，而私览于诸方，或有导引行气、乔摩、灸、熨、刺、焫、饮药之一者，可独守耶，将尽行之乎？”可见在当时导引是已和其他方法并列的治疗手段。湖南长沙马王堆汉墓出土的《导引图》和张家山汉简《引书》的现世提示在西汉初期，导引术已被世人重视，《引书》也是目前发现最早的导引专著。至东汉，《金匮要略》中这样描述：“四肢才觉重滞，即导引、吐纳、针灸、膏摩，勿令九窍闭塞。”

至隋朝，导引术已成为重要的医学康复和“治未病”手段。《诸病源候论》中就详尽载录了随候相应的导引方法，包括大量的肢体导引体式、呼吸吐纳防病方法以及论病施治的导引方案。书中注重外在姿态锻炼和内在气息意念锻炼相结合。运动姿势有偃、仰、卧、坐、蹲、踞、跪等方式，锻炼体位主要有坐、立、卧三类。内在呼吸吐纳常见不息、散气、咽气三大方式，配合六字诀行养生吐纳功法。此外，肢体关节运动与呼吸、意念的有机结合，可达到生阳祛风的目的，使肢体温煦，卫表固护，风邪不易侵袭。

导引术不仅与呼吸吐纳结合，在明代《保生心鉴》中还出现了二十四节气顺时导引，代表了导引调摄的发展。如惊蛰导引术式为握固炼气式，利用外界阳气升腾最迅速的时节，采用卷指握固、含胸拔背、扩胸展肩等方法达到祛风防风、升腾阳气的作用。春分排山推掌式则通过展肩扩胸、推掌拔背达到调和阴阳、调和肝肺的作用。

此外，《保生秘要》中也按照脏腑和疾病分类集中记载了既往专著中的导引和适用功法，如治疗哮喘，于十一椎下脊中穴，掐之六十四度，擦亦如数，兼行后功，喘自然安。或者以手摩擦两乳下数遍，后擦背，擦两肩，定心咽津降气，以伏其喘。

2. **肺康复作用**　导引术强调“调身、调息、调心”，而“调息”则是保障“调身”和“调心”的重要环节，也可协助改善慢性呼吸系统疾病的呼吸困难等症状。呼吸导引术在呼吸慢病中的应用研究主要针对慢性阻塞性肺疾病（简称慢阻肺）稳定期患者。经观察，使用呼吸导引术联合常规治疗，有助于提高运动耐力和生活质量。锻炼内容包括松静站立、两田呼吸、调理肺肾、转身侧指、摩运肾堂、养气收功等。全程均以动作配合呼吸及意识活动，并注意调整呼吸节律。肺功能较差、年龄偏大、有严重下肢关节疾病的患者进行此项活动时需谨慎，对于半卧床但肺功能情况尚可的患者，可指导其坐于床上进行呼吸导引术的锻炼。

二、六字诀

1. **起源和发展**　六字诀是一种养生吐纳法，其通过嘘（xū）、呵（hē）、呼（hū）、呬（sī）、吹（chuī、嘻（xī）六个字的不同发音口型，使唇、舌、齿、喉产生不同的形状和位置以牵动与舌相关的经脉调动脏腑经络气血运行，分别对应肝、心、脾、肺、肾、三焦，使脏腑功能达到康复。

南朝陶弘景在《养性延命录》中首录六字诀：“纳气有一，吐气有六。纳气一者谓吸也；吐气有六者谓吹、呼、唏、呵、嘘、呬，皆出气也”“吹以去风，呼以去热，唏以去烦，呵以下气，嘘以散滞，呬以解极”。隋代巢元方将六字气诀与五脏相配属，描述了肺病用嘘的吐纳方法：“肺脏病者，体胸背痛满，四肢烦闷，用嘘气出。”发“嘘”字时两唇微合，有横绷之力，舌尖向前并向内微缩，上下齿有微缝，此口型可以引气机出于全身，促进肺的宣发和肃降，以利于清气和浊气的交换。该方法比现代缩唇呼气法早 1 500 多年。

唐代孙思邈、宋代曾慥等将“六字诀”与导引术相结合。金元四大家之一的刘完素则将五行生克原理运用至六字诀中，如其述：“……脏腑之六气。实则行其本化之字泻之，衰则行其胜己之字泻之。”据此，肺之实证可以呬字泻之，也可以吹字泻其子脏（肾）之气；肺之虚证，则以胜己之呵字泻其火脏（心）之气，以衰克金之势。余脏以此类推。

明清时期，六字诀与季节相结合，如《遵生八笺校注·延年去病笺》的《四季却病歌》指出：“春嘘明目木扶肝，夏至呵心火自闲，秋呬定收金肺润，肾吹惟要坎中安，三焦嘻却除烦热，四季长呼脾化餐”。

中华人民共和国成立以后，六字诀内容在各派发展的基础上得到规范化发展，并被进一步推广。尤其是“健身气功·六字诀”的编创，使传统“六字诀”的动作更合理，形态更优美，功法的锻炼特色明显，是兼具养生和体育功能的功法。

2. **肺康复作用** 六字诀是一种吐气发声结合全身运动的有氧运动，通过吐纳调息，分别与肺、心、脾、肝、肾、三焦等脏腑经络相对应，通过“细、深、长、平衡”的呼吸引导气机并使其流畅。六字诀锻炼需长期坚持，动作需配合呼吸及意识活动，并尽量深呼气与深吸气。对于慢阻肺患者运用六字诀联合常规治疗，可提高呼吸肌肌力，缓解呼吸肌疲劳，提高运动耐力，减少每年急性加重次数，提高生活质量。慢阻肺患者因呼吸困难、活动受限等原因常伴焦虑等不良情绪，六字诀可改善慢阻肺患者的焦虑和抑郁评分。此外，六字诀还对于择期手术患者的焦虑情绪亦有改善作用。所以，六字诀不仅有利于躯体康复，亦可改善身心状态。

由于六字诀训练需配合深吸气和深呼气动作，肺功能较差或慢阻肺合并肺大疱的患者需谨慎锻炼，在不引起呼吸困难的基础上减少运动的幅度和频率。

三、五禽戏

1. **起源和发展** 在先秦时期，五禽戏的雏形是通过模仿飞禽走兽的动作，形成的以养生为目的的导引术式。《庄子·刻意》中记载：“吹呴呼吸，吐故纳新，熊经鸟申，为寿而已矣；此道引之士，养形之人，彭祖寿考者之所好也。”其中“熊经鸟申”是为模仿熊和鸟的姿态的导引姿态。

《淮南子·精神训》中记载了熊、鸟、凫、猿、鸱、虎六禽导引功法：“若吹呴呼吸，吐故内新，熊经，鸟伸，凫浴，蝯躩，鸱视，虎顾。”而长沙马王堆汉墓出土的《导引图》则描绘了44个由各种体育锻炼姿势组成的导引动作，大致可分为肢体、持械、呼吸运动，为“五禽戏”的创立提供了理论和实践基础。

东汉末年名医华佗仿照虎、鹿、熊、猿、鸟五种动物的形神，创制五禽戏。南朝陶弘景的《养性延命录》最早记载了“五禽戏”的完整动作及要领，至唐宋时期，“五禽戏”广泛流行，名家诗句中亦有提及，如“闻道偏为五禽戏，出门鸥鸟更相亲”等。名医孙思邈提倡养性之道在于适当锻炼，继承了华佗的运动养生思想，倡导五禽戏用于防治疾病。

时至明清，出现图文并茂的五禽戏相关专著，如明代的《赤凤髓》和《万寿仙书》，列举虎、熊、鹿、猿、鸟等五种图谱，并标注动作要点及其功效，如“闭气如猿爬树，一只手如捻果，一只脚如抬起，一只脚跟转身，更运神气，吞入腹内，觉有汗出，方可罢”。明清后期，五禽戏版本众多，经过民间的诸多再创作，流派林立：有体势型，偏重肢体运动；有内气型，仿效五禽神态，内气运行，重视意念锻炼；有外刚型，用于散手技击、自卫御敌；有保健型，通过拍打、按摩治疗疾病；还有柔美型，动作优美矫健，用于舞蹈形式。

2003年，国家体育总局健身气功管理中心首次编创“五禽戏”健身功法，统一了五禽戏动作标准，保留了其疏通经脉气血、调节脏腑功能的精、气、神“三调合一”功能。其中，仿虎扑、虎啸之刚猛以疏泄肝气，仿鹿姿之挺拔、扭腰之婉转以壮肾气、强腰膝，仿熊步之沉稳以运脾气，仿猿攀之轻灵以养心气，仿鸟身之伸展、鸟飞之迅捷以补肺气。以五兽象五脏，开传统运动功法“近取诸身，远取诸物”“人与天地相参”的运动康复先河。

2. 肺康复作用　五禽戏通过手势的变换，加强气血经脉运行，调节脏腑功能。依虎戏、鹿戏、熊戏、猿戏、鸟戏依次锻炼，分别仿效虎之威猛、鹿之安舒、熊之沉稳、猿之灵巧、鸟之轻捷，形神兼备，外动内静，动中求静，追求“精细、深沉、持久、平衡”。五节动作结束后再重复一次鸟戏动作，至引气归元收功，可按此顺序进行锻炼，或根据个体的身体状态选择适合自己的部分禽戏进行锻炼。

五禽戏中的鸟戏通过上肢的伸展而起到扩张胸廓的作用，配合深长而细匀的呼吸，可提升肺的吐纳功能。现代研究显示，五禽戏联合常规治疗，有助于改善慢阻肺稳定期患者的呼吸困难症状，提高运动耐力，改善焦虑和抑郁情绪，从而提高生活质量。

五禽戏为低-中等强度的有氧运动，动作缓慢，运动幅度较小，简单易学，趣味性强，易于被中老年患者接受，长期锻炼可强身健体，但是高龄、肺功能较差或下肢关节疾病患者需谨慎锻炼。

四、八段锦

1. **起源和发展** 马王堆汉墓出土的《导引图》中即绘有与八段锦动作相似的图式，而“八段锦”一词据考最早出现在东晋葛洪所著的志怪小说集《神仙传》中：“士大夫学道者多矣，然所谓八段锦、六字气，特导引吐纳而已……”，但未提及具体含义。其后，南朝陶弘景的《养性延命录》、隋代巢元方的《诸病源候论》、唐代司马承的《天隐子》中均可以看到类似的动作图式，说明在南宋之前八段锦雏形已成。后宋代洪迈在《夷坚志·夷坚乙志·八段锦》中描述了八段锦功法：“尝以夜半时起坐，嘘吸按摩，行所谓八段锦者。”

随后八段锦逐渐分化为坐式八段锦和立式八段锦。坐功重在养心，立功重在练形。唐朝钟离权所著的《修真十书》最早详细描述了坐式八段锦的功法，附有“钟离八段锦”图，流传广远。明初冷谦所著的《修龄要指》摘录了钟离八段锦的总诀。高濂所著《遵生八笺》记载了八段锦导引法图，进一步解释了导引功法要领。明清时期养生家参考了坐式八段锦内容，提出了八段杂锦歌、十二段锦、十六段锦等功法，但主体仍以坐式八段锦为主，可作为坐式八段锦在发展中的变形。徐文弼所著的《寿世传真》记载了十二段锦歌图，同时还附有八段杂锦歌，糅合了多种动功功法，为坐式八段锦的一种变形。

“立式八段锦”一词在古籍中未有出现，北宋蒲虔贯所著《保生要录》记载“小劳术”九个动作中，有五个动作与立式八段锦功法类似。南宋曾慥所著《道枢》记载了6个类似立式八段锦的动作，至清末“八段锦”名称和歌诀才固定下来，并绘有图谱，如梁世昌的《易筋经外经图说》，形成了完整的动作套路。

二十世纪五六十年代，人民体育出版社先后出版了四套八段锦功法，均以《易筋经外经图说》“八段锦图”内容为蓝本，为八段锦的推广普及起了积极作用。

2. **肺康复作用** 八段锦由八式组成，分别是双手托天理三焦，左右开弓似射雕，调理脾胃须单举，五劳七伤往后瞧，摇头摆尾去心火，两手攀足固肾腰，攒拳怒目增气力，背后七颠百病消等八式组成。其特点如其名，动作似锦缎般流畅柔顺，不仅动作连续，气息也有行功要求，需要锻炼者气沉丹田，尽量深呼吸、慢呼吸、匀呼吸、柔呼吸，让呼吸与身体意念互相结合，通过锻炼达到形、息、心三方面的综合改善，是将导引术和吐纳术相结合的功法。此功法运动强度属中小级别，常能用于练习持久力和耐力，更常用于肺系疾病患者。

现有研究表明，八段锦在慢性阻塞性肺疾病肺康复中起重要作用，联合常规治疗，有助于改善肺功能，提高运动耐力，改善生活质量，采用八段锦肺康复训练，能在一定程度上改善总疗效和肺功能，且能改善患者的 6 分钟步行距离，延缓慢阻肺稳定期肺脾气虚证老年患者肺功能的进行性下降，有效改善抑郁、焦虑症状。

五、太极拳

1. **起源和发展**　南北朝时期，韩拱月受傅大士“空手把锄头，步行骑水牛，人从桥上过，桥流水不流”的影响，提出了三节九式太极“小九天”，其《四性归元歌》记载了太极拳原理，阐述了太极拳演练的“五志”，即谓“敬、紧、径、劲、切”。南北朝时期，程灵洗师承韩拱月，创编《观经悟会法》阐述太极拳原理，后代家传至宋代程珌，提出“小九天”，共有“十五势”，已与现在的太极拳动作名称颇为相似。

唐代许宣平传承于韩拱月、程灵洗，并拓宽武路，其太极拳名曰“三世七”，留有《八字诀》：“挪捋挤按，四正也。采挒肘靠，四隅也”，与现代的太极拳部分一致。李道子的“创艺无极养生武功”，师承于千载寺。千载寺到明朝末年颇具声名，对太极拳发展影响深远。温县陈家沟的陈王廷，王堡村的王仲锦都曾在千载寺拜师学艺。

太极拳成形于明末清初，发展至今，流派众多，现存主要流派有陈式太极拳、杨式太极拳、吴式太极拳、武式太极拳、孙式太极拳和和式太极拳六种，其中杨式太极拳最为普及。

20 世纪 50 年代，国家体委（现为国家体育总局）以杨式太极拳为主，编撰简化太极拳二十四势，推动了太极拳的广泛普及，融合健身、娱乐、养性、技击等功能，成为全民健身的普及性功法。

2. **肺康复作用**　太极拳是一种结合阴阳五行、中医经络学和导引术为一体的中国传统拳术，其特点是动作协调连贯、圆活柔缓，呼吸自然、心静意专。因此，适合慢性肺系疾病的肺康复锻炼。

现代研究显示，使用太极拳联合常规治疗或太极拳联合呼吸训练，有助于提高患者运动耐力，减少住院次数，改善肺功能和生活质量。由于太极拳的临床应用认可度较高，对于患者体质具有普遍的改善作用，且自主性强，便于患者居家锻炼，不受时间、地点及其他外在因素的约束，便于推广和坚持锻炼以达到肺康复的目的。在常规治疗的基础上进行太极拳锻炼，运动量根据个体的身体状态而定。

由于全套太极拳的动作较为复杂、幅度较大且对下肢力量要求较高，实施时需根据患者的年龄、病情严重程度及基础病进行合理的康复方案设计。

六、易筋经

1. **起源和发展**　“易”有“易者，变也”之义；“筋”有“筋者，劲也”之义。“修炼气至，筋膜齐坚”。易筋经是“伸筋拔骨，以形引气”的传统健身方法，可促进人体气血运行，增强筋骨的力量，使意、气、神相合，达到延年益寿的目的，是我国古代传统健身养生的导引术。

关于易筋经的起源，有多种说法，一种观点认为易筋经为达摩所创。相传达摩东来，见寺中僧侣终日打坐，身体羸弱，故传授易筋经以强身健体。但考据佛教典籍，如《景德传灯录》《高僧传》，未见达摩传易筋经等记载，清代凌延堪认为其是由明代天台紫凝道人假托达摩之名所作。另外一种观点认为其起源于我国导引术。导引术在我国渊源甚古，现今流传的易筋经中基本的动作，可在马王堆汉墓出土的《导引图》中找到原型。

《易筋经》与《洗髓经》自古并传，在魏晋南北朝时期分为道、释、医、武四家流传，在唐宋年间经改编形成，于明代流传于社会。道教文化为《易筋经》的基本框架，兼糅佛教文化，为我国秦汉方仙道所传导引术逐步发展而来。以达摩之名著述《易筋经》众多，如《道藏》《云笈七签》《太平御览》等。民间认为通过易筋经修炼可达“易发”“易血”效果，如《赤凤髓·食饮调护诀》中言：“一年易气，二年易血，三年易脉，四年易肉，五年易髓，六年易筋，七年易骨，八年易发，九年易形……”

2. **肺康复作用**　现在通行的健身气功易筋经是由国家体育总局结合中医养生、武术等重新编制而成，能“伸筋拔骨，以形养气”，是具有养生、健身功效的运动项目，有平衡脏腑功能、补益阳气、强身健体、改善心理状态的功效。主要内容包括韦驮献杵、摘星换斗等十二式，运动量根据个体的身体状态而定。易筋经以脊柱旋转屈伸为主，配合四肢运动，以腰部带动四肢运动，可锻炼膈肌的收缩和舒张功能，从而增加肺活量。研究提示，易筋经联合常规治疗有助于改善慢阻肺稳定期患者的运动耐力，改善生活质量。

易筋经以动作配合呼吸及意识活动，功法锻炼具有一定活动强度与难度，因此肺功能较差、年龄偏大、运动能力较低下或有严重下肢关节疾病的患者需谨慎选择，建议根据患者的年龄、病情严重程度及基础病进行合理的康复方案设计。

第三节　“志”与肺康复

中医对情志病症的理论认识和医疗实践，最早可追溯到先秦时期。五志伤五脏，七情养五气是中医在形成医学理论之初就明确的基本理论。《黄帝内经》指出：“五脏化五气，以生喜怒悲忧恐”，明确了各个脏腑与情志活动的关系。五脏精气的盛衰及其藏泄运动的协调，气血运行的通畅，在情志的产生变化中发挥作用。《素问》中有这样的描述：“怒伤肝”“喜伤心”“思伤脾”“忧伤肺”“恐伤肾”“怒则气上，喜则气缓，悲则气消，恐则气下”“惊则气乱，劳则气耗，思则气结”。可见，情志通过影响气机运行导致脏腑功能的失调，以此奠定了中医心身医学的理论基础。随后在《三因极一病证方论》的五劳证治专篇中做了具体的论述：“五劳者，皆用意施为，过伤五脏，使五神不宁而为病，故曰五劳。以其尽力谋虑则肝劳，曲运神机则心劳，意外致思则脾劳，预事而忧则肺劳，矜持志节则肾劳。是皆不量禀赋，临事过差，遂伤五脏。”

《素问·举痛论》指出：“悲则心系急，肺布叶举，而上焦不通，荣卫不散，热气在中，故气消矣。”《医醇賸义》认为：“悲则气逆，愤郁不舒，积久伤肺。”肺一脏对应悲、忧两种情志，而这两种情志亦是导致气机壅滞的原因，是郁证常见的情志症状。因病致郁、因郁致病是疾病过程中心身交互影响的两个方面，体现了现代医学“心-身-心-身”的循环关系。故在治肺同时，尤其在疾病康复期，可通过调适情志达到气机调畅的目的，从而促进康复。如《伤寒瘟疫条辨》描述了温病后期的情志和生活调摄：“大抵温病愈后，调理之剂投之不当，莫若静养，节饮食为第一，而慎言语、谨起居、戒气恼、寡嗜欲、皆病后所宜留神也。”《伤寒溯源集》中描述了伤寒病后因情志不调而致复病：“凡大病新瘥，真元大虚，气血未复，精神倦怠，余热未尽。但宜安养，避风节食，清虚无欲，则元气日长……如多言多虑、多怒多哀，则劳其神……皆可令人重复发热。”

除温病、伤寒病后情志改变，五志在肺系其他疾病中的表现也不尽相同。在肺系疾病中各种情志因素所占比重不同，悲、怒、思占比达 80%，其中又以悲占比最大，达到 1/3。

（一）哮喘

患者以悲、忧志，思志相对多见。其病机为情志不遂，忧思气结，肺气痹阻，气机不利，或肝失调达，气失疏泄，肺气痹阻，或郁怒伤肝，肝气上逆于肺，肺气不得肃降，升多降少，气逆而喘。《医学入门》谓："惊忧气郁，惕惕闷闷，引息鼻张气喘，呼吸急促而无痰声者。"哮喘反复发作、久治不愈，更易导致患者紧张、焦虑、忧愁，从而影响食欲、睡眠及消化功能。

（二）慢性阻塞性肺疾病

患者情志因素均以悲、忧志为主。此病实为"本虚标实"之病。肺病日久，卫表不固，外邪易侵，肺气不足，不能升津散液，则津液停聚，凝而为痰，痰阻气机，气滞血瘀，痰瘀互结，气虚无力行血，致心血瘀阻，心藏神，肺藏魄，心肺阴虚百脉失养，脏腑功能失调，神明失主，情志失常，表现为"忧"的过度，而忧伤过度又加重气的消散、耗损，形成恶性循环。因此，患者病程长，反复发作，病情顽固，易产生忧虑、悲观心理或丧失治疗的信心，表现为悲忧过度，自暴自弃，甚至暴躁易怒。

（三）支气管扩张症

患者情志因素以悲忧志、怒志、恐志常见。部分患者常因情绪抑郁，郁而化火，或性情急躁，暴怒伤肝，以致肝火横逆犯肺，由肝火引动肺中痰、热、瘀邪，因此可见咯血。

（四）肺癌

肺癌患者以悲、忧志及怒志为主，两种情志对应的分别是肺、肝二脏。肝肺失调可能是肺癌发病之本。肝气郁结和肺气郁闭既是始动因素，又穿插于整个病程中。肝失条达，疏泄不利，肝郁气滞日久则致肺失宣降，痰毒、瘀血凝结，故生肿块导致癌瘤。肺癌患者长期焦虑，郁郁寡欢，不能自解，进一步加重气机失调，影响预后。

在治疗上，需按五行相胜原则，即采用喜胜忧（悲）的方法，用各种方法使患者感受喜悦，来达到制约悲忧的目的，是为情志相胜法。音乐是重要的情志治疗载体，"以喜治悲，以谑浪戏狎之言娱之"是喜胜悲的具体方法之一。徵调为夏音，属火，通于心，具有振奋心阳、宣发肺气、调和气血的作用。徵调式琴曲突出散音，声音高亢轻松，可振奋心阳，推动气血流动，可使人精神振奋，意气风发。徵调式音乐适合清晨听，在古琴的旋律下，全身气机流动加快，情志随琴声畅游，对情志低沉、心情郁闷有一定的调节效果。宫调为长夏音，属土主化，通于脾，宫调式能调节中气，固脾胃之强。脾气胜可起到调节肺气的作用，使肺气宣发正常。商调，为秋音，属金主收，通于肺，其声悲凉哀怨，能协助肺发挥宣发肃降的功能。商调式的古琴曲在指法上多用散音、撮音、滚拂，声音有力、高昂。肺气虚、肺阴不足的人可以多收听。

情志治疗是生活调摄和体质调养的重要组成部分，《医经原旨》有言："养者养以气味，和者和以性情，静以待时者，预有修为，而待时以复也。"可见，待时以复的过程除了养还有和。情志调养是慢性肺系疾病康复调养的重要组成内容。一如古训所诫：修身却病良方，皆出自心，不从他得。亦如经云："恬惔虚无，真气从之，精神内守，病安从来。"

（谈馨媛　伍绍星　郭丽娜）

主要参考文献

[1] 吴蕾，林琳，许银姬，等．健脾益肺Ⅱ号治疗慢性阻塞性肺疾病稳定期 178 例临床研究 [J]. 中医杂志，2011, 52 (17): 1465-1468.

[2] 罗明，王明航，龚正．麦杏补肺汤治疗慢性阻塞性肺疾病稳定期肺气虚证临床疗效评价 [J]. 中华中医药杂志，2016, 31 (2): 682-684.

[3] 翁燕娜，韩云，李芳，等．健脾益肺冲剂治疗慢性阻塞性肺疾病呼吸衰竭疗效观察 [J]. 陕西中医，2009, 30 (12): 1578-1579.

[4] 唐雪春．周仲瑛教授治疗支气管哮喘的学术思想和临证经验研究探索 [J]. 广州中医药大学学报，2013, 30 (5): 750-752.

[5] 许银姬，唐雪春，林琳，等．参蛤青龙丸治疗支气管哮喘寒哮证的非劣效性随机对照试验 [J]. 中医杂志，2017, 58 (6): 489-492.

[6] 唐斌擎，吴银根．随访冬令温阳补肾膏方治疗支气管哮喘疗效观察 [J]. 上海中医药大学学报，2007, 21 (5): 41-43.

[7] 王宏长，吴银根，唐斌擎，等．温阳补肾填精膏方治疗支气管哮喘的临床观察 [J]. 上海中医药杂志，2008, 11 (42): 28-29.

[8] 杨群，万丽玲，丁兆辉．调补肺肾膏调治慢性阻塞性肺疾病稳定期肺肾两虚证的临床研究 [J]. 中医临床研究，2016, 8 (27): 108-110.

[9] 中华中医药学会．慢性阻塞性肺疾病中医肺康复指南·膏方：T/CACM 1345-2020 [S]. 北京：中国中医药出版社，2020.

[10] 中华中医药学会．中医体质分类与判定：ZYYXH/T157-2009 [S]. 北京：中国中医药出版社，2009.

[11] 廖岩红．中医食疗的辨证施食 [J]. 中国民族民间医药，2011, 20 (13): 134.

[12] 代金刚，曹洪欣，张明亮．《诸病源候论》呼吸吐纳法浅探 [J]. 中医杂志，2016, 2 (57): 267-270.

[13] 张好，刘敦煌．二十四式太极拳结合呼吸康复训练对慢性阻塞性肺疾病患者肺功能及生活质量的影响 [J]. 实用中医药杂志，2019, 35 (3): 350-351.

[14] 邓银香，刘溦溦，商洪涛．太极拳源流考 [J]. 福建中医药杂志，2020, 51 (2): 54-56.

[15] POLKEY M I, QIU ZH, ZHOU L, et al. Tai Chi and pulmonary rehabilitation compared for treatment-naive patients with COPD: a randomized controlled trial [J]. Chest, 2018, 153 (5): 1116-1124.

[16] 高艳芳, 区燕云, 陈妙媛. 五禽戏锻炼对出院过渡期慢性阻塞性肺疾病患者肺功能及运动耐量的影响 [J]. 临床与病理杂志, 2017, 37 (5): 975-980.

[17] 王振伟, 汤杰, 黄海茵, 等. 强化“六字诀”肺康复操对稳定期 COPD 疗效影响的多中心临床随机对照研究 [J]. 上海中医药杂志, 2014, 48 (9): 51-54.

[18] 张敏, 徐桂华. 健身气功易筋经促进慢性阻塞性肺疾病稳定期患者康复 [J]. 中国运动医学杂志, 2016, 35 (4): 339-343.

[19] 曹雪, 苗青. 从肺主忧伤探讨慢性阻塞性肺疾病合并抑郁焦虑状态的中医病机 [J]. 辽宁中医药大学学报, 2009, 11 (6): 60-62.

[20] 张伟, 张晓蕾. 浅谈悲(忧)伤肺 [J]. 中医药学报, 2013, 41 (1): 4-6.

[21] 金莲, 杨燕霞, 董艳. 情志失常与支气管扩张发病相关脏腑的关系 [J]. 中国中医急症, 2013, 22 (2): 260-261.

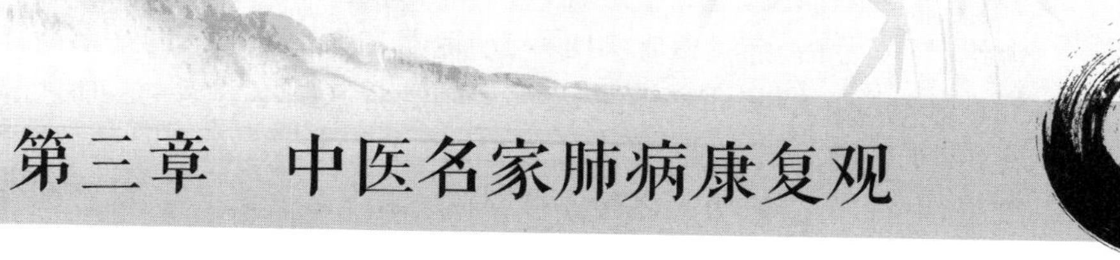

第三章　中医名家肺病康复观

第一节　晁恩祥教授肺病康复观

晁恩祥教授，1935 年出生于河北唐山，中共党员，1962 年毕业于北京中医学院（现为北京中医药大学），现任中日友好医院主任医师、教授、中医内科首席专家，中央保健会诊专家，第二届国医大师，国务院政府特殊津贴获得者。从医 60 余年，长期从事医、教、研等多项工作，先后承担中医内科、呼吸消化系统疾病及急症的临床研究，重视中医理法方药的深入探讨及中西医的融会贯通，对呼吸及消化系统疑难杂症的诊治有着独到见解，尤长于慢性肺系疾病的中西医结合诊治，对中医肺系疾病的理论造诣颇深。其肺病临证思路和方法得到了中医学界的充分认可并被广泛应用。

一、慢性肺系疾病的康复当注重肺肾同治

晁恩祥教授认为，慢性肺系疾病多属本虚标实之证，其起病自始以虚为先，治当责之肺肾二脏。慢性肺病者，多以肺气本虚为发病之根本，正所谓“肺虚则少气而喘”，久患肺疾，肺气不足，卫虚肌疏，易为外邪所侵；正虚无力抗邪，肺气失于宣肃，少气不足以息，故发为咳、喘、促等肺病见症，多反复发作，缠绵难愈，进一步加重肺气损伤，预后不佳。脾为湿土，肺为燥金，子病犯母，后期易损伤脾土，导致脾虚不运，水湿不化，气机失畅，痰湿停聚，浊邪内生，胶着难除。金水相生，母病及子，肺虚日久累及肾，肾气亏耗，摄纳无权，吸入之清气不可经肺之肃降作用而下降于肾，终致虚气上逆，浮而无

根，失于敛降而发为咳、喘之证，可归属于中医学“虚喘”范畴。后期肺之化源绝，肾气亏极，症见以呼多吸少，动辄喘甚为主要特征的终末期肺病表现。慢性肺病稳定期实邪盛势渐去，多以肺脾肾三脏本虚为主。加之肺主吸气，肾主纳气，肺为气之主，肾为气之根，肺呼吸的深度需要肾气的摄纳潜藏来维持，而肾气充沛，吸入之气方可经肺之肃降而下纳于肾，肺肾配合，共同完成呼吸运动，故慢性肺病之本虚又多以肺肾气虚为要。

因此晁恩祥教授认为慢性肺病的中医肺康复当重视稳定期的调治，依据其“肺肾本虚”的病因病机特点，提出“肺肾同治”的理念。《景岳全书·喘促》有云：“虚喘者无邪，元气虚也”，故稳定期及恢复期当注重调补肺肾法的运用，以期纳气定喘，益气扶正，固本培元，提高机体的免疫及御邪能力，达到减少慢性肺病急性发作频率，改善肺功能，促进肺康复的治疗目的。

基于肺肾同治理念，晁恩祥教授以调补肺肾法治疗慢性肺病，屡获奇效，组方用药主要由西洋参、冬虫夏草、枸杞子、淫羊藿、山萸肉、紫菀、苦杏仁、前胡、五味子、白果、丹参、茯苓等构成。西洋参主补益元气，养阴生津，健脾补肺益肾之效，其性凉、味甘苦，相较性温之人参，更适合于慢性肺病长期调补之需。冬虫夏草主入肺肾二经，上补肺气之虚，下益肾元亏耗，兼有止咳化痰之效，尤益于肺肾气衰之虚喘之证。枸杞子主归肝肾两经，取其滋补肝肾，益精填髓之效。淫羊藿亦有补肾固本，纳气平喘之功。五味子酸收敛肺，补肾涩精，肺肾同调，纳气定喘；山萸肉虽益肾固脱，调补元气，但其性味酸涩，兼有收敛之效，与五味子同用，补中寓收，对肺失肃降，肾失摄纳之虚喘疗效甚佳。本法虽冠以“调补”之名，但绝非仅以扶正固本为主，组方用药上亦非仅取补益之品。慢性肺病稳定期虽以本虚为主要病理特征，但仍有痰饮伏邪等宿根在内，更有甚者久病入络，痰瘀互结，胶痼难除。若一味治以补虚固本，妄投滋腻补益之品，反会碍其气机宣通，闭门留寇。晁恩祥教授制定本法，旨在补中寓调，标本兼治，益气扶正之余兼以祛邪化浊，更有助于疏解伏邪，促进肺气恢复，有效防止慢性肺病复发，进一步提高肺康复的疗效。故除以上健脾益气，补肺益肾之方外，常合用苦杏仁、紫菀、白前、前胡等宣肺化痰，降气定喘之品。且结合慢性肺病的发病特征，肺朝百脉，助心行血，肺气亏虚，血行不畅，停而留瘀；久病及脾，中焦气机失畅，水湿不化，聚湿成痰；即便是稳定期，慢性肺病也兼有久病入络，痰湿不化的病理特点，故常佐以丹参化瘀通络，茯苓健脾运湿，化痰泄浊，旨在补中有泻，寓泻于补。诸药合用，以补为主，以调为顺，寓补于调，寓调于补，补调有制，共奏补肺益肾，培元固本之效。多年临证经验表明，在慢阻肺、哮喘、肺间质纤维化这类慢性肺病的稳定期应用调补肺肾法指导肺康复锻炼及治疗，可明显改善慢性肺病患者咳、痰、喘、胀等症状，改善营养状况，提高整体免疫力，对减少慢性肺病急性发作次数，提高患者生活质量，改善肺功能状况有着显著优势。

晁恩祥教授还指出，肺疾日久，反复发作，迁延难愈，肺气渐虚，久则损及脾肾两脏，演变为以肺、脾、肾三脏俱虚为发病之根本的虚喘之证。其形成非朝夕而就，非一日之功可尽除。故慢性肺病康复是一个漫长的过程，调补肺肾须用之得法才可发挥最佳疗效；切不可用之过急，若妄加补益，反易阻滞气机，以致伏邪深陷难除，反复起病，阻碍肺功能的康复进程；宜长期调补，缓缓而图功，正如《医宗必读·喘》中所言："治虚者，补之未必即效，须悠久成功，其间转折进退，良非易出。"

二、肺肾同治在慢性肺系疾病中的应用

（一）哮喘

晁恩祥教授经过多年的临床观察及临证经验总结，善从风邪论治哮喘。提出风邪为患，其性轻扬，易伤于上，风盛则挛急的致病特点，与哮喘急性起病，发作前常伴鼻干、咽痒、喷嚏、胸闷等先兆症状，而后气道挛急，导致胸闷气窒，呼吸困难，甚者张口抬肩，面青肢冷等临床表现密切相关。故首创从风论治风咳、风哮的学术思想，以"风邪犯肺，肺失宣肃，气道挛急"作为哮喘的基本病因病机，并创立"疏风宣肺，缓急解痉，降气平喘"法论治风咳、风哮。其以"风邪犯肺，肺失宣肃，风盛痰阻，气道挛急"作为哮喘的基本病因病机，进一步拓展"风邪为患"之内涵，提出"风咳""风哮"的概念。所谓风咳者，咳嗽为其主症，多以干咳，少痰或无痰，咽喉痒感，刺激性阵咳或呛咳，气急为主要临床特征，晨轻暮重，常为冷空气、刺激性气味所诱发，反复发作，而喘证不显，与现代医学中咳嗽变异性哮喘、感冒后咳嗽相似；而风哮之人，则以喘促气急为主症，时发时止，发时哮鸣齁喘或是喉间痰鸣，胸中憋闷不舒，缓时亦如常人，与现代医学中支气管哮喘无异，而其发作前可伴见鼻痒、咽痒、喷嚏表现，在因过敏体质或过敏原诱发哮喘的患者中尤为突出。结合风邪致咳、致哮的病机特点，晁恩祥教授提出发时"疏风宣肺"的治则，创立"疏风宣肺，缓急解痉，降气平喘"法论治风咳、风哮。风咳者，偏于止咳利咽；风哮者，重在解痉平喘。从风论治，逐步形成了风咳、风哮的辨证论治体系。

晁恩祥教授还指出，哮喘虽因风邪承袭气道，引动伏痰里饮而发病，其

关键仍在于正气不足。宿疾日久，肺虚失于布散津液，脾虚疲于运化水湿，肾虚不能蒸化水液，加之气机失畅，以致津液停滞，聚而成痰，伏藏于肺，伺机而发。且肺气虚极，肃降无权，则气浮于上，导致呼吸表浅，吸气困难，甚则气喘难续等症；肺虚及肾，肾气亏耗，失于摄纳，则虚气上逆，出现气短不足以息等表现。故哮喘之本虚与肺脾肾三脏相关，而主要责于肺肾。哮喘治疗虽以祛风解痉为大法，亦当注重扶助正气，应重视缓解期及恢复期治疗，从调补肺肾入手，培元固本，纳气定喘，增强患者免疫功能及抗邪能力，减少急性发作，促进肺功能康复。

1. **重视日常预防，外避虚邪贼风**　哮喘患者以可逆性的气流受限为主要疾病特征，其气道处于高反应状态，易受外部刺激因子影响而诱发起病。晁恩祥教授基于中医“治未病”理论，提出哮喘患者应重视日常预防和养生保健，截断病原，有效防御，提高机体免疫力，亦为哮喘肺康复的重要环节之一。平日应避免过多接触油烟异味、灰尘、花粉、皮毛、棉絮等刺激性物质，远离烟酒，饮食清淡适宜；顺应四时气候变化，冬春来临之际及时做好防寒保暖；可在疾病多发季节来临前适当配合中药内服及针刺、艾灸、穴位贴敷等中医适宜技术以温肺化饮，益肾温阳，扶助机体正气。外避虚邪贼风，内调肺肾之虚，以达“未病先防”的目的。

2. **缓解期当以调补肺肾为法**　晁恩祥教授认为哮喘患者气道始终处于高反应状态，缓解期亦不例外，易受风邪引动而复发。依据哮喘患者肺肾气虚的病理基础，缓解期当以调补肺肾为法，可谓“肺为气之主，肾为气之根，肺主出气，肾主纳气，阴阳相交，呼吸乃和”，肺气充盛，肾精充沛，吸入之气方可经肺之肃降而下纳于肾。且中医学认为哮喘以痰为主要病理因素，“脾为生痰之源，肺为贮痰之器”，肺虚日久，子病犯母，易损及中土，故调补肺肾之余，宜兼以健脾益气。临证上晁恩祥教授多选用调补肺肾方以调理肺肾，纳气平喘，生脉饮加苍术、茯苓等以健脾益气，常合用玉屏风散益肺固表；用药多取补骨脂、淫羊藿、冬虫夏草、陈皮、茯苓等健脾化痰，补肺益肾之品；对于慢病患者，亦擅用五味子、山萸肉等酸收之品敛肺止咳，抑其余邪。晁恩祥教授还主张将调补肺肾方药研成粉末，炼为蜜丸，方便哮喘患者长期服用，缓缓调补而取其功。

3. **提倡养生康复，增强免疫力**　对于哮喘患者而言，除中医中药的积极干预外，日常的养生锻炼亦是肺康复的重要部分之一。提倡哮喘患者制定长期康复计划，在运动耐力范围内适当进行体育锻炼，如散步、太极、八段锦、呼吸操等，可有效地宣降肺气，宽胸利膈，锻炼呼吸肌功能，提高呼吸耐力，使呼吸运动趋于深、长、细、匀，促进周身气机流动，降低机体氧耗，促进功能恢复，进一步强化体质，有效地控制哮喘症状，防治哮喘复发，促进肺功能康复。

（二）慢性阻塞性肺疾病

晁恩祥教授认为，慢阻肺总属本虚标实之证，其以肺脾肾虚，痰瘀内阻为核心病机，急性期以邪实为主，多与外邪、痰浊、瘀血、气郁相关，稳定期则以本虚为要，主要责于肺肾两脏。而慢阻肺的肺康复成效主要取决于稳定期的调补适宜与否。所谓“上工治未病”，切勿以病稳而不为。应重视慢阻肺稳定期的调护，充分发挥中医“治未病”理论精髓，紧切病机进行调补，固本培元，治于未病之时，以缓解咳、痰、喘、胀等症状表现，减少慢阻肺急性发作频次，防治并发症，延缓慢阻肺进程，促进肺功能康复，达到既病防变，瘥后防复的治疗目的。

1. **调补肺肾，瘥后防复**　慢阻肺稳定期痰浊、水饮、瘀血等标实之患已基本缓解，病性逐渐转变为以肺脾肾三脏虚损为主。此期部分患者亦可见喘促，表现为“慌张气怯，声低息短，惶惶然若气欲断，提之若不能升，吞之若不相及，劳动则甚，而惟急促似喘，但得引长一息为快也”，当属虚喘之证，病机主要与肺虚失于肃降，肾虚失于摄纳相关。故晁恩祥教授指出，稳定期治疗应以补益肺肾，养阴益气为主，以宣畅气机，纳气定喘。《难经·四难》有云：“呼出心与肺，吸入肾与肝。”肺气宣畅，肾气充沛，吸入之气方可经肺之肃降而下纳于肾，以保证呼吸有度，从肺肾之根源缓解虚喘之证。晁恩祥教授还指出，肾阳乃一身阳气之根本，可推动和激发脏腑经络的功能运行，五脏之阳气非此不能发。慢阻肺患者随着宿疾日久，肾阳虚衰日益突出，下元不固，命门火衰，易导致脏腑功能失调，阴阳之气不相续接，正气亏耗，导致病情反复，阻碍康复进程。因此稳定期当重视培补肾元，予以温阳补肾，益精填髓之法。肾气渐复，气机调畅，正气充沛，阴阳乃和，才可抵邪于外，减少急性发作，增强体质，促进瘥后功能康复。此期晁老多选用调补肺肾方加减，补中寓调，标本兼治，缓缓调补以取其补肾纳气，泻肺定喘之效。

除中药内服调理外，鼓励慢阻肺患者制定日常的养生康复计划，可适当加强锻炼，以增强体质，提高抗病能力，在锻炼时配合缩唇呼吸、肌肉抗阻、腹式呼吸操等运动肺康复手段，内外兼顾，调畅气机，促进气血流通，有助于锻炼呼吸肌，改善肺功能，提高患者生活质量。

2. **冬病夏治，未病先防**　慢阻肺患者常因肺虚受邪而诱发急性加重，其中多以寒邪为主，故慢阻肺患者多于秋冬季节出现病情反复，遇寒冷天气后明显加重，春夏之季症状相对缓解。基于慢阻肺发病规律及中医“治未病”思想，晁恩祥教授提出“冬病夏治”的治疗理念。其主要由《黄帝内经》中“春夏养阳，秋冬养阴”的治病指导思想承袭而来，体现了中医学“天人合一”的整体观和“未病先防”的理念。所谓“冬病”，指冬季易复发或加重的慢性疾病；“夏治”即指在夏季三伏时令，自然界阳气最为旺盛，此时可借助自然界阳气施予温阳散寒，活血通络等治法，扶正固本，从而实现体质的增强及机体抗邪能力的提升，把握未病之时，疗于慢阻肺发作之先，有效防治慢性肺病复发加重，延缓慢阻肺进程，促进肺功能康复。基于多年临床经验，晁恩祥教授及其团队研制出“冬病夏治片”，主要由黄芪、黄精、补骨脂、陈皮、沙棘、百部、赤芍等药物组成，既有培补元气，保肺益肾之品，亦有宣肺化痰，健脾理气之机，诸药合用，共奏益气温阳，健脾补肾，止咳化痰，活血化瘀之效。推荐于每年夏季暑伏之际开始服药，连续服用 40 天为 1 个疗程。此外还可选用穴位贴敷治疗，如近年来的天灸治疗，每于夏季三伏天时，结合五运六气制定相关经络穴位，取肉桂、白芥子等辛温之品，予以姜汁调糊外敷局部穴位，持续刺激，温阳通络，以达温经散寒，活血通脉之效，亦是“冬病夏治”理念的体现。

3. **益气健脾，改善呼吸肌疲劳**　慢阻肺患者随着肺功能的进行性下降，后期易出现呼吸衰竭的临床表现，轻者活动后气短难续，重者呼多吸少，动辄喘甚，亟需机械通气辅助支持治疗。不少慢性呼吸衰竭患者稳定期感染已基本控制，但易出现呼吸机依赖，脱机受限。现代医学认为，慢阻肺患者基础肺功能即有不足，经感染等诱发因素打击后导致肺组织发生病理生理改变，呼吸功能受限，肺功能进一步损伤，加之长时间使用机械通气引发呼吸机依赖，综合多个因素，导致呼吸肌疲劳，出现困难脱机。

晁恩祥教授指出，肾为先天之本，脾为后天之本，气血生化之源，且“脾主身之肌肉”，故呼吸肌疲劳多与脾气亏虚，肾虚失纳相关。慢性呼吸衰竭患者久病肺虚及脾，脾土不固，水谷精微生化乏源，气血亏虚，肌肉失于濡养；加之脾胃不运，患者多胃纳欠佳，进食减少，故基础营养及免疫状况低下，常见形体消瘦，肌肉失用性萎缩。而累及呼吸肌疲软无力，则不耐疲劳，出现困难脱机。晁恩祥教授临证多采用“培土生金法”以增强呼吸肌耐力，改善呼吸肌疲劳，促进平稳脱机。方剂常用生脉饮合苏子降气汤，参苓白术散等，配合电针足三里，喘可治穴位注射等中医特色疗法，肺脾同调。现代研究亦表明，“培土生金法”的运用不仅能改善慢阻肺稳定期患者的营养状况，提升免疫功能，还可减轻骨骼肌损伤，缓解呼吸肌疲劳，增加呼吸肌运动耐力，延缓肺功能下降程度，对促进稳定期患者脱机及肺功能康复具有显著疗效。

4. **肺肠同调，缓解胃肠功能障碍**　慢性呼吸衰竭患者，尤其是维持机械通气治疗的患者，稳定期常合并胃肠功能障碍，症见腹胀不适，大便难解等表现；随着胃肠蠕动功能下降，机械通气后腹腔压力升高，进一步影响呼吸功能，导致困难脱机。中医认为，肺与大肠相表里。清代唐宗海《中西汇通医经精义·脏腑之官》言："大肠之所以能传导者，以其为肺之腑。肺气下达，故能传导。"肺气宣降，布散津液，下濡大肠，腑气得通；大肠主传导，传化糟粕有度，有利于肺气的肃降。一脏一腑，气机调和，功能相关。"肺气不清，下移大肠，则腹乃胀。"慢性呼吸衰竭患者多肺气壅盛，肃降无权，津不下达，则肠中糟粕积滞，化燥伤阴，燥实内结，腑气不通。而肠中秽浊积滞，壅塞中焦气机，上逆冲肺，亦可加重肺气郁闭。肺气壅盛与腑气不通之间恶性循环，终致脏腑同病。晁恩祥教授认为在治疗上当肺肠同调，清肺肃肺，攻里通下，使腑气得通，肺气得宣，上逆肺气乃平。临证可多选用承气类方内服或保留灌肠，通腑降气，降低腹腔压力及吸气相膈肌阻力，但使用时应遵循"衰其大半""中病即止"的原则，避免一味通腑而导致"泻下无度""耗气伤阴"之虞。此外还可配合电针双侧足三里、上巨虚、丰隆、曲池等穴位以达到健运脾胃，补益正气的作用。腑气畅通，呼吸平顺，才有助于提高通气效率，协助脱机进程，减少通气时间，促进脱机后肢体功能及呼吸功能的康复。

第二节　刘伟胜教授肺病康复观

刘伟胜教授，1937 年生于广东兴宁，中共党员，1963 年毕业于广州中医学院（现广州中医药大学），现为广东省中医院主任医师、教授、博士生导师，全国老中医药专家学术经验继承工作指导老师，1993 年被授予"广东省名中医"称号，国务院政府特殊津贴获得者。从医 50 余年，刘伟胜教授在广东省中医院呼吸科、肿瘤科、重症医学科的建设过程中均发挥着举足轻重的作用，其"擅于肺肠同治""重视养胃气""强调补益扶正"等学术思想，对指导中医肺康复治疗有重要意义。

一、慢性阻塞性肺疾病合并呼吸衰竭分阶段治疗观

（一）分阶段辨证治疗

刘伟胜教授根据其多年临床经验开创性地提出慢阻肺围机械通气治

疗期的分阶段中医辨治方案，有效地指导临床中医治疗。机械通气早期的患者大部分以痰热壅肺为主要病机，可兼有瘀血阻络，痰蒙神窍，腑气不通，水湿内蕴等中医证候。治疗以清热化痰，宣肺平喘为主，中药汤剂以千金苇茎汤合麻杏石甘汤加减，中成药可选用痰热清注射液、鲜竹沥口服液等。机械通气中期患者以肺脾肾虚，痰浊阻肺证多见，可兼有瘀血阻络，腑气不通，水湿内盛等中医证候，考虑标实仍盛，其病机以痰浊阻肺为核心，治疗上仍以实则泻之为主。治以行气健脾，化痰平喘，中药汤剂以二陈汤合三子养亲汤加减，中成药可选用黄芪注射液、祛痰止咳颗粒等。机械通气后期患者仍以虚实夹杂证为主，但以肺脾肾虚，气阴两虚，阳气亏虚等虚证为主，兼有痰浊、瘀血等标实情况。肺脾肾虚证以补肾健脾益肺为主，兼以化痰祛瘀，中药汤剂以参苓白术散加减，中成药可辨证选用黄芪注射液、祛痰止咳颗粒等。气阴两虚证以益气养阴为主，兼以化痰祛瘀，中药汤剂以生脉散加减，中成药可辨证选用参麦注射液等。阳气虚衰证以益气温阳为主，兼以化痰祛瘀，中药汤剂可选用金匮肾气丸加减，中成药可辨证使用参附注射液、祛痰止咳颗粒。

（二）撤机困难对策

刘伟胜教授对慢性阻塞性肺疾病脱机困难患者的中医治疗有其独到见解，总结如下：

1. **早期通腑泄热**　慢阻肺急性加重期伴呼吸衰竭患者在进行机械通气治疗时容易致胃肠蠕动减弱，加上长期卧床、进食流质饮食缺少粗纤维，更有通气带来的副作用胃肠胀气，常伴有腹胀，纳呆，大便不通等严重肠道功能异常，甚至出现肠梗阻。“肺与大肠相表里”，刘伟胜教授主张此期以“通腑泄热”为法治疗，经泻大肠以清肺热，理大肠以化痰浊。

2. **中期健脾化痰**　本病病程较长，急性加重期邪气内客，而正气已伤，痰热之证稍退，中期患者多正气已虚，故在驱邪治疗的同时，要重视扶正。此期患者特别是进行机械通气者基本都有纳呆、腹胀、消瘦等表现，舌淡黯、脉弱，中医辨证属脾气亏虚。此时即应顾护肺脾之气，健脾益气，燥湿化痰以强健后天之本，益其生化之源，使气血得充，以治肺气不足，临床可用六君子汤、补中益气汤、参苓白术散加减。

3. **后期补肾益肺**　肺气久虚，久病及肾，或肾精不足，摄纳无权致气不归元，阴阳不相接续，均可致气逆于肺而出现动则气喘等症。后期邪气已去，正虚更甚，以肺脾肾亏虚为表现，尤以肾之阳气虚衰为突出。因此在拔除气管插管后患者肾虚突出时，应以温补肾阳为主。刘教授临床多用附子、肉桂以温肾纳气，合四君子汤以补脾益肺，酌加化痰止咳平喘之品，亦可加用喘可治穴位注射以温补肾阳增强疗效。

4. **全程勿忘活血化瘀**　刘伟胜教授认为本病病理因素主要为痰浊与血瘀互为影响，这两个病理因素贯穿整个慢性呼吸衰竭病程。在机械通气早期常以痰浊为主，但其后往往是痰瘀并重，血瘀之象始终贯穿在本病的发病过程中，因此治疗上在化痰的同时，应兼顾活血化瘀，使脉络疏通，血行畅达。临床治疗上常用中药有丹参、桃仁、红花、赤芍、地龙、泽兰、牡丹皮、当归、三七等，或静滴复方丹参注射液、川芎嗪注射液等，临证当随证加减。

（三）撤机后康复治疗

呼吸衰竭患者脱机后以本虚为主，或以余邪未清呈现，此期扶正固本是主要治疗原则，兼清余邪则是防止或减轻再次急性发作的关键。特别是慢性阻塞性肺疾病的患者，结合中医药康复治疗非常重要，亦为中医药优势所在。

1. **健脾益肾，止咳化痰法**　适用于慢阻肺并呼吸衰竭缓解期，虽然脱离呼吸机治疗，但患者仍存在慢性咳嗽，咳痰，伴纳差，气短懒言，易感冒，易反复，舌淡，苔白，脉细滑。辨证为肺脾两虚者，采用健脾益肾，止咳化痰法，使其增加饮食，改善营养不良，提高其生活质量，减轻复发次数。可选用六君子汤加减。

2. **益肺补肾纳气法**　慢阻肺呼吸衰竭缓解期，易于感冒，反复发作，平时稍有咳嗽，咳痰，伴动则气喘，舌淡脉细弱。中医辨证为肺肾气虚，此期本虚是最大特点，治疗宜益肺补肾佐以活血化瘀，目的在于提高机体免疫力，减少急性感染，阻止病情的进一步加剧复发。常用药物黄芪、蛤蚧、人参、山萸肉、淫羊藿、五味子、枸杞子、紫苏子等。

二、哮喘治疗及养生观

（一）痰、寒、瘀为哮喘主要病机

刘伟胜教授认为哮喘的病因病机主要有三：其一，“痰”为宿根。痰既是哮喘发生后脏腑失调的病理产物，也是哮喘再次发作的启动因子。其二，“哮”多寒邪。刘教授认为哮喘痰为患与寒邪内伏密不可分。绝大多数哮喘患者风寒未及时彻底表散，或肺气素虚，无力祛邪外出，致风寒湿邪滞留于肺，壅塞肺气。哮喘日久，寒邪日渐深入，累及脾肾，成为哮证宿根。其三，入络成“瘀”。“肺主气”且“肺朝百脉”，一身之血皆会聚于肺，经肺的宣发肃降，再布于全身，哮喘日久，百脉不通，终致肺脉瘀阻，久结成患病，临床上哮喘病久者，多有血瘀之表现。

（二）清、降、息法治疗热哮

热哮多见于哮喘急性发作期，刘伟胜教授总结出“清、降、息”三法。其一，热哮清为先。痰热内伏是哮喘反复难愈的主要证型之一，热哮久病入络，亦常有痰瘀互结之象，治疗上除清热化痰外，也需加用活血化瘀的药物，刘教授多以千金苇茎汤为基础，加苦杏仁、浙贝母、桑白皮、黛蛤散清肺化痰，加款冬花、百部、炙枇杷叶润肺止咳，加地龙通络平喘，全方共奏清热化痰，活血通络，止咳平喘之效。热哮病久也可致肺脾虚损，疾病后期需注重调理肺脾。其二，通降是关键。哮喘多有咳逆上气的表现，治疗当注重降。根据“肺与大肠相表里”“腑以通降为顺”的理论，若热哮早期正气不衰，且热邪热盛，热结大肠致腑气不通，应该以“行气通腑”为法，通泻大肠以清肺热。其三，适当息风化痰。哮喘急性发作期多因风邪引发，需配合祛风化痰治疗，刘教授喜用僵蚕、蝉蜕、地龙、露蜂房、全蝎等虫类药。且“哮喘为病，多为顽疾，久病必瘀”，虫类药可兼顾祛瘀通络的作用，但虫类药有耗气伤阴的弊端，临床上需酌情配伍使用。

（三）温、散、补法治疗寒哮

刘伟胜教授认为哮喘的核心病机离不开“痰”和“寒”，临床上很多哮喘患者反复发作，迁延日久，易耗损阳气，多有肺脾肾虚损之象，治疗当以“温、散、补”为主。其一，仲景曰“病痰饮者，当以温药和之”，对于寒哮证，可选用小青龙汤、射干麻黄汤加减施治。其二，刘教授提倡“散寒痰自化”，即驱散寒邪，则水饮自消，痰浊自除，寒哮的治疗不需要堆积太多化痰药物。其三，寒哮存在不同程度的肾气或肾阳不足，“补肾纳气”是治疗久病哮喘的重要方法，刘教授治疗寒哮缓解期多以自拟方加减，以麻黄、北杏仁宣肺散寒，款冬花、紫菀降气平喘，淫羊藿、巴戟天温肾以助纳气，女贞子、桑椹滋补肝肾，全方阴阳并补，攻补兼施，标本兼治，为治疗哮喘缓解期的良方。

（四）重视从情志、饮食、起居防治哮喘

情志方面，刘伟胜教授重视情志调节对疾病的影响，认为“情绪平和，对人生充满希望”是却病保健的重要途径之一，既重视“恬淡虚无”，又不失积极向上，是刘伟胜教授的一贯主张与作风。哮喘是慢性疾病，易反复发作，

患者常有焦虑情绪，尤其需要注重情绪的调节。

饮食方面，《沈氏尊生书》曰："大都感于童稚之时，客犯盐醋，渗透气脘，一遇风寒，便窒塞道路。"《医碥·哮喘》则指出："哮者，得之食味酸咸太过，渗透气管，痰入结聚，一遇风寒，气郁痰壅即发。"因此，刘伟胜教授主张饮食不宜酸咸太过，尤其要留意自身是否存在食物过敏现象，对于曾诱发过敏的食物皆应慎食。对于宿痰的防治，刘伟胜教授强调当注意少食生冷、黏滑及海鲜食物，可以多食山药、扁豆、芡实、薏苡仁等。推荐白果粥（白果＋粳米熬粥）有敛肺气，定喘嗽的功效，可每日食用。鱼胶瘦肉汤（鱼胶＋猪瘦肉煲汤）有补益肺肾的功效，适合于气阴亏虚者。桃核杏仁猪肺汤（桃核＋猪肺＋瘦肉＋陈皮煲汤）有固肾润肺定喘的作用，适合于肺肾亏虚咳喘者。

起居方面，哮喘大多因受寒而发病，因此，哮喘患者应该注意起居调节，预防哮喘发作"避寒"尤为重要。要注意避风寒之邪，现代人夏天处于空调环境，更易为寒邪所伤，因此哮喘之人应尽量少用空调，温度设置避免过低。

（范荣荣　韩　彦）

主要参考文献

［1］晁恩祥．晁恩祥（中国现代百名中医临床家丛书）[M]．北京：中国中医药出版社，2011.

［2］韩云，谢东平．重症肺病名医学术经验传承与实践 [M]．北京：人民卫生出版社，2018.

［3］胡涛，金龙伟．培土生金对慢性阻塞性肺疾病稳定期呼吸肌疲劳的疗效 [J]．中华中医药学刊，2019, 37 (6): 1359-1361.

［4］赖芳，张燕，韩云．运用晁恩祥经验治疗 AECOPD 呼衰机械通气患者的临床体会 [J]．北京中医药，2016, 35 (11): 1035-1037.

［5］陈燕，杨道文，张洪春，等．晁恩祥调补肺肾法治疗稳定期慢性阻塞性肺疾病的思路与经验 [J]．北京中医，2007,(6): 337-338.

［6］林嬿钊．刘伟胜教授学术思想与临床经验的整理与研究 [D]．广州：广州中医药大学，2011

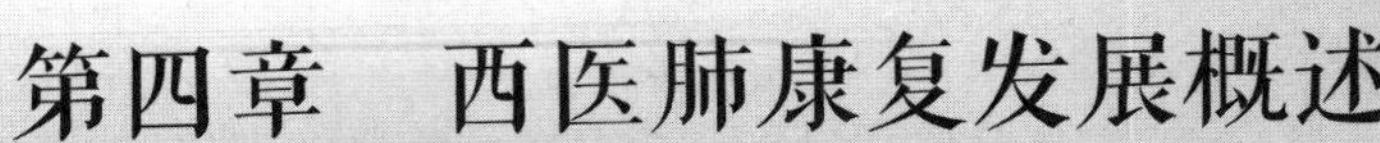

第四章　西医肺康复发展概述

第一节　肺康复的发展历史

康复医学作为一门独立的学科，诞生于20世纪40年代。但是早在公元前，人类就已经开始利用温泉、日光、按摩、磁石等物理方式治疗风湿、慢性疼痛等疾患，其中也包括治疗性的呼吸训练，这被称为康复医学的史前期。1910年开始，康复医学发展进入形成期，康复(rehabilitation)开始用于残疾人，旨在使残疾者重新恢复身心功能和社会活动的能力。随着一战和二战的爆发，针对伤员的功能恢复促进了康复医学的进一步发展，产生了专门的康复机构。1940年开始，康复医学发展进入确立期，1960年成立的国际伤残者康复协会提出了康复医学的理论、基本原理和方法，使得康复医学发展为一门独立学科。1970年后，大量康复机构的设立，康复医学的发展显著，标志着发展期的开始。

肺康复是康复医学的一部分，最开始的初衷是最大可能地保留慢性肺病患者的自主功能，为了达成这个目标，需要帮助患者通过训练增加活动能力，控制症状发作。患者及其看护者对疾病、治疗选择、应对策略有更多的了解和学习。鼓励患者参与到自身的健康管理之中，可自主进行日常活动，减少对昂贵医疗资源的依赖。比起逆转患者疾病进程，肺康复更多的是关注于改善疾病状态下的活动能力。

以治疗为目的的呼吸训练最早可以追溯到1781年。直到20世纪中叶，临床工作者对于呼吸训练这一类针对呼吸支持、物理放松、增加呼吸效率的康复方式仍抱有质疑态度，甚至一部分研究者认为其只是起到一种安慰剂作用，而研究也显示其对于肺功能无明显改善；但是另一部分研究者发现呼吸训练可改善慢性肺疾病患者症状。而后，相关的研究逐渐增多，尤其是一些对比干预前和干预后效果的研究，对于证实肺康复的有效性起着重要的作用。并且，在此期间也逐步形成了综合健康宣教、呼吸训练、物理治疗、心理支持、营养支持等方式的综合护理（comprehensive care）理念，成为后期综合肺康复的基础。

20 世纪 70 年代，分别发表在 *Chest* 和 *JAMA* 上的研究首次证实综合肺康复治疗可降低慢性支气管炎、肺气肿和慢阻肺患者住院频次，缩短住院时间。其中 Hodgkin 的研究讨论了可用于综合护理的治疗方式，包括患者以及家属的健康教育、避免吸烟和吸入其他刺激物、避免感染、保持心情舒畅、适当的营养，以及相关的呼吸治疗技术，如雾化治疗、呼吸机辅助通气、氧疗；联合了康复医学在慢阻肺患者中的应用，包括呼吸训练、物理治疗、拍背排痰和体位引流、功能训练、心理支持和专业康复指导等。同时，也提出了坚持药物治疗和非药物治疗的理念，并且提出了建立社区呼吸康复单元的建议。

至此，肺康复有效性已被认可，且其包含内容的雏形也已基本完成，开启了现代肺康复的篇章。1974 年，美国胸科医师学会（ACCP）肺康复委员会首次给出了肺康复的定义：肺康复是针对个体化的、涉及多学科的医疗实践活动，通过制定精确的诊断、治疗、情感支持、健康教育、针对肺部疾病的物理治疗方案，使患者尽可能恢复到更好的功能状态。此时对于肺康复，人们已经认为它是一个个体化、多学科协作、联合生理病理及心理考虑的综合治疗方式。1984 年，美国胸科学会（ATS）引用了 ACCP 指南中对肺康复的定义。

1991 年，Casaburi 及其同事对 19 名慢阻肺患者进行随机对照运动训练，以探究运动训练作为肺康复基础的证据，运动耐受性增加的生理基础。研究通过对动脉血乳酸水平的检测以及通气需求的测定，发现运动训练可成比例地降低血乳酸水平，并且减少慢阻肺患者的通气需求。这些发现为慢阻肺患者进行运动训练提供了生理学基础。

1994 年发表在 *Lancet* 的一篇报道对 89 名慢阻肺患者进行了肺康复的前瞻性随机对照试验，这些患者被随机分为常规社区护理组和肺康复组。肺康复组住院康复 8 周，后续门诊康复 16 周。研究结果显示与基线数据相比，肺康复组患者在 6 分钟步行距离、呼吸困难程度、情绪等方面均有显著的提升和改善。与接受常规护理的患者相比，接受肺康复的患者在运动耐受性和生活质量方面的改善显著，并可持续 6 个月。这进一步从综合肺康复的角度证实了肺康复对于慢阻肺治疗的有效性，并且研究了肺康复作用的持续时间。

同年，Reardon 等针对 20 名慢阻肺患者进行门诊肺康复对比传统治疗的随机对照研究，结果提示门诊肺康复后的运动和临床评估中患者呼吸困难症状显著改善。

与此同时，美国国立卫生研究院（NIH）在总结既往研究证据和未来发展方向的基础上，定义肺康复为：肺康复是一项需要多学科协作团队的综合项目，目标是针对罹患肺部疾病的患者及其家庭，最大限度地维持个人的自理能力和功能状态。这其中强调了需要多学科的协作团队，从多维度包括生理、心理、社会角度达成肺康复目标，更多地关注患者的生活能力和功能状态，而非生理指标。

1995 年，Ries 等报道了一项比较综合肺康复和单纯教育对慢阻肺患者生理和心理社会预后影响的随机对照临床研究。纳入的 119 例稳定期慢阻肺患者被随机分配到综合肺康复治疗组或健康教育组，结果提示肺康复能明显改善中、重度慢阻肺患者的症状和运动能力。受益可维持至少 1 年，之后逐渐减少。这项研究从心理、生理、预后等多方面综合评估肺康复的效果，虽然结果提示肺康复对于患者的肺功能、生存率、住院时间、抑郁状态的作用对比对照组差异无统计学意义，但在运动耐力方面确有改善。该项研究随访 6 年，还从时间维度上对疗效进行了评估，而治疗效果随着时间递减这一现象提示长期坚持康复的重要性。

1996 年，Maltais F 等对 11 例慢阻肺患者训练前后骨骼肌酶活性变化进行观察，评估中度至重度气流阻塞患者耐力训练后的生理反应。研究发现运动期间动脉乳酸百分率与柠檬酸合酶、3- 羟酰基辅酶 A 脱氢酶（HADH）呈负相关，耐力训练可以减少中、重度慢阻肺患者运动引起的乳酸酸中毒，改善骨骼肌氧化应激。

1997 年，美国胸科医师学会（ACCP）与美国心血管和肺康复协会（AACVPR）联合发布了一份关于肺康复的指南，这份指南更多是基于肺康复在慢阻肺患者中的研究资料，针对慢阻肺患者，但是专家组指出，肺康复同样适用于其他的慢性肺疾病。该指南从治疗、健康状况两部分进行总结，治疗项目中包括下肢训练、上肢训练、呼吸肌训练和心理社会 / 行为干预。健康状况主题包括心理社会 / 行为问题、呼吸困难、生活质量、卫生资源利用和存活时间。指南中高证据级别认为肺康复可改善慢阻肺患者呼吸困难症状、生活质量，提高医疗资源利用率，可能延长生存时间。而在肺康复干预方面，下肢训练可以提高运动耐受性，力量和耐力训练可以改善手臂功能，上肢训练和下肢训练建议作为肺康复的一部分；呼吸肌训练不推荐在肺康复中常规使用，在特定的呼吸肌力下降和呼吸困难患者中可考虑使用。支持在肺康复中纳入教育和心理社会干预部分。健康教育作为综合肺康复中重要的一部分，在该指南中却未被单独阐述，因为当时认为健康教育虽然必需，但并非肺康复中的独立因素。而这部分针对健康教育的研究被纳入了社会心理干预板块。除此之外，肺康复的长期获益以及营养支持在肺康复中的作用，在当时仍缺乏足够的研究证据。

1999 年，周士枋教授根据当时已有的呼吸系统疾病康复研究资料汇总，并以循证医学的观念划分证据等级，将肺康复的相关方法推荐于临床康复使用。这在我国是比较早的肺康复相关系统性的资料评价及推荐。在此之后，一些肺康复相关的简单实验研究或者是临床实践逐步出现。

2000 年，Griffiths 发布了一个纳入了 200 名慢性肺疾病患者的大型随机对照研究，结果提示肺康复可改善患者症状、提升运动能力、减少医疗资源的占用、缩短住院时间。这项大型随机对照临床试验弥补了既往纳入样本量过小所产生的统计误差。而后，该团队从医疗成本估算的角度对肺康复以及标准基础护理进行比较，发现门诊肺康复计划在成本有效范围内产生了治疗调整生命年（QALY）比率成本，提出其可能为卫生服务带来经济效益。

肺康复对于慢性肺病患者的获益是明确的，并且被纳入了慢性阻塞性肺疾病全球倡议（Global Initiative for Chronic Obstructive Lung Disease，GOLD）中，而长期坚持对于肺康复至关重要。2004 年，Bourbeau J 等进行的一项多中心临床对照试验提示，由训练有素的健康专业人员对慢阻肺患者进行连续的居家自我管理指导，可以改善患者健康状况，显著降低卫生保健服务的利用率。这为居家肺康复的可能性提供了基础。

2006 年，美国胸科学会和欧洲呼吸病学会发表了一份官方共识，其中定义肺康复是一个以证据为基础的对有症状、日常生活能力下降的慢性肺疾病患者进行多学科综合干预的方式。通过个体化的肺康复治疗，稳定或逆转疾病的全身表现，从而缓解症状，优化功能状态，增加患者参与度，降低医疗费用。

2007 年，美国胸科医师学会与美国心血管和肺康复协会联合发布的新的指南采用了 2007 年 ATS/ERS 共识中的定义，并且通过系统的、以证据为基础的肺康复文献，更新了 1997 年由 ACCP/AACVPR 发布的指南。一些新的证据表明，长期坚持康复，结合健康教育和力量训练对于肺康复是有益的。这些证据进一步支持了之前的建议，明确下肢和上肢运动训练的获益。

虽然新指南中列举的6项研究结果均证明，呼吸肌训练可以改善患者的呼吸肌功能，增强其运动能力，减轻呼吸困难的症状，但都是单中心、小样本研究。因此专家组认为，这些科学证据仍不足以支持常规推荐呼吸肌训练作为肺康复的基本内容，仅建议对进行药物治疗后仍有呼吸肌力量减弱或呼吸困难的患者选择性地进行呼吸肌训练。指南中的证据不支持在肺康复中常规使用合成代谢药物或营养补充。专家组支持氧疗，对于特定的晚期慢阻肺患者无创通气策略也是建议的。该指南将健康教育单独进行阐述，强调了健康教育在肺康复中的重要作用。针对其他呼吸系统疾病的肺康复，具有和慢阻肺同样的理论基础，但是研究仍偏少。

而从2007年开始，我国肺康复的相关研究开始增长。据统计，2007—2014年共发表相关文献182篇，年平均发文量达22.75篇。研究内容的范围不断拓展，深度增加，从肺康复的评估到综合肺康复各个方面的评价均有研究涉及。四川大学华西医院喻鹏铭等针对运动耐受不良的慢阻肺患者相应的运动训练策略进行了综述，首都医科大学赵红梅等研究发现运动疗法可提高慢阻肺稳定期患者的生活质量。而其中不乏中医中药对于肺康复作用的研究，其中包括六字诀、太极拳等中国传统锻炼方式对慢阻肺患者肺康复的影响。赵红梅教授还提倡将肺康复理念引入慢性阻塞性肺疾病的教学中，以使肺康复被广大医务工作者掌握。

2013年，ATS/ERS再次对2006年的共识进行更新，对肺康复的定义进行更新如下：肺康复是在全面整体评估患者后所进行的综合性干预措施，包括但不限于运动训练、教育和行为改变，旨在改善慢性肺病患者的生理和心理状况，并长期坚持以增进健康为目的的行为；并强调该领域的关键概念，总结主要进展。相比2006年，该共识更强调稳定和逆转整体的疾病表现，更注重行为的改变。

该共识指出，间歇训练、力量训练、上肢训练和经皮神经肌肉电刺激等运动训练是有效的肺康复形式。呼吸受限程度较轻的慢阻肺患者早期开始肺康复，可改善症状、运动耐受性和生活能力。慢阻肺患者症状加重后及时开展肺康复，在临床上是安全有效的，可减少后期住院次数。肺康复的对象不仅仅是慢阻肺患者，其他慢性肺病患者同样可从中获益。运动康复对于急性或危重疾病患者可减缓其功能衰退，促进恢复。居家康复可有效缓解慢阻肺患者呼吸困难症状，增加活动耐力。焦虑和抑郁症状普遍存在于患者中，可能影响预后，可通过干预得到改善。

发展至今，肺康复作为一项非药物的综合干预措施，不仅仅在慢阻肺的治疗领域获得认可，其在肺癌、支气管扩张症、肺部术后、肺动脉高压、肺间质纤维化以及重症肺疾病治疗中的作用也逐渐受到重视，相关的研究也有了长足的进展。

第二节　现代肺康复的内容

目前，肺康复仍沿用2013年ATS/ERS共识中提出的定义：肺康复是在全面整体评估患者后所进行的综合性干预措施，包括但不限于运动训练、教育和行为改变，旨在改善慢性肺病患者的生理和心理状况，并长期坚持以增进健康的行为。

从肺康复的定义可以看出：肺康复是一项跨学科的综合干预措施，定义明确指出肺康复手段是综合性的，并非单一的训练。运动训练是肺康复的基础，但仍需在专业团队协作下，从健康教育、疾病管理、运动耐力、体能恢复、呼吸功能维持、心理干预、营养支持等多方面进行干预。虽然肺康复最主要的疾病人群是慢阻肺人群，但其并不仅仅局限于慢阻肺人群，而是包含了其他慢性肺病患者，如哮喘、肺动脉高压、间质性肺疾病、囊性纤维化、肺部手术，甚至重症肺病患者。且肺康复的目的更多地强调症状的改善和心理、生理功能的康复，并非针对疾病的逆转。

虽然肺康复是一项明确的干预措施，但它的组成部分贯穿于患者疾病的整个临床过程中。肺康复可以在疾病的任何阶段开始，在临床稳定期间，或在病情恶化期间或在病情恶化之后。肺康复的目标包括最小化症状负担，最大化运动表现，增加日常活动的参与，提高与健康相关的生活质量，并影响长期的健康促进行为改变。

一、健康教育

健康教育是综合肺康复项目的重要组成部分，能够为患者及其家庭提供疾病的相关知识，包括疾病的进展、可能的并发症、治疗方案、医学检查的解释、药物的使用、运动原则、呼吸方式等。这些信息可减少患者因对疾病不了解而产生的焦虑、恐惧等心理情绪，也可促使患者的适应性行为改变，特别是协作性的自我管理。协作性自我管理策略，即通过增加患者关于疾病的知识和简单技能，使他们与医疗保健专业人员一起参与到自身疾病的管理中。

健康教育的目的是通过认知的改变促进行为的改变，包括戒烟、规律的药物治疗、保持规律的锻炼、改变营养习惯等。通过团体的支持进行肺康复，可以促进实现协作性自我管理，增强肺康复的效能。而在家庭中应用协作性自我管理，可改善患者健康状况，降低对医疗资源的使用和需求。

二、呼吸肌训练

慢阻肺患者往往合并吸气肌无力，其主要临床后果是呼吸困难和运动障碍。呼吸肌训练（IMT）的基本原理是增加呼吸肌的力量、耐力以改善呼吸困难症状。一项针对慢阻肺患者的荟萃分析结果提示通过呼吸肌训练，患者吸气肌力量和耐力均有显著提升，在日常活动中的呼吸困难改善，吸气峰流速上升。相关的研究虽然都对此提供了进一步的支持，但是这些都是单中心、小样本量的研究。基于此，2007 年 ACCP 指南建议，对于接受了最佳药物治疗后仍存在吸气肌强度下降、呼吸困难的慢阻肺患者应考虑 IMT，但是不支持常规使用 IMT 作为肺康复的必要组成部分（推荐等级 1B）。仍需要大规模、多中心的随机临床对照研究来证实 IMT 在慢性肺病患者中的治疗作用，并且适用患者的特点、训练方法以及结果测量都需要进一步的探索。

三、呼吸训练和物理治疗

呼吸训练是通过控制呼吸频率和呼吸模式降低气体阻塞的一种训练方式。慢阻肺患者肺部膨胀，限制了呼吸运动。呼吸训练主要是通过延长呼气时间减缓呼吸频率，可能有助于减轻呼吸动力下降、肺部膨胀引起的呼吸困难。研究发现接受呼吸训练的患者可采用呼吸频率更慢、更深的呼吸模式。缩唇呼吸可有效缓解 6 分钟步行后的呼吸困难，这可能与该呼吸方式促进呼气时的腹肌收缩，提高潮气量及降低呼气末肺容量相关。虽然专家意见支持呼吸训练，但是目前相关的研究都是小样本量的，仍需要大量研究来证实其在肺康复中的有效性。

胸部物理治疗是排出分泌物的主要辅助手段，包括体位引流、胸部叩拍和机械辅助振动、咳嗽咳痰指导。慢性肺病患者往往由于肺部结构的破坏引起痰液排出困难，痰液引流对于患者来讲是非常关键的。

四、氧疗及辅助呼吸

出于安全考虑，接受长期氧疗的患者在运动训练期间继续接受氧疗，可根据氧合情况适当增加给氧流量。氧疗可增加慢阻肺患者的训练耐受，减轻呼吸困难症状。而在没有低氧血症的慢阻肺患者中，氧疗支持可使患者接受更高强度的运动训练，短期获益显著。但是，对于没有低氧血症的患者，氧疗也可使呼吸驱动力下降。因此，在这一领域内仍需要进一步的研究和证据。

无创正压通气是肺康复的辅助治疗之一，尤其是在以运动为基础的肺康复过程中，可通过减轻呼吸肌负荷、减少呼吸做功来改善症状，增强训练效果。这一获益在重度慢阻肺患者中最为显著。慢阻肺患者在运动时，呼气流量限制和呼吸频率增加使得呼气时间不足，这导致呼气末肺容量、呼气末固有正压的增加，增加了呼吸做功。无创正压通气可改善呼吸困难症状和气体交换，增加每分钟通气量，并且耐受更长的运动训练时间。重度慢阻肺患者在睡眠时增加无创正压通气，可提高生活质量和运动耐受性，这可能与夜间呼吸肌得到休息相关。

五、运动训练

慢性肺病患者的运动能力受损，且受到呼吸困难症状的限制。劳力性呼吸困难是多因素造成的，部分是由于外周肌肉功能退化，呼吸动力不足，增加了呼吸负荷，气体交换不完全。随着年龄的增长，自然的功能衰退和身体的退化会加剧这些因素。此外，还有并发症的影响。

运动训练被认为是肺康复的基础，是改善慢阻肺患者肌肉功能的最佳手段。即使是那些患有严重慢性肺病的患者，也可维持必要的训练强度和持续时间使骨骼肌适应。运动训练后骨骼肌功能的改善可提升运动能力，尽管对肺功能并无影响，但可减少通气需求、改善劳力性呼吸困难症状。同时，运动训练在其他方面也有积极的作用，包括增加运动动机，减少情绪障碍等。结合药物治疗、氧疗以及合并症的治疗，可使运动训练干预的效果最大化。

在开始运动训练计划前，需要对患者进行个体化的运动评估，评估氧耗需求，排除心血管系统合并症，以确保干预的安全性。事实上，许多因素可能直接或间接地导致运动不耐受。

慢性肺病患者的运动训练符合运动训练的一般原则，即为了使训练有效,总训练负荷需结合个人情况,必须超过日常生活中遇到的负荷,以提高有氧能力和肌肉力量。其主要方法包括耐力训练,间歇训练,阻力训练,神经肌肉电刺激等。

耐力训练的目的是锻炼活动时的肌肉,提高心肺功能,减少呼吸困难和疲劳。肺康复计划中通常采用较高强度的耐力训练。然而,部分患者即便在密切监督下,也很难达到目标强度和训练时间。在这种情况下,可选择低强度耐力训练或者是间歇训练。在肺康复中,以骑车或步行的锻炼形式进行的耐力锻炼训练是最常用的锻炼方式。美国运动医学院推荐的框架可用于肺康复,对于患有慢性肺病的患者,耐力运动训练的频率一般维持每周3~5次,每次持续高强度运动20~60分钟可达到最佳效能。

对于部分由于呼吸困难、疲劳或其他症状而难以达到目标强度或持续锻炼时间的慢性肺病患者,间歇训练可作为标准耐力训练的替代。间歇训练是耐力训练的一种改进方式,即在高强度锻炼中有规律地穿插休息或低强度锻炼。间歇训练症状评分低,同时可达到较高的训练负荷,是维持耐力训练的较好选择,尤其对于严重的慢阻肺患者。

阻力训练是一种通过重复举起相对较重的重量来训练局部肌肉群的锻炼方式。阻力训练被认为可对抗衰老,这种作用在慢性肺病患者中同样存在,因为慢性肺病患者,尤其是慢阻肺患者肌肉质量、力量都会下降,而这些因素恰恰与生存、医疗保健使用和运动能力有关。此外,慢阻肺患者易出现跌倒,而肌肉无力是老年人跌倒的一个重要危险因素,优化肌肉力量可能是该人群康复的一个重要目标。除了对肌肉力量的预期影响外,阻力训练也可能有助于维持或提高骨密度。

与耐力运动相比,阻力运动的耗氧量及通气需求更低,不易引起呼吸困难、诱发心肺反应。因此,阻力运动对于晚期肺部疾病或合并症较多的患者来说是一个可行的选择,这些患者可能因为难以忍受的呼吸困难无法完成高强度耐力或间歇训练。它也可作为疾病急性发作期间的训练选择。总而言之,耐力训练和阻力训练的结合比起单一训练方式更能提升锻炼效能。

大多数肺康复项目更强调下肢的耐力训练。对慢性阻塞性肺疾病患者进行监督下的下肢耐力训练项目包括静止骑车、步行(包括跑步机),训练强度是提高运动能力的关键因素。步行训练的优势在于它是一种功能锻炼,容易转化为步行能力的提高。而相较于步行,骑车可施予股四头肌特定负荷,减少因运动引起的氧饱和度下降。

患有慢性肺病的患者日常生活活动常涉及上肢,包括穿衣、洗澡、购物和家务活动等。因此，上肢的运动训练也被常规列入肺康复的训练计划中。上肢运动的项目包括有氧训练（如手臂循环测力计训练）和阻力训练（如可提供阻力的自由重量训练和橡皮筋训练），典型的锻炼目标肌肉是肱二头肌、肱三头肌、三角肌、背阔肌和胸肌。而针对慢阻肺患者上肢训练的系统评价研究发现，上肢阻力训练可提升上肢力量，但难以确定上肢训练对呼吸困难、生活质量的改善作用。关于上肢阻力训练的文献结果提示，上肢训练组与对照组相比，虽然其上肢功能有所改善，但健康相关生活质量及日常生活活动中呼吸困难无变化。因此，我们认为上肢训练可增强慢性肺病患者的上肢功能。但是，具体的训练方法和影响仍需进一步探索。

对骨骼肌的经皮神经肌肉电刺激（NMES）是一种替代的康复技术，通过特定强度、频率和持续时间的电刺激引发肌肉收缩，锻炼肌肉，不需要常规的锻炼。电刺激强度决定肌肉收缩的强度。由电刺激引起的肌肉收缩不会诱发呼吸困难，对心脏循环的需求极小，并且可以避开传统运动中可能阻碍有效运动训练的某些因素，包括认知、动机和心理因素。因此，神经肌肉电刺激可适用于重度通气障碍或合并心脏限制的患者，包括因慢性肺病急性加重以及呼吸衰竭的住院患者。小型的，相对便宜的，便携式电刺激器也适合在家里使用，这对于部分居家需要机械通气或无法进行传统肺康复计划的患者大有裨益。

六、戒烟

戒烟可以增加预期寿命。研究发现在成年早期就开始吸烟，但在 30 岁、40 岁或 50 岁停止吸烟的人，与那些继续吸烟的人相比，预期寿命分别增加了 10 年、9 年和 6 年。吸烟是慢阻肺的重要患病因素，戒烟可以降低慢阻肺患者肺功能下降的速度，是治疗慢阻肺吸烟患者的重要目标。戒烟的辅助方式包括药物辅助和咨询辅助。与单一的药物治疗或咨询教育相比，药物治疗联合咨询教育可提升戒烟效果。但是，咨询教育的最佳强度尚未明确。

电子烟消除了烟草香烟的大部分有毒成分，且其行为特征与传统香烟相似，因此，电子烟作为香烟的替代品，或是戒烟的辅助方式，越来越受欢迎。但是，电子烟的潜在获益尚未得到证实，且其长期风险不完全明确。ATS 和 ERS 发表的声明中建议对电子烟的成瘾性和不良影响进行审查，在此之前应限制甚至禁止使用。因此，电子烟尚需要大量研究评估其不良影响及危害，而作为一种戒烟策略效果亦不明确。

七、营养支持

营养过度消耗、身体成分改变（肌肉量减少）在晚期慢性肺病患者中普遍存在，这可能是由能量需求增加、饮食摄入量减少导致的负能量平衡所致，肌肉消耗是肌肉蛋白合成和分解不平衡的结果。

低营养状态增加中 - 重度慢阻肺患者的发病率和死亡率，而身体质量指数（BMI）低于 25kg/m^2 的慢阻肺患者增重可降低死亡率。但是，单纯的营养支持对肺功能及身体功能状态并无显著改善。而关于营养补充在肺康复中综合使用的效果，相关信息尚不足以证实。因此，2007 年 ACCP 指南中认为没有足够证据支持在慢阻肺患者的肺康复中常规使用营养补充剂，未提供相关建议。鉴于慢性肺病患者能量平衡和蛋白质平衡同时被破坏，营养支持的方向更多的是保持能量和蛋白质的平衡。

一些研究者设计了随机对照试验研究多模式营养干预和类固醇添加对慢阻肺患者的作用，结果发现营养干预确实成功改善了体重、体脂比、运动耐量以及生存率。但是，由于各组分的相对影响无法确定，营养支持对于慢性肺病患者的效果仍需更多研究来证实，而类固醇的添加尚无更多证据，不常规推荐。

八、心理干预与支持

高达 40% 的慢阻肺患者有抑郁或者焦虑的症状，尤其在疾病发展晚期其患病率更高，而这往往会进一步加重疾病负担。抑郁或者焦虑症状的出现并不等同于抑郁或者焦虑障碍。而肺康复的相关研究往往会剔除未经治疗的抑郁和焦虑障碍，这可能会影响肺康复对慢性肺病患者焦虑和抑郁症状疗效的评价。

一项纳入 269 例随机对照试验的系统回顾提示，肺康复可减少短期焦虑和抑郁的发生。而在肺康复之前已经出现焦虑和抑郁症状的患者，经过肺康复治疗后症状改善明显。在监督下的运动训练结合健康教育管理可以为焦虑和抑郁的慢性肺病患者提供管理策略。而如何保持肺康复对焦虑和抑郁症状的改善状态，仍需要更多的研究来探索。由于焦虑和恐慌情绪会导致呼吸模式的改变，加重患者的症状。目前可将运动训练、呼吸训练和应对策略结合，对慢性肺病患者的焦虑、恐慌和抑郁进行管理，可能会改善患者情况。

九、综合管理

慢性肺疾病患者的肺康复需要个体化的、以患者为中心的方式。综合管理是针对患者不同的需求，进行包括但不限于健康教育咨询、运动训练指导、药物调整优化、生活方式干预等措施。这些干预措施是一种综合肺康复项目，由医务工作者以及跨学科的专业人员共同进行，并需要患者及其家属参与。

第三节　展　望

肺康复作为一项非药物的综合干预措施，从症状的改善和心理、生理功能的康复训练角度对患者进行干预，在缓解患者症状、提升活动耐量、提高生活质量以及减少疾病负担方面均有正面的作用。虽然随着肺康复的推广普及，其在慢性肺疾病治疗中的作用逐渐得到认可。但是大部分的研究和证据仍然集中在慢阻肺患者中，对于其他慢性肺病包括哮喘、肺动脉高压、间质性肺疾病、囊性纤维化、肺部手术，以及重症肺病患者，仍然需要更多研究。

尽管目前的研究和证据都支持肺康复在慢性肺病患者中的作用，但是肺康复在我国整体的推广和应用情况不太乐观。慢阻肺是肺康复领域研究证据最多的慢性肺病，而在我国如此大基数的慢阻肺人群中，肺康复的实施情况仍缺乏大样本的调查研究。2016 年，陈荣昌等开展的一项中国肺康复网上调查结果提示，肺康复开展良好的医院占比 11.78%，开展了但不完善的医院占比 54.78%，准备开展的医院占比达到 21.34%，完全没有开展的医院占比 12.10%；且肺康复工作更多的是集中在三级医院。这说明肺康复开展良好的医院占比偏低，且基层医院开展情况不佳。因此，认识肺康复的重要性，积极推广普及综合肺康复仍需进一步的宣传和努力。

肺康复是一项跨学科的、需要团队协作的综合治疗措施，从肺康复患者的遴选、评估，到肺康复处方的制定、实施，治疗后的评估和方案调整等，需要包含但不仅限于医师、护理人员、康复治疗师的团队，以及在实施过程中对患者的长期管理，这些都是需要由经过培训的专业人员来完成。因此，人员的培养、规范技能训练、建立专业的肺康复团队在肺康复的开展中是至关重要的。

肺康复面临的患者人群基数大，对医务工作者提出了重大的挑战。因此，对基层医院的参与和以社区为单位的管理提出了更高的要求。肺康复的实施场所不仅仅局限于医院及医疗机构内，也有相关的研究显示在社区环境、家庭环境中进行肺康复干预。但是，如何评估及筛选患者、严格监控且保障安全，目前尚无统一定论，这也需要更多的研究来探索，以及一定的政策扶持。

因此，肺康复的实施和推广仍面临着巨大的挑战。未来需要更多的大样本研究为多种慢性肺病的肺康复提供更多的循证证据，达成治疗共识，并逐步完善实施细则。同时，在团队的建立和社区康复的管理方面，也需要更多切实可行的策略支持。

（景玉婷　许银姬）

主要参考文献

[1] BARACH A L. Breathing exercises in pulmonary emphysema and allied chronic respiratory disease [J]. Archives of physical medicine and rehabilitation, 1955, 36 (6): 379-390.

[2] SINCLAIR J D. The effect of breathing exercises in pulmonary emphysema [J]. Thorax, 1955, 10 (3): 246-249.

[3] PETTY T L. Ambulatory care for emphysema and chronic bronchitis [J]. Chest, 1970, 58 (4): 441-448.

[4] HODGKIN J E, BALCHUM O J, KASS I, et al. Chronic obstructive airway diseases. Current concepts in diagnosis and comprehensive care [J]. JAMA, 1975, 232 (12): 1243-1260.

[5] American Thoracic Society. Pulmonary rehabilitation [J]. Am Rev Respir Dis, 1981, 124: 663-666.

[6] CASABURI, RICHARD, PATESSIO, et al. Reductions in exercise lactic acidosis and ventilation as a result of exercise training in patients with obstructive lung disease [J]. Am Rev Respir Dis, 1991, 143 (1): 9-18.

[7] GOLDSTEIN R S, GORT E H, AVENDANO M A, et al. Randomised controlled trial of respiratory rehabilitation [J]. Lancet, 1994, 344 (8934): 1394-1397.

[8] REARDON J, AWAD E, NORMANDIN E, et al. The effect of comprehensive outpatient pulmonary rehabilitation on dyspnea [J]. Chest, 1994, 105 (4): 1046.

[9] FISHMAN A P. Pulmonary rehabilitation research [J]. Am J Respir Crit Care Med, 1994, 149: 825-33.

[10] RIES A L, KAPLAN R M, LIMBERG T M, et al. Effects of pulmonary rehabilitation on physiological and psychosocial outcomes in patients with chronic obstructive pulmonary disease [J]. Journal of cardiopulmonary rehabilitation, 1995, 15 (6): 448.

[11] MALTAIS F, LEBLANC P, SIMARD C, et al. Skeletal muscle adaptation to endurance training in patients with chronic obstructive pulmonary disease [J]. Am J Respir Crit Care Med, 1996, 154 (21): 442.

[12] RIES A L, CARLIN B W, VIRGINIA C K, et al. Pulmonary rehabilitation: joint ACCP/AACVPR evidence-based guidelines. [J]. Chest, 1997, 112 (5): 1363-1396.

[13] 周士枋 . 呼吸系统疾病康复——以循证为基础的康复治疗方案建议 (一)[J]. 中国康复医学杂志 , 1999,(4): 3-5.

[14] 周士枋 . 呼吸系统疾病康复——以循证为基础的康复治疗方案建议 (二)[J]. 中国康复医学杂志 , 1999,(5): 3-5.

[15] 周士枋 . 呼吸系统疾病康复——以循证为基础的康复治疗方案建议 (三)[J]. 中国康复医学杂志 , 1999,(6): 3-5.

[16] GRIFFITHS T L, BURR M L, CAMPBELL I A. Results at 1 year of outpatient multidisciplinary pulmonary rehabilitation: a randomised controlled trial [J]. Lancet, 2000, 355 (9201): 362-368.

[17] BOURBEAU J, JULIEN M, MALTAIS F, et al. Reduction of hospital utilization in patients with chronic obstructive pulmonary disease: a disease-specific self-management intervention [J]. Journal of cardiopulmonary rehabilitation and prevention, 2004, 24 (4): 282-283.

[18] NICI L, DONNER C, WOUTERS E, et al. American thoracic society/european respiratory society statement on pulmonary rehabilitation [J]. Am J Respir Crit Care Med, 2006, 173 (12): 1390-1413.

[19] RIES A L, BAULDOFF G S, CARLIN B W, et al. Pulmonary rehabilitation: joint ACCP/AACVPR evidence-based clinical practice guidelines [J]. Chest, 2007, 131 (5 Suppl): 4S-42S.

[20] SPRUIT M A, SINGH S J, GARVEY C, et al. An official American Thoracic Society/European Respiratory Society statement: key concepts and advances in pulmonary rehabilitation [J]. Am J Respir Crit Care Med, 2013, 188 (8): e13-e64.

[21] GEDDES E L, O’BRIEN K, REID W D, et al. Inspiratory muscle training in adults with chronic obstructive pulmonary disease: an update of a systematic review [J]. Respir Med, 2008, 102 (12): 1715-1729.

[22] GOSSELINK R, DE VOS J, VAN D H S P, et al. Impact of inspiratory muscle training in patients with COPD: what is the evidence？ [J]. Eur Respir J, 2011, 37 (2): 416-425.

[23] SCHOLS A M, SLANGEN J, VOLOVICS L, et al. Weight loss is a reversible factor in the prognosis of chronic obstructive pulmonary disease [J]. Am J Respir Crit Care Med, 1998, 157 (6): 1791-1797.

[24] CREUTZBERG E C, WOUTERS E F, MOSTERT R, et al. A role for anabolic steroids in the rehabilitation of patients with COPD?A double-blind, placebo-controlled, randomized trial [J]. Chest, 2003, 124 (5): 1733-1742.

[25] PISON C M, CANO N J, CHÉRION C, et al. Multimodal nutritional rehabilitation improves clinical outcomes of malnourished patients with chronic respiratory failure: a

randomised controlled trial [J]. Thorax, 2011, 66 (11): 953-960.

[26] COVENTRY P A. Does pulmonary rehabilitation reduce anxiety and depression in chronic obstructive pulmonary disease?[J]. Curr Opin Pulm Med, 2009, 15 (2): 143-149.

[27] 刘妮 , 郑则广 , 胡杰英 , 等 . 2016 年中国肺康复网上调查结果分析 [J]. 国际呼吸杂志 , 2018, 38 (2): 114-117.

[28] WYTRYCHOWSKI K, HANS-WYTRYCHOWSKA A, PIESIAK P, et al. Pulmonary rehabilitation in interstitial lung diseases: a review of the literature [J]. Adv Clin Exp Med, 2020, 29 (2): 257-264.

[29] LU Q Y, ZHANG B, JIN K X, et al. Rehabilitation therapy for vocal fold paralysis caused by lung cancer: a case report [J]. Phys Ther, 2020, 100 (12): 2198-2204.

[30] O'NEILL K, O'DONNELL A E, BRADLEY J M. Airway clearance, mucoactive therapies and pulmonary rehabilitation in bronchiectasis [J]. Respirology, 2019, 24 (3): 227-237.

[31] EICHSTAEDT C A, BENJAMIN N, XANTHOULI P, et al. The role of rehabilitation in patients with pulmonary arterial hypertension [J]. Curr Opin Pulm Med, 2019, 25 (5): 398-404.

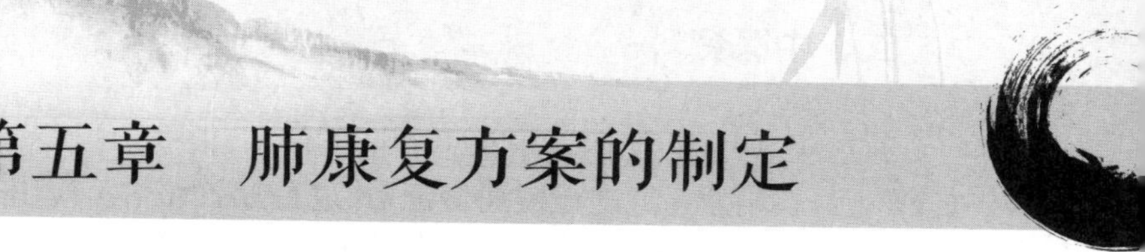

第五章　肺康复方案的制定

肺康复是一项基于对患者全面评估而制定的综合干预措施，包括但不局限于运动训练、健康教育以及行为改变，其目的在于提高呼吸系统疾病患者健康促进行为的长期依从性，改善患者生理、心理状态，最大限度减少疾病引起的症状负担，增强其运动能力、日常生活活动的参与能力，从而改善其生活质量。

中医数千年丰富的理论实践为肺康复的发展提供了深厚的滋养土壤，中医肺康复包括辨证用药、体质辨识、药膳养生以及众多的非药物疗法如特色治疗、传统功法、情志疗法等，手段相对丰富，群体活动多，趣味性、实用性、疗效均优。吸纳传统康复技术，并融合现代康复理念与技术，为患者制定个体化肺康复方案，是现代中医肺康复的要务。

肺康复方案制定前需对患者进行全面评估。

第一节　肺康复评定

一、病例资料

详细了解患者呼吸系统疾病病史，如慢性咳嗽、咳痰、呼吸困难史，咳嗽、呼吸困难的严重程度，咳痰的量、色、质，诱发因素、持续时间、缓解方式、诊治经过。了解吸烟史、手术史(特别是肺部手术病史)、过敏史、职业暴露史、用药史等。同时需要询问有无心血管疾病、糖尿病、静脉血栓栓塞症、骨关节疾病等其他病史。

二、中医资料

通过望、闻、问、切四诊采集患者证候信息，根据《中医病证诊断疗效标准》《中医内科学》等进行辨病辨证，并进行疗效评估。应用王琦教授编制的《中医体质分类与判定》标准量表对患者进行体质辨识。

三、体格检查

在全面体格检查基础上对呼吸系统进行重点检查。观察胸廓外形、呼吸频率、节律、深度、辅助呼吸肌是否参与呼吸运动、有无唇甲发绀等，触诊有无胸膜摩擦感，叩诊双肺有无过清音、浊音、实音，听诊双肺呼吸音强弱，有无干湿性啰音。同时，还要注意诊查心脏情况，包括心界有无扩大、各瓣膜听诊区有无病理性杂音等。

四、症状评估

对患者症状进行全面评估，特别是最感不适的症状，咳嗽、咳痰、呼吸困难是呼吸系统疾病患者最常见的症状，除问诊外，可借助评估量表进行评估。

咳嗽症状的主观评估可使用咳嗽症状积分表、视觉模拟评分法、咳嗽日记等。

咳痰的评估主要看痰的量、色、质。根据痰量分为小量（<50ml/24h）、中量（50~100ml/24h）、大量（>100ml/24h）。痰色分为白色、淡黄色、黄色、绿色、血痰等。痰质分黏液性、浆液性、黏液脓性、脓性、血性等。也可按照痰液黏稠度分为Ⅰ度（稀痰）、Ⅱ度（中度黏痰）、Ⅲ度（重度黏痰）。

呼吸困难症状的评估可采用呼吸困难量表（mMRC 评分）、Borg 呼吸困难量表、视觉模拟评分法（VAS）等评估严重程度。

五、肺功能评估

肺功能检查对于多种呼吸系统疾病如慢阻肺、支气管哮喘、间质性肺病、咳嗽的诊断、鉴别诊断及病情评估有重要意义。肺功能检查技术包括肺通气功能及弥散功能检查、支气管激发试验、支气管舒张试验、气道阻力检查、呼吸肌力测定、心肺运动试验检查等。肺功能检查可对患者气流阻塞、限制、弥散功能受损的严重程度、气道反应性等进行评估。心肺运动试验则可评价机体在运动状态下的心肺功能，心、肺损害程度和运动能力，是指导运动肺康复的重要标准。

肺通气功能障碍是评估肺功能损害严重程度的重要指标，可分三个类型：阻塞性通气功能障碍、限制性通气功能障碍、混合性通气功能障碍。平时常用的"小气道功能障碍"，是指介于正常与阻塞性通气功能障碍的一种状态。肺通气功能障碍的严重程度以第1秒用力呼气容积（FEV_1）占预计值的百分比（%）来判断（表5-1）。

表5-1　肺通气功能障碍的程度分级

严重程度	FEV_1 占预计值 %
轻度	≥70%，但<LLN 或 FEV_1/FVC 值<LLN
中度	60%~69%
中重度	50%~59%
重度	35%~49%
极重度	<35%

注：FEV_1：第1秒用力呼气容积；FVC：用力肺活量；LLN：正常值下限。

肺弥散功能是反映气体通过肺泡-毛细血管膜从肺泡向毛细血管扩散到血液，并与血红蛋白结合的能力，是慢阻肺、间质性肺病、不明原因低氧血症等肺系疾病的评估指标，肺弥散功能损害严重程度分级见表5-2。

表5-2　肺弥散功能损害严重程度分级

严重程度	D_LCO 占预计值 %
正常	≥80%，或 LLN
轻度障碍	60%≤D_LCO 占预计值 %<80% 或 LLN
中度障碍	40%≤D_LCO 占预计值 %<60%
重度障碍	<40%

注：D_LCO 肺弥散量；LLN 正常值下限。

心肺运动试验通过对运动期间呼吸、循环、血液、代谢等多系统连续动态变化进行分析，全面、客观、定量评估患者功能状态，为个体化运动处方制定提供有力依据。常用指标包括最大摄氧量（VO_{2max}）、峰值摄氧量（peak

VO_2)、无氧阈(anaerobic threshold,AT)、峰值负荷功率(peak load power,peak WR)等。心肺运动试验还可以评估患者呼吸、心血管系统的储备功能,为下一步运动康复风险防范奠定基础。

血气分析也是评估患者肺功能的重要手段,可直观反映有无低氧、二氧化碳潴留、酸碱失衡,通过进一步计算分析,还可协助判断酸碱失衡是由呼吸因素、代谢因素或混合因素导致,间接评价肺通气、弥散功能。血气分析对于肺系疾病的诊断有一定意义,并可评估病情并指导下一步氧疗、机械辅助通气等治疗。

六、胸部影像学检查

胸部影像学检查在呼吸系统疾病诊断和预后评估中有着重要作用,特别是胸部CT,可明确患者心肺结构,排除有无合并肺实质感染、占位性病变、间质性病变、胸腔积液、淋巴结肿大、心脏血管器质性病变等,并明确有无肺气肿、肺大疱及其严重程度,对评估病情、指导肺康复、保证安全有重要意义。

七、生活质量相关评估

生活质量是对个体躯体、心理、社会活动等各方面适应状态的综合测量,通过针对性的工具,评估疾病及治疗措施对患者生活质量的影响,从而指导下一步治疗方案。

生活质量的普适量表有健康状况调查简表(SF-36)、欧洲五维度健康量表(EQ-5D)等,然而不同的疾病对心身产生的影响差异很大,故评估的方法也不同。如以咳嗽为主的患者,常用咳嗽特异性生活质量量表(CQLQ)、莱赛斯特咳嗽量表(LCQ)等。慢阻肺患者可选用慢性阻塞性肺疾病评估测试(CAT)、圣·乔治呼吸系统问卷(SGRQ)量表、急性加重情况等,GOLD指南提出ABCD分组评估工具,可对慢阻肺症状和急性加重风险进行个体化评估,并指导药物治疗方案。支气管哮喘患者可选用哮喘控制情况、哮喘控制测试(ACT)评分、袖珍哮喘生活质量问卷(Mini AQLQ)评估病情。

八、营养状态评估

利用营养评估工具对患者营养状态进行评估,详见第十二章“中医膳食指导”。

九、心理状态评估

通过问诊、焦虑自评量表(SAS)、抑郁自评量表(SDS)等问卷对患者心理状态进行评估。

十、运动功能评估

对患者的肌力、肌张力、关节活动范围、平衡功能等进行简易测试,以确保安全运动。

肌力的评定常用徒手肌力测定(manual muscle test,MMT),结果分为六个等级(表 5-3):

表 5-3 徒手肌力测定

级别	表现
0 级	无任何肌肉收缩迹象
1 级	有轻微收缩,但不引起关节活动
2 级	在减重状态下能做关节全范围运动
3 级	能抗重力做关节全范围运动,但不能抗阻力
4 级	能抗重力,抗一定阻力
5 级	能抗重力,抗充分阻力

徒手肌力测定简单易行,实用性强,缺点是分级标准较粗糙,但可基本满足呼吸系统疾病肺康复的需求,故临床应用广泛,其他还有定量评定肌力的手段,如使用握力计、背力计、等速肌力测试仪等,需要借助评定设备,以及患者的主动配合,在有条件的单位也可使用。

肌张力的评定可用改良的 Ashworth 量表(modified Ashworth scale)(表 5-4):

关节活动范围(range of motion,ROM)受疼痛、肌肉痉挛、肌肉无力等多种因素影响,常用量角器测量,然而在不同的教材里其参考值不尽相同,通常认为肘、膝关节正常活动范围均为 0°~150°。

平衡功能常采用半定量评定,常用 Fugl-Meyer 运动功能评定中平衡功能部分以及 Berg 平衡量表评估。

表 5-4　改良的 Ashworth 量表

级别	描述
0	无肌张力增加
1	肌张力略微增加，受累部分被动屈伸时，在关节活动范围之末出现突然卡住，然后呈现最小的阻力或释放
1+	肌张力轻度增加，被动屈伸时，在关节活动度后 50% 范围内出现突然卡住，然后均呈现最小的阻力
2	肌张力有较明显的增加，通过关节活动范围的大部分时肌张力均有较明显的增加，但受累部分仍能较容易地被移动
3	肌张力严重增加，被动活动困难
4	僵直，受累部分被动屈伸时出现僵直状态，不能活动

确定患者肌肉、关节、平衡等功能在正常范围、能安全运动的前提下，可进一步行心肺运动试验（CPET）或 6 分钟步行距离（6MWT）等评估患者运动能力。

第二节　肺康复方案制定

一、一般治疗

对患者进行健康教育以及疾病相关知识宣教，教育患者脱离危险因素，如戒烟，脱离污染环境，避免职业暴露、接触过敏原，预防呼吸道感染，流感或肺炎多发季节注射流感、肺炎疫苗等。定期对患者进行针对性的相关疾病知识教育。

二、药物治疗

规范的药物治疗也是肺康复的组成部分。包括中医药辨证论治、西医药物治疗。根据患者疾病及其严重程度评估结果给予适当西医药物治疗，如慢阻肺患者根据 GOLD 指南提出 ABCD 分组评估用药，哮喘患者根据气道阻塞的严重程度、哮喘控制情况拟定用药方案。注意开具药物的同时交代患者具体用药方法，特别是吸入药物，务必让患者掌握正确的使用方法。

三、运动肺康复

肺康复运动处方的制定以患者的全面评估为依据，由运动频率(frequency)、运动强度(intensity)、运动时间(time)、运动方式(type)(FITT原则)组成。

(一) 运动处方的要素

1. **运动方式**　包括耐力训练、抗阻训练、柔韧性训练、神经肌肉训练、呼吸训练等。

(1)耐力训练(有氧运动):是具有一定运动强度、运动时间的周期性的大肌群活动，此运动形式可增加心肺功能储量。适用于大部分肺病患者，特别是需要改善呼吸困难症状者。常用耐力训练有：步行、爬楼梯、跑步、功率自行车、四肢联动、游泳、呼吸操、平板运动等。

(2)抗阻训练：通过对抗阻力锻炼局部肌群，该运动形式可有效提高肌肉适能，增加肌肉体积和力量，也可以提高运动耐力。适用于运动能力下降，力量减弱、骨骼肌萎缩的患者。常用抗阻训练有：哑铃、弹力带或专门的训练器械。

(3)柔韧性训练：是提高关节活动度的训练，能增强韧带的平衡性和稳定性。目前尚无证据证明柔韧性训练能改善患者生活质量，但可能可以改善胸廓的活动度与形态，从而增加慢性肺系疾病患者的肺活量。常用柔韧性训练方法有：弹力带、呼吸功法(各类呼吸操、八段锦、太极拳等)。

(4)神经肌肉训练：包括平衡性、灵活性和本体感觉训练。主要用于有功能缺陷、跌倒风险高的老年人，对于减少跌倒有一定帮助，对年轻人获益情况有待进一步研究。常用的神经肌肉训练如太极拳、八段锦、瑜伽等。

(5)呼吸训练：是改善呼吸肌力量和耐力、提高呼吸功能的方法。常用的呼吸训练有：缩唇呼吸、腹式呼吸、吹蜡烛、放松呼吸、呼吸训练器训练、各类呼吸操等。

以上运动方式可针对患者实际情况选用单一或者多种方式组合使用，多种运动方式的组合可以增加趣味性，提高患者运动计划的坚持性。

2. **运动强度**　运动强度是运动处方中的重点。评价运动强度的手段包括客观与主观两方面。客观评估有氧运动强度的手段包括心肺运动试验、最大储备心率百分数法、代谢当量等，而在实际操作中也可使用主观评估方法如Borg呼吸困难评分、主观体力感觉等级表(rating of perceived exertion,

RPE）评分、情绪效价等。抗阻运动的强度以最大重复值（one repetition maximum，1RM）百分比评估。呼吸训练可以最大吸气压（PI_{max}）评估。

心肺运动试验可评价机体在运动状态下的心肺功能，心、肺损害程度和运动能力，是指导安全运动肺康复的重要检查。常用的指标包括最大摄氧量（VO_{2max}）、无氧阈（anaerobic threshold，AT）、氧通气当量（VE/VO_2）等，而以 VO_{2max} 应用较多。

使用最大储备心率百分数法时需要先算出最大心率，在患者不具备心肺运动试验结果时，可使用以下公式计算：最大心率（HR_{max}）= 220 – 年龄。用心率储备（HRR）法可计算运动过程中靶心率（THR）=（HR_{max}–HR_{rest}）× 强度 % + HR_{rest}（HR_{rest} 为静息心率）。

代谢当量（metabolic equivalent，MET）是以安静且坐位时的能量消耗为基础，表达各种活动时相对能量代谢水平的一个指标。如床边坐马桶约为3MET、穿脱衣服为 2MET，峰值 MET 可通过心肺运动试验得到，靶 MET 也可用计算运动强度：靶 MET =［VO_{2max} ÷ 3.5ml/（kg·min）］× 强度 %。

目前常用运动强度分级标准可参考表 5-5：

表 5-5　运动强度分级

运动强度	VO_{2max}	最大心率百分数	代谢当量（MET）
高强度	≥ 60%	≥ 60%	≥ 6
中等强度	40%~59%	40%~59%	3~5.9
低强度	<40%	<40%	≤ 2.9

（参考资料：美国运动医学学会 . ACSM 运动测试与运动处方指南［M］. 王正珍，译 .10 版 . 北京：北京体育大学出版社，2019.）

注意，当患者合并心律失常如房室传导阻滞、病态窦房结综合征，或服用影响心率的药物如 β 受体阻滞剂，或部分慢阻肺患者未达到靶心率已感到呼吸困难时，此时不适合使用心率而改用呼吸困难程度来设定运动强度。

主观体力感觉等级表（RPE）评分在运动处方制定中也应用广泛。通常在实际运动中，肺系疾病患者难以完全按照客观计算的运动强度实施运动，常以主观感觉特别是呼吸困难感觉掌握运动强度。同时，可借助一些客观研究结果协助评定，如每天 30 分钟中等强度的步行相当于 3 000~4 000 步。

抗阻运动的强度一般推荐以 20%~40% 1RM 为起始强度，逐步增加负荷。

缩唇呼吸、腹式呼吸以患者主观感受为主，不可量化强度，而部分借助仪器的呼吸锻炼方式，如呼吸肌阈值负荷锻炼，可以最大吸气压（PI_{max}，肺功能测定）评估强度，一般推荐以 30% PI_{max} 或更低的强度作为初始阈值，根据患者的承受能力递增至 60%。

3. **运动时间**　根据情况有氧运动推荐每次 20~60 分钟（不包括前期热身及运动后的整理活动），可根据患者不同的病情、运动耐力等，采用间歇高强度运动与穿插低强度或持续高强度运动、间歇中低强度运动等不同方式进行。抗阻运动每次训练时间不限。呼吸训练每次 10~20 分钟。

4. **运动频率**　推荐有氧运动 3~5 次 / 周，抗阻运动 2~3 次 / 周，缩唇呼吸、腹式呼吸等可每天进行，呼吸训练 5~7 次 / 周。肺康复周期越长，运动耐力的改善越明显，停止康复运动后肺康复带来的获益会逐渐消失，故建议患者持续进行肺康复运动。

（二）运动处方设计的注意点

1. 整个运动过程包括热身、拉伸、运动训练、整理活动。注意指导患者先进行（5~10 分钟）低 - 中等强度有氧运动或耐力训练进行热身，以使机体适应运动的需要。热身和整理活动后进行 10 分钟的拉伸，避免运动损伤，训练后设计 5~10 分钟低强度活动到中等强度有氧或耐力训练作为整理活动，使患者整体心率和血压恢复至训练前水平，同时可以消除在剧烈训练中肌肉产生的代谢产物。

2. 临床可根据患者的肺康复评定情况，结合患者主诉、需求制定运动处方，其中运动强度是最重要的设计内容。

3. 安全运动。运动强度与运动效果成正比，强度越大，肺康复效果越好，但同时风险越高，故运动处方核心在于在保证运动安全的前提下，制定合适的、能使患者实现最大获益的运动强度。

4. 设计运动处方时要重视患者的合并症，特别是心血管系统合并症，避免运动中突发心血管事件。另外，老年人骨关节活动度、骨骼肌功能也需要进行评估，避免运动损伤、跌倒的发生。

（三）举例

1. 病例介绍

患者吴某，男性，56 岁，主诉“反复咳嗽、咳痰、气促 10 余年”。诊断：慢性阻塞性肺疾病。目前情况：咳嗽、咳痰不多，气促明显，行走 100m 左右即感气促，平时需要吸氧治疗。查体：桶状胸，肋间隙增宽，双肺呼吸音减弱，双肺未闻及干湿性啰音。心率 90 次 /min,律齐。双下肢无水肿。

肺康复评估:肺功能:①极重度混合型肺通气功能障碍(以阻塞为主);②肺弥散功能重度下降,支气管舒张试验阴性。考虑慢性阻塞性肺疾病,分级 3 级(接近 4 级)。FEV_1/FVC 55%,FEV_1% 33.89%,FEV_1 0.5L。血气分析:PCO_2 52mmHg,PO_2 68mmHg。

否认高血压、糖尿病、冠状动脉粥样硬化性心脏病等病史。否认骨关节病史。

康复需求:改善呼吸困难症状。

2. 肺康复运动处方

运动方式:功率自行车(吸氧下进行,指尖血氧饱和度>90%)、缩唇呼吸、腹式呼吸、呼吸八段锦(坐位进行)。

运动强度:有氧运动中低强度(<50% 最大运动量),或 Borg 呼吸困难评分达到 3~4 分(中 - 重度的呼吸困难或疲劳)。假设静息时心率 70 次 /min,以 60% 最大运动量算,运动时最大心率不超过 126 次 /min。

运动时间:有氧运动时间 15~20min/ 次(不包括运动前热身,运动后放松时间)。缩唇呼吸、腹式呼吸时间不限。

运动频率:每周 3~5 次。呼吸训练每天进行。

注意点:①吸氧下进行运动训练。②运动时监测心率及指尖血氧饱和度,血氧饱和度<90% 时停止运动。

四、气道廓清技术

肺系疾病患者常有痰液引流不畅的问题,引流痰液可降低肺部感染发生率,减少抗生素使用,改善通气、氧合,降低肺不张发生率。常用气道廓清技术有:主动循环呼吸技术(ACBT)、体位引流、叩击排痰、高频胸壁压迫(HFCWC)、呼气正压治疗(PEP)、振荡呼气正压治疗等。另外,中医指压天突穴刺激咳嗽排痰疗效明确,已在科室临床应用多年。

五、中医特色治疗

中医特色治疗在改善肺系疾病患者症状、合并症、并发症等方面有良好疗效。可根据患者不同需求辨证选择、组合使用。详见第十一章“中医特色疗法”。

六、氧疗、机械辅助通气

氧疗可改善低氧血症、组织缺氧，降低呼吸功，缓解缺氧导致的临床症状，预防缺氧导致的心、脑、肾等其他器官的并发症。部分慢性肺系疾病、呼吸衰竭患者，需要家庭氧疗。

根据原发疾病的不同，氧疗指征略有差异，以慢阻肺为例，长期氧疗指征为：①动脉血氧分压（PaO_2）≤ 55mmHg 或动脉血氧饱和度（SaO_2）≤ 88%，有或无高碳酸血症；② PaO_2 为 55~60mmHg 或 SaO_2>89%，并有肺动脉高压、右心衰竭、红细胞增加症（血细胞比容>0.55）。长期氧疗一般是经鼻导管给氧，流量 1~2L/min，每日吸氧时间>15 小时。长期氧疗的目标是使患者在海平面水平静息状态下动脉血氧分压（PaO_2）≥ 60mmHg 和 / 或血氧饱和度（SaO_2）升至 90%，维持重要器官的功能，保证周围组织的氧气供应。

机械辅助通气运用在肺康复中主要是无创通气，通常需要联合长期氧疗，主要适用于中、重度呼吸困难，表现为呼吸急促的患者，如慢阻肺患者呼吸频率>24 次 /min，血气分析异常：pH<7.35，$PaCO_2$>45mmHg，或氧合指数<200mmHg（氧合指数：动脉血氧分压 / 吸入氧浓度），或日间有明显高碳酸血症的患者，以及合并阻塞性睡眠呼吸暂停综合征的患者。

临床根据患者具体情况使用。

七、居家康复

患者大部分时间生活在家庭、社区，作为院内、门诊康复治疗的延续，居家康复有重要意义。根据患者运动能力的不同，在保证安全的情况下，根据上述运动肺康复处方指导患者在家庭、社区进行锻炼，并充分利用日常生活中的劳动对不同肌群进行锻炼。

对于呼吸困难症状严重患者，则需提倡节能呼吸。可在吸氧支持下活动，并简化活动的流程，有序摆放家庭物品，改良家居环境，必要时配置辅助工具，减少耗氧。

八、营养指导

根据营养评定结果给予营养指导，根据中医体质辨识结果辨证施膳，改善患者体质，增加营养，详见第十二章“中医膳食指导”。

九、情绪管理

通过心理状态评估，及时发现患者情绪的异常，并给予相应的情绪疏导，必要时指导其至心理门诊就诊。详见第十三章“情志疗法”。

十、护理

专科护士对患者进行疾病相关知识（病因、发病机制、治疗、临床表现、预后转归等方面）、药物管理、用药注意事项、调护等方面宣教，并向患者灌输自我管理的理念，让患者学会居家自我管理。

第三节　肺康复安全措施

康复特别是运动康复实施过程中可能出现风险事件，甚至危及患者生命，故在肺康复时需要做好安全措施。

一、对患者做好合并症的评定、筛查

心脑血管基础疾病是运动风险重要的来源。肺康复前需详细询问患者是否合并高血压、冠状动脉粥样硬化性心脏病（简称冠心病）、心律失常、心力衰竭（简称心衰）、脑卒中、晕厥、糖尿病等疾病，以及合并症是否处于稳定状态。合并上述疾病的患者运动时突发心律失常、心力衰竭、急性心肌梗死甚至猝死的风险高，故肺康复过程中特别是运动时注意做好心率、血压、血氧饱和度等监测，准备好急救设备及药物，如吸氧装置、除颤仪、硝酸甘油片等。严重未控制的高血压、不稳定型心绞痛、急性心肌梗死、恶性心律失常、未控制的严重心力衰竭、动脉夹层、脑出血急性期等严重的心脑血管疾病是运动肺康复的禁忌证。

运动有诱发支气管哮喘的风险。对于支气管哮喘的患者，运动肺康复从低强度热身运动开始，并准备好沙丁胺醇气雾剂、福莫特罗吸入剂等急救药物。一旦出现哮喘发作或发作征兆，立即停止运动。

二、重视骨、关节功能评估

骨质疏松症、骨关节炎、痛风、类风湿关节炎、关节置换术后等骨关节相关疾病，对骨关节活动范围可能有影响，注意根据具体情况拟定运动方案，避免过度活动造成运动损伤。必要时完善关节X线片、磁共振等检查。关节炎急性期、病程进展过程中，不适合局部运动锻炼，避免加重病情。严重骨质疏松症患者，注意运动强度、活动幅度，并注意避免撞击、跌倒等。

三、避免运动损伤

运动肺康复前对患者做好体力活动水平评估，循序渐进。对于长时间没有运动的患者，起始阶段采用低到中等强度运动，运动前先热身、拉伸，运动后以中-低强度整理运动做调整，避免训练强度过大、时间过长。

四、避免静脉血栓事件

长期卧床、合并恶性疾病的患者，肺康复前必须评估是否有下肢静脉血栓，避免运动或者下肢按摩过程中血栓脱落，导致急性肺栓塞。

五、避免误吸风险

误吸常发生在吞咽功能障碍或者无创辅助通气患者中。评估有吞咽功能障碍的患者，行吞咽指导，必要时留置胃管、胃造瘘管等。行无创辅助通气的患者，至少餐后半小时开始使用，并取高卧位，床头抬高至少30°~45°，避免过多使用镇静药物。

六、中医特色治疗时注意避免气胸、晕针等风险

严重肺气肿、肺大疱患者，不适合火罐治疗，针刺治疗应避免取胸背部穴位，确实需要取胸背部穴位情况下，选用斜刺或平刺，勿针刺过深，此类患者在其他治疗时注意避免用力憋气，运动时降低强度，避免气胸。

针灸或自血疗法治疗前，避免空腹，并安抚患者情绪，使其放松，避免晕针。

（吴 蕾 吴镇湖 柯晓霞）

主要参考文献

[1] 国家中医药管理局．中华人民共和国中医药行业标准——中医病证诊断疗效标准：ZY/T001. 1~001.9—94 [S]. 南京：南京大学出版社，1994.
[2] 周仲瑛．中医内科学 [M]. 北京：中国中医药出版社，2007: 70-125.
[3] 王琦．中医体质分类与判定 [J]. 世界中西医结合杂志，2009, 4 (4): 303-304.
[4] SPRUIT M A, SINGH S J, GARVEY C, et al. An official American Thoracic Society/European Respiratory Society statement: key concepts and advances in pulmonary rehabilitation [J]. Am J Respir Crit Care Med, 2013, 188 (8): e13-e64.
[5] 洪谊，高怡，郑劲平．心肺运动试验在肺部疾病中的应用及研究进展 [J]. 中华结核和呼吸杂志，2020, 43 (4): 380-384.
[6] 上官若男，苏全生，尚画雨，等．运动负荷强度与运动疲劳程度量化分级研究进展 [J]. 中国康复医学杂志，2013, 28 (2): 188-192.
[7] 美国运动医学学会．ACSM 运动测试与运动处方指南 [M]. 10 版．北京：北京体育大学出版社，2019: 137-240.
[8] 吴海燕，钱钧，李树雯，等．心肺康复运动训练对慢阻肺稳定期患者肺功能的影响 [J]. 中国康复医学杂志，2016, 31 (3): 351-353.
[9] RIES A L, BAULDOFF G S, GARLIN B W, et al. Pulmonary rehabilitation: joint ACCP/AACVPR evidence-based clinical practice guidelines [J]. Chest, 2007, 131 (S5): 4S-42S.
[10] 中华医学会，中华医学会杂志社，中华医学会全科医学分会，等．常规肺功能检查基层指南 (2018 年)[J]. 中华全科医师杂志，2019, 18 (6): 511-518.
[11] 中华医学会呼吸病学分会肺功能专业组．肺功能检查指南——肺弥散功能检查 [J]. 中华结核和呼吸杂志，2015, 38 (3): 164-169.
[12] BORG G A. Psychophysical bases for perceived exertion [J]. Med Sci Sports Exerc, 1982, 14 (6): 377-381.

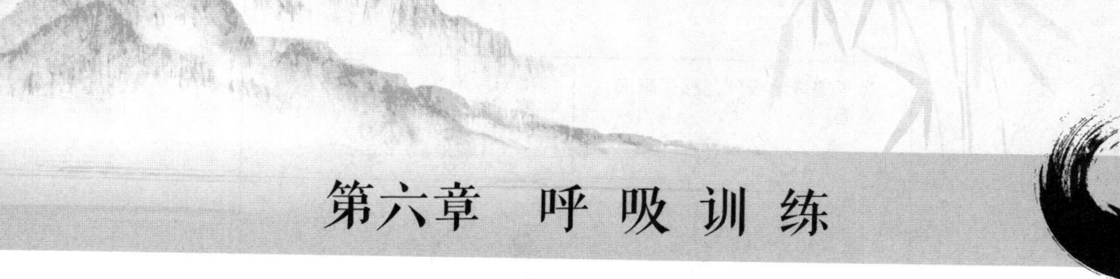

第六章　呼吸训练

呼吸训练是通过控制呼吸频率和呼吸模式降低气体阻塞的一种训练方式。慢性阻塞性肺疾病患者小气道陷闭，残气量增加，限制了呼吸运动。呼吸训练主要通过延长呼气时间、减慢呼吸频率，达到减轻呼吸动力下降、气道阻塞引起的呼吸困难症状的目的。呼吸训练包括缩唇呼吸及腹式呼吸、呼吸肌训练等，以提高氧气及二氧化碳的交换，提高通气效率，减少呼吸做功。

第一节　缩唇呼吸

一、概述

缩唇呼吸是一种相对简单的呼吸训练方法，即通过鼻子在几秒内吸气，然后以吹口哨的姿势缩唇，在4~6秒钟内缓慢呼气的方法。与正常呼吸相比，缩唇呼吸呼气相延长，从而产生少量的呼气末正压（PEEP），产生的正压与呼气相对气道施加的力相反，有助于维持呼气相气道开放，增加二氧化碳的排出，从而预防或缓解高碳酸血症。通过缩唇呼吸，可以缓解患者气促症状，减少呼吸做功并改善气体交换，患者得以重新控制自己的呼吸。

二、动作要领（图6-1）

1. 治疗师描述和演示缩唇呼吸技术并解释其预期益处，同时让患者保持舒适的姿势。

鼻子缓慢地吸气，感受腹部隆起。
缩唇缓慢呼气，如吹灭蜡烛飘动的火焰，此时腹部肌肉收缩。

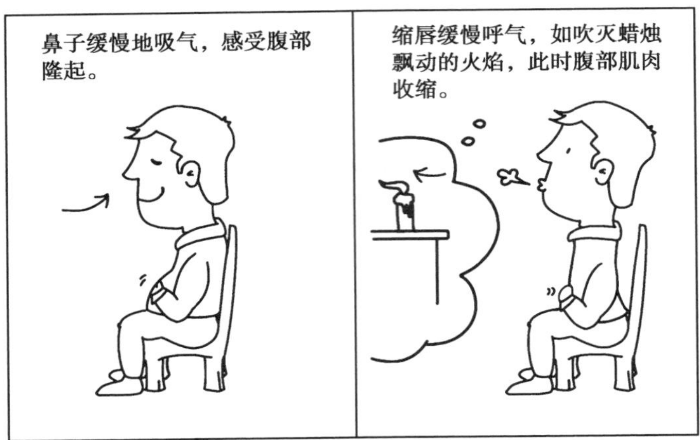

图 6-1 缩唇呼吸动作要领

2. 治疗师手置于患者中腹部肌肉上，指示患者通过鼻子缓慢地吸气。

3. 然后告知患者缩唇缓慢呼气，避免过度使用腹肌力量。并给予患者口头提示，例如“想象您想让距离您手臂长度远的蜡烛火焰飘动”，以促进患者的理解。

4. 如发现患者腹部肌肉收缩，指示患者停止呼气。

5. 若能够在没有提示的情况下进行缩唇呼吸，可以用患者自己的手代替治疗师的手置于中腹部肌肉上训练。

三、注意事项

每日可练习缩唇呼吸 3~5 次，每次 10~20 分钟。过度练习将导致呼吸肌疲劳，并使二氧化碳水平大幅度下降导致大脑灌注压降低，甚至晕厥，也存在加剧气体滞留和二氧化碳潴留的风险。

第二节 腹式呼吸

一、概述

腹式呼吸是一种有助于锻炼膈肌的呼吸训练方法。腹式呼吸训练的目的是：促进有效咳嗽及咳痰，呼吸控制及提高呼吸方式意识。当膈肌作为吸气运动主要肌肉有效发挥作用时，通气效率较高且呼吸肌的耗氧量较低。若患者主要使用辅助呼吸肌吸气，呼吸做功（耗氧量）增加，通气效率下降。强调腹式呼吸的呼吸控制技术可提高通气效率，减少呼吸做功，增加膈肌的使用并改善气体交换和氧合作用。腹式呼吸有助于缓解创伤后应激障碍（PTSD）的症状；提高核心肌肉稳定性；提高剧烈运动的耐受性；降低肌肉劳损的风险；降低呼吸频率从而减少能量消耗；帮助放松身心，降低压力应激反应对身体的有害影响；减轻心脏负荷；提高呼吸容量；降低血压。

二、动作要领（图 6-2）

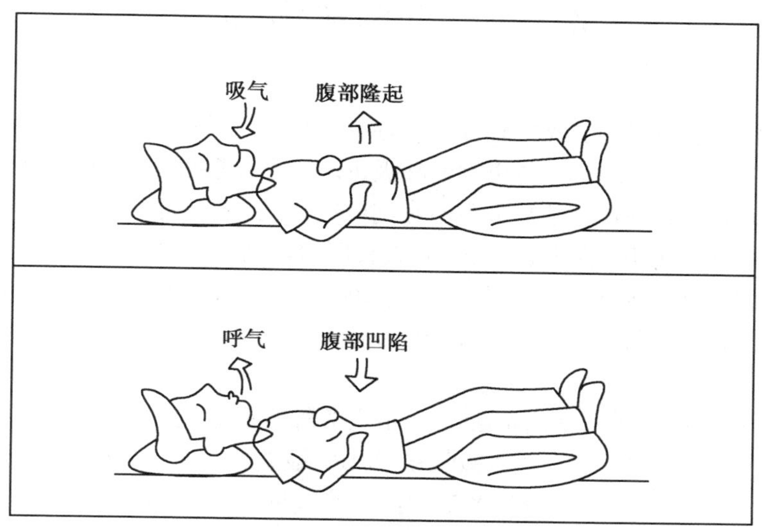

图 6-2　腹式呼吸动作要领

1. 患者膝盖弯曲，仰卧在平面（或床）上。可以在头和膝盖下使用枕头支撑。

2. 将一只手放在上胸部，另一只手放在腹部（肋骨下方）。

3. 通过鼻子缓慢地呼吸，朝向下腹部深深吸入空气，腹部鼓起。胸部的手应保持静止，而腹部的手应抬起。

4. 缩唇呼气时，应收紧腹部肌肉使腹部下沉，利用腹部肌肉将气呼出。腹部的手应向下移动到初始位置。

5. 也可以坐在椅子上练习，膝盖弯曲，肩膀、头部和颈部放松。每次练习 5~10 分钟，如果可能，一天训练多次。

三、注意事项

1. 避免用力呼气。呼气应尽量放松或稍微控制。用力呼气只会加重气道内气体湍流导致支气管痉挛或受限。

2. 避免过于延长呼气过程，导致呼吸节律混乱及通气不足。

3. 避免使用辅助肌群及上胸部进行吸气。

4. 每次训练不超过3~4次深呼吸，避免过度通气。

第三节 呼吸肌训练

呼吸肌包括吸气肌、吸气辅助肌及呼气辅助肌。其中，吸气肌主要包括膈肌、肋间外肌、斜方肌，参与正常的呼吸运动；吸气辅助肌主要包括胸锁乳突肌、胸大肌、胸小肌，正常呼吸下不参与呼吸运动，参与用力呼吸或深呼吸运动；辅助呼气肌主要包括肋间内肌、腹直肌、背阔肌、外斜肌、内斜肌等，平静呼吸时不参与呼吸运动，仅在强迫、主动呼气时参与呼吸运动。膈肌是人体最重要的吸气肌，承担着60%~80%的通气支持功能；而腹肌则是最主要的呼气肌。

慢性肺系疾病的患者，高龄、营养不良等综合因素的影响，呼吸肌力和耐力均可下降，主要表现在最大吸气压（MIP）、最大呼气压（MEP）下降，膈肌移动度减少，持续吸气压（SIP）及最大持续通气量（MSVC）降低。呼吸肌训练是肺康复的重要组成部分，通过呼吸肌训练可增强呼吸肌肌力及耐力，缓解呼吸困难，提高患者生活自理能力。

一、呼吸肌训练分类

目前，临床上常用的呼吸肌训练方法，除缩唇呼吸、腹式呼吸外，按呼吸肌训练装置功能的不同可分为阻力训练和耐力训练，因耐力训练装置的价格昂贵，难以推广应用，临床上以阻力训练为主。按呼吸肌的分类可分为吸气肌训练、呼气肌训练以及吸气肌联合呼气肌训练，而吸气肌训练已在国际上得到认可及广泛应用。

(一)吸气肌训练

通过吸气肌训练器进行。吸气肌经过高于平时的负荷训练,可产生适应性的结构改变,使吸气肌肌力增加,从而逐渐适应时间更长、强度更高的工作。此外,吸气肌训练还可以提高吸气肌缩短的速度,增加吸气效率,降低呼吸中枢的驱动,一定程度上改善呼吸困难。

(二)呼气肌训练

目前呼气肌锻炼的机制尚未完全明确,可能与提高辅助呼吸肌活动,使膈肌上抬,增加膈肌移动度等有关;还可通过训练增强呼气肌力量,使呼气时呼吸道的等压点向中央气道外移,改善小气道陷闭的状况,减少残气量,最终增加吸气效率;此外,还可改变呼气肌肉结构,降低耗氧量。

(三)吸气肌联合呼气肌训练

在同一呼吸周期内进行吸气肌联合呼气肌训练。目前国内外关于联合训练的研究较少,其康复效果尚不确切。

二、呼吸肌训练方法

常用呼吸肌训练器包括非线性阈值训练器、阈值压力训练器等。

(一)非线性阈值训练器

多为可变孔径的、流量依赖型训练器。训练的强度根据孔径大小调节训练阈值,孔径越小,训练负荷越大,其操作简单,但不能达到精确控制,是粗略的调节。

(二)阈值压力训练器

多为弹簧负载、非流量依赖型的训练器。可精准地调节训练压力阈值。

(三)靶流量阻力装置

为带或不带有流量表的阻力装置,患者吸气产生吸气压,保持小球在流量表的某个位置,以锻炼吸气肌。

开始训练的负荷阈值建议设定为可耐受的最小孔径或 30% 的 MIP 或 MEP 水平,有的装置根据高中低阻力设定,有肺系疾病的老年人和或肺功能减弱的患者建议选择低阻型进行训练。当患者持续训练 4~6 周后，训练负荷可逐渐增加至 60%~70% 的 MIP 或 MEP 水平。实际应用时，不同呼吸肌训练装置在训练方式、强度、时间等方面会有所不同。一般而言，呼吸肌肌力的训练原则是高强度、低次数、持续时间短，耐力的训练原则是低强度、多次数、持续时间长。

（景玉婷　姚 遥　梁翠婷）

主要参考文献

[1] COMOSS P, HILLEGASS E A, SADOWSKY H S, et al. Essentials of cardiopulmonary physical therapy [J]. Journal of cardiopulmonary rehabilitation, 1994, 14 (2): 138.

[2] NGUYEN J D H. Pursed-lip breathing [M]. Treasure Island (FL): StatPearls Publishing, 2020.

[3] WATCHIE J. Cardiovascular and pulmonary physical therapy: a clinical manual [M]. 2nd ed. Philadelphia, PA: Saunders/Elsevier, 2009.

[4] YONG M S, LEE H Y, LEE Y S. Effects of diaphragm breathing exercise and feed-back breathing exercise on pulmonary function in healthy adults [J]. J Phys Ther Sci, 2017, 29 (1): 85-87.

[5] MENDES L P, MORAES K S, HOFFMAN M, et al. Effects of diaphragmatic breathing with and without pursed-lips breathing in subjects with COPD [J]. Respir Care, 2019, 64(2): 136-144.

[6] MCKOY N A, WILSON L M, SALDANHA I J, et al. Active cycle of breathing technique for cystic fibrosis [J]. Cochrane Database Syst Rev, 2016, 7 (7): CD007862.

[7] 黄玉霞 . 一种新型改良的吸气肌联合呼气肌阈值负荷锻炼器在慢性阻塞性肺疾病肺康复中的应用及效果评价 [D]. 广州 : 南方医科大学 , 2017.

[8] 王凯 . 慢性阻塞性肺疾病患者在不同方式的呼吸肌阈值负荷锻炼过程中呼吸力学和中枢驱动变化 [D]. 广州 : 南方医科大学 , 2018.

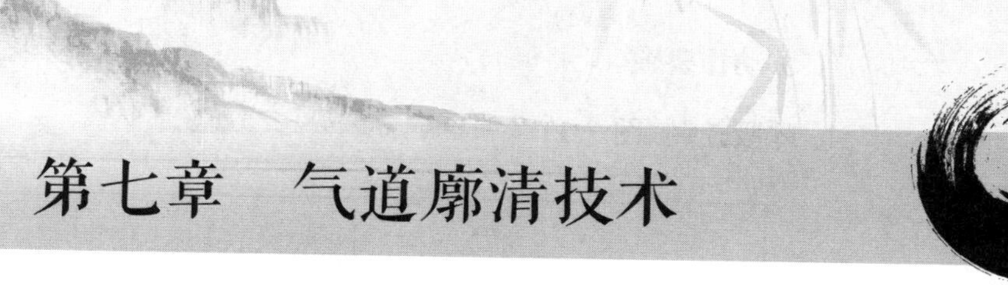

第七章 气道廓清技术

慢性肺病患者肺部结构破坏，气道纤毛摆动能力受损，呼吸峰流速下降，且分泌物的黏性增加，引起痰液排出困难。气道廓清技术是针对排出气道分泌物的辅助手段，其作用依赖于两个生理原则：增加阻塞气道下游肺通气及调节呼气气流，以推动分泌物排出。气道廓清技术包括呼吸技术，手法技术（包括体位引流）及机械装置。

第一节 呼吸技术

一、自主呼吸循环技术

（一）概述

自主呼吸循环技术（active cycle of breathing techniques，ACBT）是由患者实施的一种主动呼吸技术，主要用于：松解和清除肺部分泌物，改善肺通气，增强咳嗽的效果。ACBT 主要包括 3 个部分：呼吸控制，深呼吸技术（胸廓扩张技术），哈气（用力呼气技术）。ACBT 可在坐位或体位引流时进行。ACBT 可应用于：手术后疼痛（肋骨骨折），痰液产生增加的慢性气道疾病如慢性支气管炎、囊性纤维化，急性痰量增加，痰液潴留，肺不张，支气管扩张症，呼吸肌无力，机械通气，支气管哮喘，呼吸频率、做功增加。合并下列情况的患者禁忌应用：非自主呼吸患者，昏迷患者，无法遵守技术指引的患者，焦躁及困惑的患者。

（二）动作要领

1. **呼吸控制**（图 7-1）

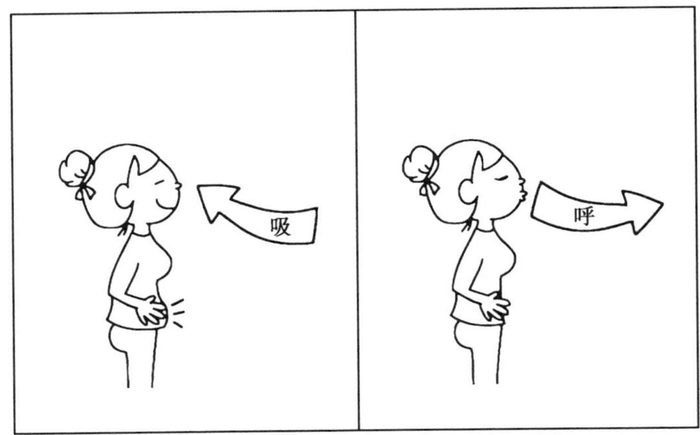

图 7-1 呼吸控制动作要领

(1) 治疗师可把手放在患者上腹部，引导下胸部和腹部主动收缩。

(2) 尽量通过鼻子温和吸气，吸气时腹部鼓起，通过口呼气或缩唇呼气。

(3) 尽量摆脱所有紧张感，保持肩部放松，逐步放缓呼吸，集中注意力于呼吸及放松。

(4) 呼吸控制时闭眼有助于提高放松水平。

(5) 呼吸控制应一直持续到患者觉得准备好进入下一阶段。

2. **深呼吸技术**（胸部扩张技术，见图 7-2）

(1) 治疗师或患者把手放在胸廓两侧，患者保持胸部及肩部放松。

(2) 用鼻子深吸气，吸气时尽量扩张胸廓。

(3) 吸气末，屏气 2~3 秒后再呼出。

(4) 温和并放松地用嘴呼气或缩唇呼气，像叹气一样，避免用力呼气。

(5) 重复 3~5 次，如果患者觉得头晕，可以返回至呼吸控制。

3. **哈气或用力呼气技术**

(1) 用鼻子吸气，然后打开嘴巴哈气，指导患者像给镜子呼出雾一样哈气。

(2) 先进行中容量哈气：用鼻子短吸气后做一个长呼气，直到感觉肺部排空，重复 1~2 次。

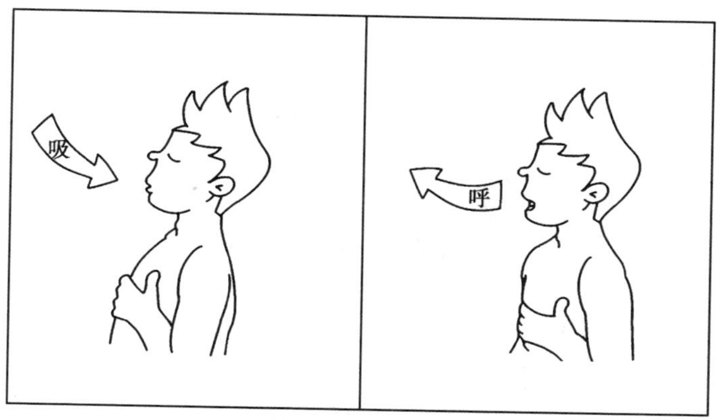

图 7-2　胸部扩张技术动作要领

(3)而后进行高容量哈气：经鼻深深地长吸一口气后，利用腹部肌肉收缩快速哈气。

(4)在进行中，可通过咳嗽将痰液排出，避免过度咳嗽导致疲劳。

(5)重复整个过程约 10 分钟直到感到肺部廓清。

(三) 注意事项

在整个 ACBT 过程中注意评估头晕、气促情况。如果患者在深呼吸时感到头晕，减少每个周期的深呼吸次数，并恢复到呼吸控制以减少过度通气。可能的不良反应包括：支气管痉挛，氧饱和度下降 / 呼吸短促，心律失常，肺不张，疲劳。

二、自主引流

(一) 概述

自主引流(autogenic drainage，AD)是以呼吸频率、深度及肺容量控制为特征的气道廓清技术。AD 的总体目标是在非用力呼气的前提下在各级支气管中尽可能达到高的呼气气流。通过在呼气储备容积(expiratory reserve volume，ERV)中以较低的肺容积呼吸，逐渐增加到在吸气储备容积(inspiratory reserve volume，IRV)中以较高的肺容积呼吸，分泌物从外围气道被输送到中心气道。AD 包括 3 个阶段：痰液松解，痰液归集，排出痰液。

（二）动作要领

1. **体位**　选择一个利于呼吸运动的姿势，比如坐着或斜靠着。放松，颈部略微伸展。

2. 廓清鼻腔及喉咙后吸气。

3. 慢慢地用鼻子吸气，尽可能使用膈肌和 / 或腹部力量。

4. 先深吸一口气，屏息片刻，做尽可能长时间的呼气，此时处于肺容积最低值。呼吸的大小和水平取决于痰液的位置。

5. 稍微吸一口气，然后稍作停顿。屏住呼吸大约 3 秒钟。屏气可均匀地改善肺通气，让空气进入被痰液阻塞的下游肺组织，然后呼气。

6. 用嘴呼气。呼气是以叹息的方式进行的。当用力呼气时，气道可能会塌陷，会听到喘息声。

7. 在低肺容积水平呼吸时，使用腹肌，把所有的空气挤出来，直到患者不能再呼出为止。

8. 当用正确的方式呼吸时，会听到气道里的痰鸣音。把一只手放在上胸口，感受痰液的振动，高频率振动意味着痰液在小气道中，低频率振动意味着痰液在大气道中，以此调整呼吸。

9. 重复这个循环。慢慢吸气以避免痰液回流。保持低肺容积呼吸，直到痰液聚集并向上移动，其迹象包括：当呼气时，可以听到痰鸣音；感觉到痰液向上移动；有强烈的咳嗽冲动。

10. 当上述任何一种情况发生时，提高呼吸容积，同时带走相应气道内痰液。

11. 最后痰液被推动到大气道，此时可以通过高肺容积水平哈气来清除痰液。在痰液进入较大的气道之前不要咳嗽，只有当哈气无法把痰液送到口腔里时才能进行咳嗽。

12. 完成一个周期后，休息 1~2 分钟。在开始下一个周期之前，放松并进行呼吸控制。1 个疗程持续 20~45 分钟，或者直到感觉所有的痰液都清除了。

（三）注意事项

1. **阶段 1——痰液松解**　尽可能呼出胸部气体然后通过腹式呼吸轻吸一口气，感觉像是在胸腔底部呼吸，可能会听到痰鸣音，尽量抑制咳嗽的欲望。通过在低肺容积水平呼吸松解外周痰液。最少重复 3 次。

2. **阶段 2——痰液归集**　当听到痰鸣音越来越明显时，增加吸气量，感觉像是在胸腔中部呼吸。最少重复 3 次。通过在低到中肺容积水平呼吸归集中央气道的痰液。

3. **阶段 3——排出痰液**　当痰鸣音更加明显，做尽可能最大吸气，重复最少 3 次。通过在中到高肺容积水平呼吸排出中央气道痰液。

第二节　手法技术

一、概述

叩击是呼吸治疗师使用的一种常用的气道廓清手法技术，通过将一个或多个肺段的痰液推动到中央气道改善痰液清除率。叩击受累的区域会产生能量波，能量波被传递到肺部和气道，使黏稠的痰液松动。将该技术与重力辅助体位相结合，可以改善因纤毛功能异常导致气道廓清受阻患者的排痰。叩击包括手法叩击和机械叩击。可适用于以下疾病患者的痰液引流：囊性纤维化，肺气肿，慢性支气管炎，肺炎，成人呼吸窘迫综合征，支气管扩张症及慢性阻塞性肺疾病。禁忌证：骨折、脊柱融合或骨质疏松，肿瘤区域上方，肺栓塞，出血倾向，不稳定型心绞痛，胸壁疼痛；如近期进行神经外科手术，禁忌头低位时实施；气道高反应性及严重的支气管痉挛，但不是绝对禁忌证。

二、动作要领（图 7-3）

胸部叩击通过杯状手势进行，在需要引流的肺段上以交替的节奏叩击患者的胸壁。这样可以松解黏稠的分泌物，使它们能够更自由地进入较大的气道，在重力辅助引流体位下进行效果更佳。为了提高治疗效果，建议遵循以下要点：患者应处于舒适或无痛的位置；可使用毛巾缓冲，降低患者不适感；在操作过程中，治疗师应该尽量保持肩膀、肘部和手腕的灵活；持续时间：几分钟或直到患者需要改变姿势咳嗽时。

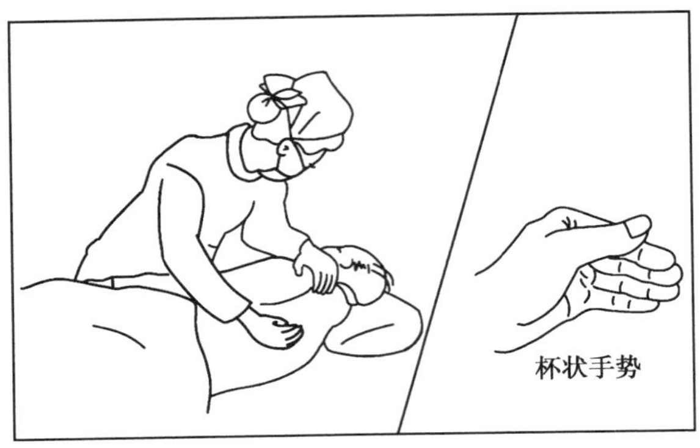

图 7-3 叩击动作要领

三、叩击区域及体位（表 7-1，图 7-4）

表 7-1 手法叩击区域及体位

病变部位	患者体位	叩击区域
上叶前尖段（右 & 左）	背部支撑坐位	锁骨下
上叶后尖段（右 & 左）	头靠桌面坐位	肩胛骨上方
上叶前段（右 & 左）	仰卧	乳房上方
左肺上叶后段	左侧肩膀及头部抬高 45°，右侧支撑俯卧位	左肩胛骨上
右肺上叶后段	右侧肩膀及头部抬高 45°，左侧支撑俯卧位	右肩胛骨上
左舌叶	头低左侧枕高 30° 仰卧位	左乳房下方
右中叶	头低右侧枕高 30° 仰卧位	右乳房下方
下叶前基底段（右 & 左）	仰卧，膝关节枕高，倾斜 45° 头低位	胸廓下部
下叶后基底段（右 & 左）	俯卧，腹部枕高，倾斜 45° 头低位	胸廓下部
左肺下叶外基底段	右侧卧，倾斜 45° 头低位	左胸廓外下部
右肺下叶外基底段	左侧卧，倾斜 45° 头低位	右胸廓外下部
下叶背段（右 & 左）	俯卧，腹部枕高，使背部平坦	肩胛骨下方

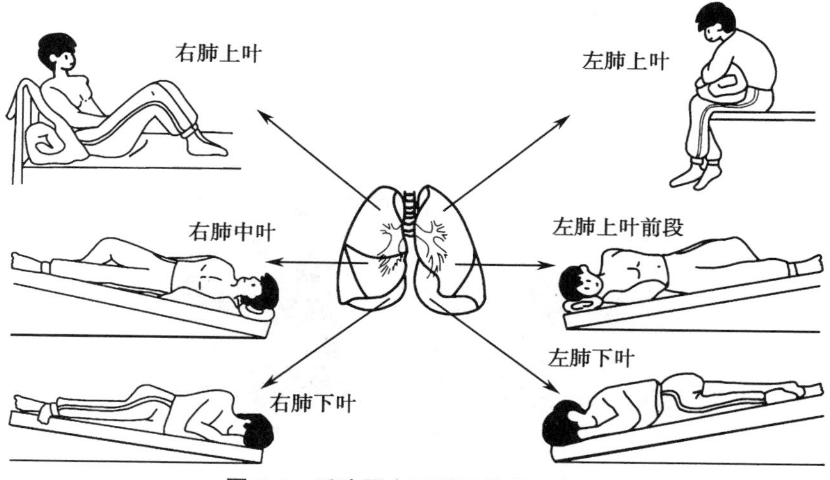

图 7-4　手法叩击区域及体位示意图

四、注意事项

1. 在饭前进行，餐后 2 小时内应避免，可能导致患者呕吐、误吸。

2. 手法叩击需配合体位引流，患者需配合，引流时鼓励患者适当咳嗽。

3. 若患者在引流过程中出现头晕、冷汗、疲劳、咯血、发绀等情况，需中止体位引流。

第三节　机械装置

一、呼气正压装置（图 7-5）

（一）概述

呼气正压（positive expiratory pressure，PEP）即对抗阻力呼吸，利用装置提供呼气时的阻力、产生振动波，可以通过正压撑开患者塌陷的气道，并且松动气道壁上黏附的分泌物，加速痰液的排出。通过增加的呼气流速、呼吸控制或FVC的方式增加呼气正压即所谓的高呼气正压，可以通过一个弹簧活瓣装置给予特定的呼气阻力来实现。振荡PEP（OPEP）是可以同时产生振动和呼气正压的装置。

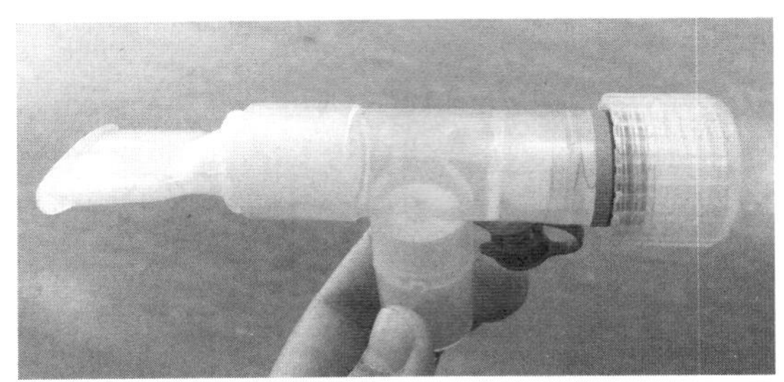

图7-5　呼气正压装置示意图

（二）操作要领

1. 连接装置，根据患者个体情况调节装置阻力及振动值。
2. 患者取坐位，双手放松，进行腹式呼吸。
3. 深吸一口气，但不要用尽全力，屏住呼吸2~3秒。
4. 含住咬嘴，配合鼻夹，或密闭佩戴面罩，通过装置呼气，不需要过于用力，持续3~4秒。
5. 通过咬嘴或面罩吸气，循环上述周期10~20次，后可移开咬嘴或面罩进行哈气或咳嗽排出痰液。

（三）注意事项

合并以下情况的患者相对禁忌使用呼气正压装置：未治疗的气胸；颅内压>20mmHg；活动性咯血；新近颅骨、面部、口腔或食管的创伤或手术；急性哮喘发作或慢阻肺急性加重无法耐受增加呼吸功；急性鼻窦炎或鼻出血；鼓膜破裂或其他已知或可疑的内耳病变。没有绝对的禁忌证。

二、高频胸壁振荡（图7-6）

（一）概述

高频胸壁振荡（high frequency chest wall oscillation）通过可充气背心在

胸壁外侧产生高频、小体积的呼气脉冲，由 2~25Hz 短而快的呼气流速脉冲产生跨胸壁负压，从而松解、归集和调动气道分泌物。对于胸壁损伤，体位无法配合，不稳定静脉血栓，气胸，血流动力学不稳定及咯血的患者禁用。

（二）操作要领

1. 放置好排痰主机。

2. 患者取坐位，佩戴可充气背心，可充气背心应调节至使患者能进行深吸气，胸带上缘置于腋下 2~3cm，上缘超过胸骨柄，下缘超过上半腹部。

3. 连接机器导管后开机，调节参数，根据患者症状、耐受性及治疗反应确定振动频率，频率一般为 8~14Hz，压力范围在 2~4kPa，治疗时间为每次 10~15 分钟，不超过 30 分钟，根据患者的耐受性，治疗时间可逐步增加。

4. 5~10 分钟可中断治疗，进行哈气或咳嗽排痰。

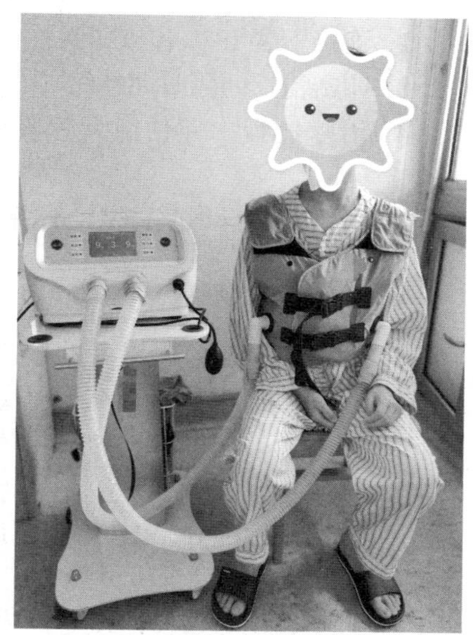

图 7-6　高频胸壁振荡示意图

（三）注意事项

1. 患者治疗前应穿着棉质衣服，尽量保持体感舒适。

2. 治疗应距离进餐间隔 2 小时。

三、肺内叩击通气

（一）概述

肺内叩击通气（intrapulmonary percussive ventilation，IPV）是在吸气时通过装置注入短而快速的脉冲气流，产生气道内正压，而后胸壁弹性回缩促使被动呼气。通过肺内的叩击和振动，促进气道内分泌物的移动，IPV 可通过咬嘴、面罩、人工气道或呼吸机使用。未经治疗的气胸、咯血、活动性肺结核患者禁用。

（二）操作要领

1. 患者取坐位或半卧位，评估并记录患者的生命体征。
2. 连接安装 IPV，检查密封性。
3. 叩击治疗间隔时间持续 5~10 秒。
4. 治疗过程中评估患者呼吸以调节驱动压，以能看到患者胸部振动为宜。
5. 治疗可进行 20 分钟，治疗完毕测量生命体征。

（三）注意事项

1. 治疗期间应监测患者的生命体征，密切观察心率、呼吸频率、血压和脉搏血氧饱和度，观察是否有不耐受的迹象。
2. 使用前关注患者食物消化情况，避免在进食后进行 IPV 而造成误吸风险。
3. 鼻饲患者应在 IPV 治疗前 1 个小时暂停鼻饲，并且在治疗期间保持床头抬高 45°，以避免误吸风险。
4. 对于氧疗的患者，治疗期间维持氧疗，无需停用。
5. 治疗期间床边须备用负压吸痰装置，以备患者痰液过多阻塞气道。
6. 治疗期间需使用压力控制设置，以避免气压伤。
7. 若治疗过程中患者出现呼吸急促加重、胸痛或外周血氧饱和度降低、心率或节律明显变化、血压明显升高或降低、皮肤苍白或发绀、明显出汗、疲劳或呕吐时，应立即停止 IPV 治疗，并通知医师。
8. 在叩击间隔，可帮助患者进行哈气或咳嗽排出痰液，若患者咳痰能力下降，可行床边吸痰以帮助痰液引流。
9. 对于非插管、自主呼吸的患者，在 IPV 治疗期间可手动触发，对于插管患者可设置为连续叩击。

四、机械辅助咳嗽

（一）概述

机械辅助咳嗽（mechanical cough assist，MCA），也称为 MIE（mechanical insufflation exsufflation），通过给予气道正负压快速切换，模拟生理性咳嗽，帮助患者更舒适有效地清除气道分泌物。气胸、血流动力学不稳定、颅内压高、近期颌面外科手术或创伤、咯血或鼓膜破裂时禁用。

（二）操作要领

1. 使患者坐位或半卧位，垫高头部，监测患者生命体征并记录。

2. 按照说明书组装机械装置（图 7-7），根据患者情况连接面罩或气切延长管。

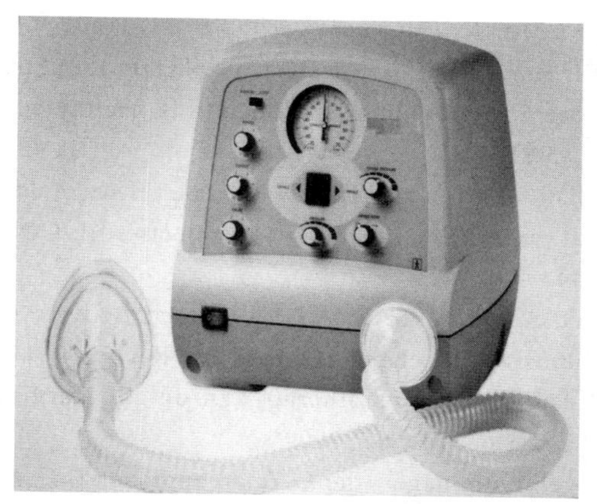

图 7-7　机械辅助咳嗽装置示意图

3. 打开机器，设置参数，起始吸气正压为 10~15cmH_2O，呼气相设置负压 10~20cmH_2O。

4. 打开吸痰机，调节负压，检查机器密闭性。

5. 将面罩或气切延长管连接至患者，注意密闭性。

6. 按“开始”进行治疗，嘱患者腹式呼吸，缓慢吸气至最大肺容积，屏住呼吸 1~2 秒后呼出，一组治疗进行 4~6 个“吸 - 呼”循环。

7. 休息 30 秒后再次循环重复操作，直到没有更多的分泌物排出。

（三）注意事项

1. 治疗过程中，监测患者神志、嘴唇及面部颜色、外周血氧饱和度、心率和血压，生命体征不稳定或患者觉得不适时，需要暂停治疗。

2. 治疗期间，痰液需要被清除时，可暂停治疗。

3. 在治疗中每循环 4~6 次后需要进行正常呼吸，避免治疗过程中二氧化碳过多地排出，造成呼吸性碱中毒。

（景玉婷　姚　遥）

主要参考文献

[1] HILLEGASS E. Essentials of cardiopulmonary physical therapy [M]. 4th ed. Amsterdam: Elsevier Health Science, 2017.

[2] NGUYEN J D H. Pursed-lip Breathing [M]. Treasure island: StatPearls Publishing, 2020.

[3] WATCHIE J. Cardiovascular and pulmonary physical therapy [M]. 2nd ed. Amsterdam: Saunders Elsevier, 2010.

[4] YONG M S, LEE H Y, LEE Y S. Effects of diaphragm breathing exercise and feed-back breathing exercise on pulmonary function in healthy adults [J]. J Phys Ther Sci, 2017, 29 (1): 85-87.

[5] MENDES L P, MORAES K S, HOFFMAN M, et al. Effects of diaphragmatic breathing with and without pursed-lips breathing in subjects with COPD [J]. Respir Care, 2019,(64): 136-144.

[6] MCKOY N A, WILSON L M, SALDANHA I J, et al. Active cycle of breathing technique for cystic fibrosis [J]. Cochrane Database Syst Rev, 2016,7(7): CD007862.

[7] HARDEN B. Respiratory physiotherapy: an on-call survival guide [M]. New York: Churchill Livingstone Elsevier, 2009.

[8] DAVID A. Autogenic drainage—the German approach [M]. New York: Churchill Livingstone, 1991.

[9] DAVID L. Cystic fibrosis: horizons [J]. Gastroenterology, 1985, 89 (1): 226.

[10] GALLON A. Evaluation of chest percussion in the treatment of patients with copious sputum production [J]. Respir Med, 1991, 85 (1): 45-51.

[11] DARBEE J C, OHTAKE P J, GRANT B J, et al. Physiologic evidence for the efficacy of positive expiratory pressure as an airway clearance technique in patients with cystic fibrosis [J]. Phys Ther, 2004, 84 (6): 524-537.

[12] JAMES R. SILLS. Airway clearance therapy. The comprehensive respiratory therapist exam review [M]. 6th ed. Missouri: Elsevier, 2016.

[13] CHATBURN R L. High-frequency assisted airway clearance [J]. Respir Care, 2007, 52 (9): 1224-1235.

[14] VOLSKO T A. Airway clearance therapy: finding the evidence [J]. Respir Care, 2013, 58 (10): 1669-1678.

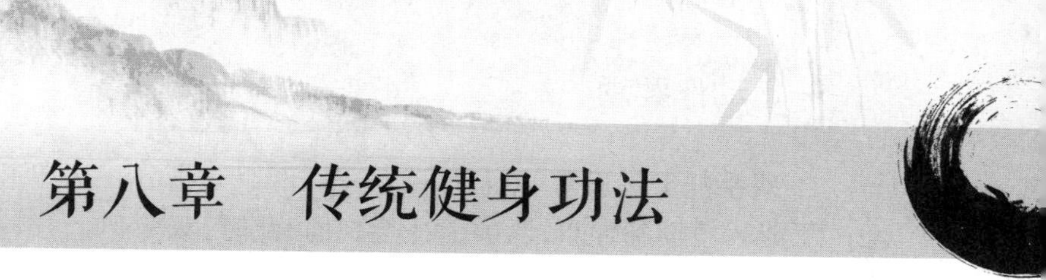

第八章 传统健身功法

传统健身功法是在我国民族医学理论的基础上，汲取了哲学、医学、美学、武学、伦理学等多种文化思想构建起来并在实践中通过不断总结经验得以发展并进一步完善，逐步融导引、气功、武术、医理为一体而形成的具有中华民族文化特色、动静结合的理论与技术体系，在增强体质、促进健康和延年益寿等方面发挥着其特有的功能。传统健身功法开始是由形式简单的"舞"逐步发展成单个术式的导引术，而后进一步发展为成套的功法。2001年6月，国家体育总局健身气功管理中心成立，它在挖掘整理优秀传统健身功法的基础上，组织编创了八段锦、五禽戏、易筋经、六字诀等健身气功功法，成为了民众喜闻乐见的形体康复方法。通过练习和锻炼八段锦、太极拳、五禽戏、易筋经等传统健身功法，可达到舒筋活络、调节气息、静心凝神、畅达气血、协调脏腑、强身健体的作用。传统健身功法作为典型的传统体育的代表，深受广大练习者的喜爱与认可，在全民健康锻炼中得以大力推广与普及。传统健身功法动作技术中的手型、手法、步型与武术套路运动略有区别，练习时必须做到心静体松、精神专注、内外配合、连绵不断，要领会动作功用并遵照动作要求、原则与身体规律。

第一节 八 段 锦

八段锦并不是一种拳术，而是一种养生健身功法。"八段"是指功法由八节动作组成；"锦"指锦缎，体现功法动作编排精致，圆润连贯，强身健体效果良好。八段锦整套动作柔和而舒缓，利于舒展身体，调节精神。坚持练习，可舒筋活络、养气壮力，提高呼吸系统功能，并增强关节灵活性及机体平衡能力。

一、动作要领

1. **双手托天理三焦** 双臂外旋下落，两手十指分开交叉于腹前，掌心向上。双腿缓慢挺膝伸直，双掌上托至胸前，此时，双臂内旋向上托起，掌心向上，抬头，目视双手手背。双臂继续上托，肘关节伸直，同时头摆正，下颌内收，目视前方。身体重心慢慢下沉，膝关节微屈，十指分开，两臂分别向体侧下落，两掌捧于腹前，掌心向上。本式托举、下落为1遍，共做6遍（图8-1）。

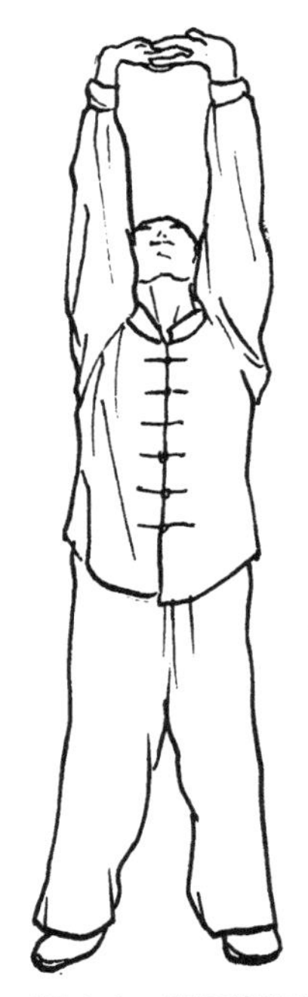

图8-1 双手托天理三焦

2. **左右开弓似射雕** 身体重心右移，左脚向左侧横开一步，两腿伸直，同时双手向上交叉于胸前，手心向内，左手在外，右手在内。缓慢屈膝，身体下蹲成骑马步，右手屈指成爪，拉至肩前，同时左手成八字掌，左臂内旋，向左推出，约与肩同高，立腕，手心向左，动作似拉弓搭箭一般，目视左掌上方。上体稍起，重心右移，同时右手五指展开成掌，向上、向右划弧至与肩同高，指尖向上，掌心斜向前，左手指也展开成掌，掌心斜向后，目视右掌。身体重心继续右移，左脚随即收回右脚内侧，并步站立，同时双掌分别由两侧下落，掌心向上，指尖相对，捧于腹前，目视前方。缓慢屈膝，身体下蹲成骑马步，左手屈指成爪，拉至肩前，同时右手成八字掌，右臂内旋，向右推出，约与肩同高，立腕，手心向右，目视右掌上方。上体稍起，重心左移，同时左手五指展开成掌，向上、向左划弧至约与肩同高，指尖向上，掌心斜向前，右手指也展开成掌，掌心斜向后，目视左掌。身体重心继续左移，右脚随即收回左脚内侧，并步站立，同时双掌分别由两侧下落，掌心向上，指尖相对，捧于腹前，目视前方。此动作一左一右为1遍，共做3遍（图8-2）。

3. **调理脾胃须单举** 两腿缓慢挺膝伸直，左掌随之上托，左臂经面前外旋上穿，随之内旋上举到头左上方，肘微屈，掌指向右，掌心向上，力达掌根，同时右掌上托，右臂随之内旋下按至右髋旁，肘微屈，掌指向前，掌心向下，力达掌根，稍停，目视前方。松腰沉髋，重心缓缓下移，两腿微屈，同时左臂屈肘外旋，左掌随之经面前下落于腹前，掌心向上，右臂外旋，并向上捧于腹前，两掌掌心向上，指尖相对，目视前方。两腿缓慢挺膝伸直，右掌随之上托，右臂经面前外旋上穿，随之内旋上举到头右上方，肘微屈，掌指向左，掌心向上，力达掌根，同时左掌上托，左臂随之内旋下按至左髋旁，肘微屈，掌指向前，掌心向下，力达掌根，目视前方。松腰沉髋，重心缓缓下移，两腿微屈，同时右臂屈肘外旋，右掌随之经面前下落于腹前，掌心向上，左臂外旋，并向上捧于腹前，两掌掌心向上，指尖相对，距离约为 10cm，目视前方。一左一右为 1 遍，共做 3 遍（图 8-3）。

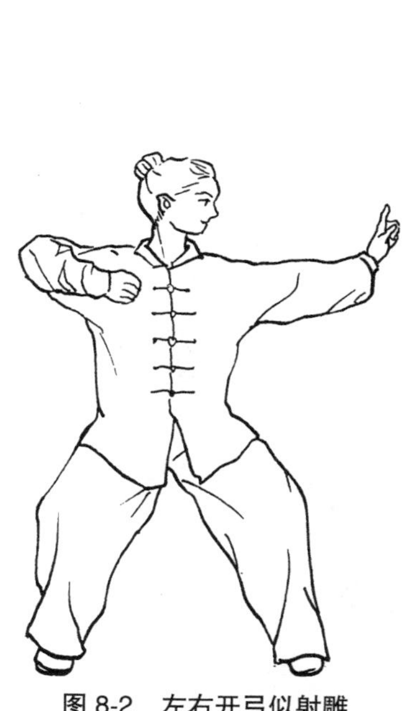

图 8-2　左右开弓似射雕

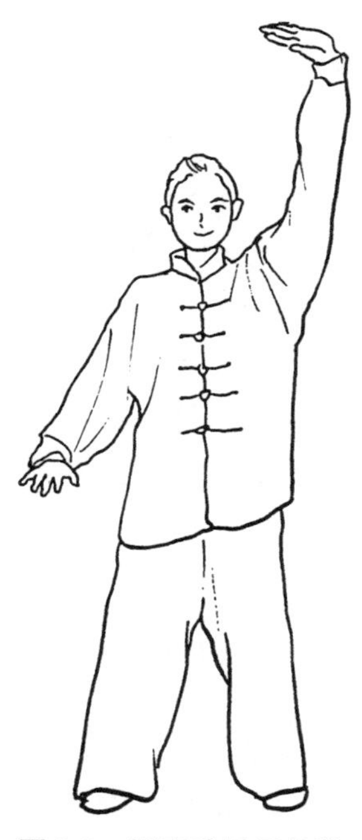

图 8-3　调理脾胃须单举

4. **五劳七伤往后瞧**　两腿缓慢挺膝伸直，同时双臂向两侧伸展，掌心向后，接着两臂充分外旋，掌心向外，头向左后转，目视左斜后方。重心缓慢下移，两膝微屈，同时两臂内旋两掌按于髋旁，掌心向下，指尖向前，目视前方。两腿缓慢挺膝伸直，同时双臂向两侧伸展，掌心向后，两臂充分外旋，掌心向外，头向右后转，目视右斜后方。重心缓慢下移，两膝微屈，同时两臂内旋两掌按于髋旁，掌心向下，指尖向前，目视前方。本式动作一左一右为 1 遍，共做 3 遍（见图 8-4）。

5. **摇头摆尾去心火**　身体重心左移，右脚随之向右横迈一步，两腿膝关节自然伸直，两掌上托约与胸同高，目视前方。两臂内旋，两掌继续上托至头上方，肘微屈，掌心向上，指尖相对，目视前方。两腿慢慢屈膝并半蹲成马步，同时两臂向两侧下落，两掌扶于大腿上方，肘微屈，小指侧向前，目视前方。身体重心稍上提，再慢慢右移，上半身先向右倾，随之俯身，目视右脚。身体重心从右移向左，同时身体由右向前、向左旋转，目视右脚。重心右移，同时头向后摇摆，上体尽量保持直立，下颌微收，目视前方。身体重心稍上提，再慢慢左移，上半身先向左倾，随之俯身，目视左脚。身体重心从左移向右，同时身体由左向前、向右旋转，目视左脚。身体重心从右移向左，蹲成马步，同时上体直立，头向后摇，下颌微收，目视前方。动作一左一右为 1 遍，共做 3 遍（图 8-5）。

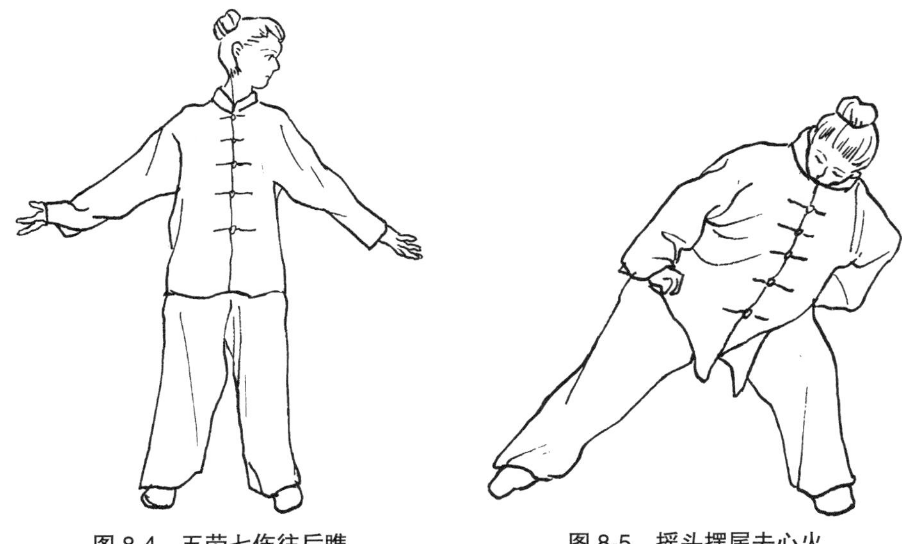

图 8-4　五劳七伤往后瞧　　　　图 8-5　摇头摆尾去心火

6. **两手攀足固肾腰**　两腿挺膝站立，同时两臂向前上方举起，掌心向前，肘关节伸直，目视前方。两臂外旋至掌心相对，慢慢屈肘，两掌下按至胸前，掌心朝下，指尖相对，目视前方。两臂外旋至两掌心朝上，然后两手顺腋下往后插，至背部停，目视前方。两掌由内沿脊柱两侧朝下摩运至臀部，上体随之前俯，两掌继续沿腿后向下摩运，过脚两侧置于脚面，抬头，稍停，目视前下方。两掌沿地面前伸，手臂随之带动上体起立，两臂伸直向上举，掌心向前，目视前方。本式一上一下为 1 遍，做 6 遍（图 8-6）。

7. **攒拳怒目增气力**　身体重心右移，左脚向左侧横跨一步，双腿屈膝、半蹲成马步，同时双手握拳，拳眼向上，目视前方。左拳缓缓用力向前方击出，约与肩同高，拳眼朝上，瞪目，目视左拳击出方向。左臂内旋，左拳随之变为掌，虎口朝下，目视左掌。左臂外旋，肘屈，同时左掌向左缠绕，变掌心向上后握拳，目视左拳。屈肘，左拳回收、内旋至腰际，拳眼朝上，目视前方。右拳缓缓用力向前方击出，约与肩同高，拳眼朝上，瞪目，目视右拳击出方向。右臂内旋，右拳随之变为掌，虎口朝下，目视右掌。右臂外旋，肘屈，同时右掌向右缠绕，变掌心向上后握拳，目视右拳。屈肘，右拳回收、内旋至腰际，拳眼朝上，目视前方。一左一右为 1 遍，共做 3 遍(图 8-7)。

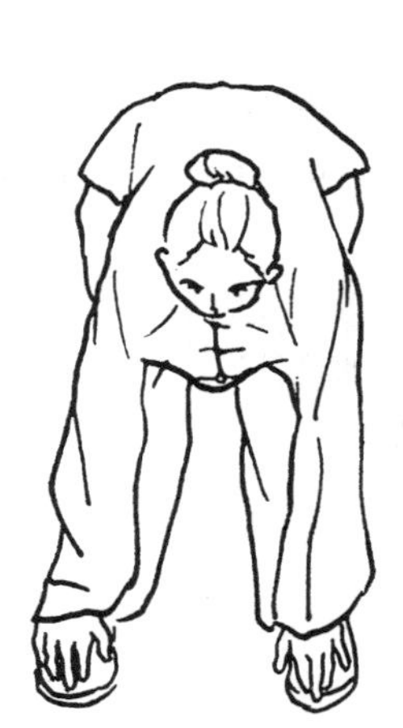
图 8-6　两手攀足固肾腰

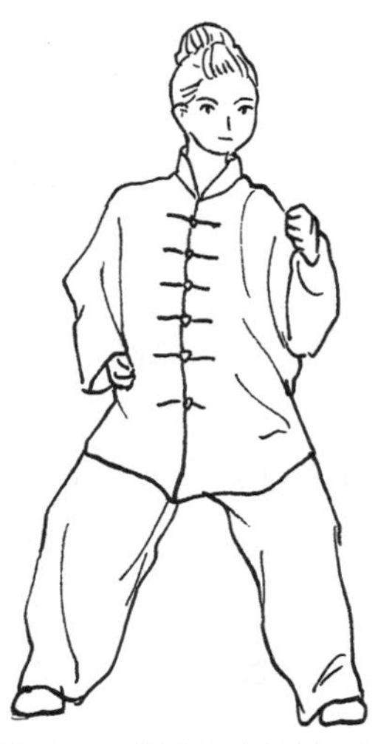
图 8-7　攒拳怒目增气力

8. 背后七颠百病消　双脚脚后跟向上提起，头上顶，动作稍停，目视前方。双脚脚跟向下落地，轻震地面，目视前方。一起一落为 1 遍，共做 7 遍(图 8-8)。

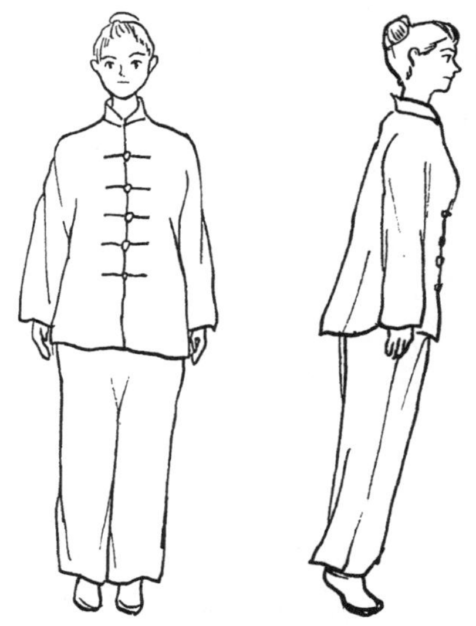
图 8-8　背后七颠百病消

八段锦视频

二、注意事项

1. 习练全套八段锦一般 15 分钟左右，徒手完成，可居家练习，不受时间、场地及气候影响，若有条件，以选择户外、空气清新场所为佳。

2. 根据患者实际运动能力，可一次性完成，也可分节进行，尤其是对于初练者，或者难度较大的动作，可分解动作练习。

3. 关节疾病、身体平衡功能欠佳的患者，练习时需家人陪同，当重心转换、腰肩扭动时，注意运动幅度不宜太大，避免关节损伤、跌倒等。

4. 每周练习不少于 5 次，每次时间 15~60 分钟，根据个人运动能力确定，期间可间歇休息。

5. 习练过程中避免风吹日晒，习练后勿冷水洗浴，避免受凉。

6. 急性发作期，如发热、哮喘急性发作、或出血等情况下暂停练功。

7. 习练过程中若出现头晕、汗出、血压升高或降低、心悸、气促加重等症状，立刻停止习练，休息后若不能缓解，立即就医。

三、功法解读

八段锦的动作柔和舒缓，利于身体充分放松，精神调节。习练过程中采用腹式呼吸，使呼吸逐渐做到“深、长、细、缓、匀、柔”，同时配合肢体动作锻炼，使气机得以转运，手、足三阴三阳经络得以舒展，形成“胸—手—头—足—腹”的循环，起到通三焦、调气血、养内脏的效果。现代研究已证实，练习八段锦能明显提高老年人上、下肢力量素质，协调膈肌和腹肌在呼吸运动中的活动而增加潮气量，从而改善呼吸系统功能并提高中老年人关节灵活性、平衡能力。

第二节 太 极 拳

太极拳根植于中医传统文化，汲取各家拳法之长，将中医天人合一、阴阳学说、经络学说等融合发展而成。太极拳以意念为导引，肢体运动配合呼吸吐纳，动作有轻、柔、静、缓的特点，同时又属于有氧运动，可使全身肌肉放松，改善关节功能及机体平衡能力，促进血液循环，提高心肺功能。

一、动作要领

1. **起势**　两脚开立，两臂前举，屈膝按掌。

2. **左右野马分鬃**　收脚抱球，左转出步，弓步分手。后坐撇脚，跟步抱球，右转出步，弓步分手。后坐撇脚，跟步抱球，左转出步，弓步分手。

3. **白鹤亮翅**　跟半步胸前抱球，后坐举臂，虚步分手。

4. **左右搂膝拗步**　左转落手，右转收脚举臂，出步屈肘，弓步搂推。后坐撇脚，跟步举臂，出步屈肘，弓步搂推。

5. **手挥琵琶**　跟步展手，后坐挑掌，虚步合臂。

6. **左右倒卷肱**　两手展开，提膝屈肘，撤步错手，后坐推掌。

7. **左揽雀尾**　右转收脚抱球，左转出步，弓步棚臂；左转随臂展掌，后坐右转下捋；左转出步搭腕，弓步前挤；后坐分手屈肘收掌，弓步按掌。

8. **右揽雀尾**　后坐扣脚，右转分手，回体重收脚抱球；右转出步，弓步棚臂，右转随臂展掌；后坐左转下捋，右转出步搭手，弓步前挤；后坐分手屈肘收掌，弓步推掌。

9. **单鞭**　左转扣脚，右转收脚展臂，出步勾手，弓步推举。

10. **云手**　右转落手，左转云手；并步按掌，右转云手；出步按掌，重复两次。

11. **单鞭**　斜落步右转举臂，出步勾手，弓步按掌。

12. **高探马**　跟步后坐展手，虚步推掌。

13. **右蹬脚**　收脚收手，左转出步；弓步划弧，合抱提膝；分手蹬脚。

14. **双峰贯耳**　收脚落手，出步收手，弓步贯拳。

15. **转身左踏脚**　后坐扣脚，左转展开，回体重合抱提膝，分手蹬脚。

16. **左下势独立**　收脚勾手，蹲身仆步；穿掌下势，撇脚弓腿；扣脚转身，提膝挑掌。

17. **右下势独立**　落脚左转勾手，蹲身仆步，穿掌下势；撇脚弓腿，扣脚转身，提膝挑掌。

18. **左右穿梭**　落步落手，跟步抱球，右转出步，弓步推架。

19. **海底针**　跟步落手，后坐提手，虚步插掌。

20. **闪通臂**　收脚举臂，出步翻掌，弓步推架。

21. **转身搬拦捶**　后坐扣脚右转摆掌，收脚握拳，垫步搬捶；跟步旋臂，出步裹拳拦掌，弓步打拳。

22. **如封似闭**　穿臂翻掌，后坐收掌，弓步推掌。

太极拳视频

23. **十字手**　后坐扣脚，右转撇脚分手，移重心扣脚划弧，收脚合抱。

24. **收势**　旋臂分手，下落收势。

二、注意事项

1. 太极拳最好每日坚持练习，以空气清新、幽静环境最为适宜，穿着宽松、舒服、吸汗的棉质衣衫。练习过程最好保持连贯性，非必要勿中断，否则健身效果大打折扣。

2. 练习出汗后及时吸干汗液，勿脱衣当风，避免受凉。

3. 应根据个人身体情况调整练习动作、幅度及节奏、时间，避免过度劳累，若出现血压明显升高或下降、心悸等，及时停止锻炼。

4. 部分动作对关节功能、机体平衡能力要求高，注意保持身体平衡，避免跌倒。

5. 每天练习时间 20~60 分钟，若活动能力限制，可分节练习。

三、功法解读

太极拳动作舒缓，可使全身肌肉放松，练习方法包括意念、呼吸、姿势三大内容，讲究“调心”“调息”“调身”三者的有机结合，相互穿插。同时，该功法体现“天人合一”的思路内涵，该套功法运动强度和动作编排次序符合运动学和生理学规律，属有氧运动，安全可靠，通过调节人体经络气血运行，改善脏腑功能以祛病健身。与八段锦功法类似的是，太极拳同样通过改善人体上、下肢的力量素质，协调膈肌和腹肌在呼吸运动中的活动，从而改善慢性呼吸系统疾病患者的肺功能。

第三节　六　字　诀

六字诀，又称六字气诀，是一种以呼吸吐纳为主要手段的传统养生健身功法。六字诀功法通过嘘（xū）、呵（hē）、呼（hū）、呬（sī）、吹（chuī）、嘻（xī）六个字的不同发音，达到调息之效，并以此调畅全身气机，调节气血阴阳。另外，通过呼吸吐纳，脏腑之气与自然之气交换，实现“天人合一”。

一、动作要领(图 8-9)

1. 嘘(xū)字诀

口型：嘘字发音时吐气，双唇和牙齿稍微张开，舌头放平，上、下槽牙之间微微留出一条缝隙，槽牙和舌头两边也留出空隙。气息经过舌头两边及槽牙的空隙慢慢呼出体外。

动作辅助：双手叠放于小腹，内外劳宫穴相对，劳宫穴对下丹田。双眼用力睁大开始呼气读“嘘”字，呼气尽，再自然吸气，共“嘘”6 次为一遍。

2. 呵(hē)字诀

口型：双唇与牙齿张开，舌头微微后缩一些，气息经过舌面与上腭缓缓呼出体外。

动作辅助：双臂自然抬起，手心朝下，沉肩坠肘，各关节放松、调息，动作缓缓向膻中穴、下丹田顺气，双手下落的同时开始呼气，并读“呵”字，呼气尽再吸气。稍休息，再做第 2 次动作，共“呵”6 次为一遍。

3. 呼(hū)字诀

口型：把口唇撮圆，同时舌体微微下沉，气息从喉部随之外呼，经过撮圆的口唇中间再慢慢呼出体外。

动作辅助：随吸气，将双手从下丹田上提，手心向上，右手继续上提至膻中穴，双手内旋掌心翻下，右手继续翻转，向外上方托起，同时左手按下；右手上托至额前上方，左手下按至左胯旁，呼气尽。随即右手外旋使手心朝面部，从面前缓缓落下，同时左手外旋使手心朝身体一侧，沿胸腹上举，双手在胸前重叠，右手在外，左手在里，内外劳宫穴相对，然后左手上托，右手下按，做第 2 次呼气并读“呼”字，共“呼”6 次为一遍。

4. 呬(sī)字诀

口型：上下牙门对齐，舌尖抵在下牙齿的内侧，气息主要从牙门和其他牙齿间的缝隙中慢慢呼出体外。

动作辅助：十指相对，掌心向上，由腹前上提成托球状，至胸前双手翻转，掌心向外、向前，同时向左右展臂，推掌如鸟之张翼，展臂推掌的同时开始呼气、并读“呬”字，呼气尽，双臂随呼气之势从两侧自然下落，稍休息，然后再提起，重复第 2 次动作，共“呬”6 次为一遍。

5. 吹(chuī)字诀

口型：舌尖轻轻抵在上齿内侧，双唇和牙齿稍微张开，发 ch；接着，张开的双唇微微闭合，舌尖放平，发 u；最后，将双唇再稍微打开一些，同时舌尖轻轻抵在下齿内侧，发 i。发声吐气时，气息从喉部呼出，经过舌的两边绕到舌下，再经双唇间呼出体外。

动作辅助：随呼气，由肾穴上提，经肾经之俞府，指尖朝下，两手提至胸前，随即向前画弧，撑圆，双手指尖相对，在腹前成抱球状，呼气时读“吹”字，同时屈膝下蹲，抱球下落，身体尽力保持正直，膝关节之垂线不超过足尖，提肛缩肾，小腹尽力后收，臀部上提，年轻者宜抱膝，年老体弱者抱至小腹呼至气尽，即可达吹气之势而起立吸气尽，身体立直如预备式，稍休息，做第 2 次呼气，共“吹”6 次为一遍。

6. 嘻(xī)字诀

口型：双唇和牙齿微微张开，嘴角稍后拉，舌尖轻轻抵在下齿内侧，气息从槽牙和其他牙齿间的空隙中慢慢呼出体外。

动作辅助：随吸气，双臂从腹前上提，手心朝上，指尖相对，直至手到膻中穴，然后双手内旋翻掌，掌心向外，吸气尽；呼气时读“嘻”字，双手心向上托，直至头部前方，呼气尽；随即双手内旋使掌心向面部，指尖向上，双手自然下垂经过胆经的日月穴，由身体两侧引少阳之气下至第 4 趾端之足窍阴穴。共呼“嘻”6 次为一遍。

六字诀视频

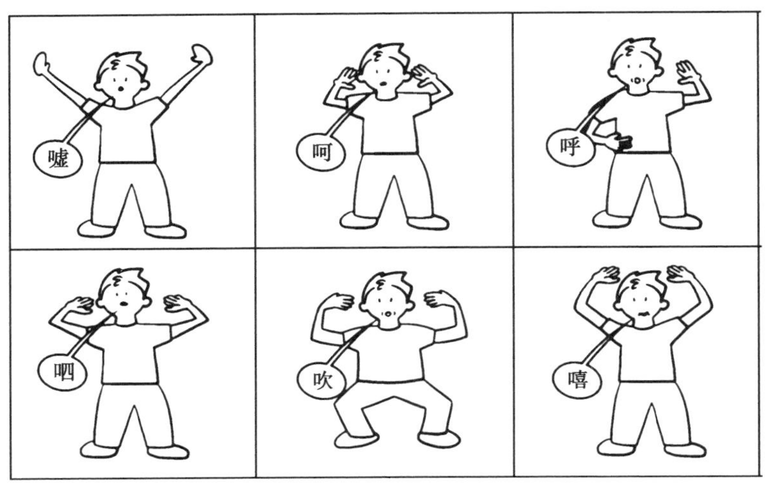

图 8-9 六字诀动作要领

二、注意事项

1. 六字诀练习时特别注意口型的变化和气息的流动。口型及发音的准确性对六字诀非常重要，发音准确方可达到调节五脏六腑经络、气血的作用。正确发音，一是要体会字音是否正确，二要体会气流在口腔内的流动感。

2. 掌握“先出声，后无声”的原则。先出声以便于校正口型与读音，熟练后可过渡为吐气轻声，以调息为重点。

3. 练习时穿着宽松、舒适的衣服，最好每日坚持练习，可针对自身疾病重点练习某个字诀。

4. 练习时注意放松身心，摒除杂念，达到松静自然状态，若心意过重，可能导致动作僵硬，破坏机体平衡。练习结束后，配合简单收功动作。

三、功法解读

唐代孙思邈曾把六字诀的功用概括为“春嘘明月木扶肝，夏至呵心火自闲，秋呬定收金肺润，冬吹肾水得平安，三焦嘻却除烦热，四季常呼脾化餐。”由此可见，通过反复习练六字诀，可达到调补肝、心、肺、肾诸脏的效果。中医学认为，肺属金，而声音的变化可反映肺系疾病的病理改变，如“金破不鸣”“金实不鸣”等。病邪从口鼻入肺，卫气抵御有效，则肺无所伤；卫气失防，则肺必先伤。对于慢性呼吸道疾病的患者而言，通过在呼气时发出“嘘”“呵”“呼”“呬”“吹”“嘻”六个音，配合发音调息，可达到增加卫气防御功能，进而达到调理肺脏气机、调理营卫的目的。

第四节　易　筋　经

“易”，是改变、脱换之意；“筋”，指筋脉、肌肉、筋骨；“经”，指南、权威性著作之意。题名意指“活动筋骨的权威著作”。易筋经源自我国古代导引术，逐渐发展成一套健身养生大法，其易于学习，便于训练，具有伸筋拔骨、强壮体魄、愉悦身心、宁心安神、调畅气机、御邪疗疾等功效，深受群众喜爱。

一、动作要领

1. **韦驮献杵第一势**　左脚向左侧开步，两脚平行，且与肩同宽，两膝微微弯曲，成开立姿势，双手自然垂于体侧，五指自然并拢。两臂自体侧向前平举，至与肩平行，掌心相对，指尖向前。两臂屈肘，自然回收，两掌合于胸前，两手掌根与膻中穴同高，指尖向斜前上方约30°，虚腋，目视前下方，动作稍停。

2. **韦驮献杵第二势**　两肘向上慢慢抬起，直至掌臂约与肩平，两掌伸平，掌心向下，手指相对。两掌水平向前伸展打开，保持掌心向下，指尖向前，至两臂平行。两臂向左右分开至侧平举。五指自然并拢，立掌，两足趾抓地，目视前下方。

3. **韦驮献杵第三势**　手腕放松，两臂平举自然向前划弧，内收至胸前平屈，掌心向下，掌与胸相距约一拳。两掌同时内翻，且抬高至耳垂下，掌心向上，虎口相对，两肘外展，约与肩平行。身体重心前移，感到全身的支撑点在前脚掌上，缓慢提脚后跟，同时两掌上托至头顶，掌心向上，展肩伸肘；微收下颌，舌抵上腭，咬紧牙关，稍立片刻。

4. **摘星换斗势**　两脚跟缓缓落地，同时，两手握拳，拳心向外，两臂下落至侧上举。两拳缓缓展开成掌，掌心斜向下，全身放松。身体左转，膝盖微屈，同时右臂上举经体前下摆至左髋关节外侧，左臂经体侧下摆至体后，左手背轻贴命门穴。直膝，身体转正，同时右手经体前向额上摆至头顶右上方，松腕，肘微微弯曲，掌心向下，手指向左，中指尖与肩髃穴垂直，左手背轻轻贴住命门穴。右臂上摆时，眼随手走，定势后目视掌心。静立片刻，两臂向体侧自然伸展。

5. **倒拽九牛尾势**　左手缓慢下落，左脚向左侧后方约45°撤步，右脚跟内转，右腿屈膝成右弓步。左手内旋，向前、向下划弧后渐伸，手指从小到大逐个内屈成拳，拳心向上。右手向前上方划弧，伸至与肩平，手臂微向上弯，且手指亦逐个内屈成拳，拳心向上，身体重心向后移，左膝微屈。腰稍右转，以腰带肩，以肩带臂，右臂外旋，左臂内旋，屈肘内收。身体重心向前移，屈膝成弓步，腰稍左转，以腰带肩，以肩带臂，两臂放松前后伸展。

6. **出爪亮翅势**　两脚成开立姿势，同时右臂外旋，左臂内旋，摆至侧平举，两掌心向前。两臂平行前移，环抱至体前，两臂内收，两手变柳叶掌立于云门穴前，掌心相对，间距略小于胸宽，指尖向上。打开肩膀，扩展胸部，然后放松肩部，两臂缓缓前伸，并逐渐转掌心向前，成荷叶掌，指尖向上。松腕，肘微屈，收臂，十指微屈，立柳叶掌于云门穴，目视前下方。

7. **九鬼拔马刀势**　躯干向右转，同时右手外旋，掌心向上。左手内旋，掌心向下，两掌相对。打开身体，右手由胸前内收，经右腋下后伸，掌心向外。同时左手由胸前伸至前上方，掌心向外。躯干稍稍向左转，双手反向划弧，右手经体侧向前上摆至头前上方后屈肘，由后向左绕头半周，头右转，右手中指按压耳郭，手掌扶按玉枕穴。同时左手经体左侧下摆至左后，屈肘，手背贴于脊柱，掌心向后，指尖向上。目随右手动，定势后视左后方。身体向右转，展臂扩胸，微微屈膝，同时上体左转，右臂内收，含胸。左手沿脊柱尽量上推，目视右脚跟，动作稍停。伸直双膝，身体转正；右手向上经头顶上方向下至侧平举，同时左手经体侧向上至侧平举，两掌心向下。

8. **三盘落地势**　左脚向左侧开步，两脚距离约宽于肩，脚尖向前，两手平举，掌心向上。屈膝，下蹲，沉肩，坠肘，两掌逐渐用力向下按，约与环跳穴同高，两肘微微弯曲，掌心向下，指尖向外。同时口吐“嗨”音，吐尽时，舌尖向前轻抵上下牙之间，吐音终止。掌心向上翻转，肘微屈，双掌上托至侧平举，同时缓缓起身直立。

9. **青龙探爪势**　左脚收回半步，约与肩同宽，两手握固，两臂屈肘内收至腰间，拳轮贴于章门穴，拳心向上。右拳变掌，右臂伸直，经下向右侧外展，略低于肩，掌心向上，目随手动。右臂屈肘，松腕，右掌变“龙爪”，指尖向左。“右龙爪”向身体左侧水平伸出，目随手动，躯干随之向左转约 90°，目视“右龙爪”所指方向。“右龙爪”变回掌，身体随之向左前屈，掌心向下按至左脚外侧，目视下方。躯干由左前屈转至右前屈，并带动右手经左膝或左脚前划弧至右膝或右脚外侧。手臂外旋握固，拳心向前，然后上体慢慢直立。右拳随上体抬起，收于章门穴，拳心向上。

10. **卧虎扑食势**　右脚尖内扣约 45°，左脚收至右脚内侧成丁步，同时身体左转 90°，两手握固于腰间章门穴不变。左脚向前迈一大步，成左弓步状，同时两拳提至肩部云门穴，并内旋变“虎爪”，肘稍屈，向前扑按，如虎扑食。躯干由腰到胸逐节屈伸，重心随之前后适度移动；同时两手随躯干屈伸向下、向后、向上、向前绕环各一周。上体下俯，两“爪”下按，十指指腹着地，后退屈膝，脚趾着地，前脚跟稍抬起，随后塌腰、挺胸、抬头、瞪目。起身，双手握固重新收于腰间章门穴，身体重心随之后移，左脚尖内扣约 135°，身体重心左移，同时身体右转 180°，右脚收至左脚内侧，成丁步。

11. **打躬势**　起身，身体重心后移，然后再将身体转正，右脚尖内扣，脚尖向前，左脚收回成开立姿势，同时两手随身体左转放松，外旋，掌心向前，双臂外展至侧平举。双臂屈肘，以两掌掩耳，十指扶按枕部，指尖相对，并以两手示指弹拨、中指击打枕部7次。身体前俯，由上向下，经过头、颈椎、胸椎、腰椎、骶椎，逐节缓缓牵引前屈，动作要缓慢，两腿伸直。由骶椎至腰椎、胸椎、颈椎、头，由下向上依次缓缓逐节伸直后，直立，同时两掌掩耳，十指扶按枕部，指尖相对，目视前下方。

12. **掉尾势**　起身直立，两手猛然拔离双耳。手臂自然前伸，十指交叉相握，掌心向内。屈肘，翻掌向前伸，掌心向外。再次屈肘，转掌心向下内收于胸前，接着身体前屈，塌腰、抬头，两手交叉缓缓下按；目视前方。头向左后侧转动，同时臀向左前扭动。两手交叉不动，放松，还原至体前屈。头向右后转，同时臀向右前扭动。两手交叉不动，放松还原至体前屈。

易筋经视频

二、注意事项

1. 练习时穿着宽松舒适的衣服、平底鞋，取下手表等饰物，可配合轻柔舒缓音乐，精神放松，摒除杂念，做到意随形走，形意合一。

2. 根据个人具体情况选择练功强度以及针对性招式进行练习。年龄大、肺功能较差、运动能力下降的患者，或有严重下肢关节疾病的患者，练习时最好家人陪同，选择活动幅度较小的招式，如韦驮献杵第一势、韦驮献杵第二势等。

3. 每日可练习，但勿空腹或过饱状态下练习，练习前可先做热身运动。练习由易到难，循序渐进，勿操之过急。

三、功法解读

健身气功易筋经在各势中，使上肢、下肢、躯干在动作中充分地屈伸、展收、旋转，使人体各关节尽可能地进行多方位、广角度的活动，牵拉人体的大小肌肉群、筋膜及各关节处的肌腱、韧带、关节囊等结缔组织，动作体现了刚柔并济以及相互转化。易筋经的习练动作，利于人体胸廓充分扩张，从而有效刺激呼吸肌运动，增强呼吸肌的肌力和耐力，从而改善肺功能，对于肺部疾病有良好的防治效果。

第五节　五　禽　戏

五禽戏又称“五禽操”“百步汗戏”“五禽气功”等，起源于先秦时代，是由我国汉代名医华佗总结前人模仿鸟兽动作以锻炼身体的传统做法而创制的保健体操，也是古代体育锻炼的重要功法。五禽戏包括虎、鹿、熊、猿、鸟的动作和姿态，五禽结合金、木、水、火、土五行对应人体五脏，通过练习，可强筋健骨、养心怡情、调整脏腑气血、改善心肺功能。

一、动作要领

1. **虎举**　双手掌心向下，十指展开，再弯曲成虎爪状，头自然低下。双手外旋，小指先弯曲，其余四指依次弯曲握拳，然后，双拳沿体前慢慢上提。等双拳移至肩前时，十指打开，上举至头上方，手指再弯曲成“爪”状。双掌外旋握拳，拳心相对。双拳下拉至肩前时，松拳变掌。双掌下按，顺着体前落至腹前，十指打开，掌心向下，双手自然垂于体侧。

2. **虎扑**　双手握空拳，沿身体两侧向上提至肩前上方。双手十指弯曲成虎爪状，掌心向下，向上、向前划弧，同时上半身前俯，挺胸塌腰，头略抬。双腿屈膝下蹲，收腹含胸，同时双手向下划弧至双膝侧，掌心向下。双腿伸膝、凸髋、挺腹、后仰，同时双掌握空拳，顺着体侧自下向上提至胸侧。左腿屈膝提起，双拳上举。左脚落下时，往前迈出一步，脚跟着地，右腿随之微屈膝下蹲，成左虚步，同时上体前倾，双拳变虎爪向前、向下扑至膝前两侧，掌心向下。上半身抬起，左脚收回，双脚开步站立，双手随之自然下落垂于体侧，目视前方。

3. **鹿抵**　双腿微屈，身体重心移至右腿，左脚经右脚内侧向左前方迈步，脚跟着地，同时身体右转，双手握空拳，双臂向右侧摆起，约与肩平，拳心向下。身体重心向前移，左腿屈膝，左脚尖外撇、踏实，右腿随之蹬直，同时身体左转，双掌变成“鹿角”，向上、向左、向右划弧，掌心向外，指尖朝后。左臂屈肘、外展平伸，肘抵靠左腰侧，右臂举至头前。身体右转，左脚收回，开步站立，同时双手向上、向右、向下划弧，双掌握空拳下落于体前，目视前方。

4. **鹿奔**　左脚向前迈一步，屈膝，右腿随之蹬直成左弓步，同时双手握空拳，向上、向前划弧至体前，向下屈腕，抬高至约与肩平，拳心向下，且双臂距离约与肩同宽。身体重心后移，左膝挺直，全脚着地，同时右腿屈膝，低头，收腹，弓背，双臂随之内旋，双拳拳背相对、前伸，拳变为“鹿角”。身体重心前移，上半身挺起，右腿伸直，左腿随之屈膝，成左弓步，松肩沉肘，双臂外旋，手由“鹿角”变为空拳，拳心向下，约高于肩。左脚收回，开步直立，双拳变掌，回落于体侧，目视前方。

5. **熊运**　双手握空拳成“熊掌”，拳眼相对，垂于下腹部。以腰、腹为轴，上半身按顺时针方向摇晃，双拳随之经右肋部、上腹部、左肋部、下腹部画圆，目随身体摇晃而环视。上半身立起，双拳随之变掌下落，自然垂于体侧。

6. **熊晃**　身体重心向右移，左髋随之上提，牵动左脚离地，同时左腿屈膝、抬起，双掌握空拳，再变“熊掌”。身体重心前移，左脚迈向左前方，全脚踏实，脚尖朝前，右腿随之伸直，身体向右转，左臂内旋、前靠。身体左转，重心后坐右腿屈膝，左腿伸直，拧腰晃肩，带动双臂前后划弧形摆动，右拳摆至左膝前上方拳心朝后，左拳摆至体后，拳心朝后。右脚上步，双脚成开步站立，同时双手自然垂于体侧。

7. **猿提**　双手置于体前，手指伸直分开，然后再屈腕捏拢成“猿钩”。两“猿钩”上提至胸，双肩耸起，收腹提肛，同时两脚跟提起，头向左转动，目随头动，视身体左侧。头转正，双肩下沉，松腹落肛，脚跟着地，“猿钩”变掌，掌心向下，目视前方。

8. **猿摘**　左脚向左后方退一步，脚尖点地，右腿屈膝，重心随之落于右腿，同时左臂屈肘，左掌变“猿钩”收至左腰侧面，右掌向右前方摆起，掌心向下。身体重心后移，左脚踏实，屈膝下蹲，右脚收于左脚内侧，脚尖点地，成右丁步，同时右掌向下经腹前向左上方划弧至头左侧，掌心对着太阳穴，眼睛先随右掌移动，再转头注视右前上方。右掌内旋，掌心向下，顺体侧下按至左髋侧，同时身体重心稍向下。右脚向右前方迈出一大步，左腿蹬伸，重心前移，右腿伸直，左脚脚尖点地，同时右掌经体前向右上方划弧至头右上侧变“猿钩”，稍高于肩，左掌向前、向上伸举，屈腕捏钩，成采摘状。身体重心后移，左手由“猿钩”变为“握固”，右手变掌，自然回落于体侧，虎口朝前。左腿屈膝下蹲，右脚收至左脚内侧，脚尖点地，成右丁步，同时左臂屈肘，收至左耳旁，掌心向上，掌指分开，成托桃状，右掌经体前向左划弧至左肘下捧托。

9. **鸟伸**　动作要点：双腿微屈下蹲，双掌与腹前相叠，左手、右手位置随个人习惯而定。双掌保持交叠向上举至头前上方，掌心向下，指尖水平向前，身体随之微微前倾，提肩、缩颈、挺腹、塌腰，目视前下方。双腿微微弯曲、下蹲，同时双掌相叠，保持水平下按至腹前。身体重心右移，右腿蹬直，左腿伸直向后抬起，同时双掌左右分开，手掌变为“鸟翅”，并向体侧后方自然摆起，掌心向上，抬头、伸颈、挺胸、塌腰。腿下落，双脚开步站立，双手自然垂于体侧。

10. **鸟飞**　动作要点：双腿微屈，双掌成“鸟翅”合于腹前，掌心相对。右腿伸直独立，左腿屈膝抬起，脚尖指向地面，小腿自然下垂，同时双臂成展翅状，沿体侧向上平举，约与肩同高，掌心向下。左脚下落于右脚旁，脚尖点地，双腿微屈，同时双掌合于腹前，掌心相对。右腿伸直独立，左腿屈膝上提，脚尖指地，小腿自然下垂，同时双掌经体前向上举至头顶上方，双臂尽量伸直，掌背相对，指尖向上，目视前方。

五禽戏视频

二、注意事项

1. 习练五禽戏当由易到难，循序渐进。初练者首先对每戏的含义进行揣摩，模仿动作造型，动作到位、熟练以后进入以意引气、气贯全身、以气养神阶段，最后配合呼吸吐纳，实现“形”“神”“意”“气”一体的最高境界。

2. 五禽戏部分动作包括起落、旋转等，部分以腰为主轴和枢纽，带动全身进行运动，对腰、膝关节等功能、平衡能力要求高，对于老年人、腰膝关节疾病、骨质疏松患者，习练时要“量力而为”，勿过度练习导致损伤。

3. 可每日练习，若个体情况不允许，也可分节练习，或根据病证选择针对性动作进行练习。

三、功法解读

五禽戏在习练过程中要求意守、调息、动形相配合，在运动过程中，使骨骼、肌肉和关节都得到了充分的锻炼。在五禽戏功法中，利用手型的变化，如虎爪、鹿角、熊掌、猿钩等，可以加强手三阴经、手三阳经的气血运行，起到疏通经络、调畅气血、平衡阴阳、加强脏腑功能的作用。而改善肺功能的主要是鸟戏，包括“鸟伸”和“鸟飞”两个动作。通过上肢升降开合运动，牵拉肺经，起到疏通肺经气血的作用，还可以通过肺廓的开合改善肺活量，促进肺的吐故纳新。习练过程中呼吸形式主要有自然呼吸、腹式呼吸、提肛呼吸。可有效地进行呼吸肌的锻炼改善呼吸肌疲劳，提高患者的生活质量。

第六节　呼吸八段锦

呼吸八段锦功法是广东省中医院呼吸与危重症医学科与康复科在多年肺康复实践基础上，根据慢阻肺的病理生理特点，融合中医传统八段锦功法的思路内涵创制的一套健身功法。

慢阻肺以咳嗽、咳痰、呼吸困难为主要症状，病因病机本虚标实并见，以肺、脾、肾三脏之虚为本，痰浊、水饮、瘀血为标，急性期以标实之象明显，稳定期以本虚为主，调补肺脾肾之气，行气活血化痰是其治疗大法。传统八段锦以“调形”“调心”“调息”为核心，是全身锻炼功法。呼吸八段锦功法融合二者特征，以经络学说为指导，将传统中医呼吸吐纳法、经络刺激、导引术与现代肺康复训练有机融合，以达到培补肺脾肾之气、调畅脏腑气机、畅通经络气血之效。

该功法立足于慢阻肺的特点，为全身性运动，柔和缓慢，圆活连贯，比传统八段锦功法更注重呼吸功能锻炼。其属于中 - 低强度运动，可立位或坐位进行，但可达到有氧运动强度，对于活动能力较差的重度、极重度慢阻肺患者，亦可实施；动作柔和缓慢，对患者膝关节等功能要求低，安全性高。我院已将此功法应用于临床，初步研究结果显示，呼吸八段锦功法用于慢阻肺急性加重期序贯治疗，患者慢性阻塞性肺疾病评估测试（CAT 评分）、呼吸困难量表（mMRC 评分）、6 分钟步行距离改善均优于对照组，提示该功法可改善患者呼吸困难症状，提高患者生活质量。

一、动作要领

1. 攥拳叹气松筋骨

动作要点：坐位（或站立），双手置于膝盖（或自然下垂），噘嘴吹气。鼻子吸气，同时双拳握紧。闭气瞪目，叹气松拳。重复 4 次（图 8-10）。

解读：该节动作包含了松弛训练、缩唇呼吸，以及中医调神、调息的内涵。通过用力握拳，交替收缩、舒张骨骼肌肌群，松弛全身肌肉，可达到心理上的放松，缓解紧张情绪。缩唇呼吸，可减缓呼吸频率，达到舒缓放松、调整呼吸节律作用。适用于慢阻肺呼吸困难患者，特别是症状加重时伴有紧张、呼吸节律改变，“以意领气”，调节气机之意。

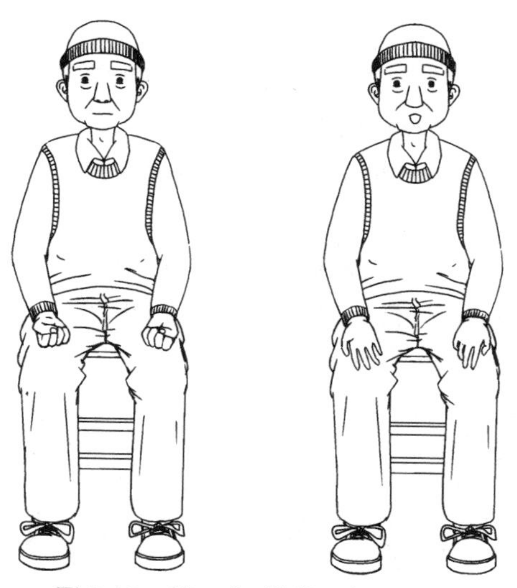

攥拳叹气松筋骨视频

图 8-10　第一节：攥拳叹气松筋骨

2. **双手托天气纳海**

动作要点：坐位（或站立），双手置于腹前（或自然下垂），噘嘴吹气。鼻子吸气，双手同步上举，速度与吸气一致，同时气沉丹田，腹部鼓起。闭气保持，噘嘴缓缓吹气，同时双手缓缓归位，腹部凹陷。重复 8 次（图 8-11）。

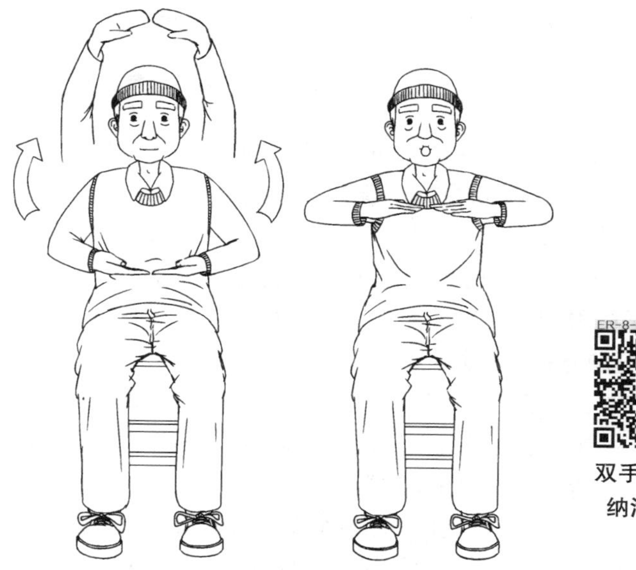

ER-8-7

双手托天气纳海视频

图 8-11　第二节：双手托天气纳海

解读：该节动作主要为缩唇呼吸、腹式呼吸训练。可改善气体交换、减慢呼吸频率，减轻氧耗、增加呼吸潮气量，达到改善呼吸功的作用。中医言“肺主气，司呼吸”，其吐故纳新，为人体气体交换的场所，“肾主纳气”，维持呼吸的深度与节律，肺肾吸纳相因，使人体呼吸运动正常，脏腑气机调畅。

3. 左右开弓气自如

动作要点：坐位（或站立），双手置于腹前（或自然下垂），噘嘴吹气。头向一侧，双手举弓，吸气拉弓。吹气成箭，双手归位。左右轮流。重复 8 次（图 8-12）。

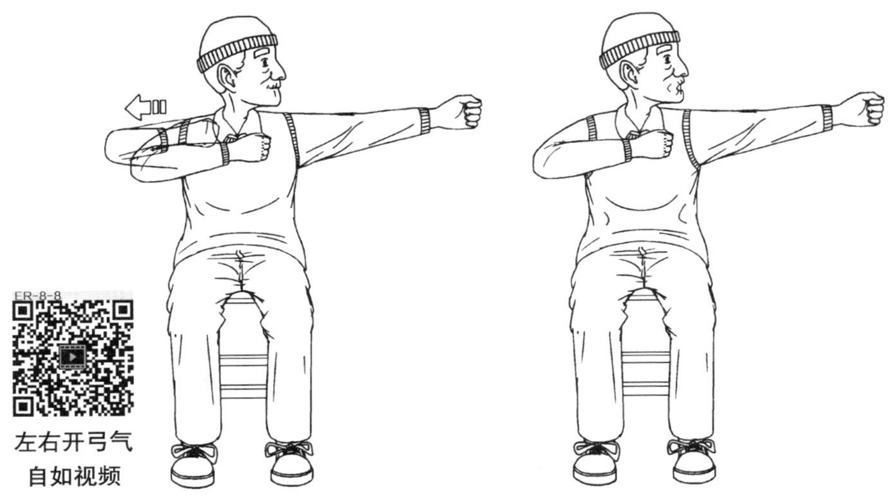

图 8-12　第三节：左右开弓气自如

解读：该节动作主要为缩唇呼吸、腹式呼吸训练配合上肢、肘部运动。上肢、肘部拉伸、扩张，可增加胸廓活动度，增强呼吸肌力，促进血液循环，改善肺通气及换气功能。上肢为手三阴经走行部位，《灵枢》云“肺心有邪，其气留于两肘”，上肢、肘部活动可以畅通心肺经络，开胸顺气、清肺舒心。此节适用于慢阻肺呼吸困难症状以及上肢疲劳者。

4. 凝韵静神吐故息

动作要点：坐位（或站立），双手置于腹前（或自然下垂），噘嘴吹气。鼻子吸气，双手同步上抬至脐上。闭气同时双掌下翻，嘴巴张开。双掌下压同时用力哈气。重复 4 次（图 8-13）。

解读：该节动作除包含缩唇呼吸与腹式呼吸、用力哈气动作。“吸气为补，呼气为泻”，用力呼气，呼出更多的浊气，是取其泻邪之义。《庄子·刻意》篇中云：“吹呴呼吸，吐故纳新。”通过用力呼气同步震荡，吸气呼气流速增加，促使分泌物产生震荡位移，可有效气道廓清。此节动作对于慢阻肺痰液不易咯出的患者尤其适合。

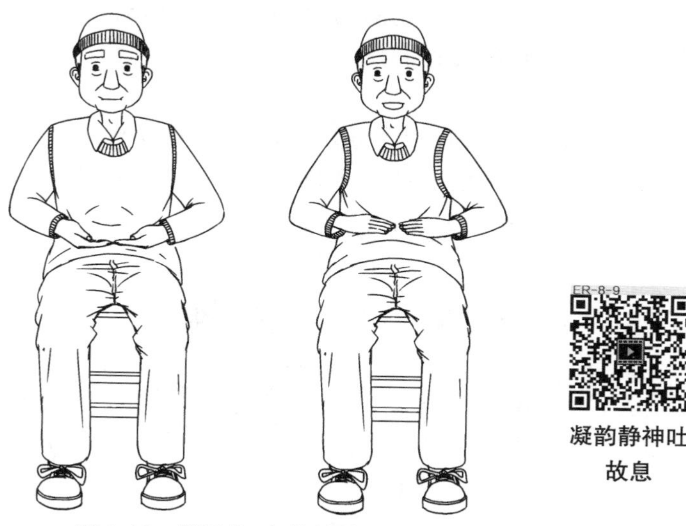

图 8-13　第四节：凝韵静神吐故息

5. **单足上抬缓吐纳**

动作要点：站立位，双脚自然分开，双手打开约 30° 以保持平衡，噘嘴吹气。鼻子吸气，同时单足慢慢抬起（足跟离开地面即可）。闭气保持。噘嘴缓缓吹气，下肢归位。重复 8 次（图 8-14）。

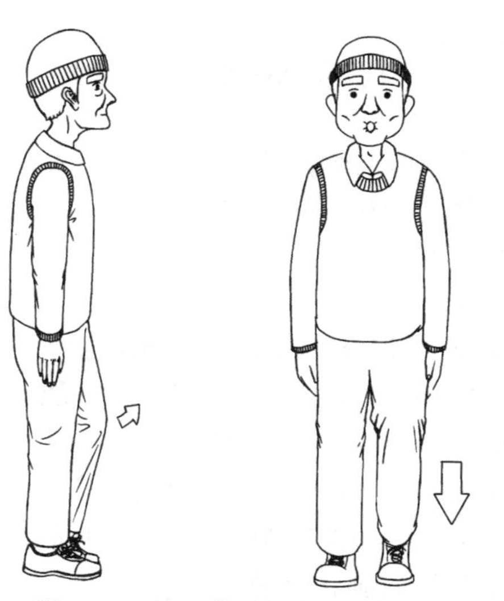

单足上抬缓
吐纳视频

图 8-14　第五节：单足上抬缓吐纳

解读：该节动作为呼吸吐纳与下肢导引相结合，调心、调身、调息相结合，以意领气，宁心安神，调节气血运行，均衡全身气机。动作要点在于“慢”，一是有利于安全，二是通过缓慢的等张运动增加运动量，可加强肌肉锻炼，从而改善呼吸功能。

6. 平举下蹲气归一

动作要点：站立位，双脚分开与肩同宽，噘嘴吹气。鼻子吸气，同时双手抬起至 90°，双腿稍稍下蹲（不到 90°）。闭气保持。噘嘴缓缓吹气，下肢归位。重复 8 次（图 8-15）。

ER-8-11

平举下蹲气归一视频

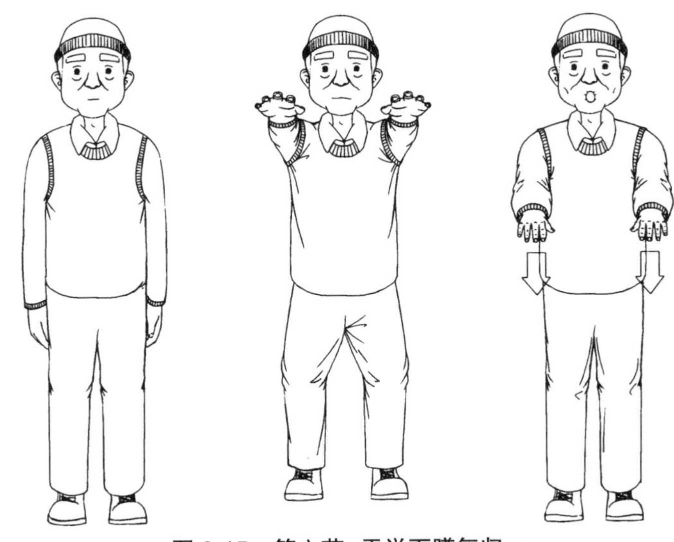

图 8-15　第六节：平举下蹲气归一

解读：该节动作将呼吸吐纳与四肢运动配合，上肢平举拉伸胸廓，升清降浊，下肢屈伸可刺激足三阴三阳经，畅通经络、调理脾胃、固肾健腰。手起膝曲，配合呼吸吐纳，经络气血循环周流，互相交贯，有利于气血脏腑调和。

7. 穴位拍打咳喘停

动作要点：站立位，双脚分开与肩同宽，噘嘴吹气。鼻子吸气，单侧上肢抬起 135°。闭气，上肢拍打定喘穴 2 次。噘嘴缓缓吹气，上肢归位，左右轮流。重复 8 次（图 8-16）。

解读：该节是呼吸吐纳与穴位拍打相结合。定喘穴是经外奇穴，位于第 7 颈椎棘突下旁开 0.5 寸，有止咳平喘之效，是治疗肺系疾病的要穴，通过穴位拍打刺激，能疏通经络、宣肺止咳平喘。

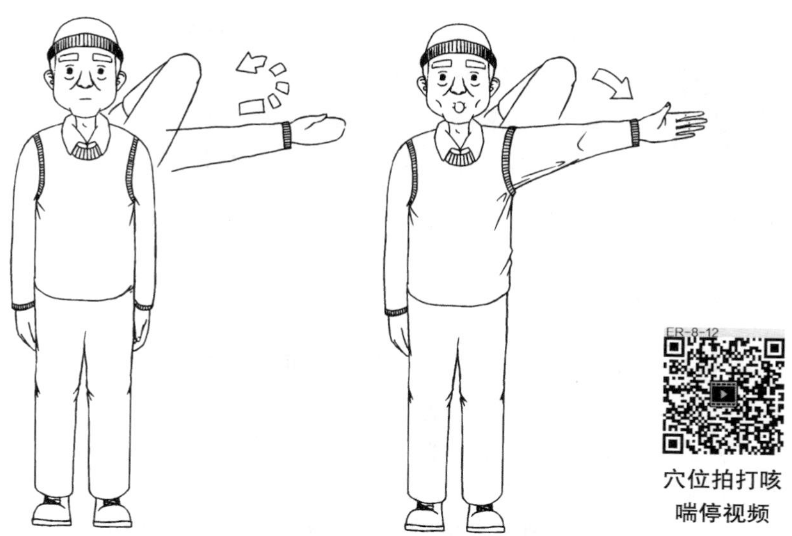

穴位拍打咳喘停视频

图 8-16　第七节：穴位拍打咳喘停

8. **背后七颠百病消**

动作要点：站立位，双脚分开与肩同宽，噘嘴吹气。鼻子吸气，同时足尖用力足跟悬，同时身体上顶手下按，闭气保持。嘴巴呼气足下落，身体颠簸。重复 8 次（图 8-17）。

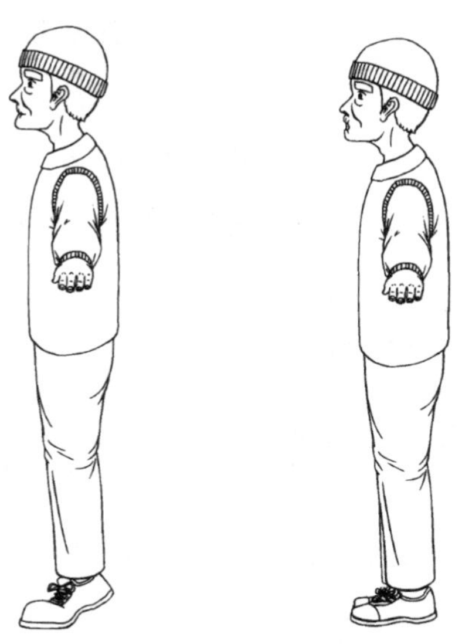

背后七颠百病消视频

图 8-17　第八节：背后七颠百病消

呼吸八段锦全套视频

解读：此节与传统八段锦有相同之处，更注重于呼吸配合。身体上顶手下按，拉伸胸廓，可增加潮气量。足跟悬起、下落，身体颠簸，可震荡脊柱、下肢，达到调理督脉、膀胱经、畅通周身气血，使筋骨顺而气血行，气血行则脏腑调。

二、注意事项

1. **以保证安全为先**　呼吸八段锦可根据患者年龄、活动能力、呼吸困难严重程度、耐力等个体状况选择不同的节段练习。合并呼吸衰竭的患者锻炼时可配合指尖血氧饱和度及心率监测。心肺功能不佳，呼吸困难严重，或下肢功能差的患者，可选择坐位练习。

2. **分阶段练习**　初学者以熟习动作要领为先，熟练提高后四肢运动与呼吸吐纳相结合，最后达到形与神合，气寓其中。

3. 根据患者个体情况设定运动量：建议每周锻炼 3~5 天，每天至少 20~30 分钟，出现呼吸困难加重时及时停止、调整。

4. 锻炼时平心静气，条件允许最好选择空旷、绿化好、空气清新的场所，在晨光中练习尤佳。

（蔡俊翔　张红星　侯　雯）

主要参考文献

[1] 国家体育总局健身气功管理中心．健身气功·八段锦 [M]. 北京：人民体育出版社，2018.
[2] 国家体育总局．二十四式太极拳 [M]. 北京：人民体育出版社，1999.
[3] 国家体育总局健身气功管理中心．健身气功·六字诀 [M]. 北京：人民体育出版社，2003.
[4] 石爱桥．健身气功：易筋经 [M]. 北京：人民体育出版社，2007.
[5] 国家体育总局健身气功管理中心．健身气功·五禽戏 [M]. 北京：人民体育出版社，2019.
[6] 周庆海．传统健身功法：八段锦　五禽戏　易筋经　太极拳　六字诀 [M]. 北京：化学工业出版社，2018.

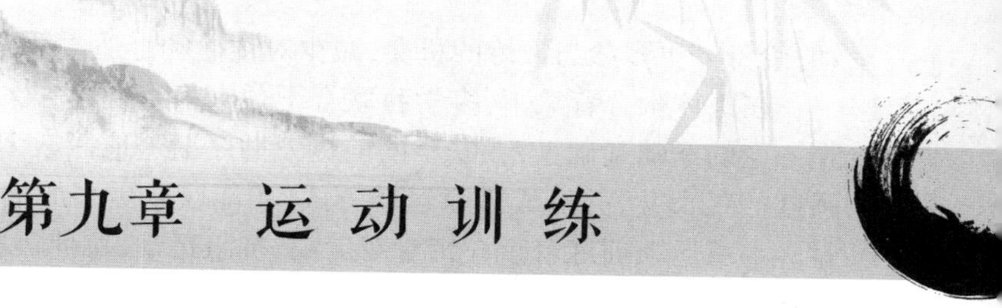

第九章 运动训练

随着生活水平的提高和对美好生活需求层次的提升，人们对于运动有了新的认识。然而，仍然有部分人觉得运动是单纯地锻炼身体，不能起到治疗疾病的作用，甚至有部分慢性肺系疾病患者认为运动反而会加重病情。事实上，体力活动不足和静坐少动的生活方式反而是慢性肺系疾病反复加重的原因之一。大量的研究证实，科学合理的运动在预防、延缓、逆转和治疗慢性肺系疾病中发挥着重要作用。近年来，随着慢性疾病的管理逐渐被重视起来，肺康复的重要性也被认可。肺康复是一个基于对患者进行全面评估后量身定制的综合性的干预方案，包括(但不限于)运动训练、心理教育、疾病防治常识教育和祛除病因或疾病加重诱因等，旨在改善慢性肺病患者的身心健康状况，提高长期健康行为的依从性，从而最大限度地恢复和提升患者的功能独立程度。

运动训练则是肺康复的基石。运动训练原本是竞技体育的重要手段，其本质是挖掘运动员的潜能，提升运动成绩，是一个有组织、有计划的实践活动。本章中的运动训练，已经超出了运动本身的内涵和外延，是在医体融合背景下，多学科联合干预慢病采用的具有治疗作用综合性方案中的一种方法，已得到一定的循证推荐并写入中医肺康复锻炼指南。

此处需说明“适量运动”“静坐少动”和“体力活动”的含义，以便更好把握运动训练在肺康复实践中的具体应用。美国运动医学会(ACSM)推荐一个成年人每周应至少完成 150 分钟中等强度的有氧运动或 75 分钟较大强度的运动，2~3 次抗阻运动，2~3 次柔韧性运动即为“适量运动”；身体能量消耗在低于 1.5 倍基础代谢的觉醒状态，例如站姿、坐姿、卧姿或其他形式相对静止状态即为“静坐少动”；因骨骼肌收缩引起能量消耗明显增加的身体活动即为“体力活动”。适量运动的人群中也可能存在静坐少动的状态，在日常生活中每个非体力劳动者都应该增加生活中的体力活动，给身体更多参与锻炼的机会，减少对便捷和舒适生活方式的依赖。

在医体融合背景下，多学科联合干预慢病综合性方案的运动训练建立在一定的运动基础上，在安全的前提下循序渐进地探索个人运动量和运动强度的最大化，并形成规律运动方式，才能获取更多的治疗作用和健康收益。本章运动训练着重介绍有氧运动、抗阻运动、拉伸运动、平衡训练对中医肺康复实践在运动治疗方面的实践收益。

第一节 有氧运动

一、有氧运动的定义

有氧运动是肺康复运动训练的重要组成部分，是指人体在氧气充分供应下进行的运动。简而言之，有氧运动是一种低强度、有节奏的运动，需要一定时间(约 30 分钟或更长时间)。判断它是否是“有氧运动”，需要进行抽血检测生化指标，如血乳酸水平，可操作性不强，在实践中，更倾向于无创检查获得的指标，其中，心率被认为是评估有氧运动的主要客观指标，心率保持在靶心率的运动量为有氧运动。

靶心率的计算需要通过最大心率，在患者不具备心肺运动试验结果时，可使用以下公式进行推算：最大心率 =220– 年龄。例如，一个年龄 60 岁的人，其最大心率为：220–60=160 次 /min。设定运动强度 60%~85%，则其靶心率范围为：160 × (60%~85%)=96~136 次 /min。在靶心率范围内做运动，效果理想，危险性小。对于心肺功能贮备较差的患者，建议将靶心率范围降低至最大心率的 50% 或更低。此公式使用简单，临床应用广泛，亦有学者提出其他的最大心率推测公式，可根据实际情况使用。

临床研究与实践中，检测运动强度是否适合患者时，可通过检测所做的有氧运动是否在靶心率范围内，测量有氧运动停止后 10 秒的脉搏，若脉搏低于靶心率，可适当增加运动量，若脉搏高于靶心率，应降低运动量。

二、有氧运动的适用人群

有氧运动适用于正常人群，或受慢性肺病影响，导致日常生活活动能力轻度下降，伴或不伴呼吸功能不全的患者，但对于肿瘤晚期及恶病质、感知认知功能严重障碍、主观不合作或不能理解运动、精神疾病发作期间、临床上要求制动的各类患者、心血管功能不稳定阶段不宜进行，避免发生危及生命的情况。运动是生命活动的一种特殊形式，从运动的能源物质利用顺序和能量供应特点来看，运动过程中无氧和有氧代谢供能比例是由运动强度和持续时间决定的。有氧运动是兼顾全身性、大肌肉群参与、能持续进行的运动项目。

三、有氧运动的意义

（一）改善心肺功能

心和肺都是有氧运动的主要参与器官。有氧运动会增加肺的潮气量，提高肺活量的同时锻炼呼吸肌，提高呼吸肌耐力，改善肺功能。机体的能量传递是通过血液进行的，心脏负责供血，进行适度的有氧运动时心脏收缩能力得到锻炼，同时不会显著影响最大心率水平，使运动状态中机体的副交感神经兴奋度增加，使静息时机体的心率减小，减少心脏做功，增加心脏功能储备。大量的临床研究也证实，坚持适当强度的有氧运动，可以显著提高慢性肺病疾患的心肺功能。

（二）调节糖脂代谢，改善肌肉功能

有氧运动可以提高人体的胰岛素敏感性，在调节血糖和脂质代谢方面发挥作用。长期坚持有氧运动者，可使肌肉形态及功能得到改变，从而增加肌肉的抗氧化作用，提升肌肉的力量，减轻肌肉的易疲劳性。研究发现，有氧运动能够增强肌肉耐力，减轻肌肉疲劳，并提升运动耐量。

（三）增强体质，促进健康

有氧运动还可以促进免疫功能，减轻慢性炎症反应，改善情绪，对身心健康起到促进作用。长期坚持有氧运动还能增加体内血红蛋白的数量，提高机体抵抗力，抗衰老，增强大脑皮质的工作效率，能改善生理和心理状态，使疲劳的身体得到积极的休息，使人更精力充沛地投入学习、工作、生活之中。

（四）减少住院次数、减轻经济负担

规律的、科学的有氧运动能在一定程度上减少肺系疾病的急性发作，减

少疾病住院次数，从而减轻患者的经济负担，使患者重新回到社会，增加患者生存的信心，提高生活质量。

四、有氧运动的方案制定

在肺康复训练中，有氧运动是主要的训练形式。每个进行肺康复的患者其心肺功能不同，能耐受的强度差异可能很大，因此进行有氧运动之前应重点进行心肺功能评估(详见第五章“肺康复方案的制定”)。

有氧运动在肺康复实施过程中，应遵循因人而异、循序渐进、持之以恒、密切监测的原则，实施不同的运动训练方案。

低强度的有氧运动项目包括步行、爬山、太极拳、瑜伽等；中等强度以上的有氧运动项目包括慢跑、游泳、水中步行、骑自行车、各类健身舞、跳绳、各种韵律操、医疗体操等。

(一) 运动程序(模式)

是指运动过程及运动流程，是制定运动处方的重要内容。通常将运动实施分成以下三个部分：

1. **预备运动(准备活动)**　准备活动的主要作用是使机体从平静状态进入到运动状态，逐渐适应到有氧运动的运动强度，避免心脑肺等内脏器官系统无法耐受突然间较大的运动负荷，避免关节、肌肉、韧带等出现损伤。准备运动部分常采用低强度的有氧运动，如伸展运动、步行、慢跑、太极拳等，在开始的早期阶段，准备活动的时间可以安排 10~15 分钟，也不要时间太长，避免目标强度训练的时间不足或者过早出现疲劳，而在中后期准备活动时间可以减少到 5~10 分钟。

2. **主体运动(持续训练法、间断训练法、循环训练法)**　持续训练法是指在低强度下进行不间断训练的方法。持续训练法，可使机体对有氧运动逐渐产生适应，提高机体耐力，可逐渐增加运动强度的训练方法。

间断训练法是指在训练时按预定计划安排间歇时间，不完全休息的训练方法。即用不同强度的训练，并分成若干组，组间给身体一定恢复时间，这种方法其实比持续的有氧训练更加有效地提高新陈代谢，对发展耐力水平非常有效。

循环训练法是将有氧训练和抗阻训练相结合的训练方法。将短时间的有氧训练放在抗阻训练之间，在运动之间可不中断或者安排休息，将心率提高到目标心率范围之内，从而锻炼机体的耐力。

3. 整理运动(放松活动) 每一次按运动处方进行锻炼时，都应安排一定的内容和时间进行放松运动，放松运动的主要作用是：避免因突然停止运动而出现呼吸系统、循环系统、神经系统的症状，例如头晕、恶心、呕吐甚至重力性休克等，放松活动常选择慢跑、放松体操、徒手操、拉伸动作等缓和性训练项目，放松时间一般为 5~10 分钟。

(二) 运动强度

运动强度是运动时的剧烈程度，是运动处方的核心部分，也是最困难和最需要控制的部分，是衡量运动量的重要指标之一，临床上制定运动强度的方法有很多，进行运动时的靶心率，心肺运动试验(CPET)测得最大吸氧量和峰值摄氧量(peak VO_2)、无氧阈(anaerobic threshold，AT)及代谢当量(MET)是目前公认的制定有氧运动强度的方法(详见第五章“肺康复方案的制定”)。

(三) 运动频率

运动频率即每周运动的次数。若每次有足够的运动量，一次训练效应可维持 2~3 天左右，即每周练习 2~3 次即可。但患者通常每次运动量不足，而且对于无运动习惯者来说若规定每周运动 2~3 次，常常可能会中断运动，因此以坚持每天运动为宜，且要养成良好的运动习惯。

(四) 运动持续时间

建议每次运动时间为 30~60 分钟，但对于部分心肺功能不全的患者来说，单次 30 分钟训练是不可实现的，因此应建议较短的训练，分成 5~10min/ 次的段落以累计 30 分钟总量控制。让患者尽量主动完成较长时间运动，最后的目标是连续活动 30 分钟。运动持续时间主要取决于病情，例如，中重度慢阻肺患者，在运动的起始阶段，在某一强度只能持续几分钟，运动初期可选用间歇训练法，建立一定运动基础，逐步增加运动量和运动强度，直到患者能耐受更大的运动强度和运动量，提升患者整体运动能力。呼吸作为第一大运动，在运动前先进行呼吸节律的调整，运动的同时注重呼吸的配合，动作节奏宜缓慢，以姿势引导呼吸为主，即手臂上抬吸气，手臂下落呼气。美国运动医学学会在老年人运动处方中，对运动持续时间的建议是：中强度体力活动，每天累计 30~60 分钟(60 分钟效果更好)，保证每次至少 10 分钟，每周共 150~300 分钟，或每天至少 20~30 分钟，每周共 75~100 分钟的较大强度运动，或者是同等运动量的中等强度和较大强度运动相结合。

（五）注意事项

每一个完整的运动处方，应包含运动注意事项，主要说明进行运动的安全问题，尤其是无医护人员指导时的注意事项，如中断训练的时机、是否需家人陪伴方可进行运动、运动强度控制范围等。

有氧运动是肺康复运动训练中的主要形式，合理的运用能为患者带来明显的获益，但是进行有氧运动也需要注意，并不是运动越多越好，如果有氧运动过度，也容易导致肌肉拉伤等问题，影响身体健康，因此在有氧运动前应针对患者身体的实际情况进行全面检测，做好心肺和肢体功能性动作评估，每次运动前必须进行热身运动，运动过程中做好监测（如心率、血压、血氧饱和度等关键指标），制定切实可行的运动处方，尽可能兼顾患者的喜好或习惯，循序渐进地增加运动量和运动强度，形成规律运动，优化慢病控制尤为重要。每次运动结束后都要进行适当的放松练习（整理运动），通常是以拉伸的方式进行，可以更好地预防和降低运动风险。注意营养补充问题，保持运动强度的适中、运动时间的适量，才能达到有氧运动的治疗目的。

第二节 抗阻运动

一、抗阻运动的定义

抗阻运动，或者力量训练，即主动运动肌肉来克服外界阻力，阻力的大小取决于受影响肢体的力量，以能克服阻力完成运动为度。阻力可由他人、自身的健肢或器械（如哑铃、沙袋、弹簧、橡皮筋等）进行。能恢复和发展肌力，被认为对成年人健康有益，在慢性呼吸系统疾病也有效，比如肌肉质量和力量减弱的慢阻肺患者，肌肉力量的增加与更低的心血管代谢危险因素的发生风险相关。最常见的抗阻运动形式有自由负重（身体自重）、拉力绳（带）、外加负重或空气式的器材。力量是肌肉收缩或舒张时所表现出来的一种能力。抗阻训练是力量训练中增强力量的最好方法，抗阻训练中产生的肌肉收缩形式主要有等长收缩、向心收缩和离心收缩。

二、抗阻运动的意义

许多研究证明,有效、规律、适当强度的抗阻运动可促进慢性肺病患者恢复体能,改善心功能,提高运动耐量与生活质量,降低再住院率,降低心血管事件发生率和死亡率。现在越来越多的慢阻肺患者认识与接受抗阻运动,希望通过训练提升生活质量。抗阻运动对于人体的意义主要有以下几方面:

(一)增加肌肉含量

肌肉是由最基本的肌肉纤维构成,患者日常进行的力量训练达到一定运动量和运动强度后就会使得所锻炼部位的肌肉纤维产生细微的损坏,肌肉受伤后会释放细胞活素类物质,身体收到这种信号后,会主动修复细微损伤的肌肉;在修复过程中会产生超量修复,从而发生肌肉的增长。

(二)减少肥胖

脂肪是人体储存能量的最好方式。肥胖的主要原因就是长期在饮食中摄入的热量高于身体消耗的热量。增加肌肉重量有助于促进新陈代谢和减少脂肪。即使人体不运动,每 kg 肌肉每天也需要消耗 314~460J 的热量。每增加 1kg 肌肉,它消耗的热量相当于一年内减少 3~5kg 的脂肪。所以抗阻训练增加肌肉的同时还能有效地燃烧身体的脂肪。

(三)预防代谢疾病

人体储存糖类的主要形式为肌糖原,故肌肉含量越高的人,身体储存糖的能力越强。绝大多数的慢阻肺患者都存在体重过低,肌肉含量少的情况,运动本身是要消耗身体能量的,尤其是抗阻运动。过低的肌肉含量意味着过低的肌糖原储存量,导致他们调节血糖平衡的能力变得非常有限,所以及时补充营养尤为重要。通过抗阻运动增加身体的肌肉含量、增加储存糖的能力与血糖平衡能力以及胰岛素敏感性,对于预防与治疗高血糖、糖尿病等代谢疾病具有非常重要的意义。

(四)增加骨密质

抗阻运动能使骨骼承受应力产生良性适应,从而实现骨密度的增长。老年患者出现应力性骨折,多数是因为骨质密度过低以及附着在骨骼上的肌肉不能为骨骼提供足够的支持(肌力不足以对抗应力)而造成的,同时由于肌肉较少导致关节不稳定,跌倒的风险增加。而抗阻训练既能够强健肌肉组织、稳定关节,又能够提升骨密度,是预防跌倒和应力骨折的有效手段。

(五) 提升肌肉神经连接

进行抗阻运动不仅能从生理上强壮慢性肺病患者的肌肉,同时还能强健他们的大脑。一个有经验的抗阻运动者在生活中遇到搬重物的情况时,会本能地降低重心,将核心肌群收紧,以较为合理的力学方式去发力。因为反复的动作训练建立了神经肌肉发力的连接,不需要多加思考,就能以较安全有效的方式完成生活中的动作模式。抗阻运动对训练者的意义不仅在于专项训练动作的掌握,而是在除了掌握这些动作以外,身体应对外力时产生的反应:本能地收紧相关肌群保护重要的位置(如脊柱),使用庞大有利的肌群进行高效的发力,在日常生活中合理使用身体,保护身体功能不受损害,降低运动风险。

(六) 提高呼吸效能

抗阻训练时对呼吸方法的要求是,在用力阶段呼气,还原阶段吸气,换言之目标肌肉群在做向心收缩时呼气,做离心收缩时吸气,以此提高呼吸效能。切不可憋气,避免对身体产生负面作用和危害。对于老年人来讲血管弹性差、脆性大,容易导致心、脑、眼等部位的血管破裂,带来较为严重的后果。

三、抗阻运动的适用人群

抗阻运动与有氧运动相同,适用于受慢性肺病影响导致日常生活活动能力下降伴或不伴呼吸功能不全的患者,但对于肿瘤晚期及恶病质、感知认知功能严重障碍、主观不合作或不能理解运动、精神疾病发作期间、临床上要求制动的各类患者、心血管功能不稳定阶段不宜进行,避免发生危及生命的情况。

四、抗阻运动的形式与应用

抗阻运动的不同形式直接关系着肺康复安全性与治疗的效果,不同抗阻运动方式的临床应用带来的获益也不同。

（一）向心收缩运动

向心收缩运动是最常见的肌力训练方式，即骨骼肌克服外力收缩，长度变短的收缩运动，如肱二头肌驱使前臂向肘关节屈曲。康复训练中常用向心收缩增加肌肉力量，但长期单纯等速向心收缩运动会导致机体平衡能力与关节稳定性下降。

向心收缩运动在肺康复治疗中的应用，主要是通过哑铃、杠铃、弹力带、固定器械等给予康复患者一定阻力，使骨骼肌克服阻力进行主动收缩是康复训练最常用的方法。在临床实践研究中，向心收缩运动对术后肌力恢复、运动功能恢复等方面均取得了较好的效果。向心收缩运动带来的收益不光表现在骨骼肌的层面上，还能优化神经 - 肌肉调控，提升灵活性。

（二）离心收缩运动

离心收缩运动，是指骨骼肌收缩以克服外力而被拉伸的收缩运动。如人体在转圈并保持平衡，或者跃起落地缓冲时，下肢就是做离心收缩运动。离心收缩运动能增强机体运动的控制能力，抑制肌肉萎缩，但是离心运动易导致肌肉出现酸痛感，甚至引起肌腱炎。

离心收缩运动在肺康复治疗中的应用，目前主要应用于慢阻肺患者。有学者对 6 例慢阻肺患者进行 5 周的中等强度递增性离心收缩运动干预，干预结束后，所有患者只表现出轻微肌肉酸痛、耐受性呼吸困难、腿部疲劳，运动能力却有较大的提高。根据自感劳累分级标准，因人而异设计不同的离心收缩运动计划或许能缩短慢阻肺患者的康复进程。

（三）等长收缩运动

等长收缩运动是指骨骼肌肌肉在克服阻力的同时保持长度不变的收缩运动，能有效提高肌力与肌耐力，例如练习扎马步时，腰背肌肉为维持躯干稳定进行的运动就是等长收缩运动。部分学者认为等长收缩运动可能会产生不可控心血管反应，亦有研究发现等长收缩运动可增加冠状动脉灌注压，降低心肌缺血发生率，有利于提高机体心肺功能，并不产生过度的心血管反应。现阶段临床治疗中常将等长收缩运动作为冠心病、慢阻肺辅助治疗方法，但临床证据不多，处于摸索阶段。

（四）超等长收缩运动

超等长收缩运动，即骨骼肌肌肉先做离心拉长，随后做向心收缩运动，如蛙跳等。超等长收缩运动可有效提高骨骼肌输出功率与反应速度。

超等长收缩运动在肺康复治疗中的应用较少，少数研究在针对长期卧床的慢性肺病患者康复治疗中常采用弹力带足泵运动、抗足外翻等超等长收缩运动来训练踝关节肌力，避免肌肉萎缩、足外翻具有一定疗效。目前超等长收缩运动主要是在术后患者运动功能的恢复与踝关节稳定性的增强方面显示出较好的效果。

（五）等速收缩运动

等速收缩运动，其特点是维持运动速度不变，肌肉在关节运动范围内所受阻力可变化。等速收缩运动能使目标肌群整体得到较为全面的训练，对于维持骨骼肌功能、治疗肌萎缩、改善慢阻肺患者生活质量等方面意义重大。其缺点是操作复杂，需要借助等速训练器，难以自学，需要专业技术人员来辅助进行，通常只能在特定医疗机构中训练，难以居家进行康复，限制了推广运用。

（六）等张收缩运动

等张收缩运动，其特点是在关节运动的范围内肌肉长度有变化而所克服的阻力不变，例如举哑铃。骨骼肌等张收缩时能有效提高关节周围结缔组织韧度、增加肌纤维弹性等，在肺康复方面，多应用于长期卧床的慢阻肺患者，由于无法运动而导致肌肉失用性萎缩，肌力减退。治疗时多采用健侧等张收缩运动来锻炼肌力，加速康复进程。

五、抗阻运动的方案制定

抗阻运动的方案制定之前应进行肺康复评定，在抗阻运动在肺康复实施过程中，同样应遵循循序渐进、因人而异、持之以恒、密切监测的原则，实施不同的运动训练方案。经过肺康复评定后，进行抗阻运动处方制定时，可参照有氧运动进行。

抗阻运动是肺康复治疗中的重要组成部分，不同形式的抗阻运动会带来不同的获益与风险。但在康复训练中可根据患者不同部位、不同形式的功能障碍选择个体化运动方式，从而提升运动安全系数并达到收益最大化，这是我们需要继续实践研究的问题。

第三节 拉伸运动

一、拉伸运动的定义

拉伸运动也称为伸展运动，是在特定动作下定向伸展身体骨骼肌，拉长肌肉、肌腱的运动，与柔韧性、关节活动度和稳定性高度相关。拉伸运动可以用在慢阻肺患者运动训练方案前的热身环节（准备活动），以此降低骨骼肌黏滞性，预热身体，提升大肌肉群的温度，帮助身体有序地从安静状态进入运动状态，运动中用于提升身体柔软度。也可放在后半部分或放松环节（整理运动），通过拉伸环节肌肉酸痛，及时减少大肌肉群乳酸的堆积，避免肌肉僵硬，保持肌肉、肌腱的弹性，对预防运动损伤和降低运动风险有着积极且重要的作用，是运动训练中不可或缺的一环。拉伸运动分为静态拉伸和动态拉伸。

二、拉伸运动的意义

（一）拉伸可以增加身体灵活性和肌肉弹性、降低黏滞性

大多慢阻肺患者由于自身条件和其他原因，没有经常锻炼的习惯或者锻炼不当，导致自身关节硬化和肌肉力量老化，甚至许多年轻人由于久坐少动导致自身柔韧性非常弱，国民体质或国家学生体质中最基本的柔韧性测试均不理想。经常性坚持全面拉伸可以有效地增强肌肉、韧带等的弹性，降低黏滞性，使身体关节变得光滑，韧性变得更好，全身柔软度增加，降低运动风险和避免运动损伤的发生。

（二）拉伸运动可以促进血液循环和新陈代谢

对于慢阻肺患者经常坚持全面拉伸运动，能有效促进身体的血液循环，提高身体的新陈代谢能力，尤其是肢体末端的微循环通畅，有助于提升睡眠质量，加速运动训练后身体的恢复。

(三) 拉伸运动可以缓解心身疲劳、快速恢复体力

慢阻肺患者日常体力活动参与不足，导致长时间处于安静状态，自身肌肉较少且无力会带来身体的慢痛，拉伸可以让营养物质输送到需要的组织，长期坚持拉伸运动不仅能缓解肌肉较少且无力引起的慢痛，还能疏通经络，促进血液循环，消除疲劳和酸痛，长期坚持拉伸还能有效预防各种关节和肌肉疾病，增加关节稳定性，提高身体恢复力并能够对身体各部位肌肉起到刺激作用，促进肌肉增长。

(四) 预防肌肉僵硬

运动后身体处于紧张和充血状态，肌肉比平时更加紧张和僵硬，尤其是抗阻运动后肌肉会产生乳酸，如不及时拉伸，肌肉将处于局部僵硬状态，积累久了肌肉弹性、身体灵活性将会大打折扣。

(五) 加速营养物质的吸收

运动后 30 分钟左右需要给身体补充营养物质，及时拉伸可以为补充后的营养物质提供帮助，加速吸收和利用率，使身体更加健康强壮。

三、拉伸运动的适用人群和时机

(一) 准备活动的拉伸(热身)

运动训练前做简单的动态拉伸，可以使神经、肌肉、肌腱、韧带等多个组织同时激活，这些组织的激活有助于大大提高体育活动的效果，同时降低运动过程中的损伤程度、风险。

(二) 运动结束后的拉伸(整理)

运动训练中有氧和抗阻运动后进行动态拉伸，整理环节可以进行相对静态的拉伸，可提高新陈代谢，降低损伤程度，有利于机体恢复，减缓延迟性酸痛。

(三) 拉伸时机

可以根据个人情况或疾病状态，如轻、中、重度慢阻肺患者均可进行中等运动强度的全身性拉伸练习，结合个人所选项目不同，可重点针对使用高

频部位，多做该部位更充分的热身及之后的拉伸。

四、拉伸运动的形式与应用

拉伸运动的形式可以选择徒手或借助器械进行特定动作的拉伸练习，例如借助毛巾、弹力带进行下肢后侧或肩部肌肉群的拉伸，更多的是做积极主动的拉伸，这适用于轻、中、重度慢阻肺患者。极重度慢阻肺患者可以进行被动拉伸练习、床上翻身等避免身体压疮的发生，以及避免由于长期卧床导致肌肉萎缩、关节活动度受限等。拉伸运动的形式多种多样，几乎涵盖所有运动项目和运动形式，运动风险相对低一些，拉伸后的舒适效果立竿见影。

五、拉伸运动的方案制定

拉伸运动是运动后必不可少的一个流程或环节，无论是对于正在健身还是运动治疗的人群来说都是必要的，同时拉伸对运动过后肌肉的恢复，关节酸痛与不适效果非常明显。

本章节推荐由国家体育总局体育科学研究所编创的“科学健身18法”，是一套相对全面适合各种人群的拉伸运动，是在全面总结我国群众体育科学研究成果的基础上，基于中国居民运动健身实测数据和健身活动调查结论，设计编排的一套覆盖全人群、简便易行、功效显著的健身方法。

“科学健身18法”由18个针对肩颈部、腰部、下肢关节和肌肉科学运动的小妙招组成，通过接地气、科普化的形式展现，力求达到“一看就懂、一学就会、一练就有效”的效果。“科学健身18法”旨在广泛传播科学健身新观点，积极推广“科学运动是良医”的全新理念，针对现阶段大众普遍存在的“不健身”和“不会健身”的问题，通过研发科学健身小妙招，积极引导全民科学健身，倡导健康生活方式。“科学健身18法”适宜各类人群，不受场地和环境限制，可利用碎片化时间完成简单的运动锻炼，从而达到科学健身、放松身体和预防损伤的功效。

第四节 平衡性训练

一、平衡训练的定义

平衡是指物体所受到来自各个方向的作用力与反作用力大小相等,使物体处于一种稳定的状态(即牛顿第一定律)。人体平衡比自然界物体的平衡复杂得多,本章节所说的平衡是指身体在日常生活中所处的一种稳定的姿势状态,并能在特定运动训练中或受到外力作用时自动调整并维持姿势的一种身体控制能力。由此我们归纳出平衡训练是指通过规律的运动训练提升人体自发的、无意识的或反射性的维持自身稳定性的能力,以满足日常生活中身体活动的需要,降低跌倒风险。人体平衡不仅要求身体适应环境的平衡能力而且讲求躯体肌肉、关节、肌腱,特别是髋、膝、踝关节具有良好的稳定性。平衡是日常生活和运动训练的前提和基础,尤其是老年群体,跌倒是导致死亡和导致脑损伤的重要原因之一。

二、平衡训练的意义

(一) 提升日常生活质量,减少跌倒致伤的风险

加强平衡训练可以提高肢体的稳定性,避免跌倒,提高日常生活活动能力和提高生活质量。

(二) 增强身体肌肉、关节整体稳定性和控制能力

加强平衡训练可以增强背部和腹部肌肉核心肌群的稳定性,改善身体平衡稳定性。

(三) 改善身体神经系统的连接和身体的健康状况

平衡性训练可以利用视觉系统,从神经上激活特定肌肉。

（四）提升专注力、本体觉与协调性

加强平衡训练可以提高视觉神经与本体感觉功能协调性，增强身体抗重力的能力，通过协调重心，达到稳定步态，增加平衡性的目的。

若您的平衡能力降低，将会导致姿势不正确，肌肉不平衡和虚弱的核心力量以及不可避免地发生运动损伤。

三、平衡训练的适用人群和分类

人体不平衡的表现为身体关节、肌肉等不平衡会产生肌肉无力、代偿模式、步态不稳定、体态不良、关节活动受限、肌张力不平衡、容易跌倒，运动风险增加，以至无法完成日常生活中的体力活动。例如，髋关节和膝关节肌肉失衡，表现为站立不稳定，通过上身后倾进行代偿肌无力，从而被动伸展髋关节。平衡训练适用于老年人群、慢病人群、肌少症人群、前庭功能受损者等。平衡训练分为静态平衡、动态平衡和平衡反应。

四、平衡训练的形式与应用

平衡训练的形式包括平衡板、稳定球、瑜伽，以及其他身心合一的运动方式，如武术、普拉提等。广东省中医院呼吸与危重症医学科为此成立针对患者的肺康复学院，围绕慢阻肺稳定期患者开展中医肺康复运动训练，运动训练中较好地设计了针对慢阻肺患者的康复课程，采用有氧运动、抗阻运动、拉伸运动和平衡训练，每周医院集中训练 1 次，居家重复完成 2~3 次，在医体融合的背景下，多学科联合干预慢病参照美国医学学会推荐的 FITT-VP 原则和运动处方推荐内容实施干预，是一次新的探索与尝试，努力争取在中医肺康复临床研究实践中有所突破。

（吴镇湖　张红星）

主要参考文献

[1] 徐国栋，袁琼嘉 . 运动解剖学 [M]. 北京：人民体育出版社，2012.
[2] 王瑞元，苏全生 . 运动生理学 [M]. 北京：人民体育出版社，2012.
[3] 黄晓琳，敖丽娟 . 人体运动学 [M]. 3 版 . 北京：人民卫生出版社，2018.

[4] 张志勇，刘忠民．健康运动学 [M]. 北京：人民卫生出版社，2020.
[5] 张秀花．康复功能评定学（实训指导）[M]. 北京：人民卫生出版社，2013.
[6] 黄鹏著．运动体能（实训指导）[M]. 北京：化学工业出版社，2016.
[7] 李彦林．运动与健康 [M]. 昆明：云南科技出版社，2014.
[8] 美国运动医学学会．ACSM 运动测试与运动处方指南 [M]. 10 版．北京：北京体育大学出版社，2019.

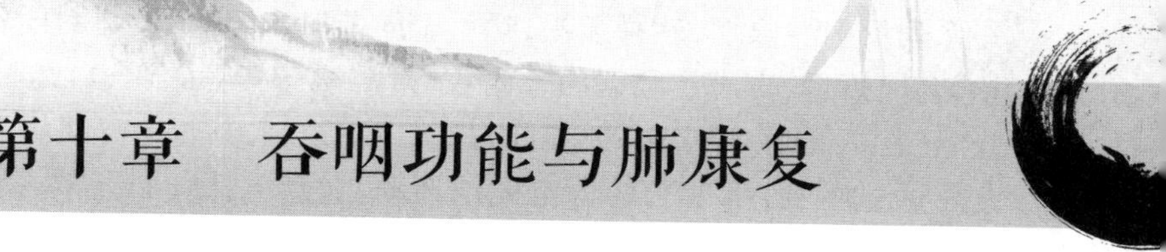

第十章　吞咽功能与肺康复

第一节　吞咽与呼吸相关生理病理基础

吞咽障碍可导致误吸、咳嗽，甚至导致吸入性肺炎等呼吸系统疾病，或使已有呼吸系统疾病症状加重，而呼吸频率加快患者容易合并饮水呛咳等吞咽功能障碍。两者之间的相互影响基于其在解剖、生理和病理方面的相互作用。

吞咽与呼吸有着共同的上气道肌群组织。与吞咽和呼吸共同相关的肌群包括：颏舌肌、舌肌、茎突舌骨肌、腭帆提肌、腭舌肌、咽提肌、咽缩肌等。在吞咽咽期阶段，位于咽缩肌深部的咽提肌和舌骨上肌群等将喉复合体向上向前提拉，同时舌肌收缩使舌根向后运动，会厌折返封闭喉口，杓状软骨运动关闭声门，食管括约肌开放食物进入食管，完成了咽期一系列协调动作。这些肌肉群的运动构成了正常的咽期吞咽功能，也影响了呼吸气流的动力学。

吞咽与呼吸的关系主要涉及吞咽、吸气和呼气三个阶段的协调，三阶段的协调进行在防止误吸过程中有非常重要的作用。人类吞咽和呼吸的协调运动具有时序性和选择性，大多数时候是按照呼气 - 吞咽 - 呼气模式进行的，该模式被认为是气道保护的有效机制，其不仅受到延髓中枢模式发生器和大脑皮质感觉 - 运动中枢神经系统的调控，还受到外周感觉 - 运动传入传出系统的影响。

在吞咽口腔准备期和口腔期阶段，吞咽功能主要体现为食团的形成和食团向咽喉部进行运送，在这两个阶段我们主要使用鼻进行呼吸，软腭与舌根处于相对闭合状态，防止食物的渗透和误吸。

在吞咽咽期阶段，食团刺激了舌根或软腭部的感受器，引起相关肌群的一系列反射性收缩，软腭上抬，咽后壁向前突出，鼻咽通道封闭；喉复合体上抬，会厌折返，真声带和假声带内收，封闭咽与气管的通道，此时呼吸暂时停止（正常情况下，呼吸暂停受呼吸延髓中枢控制，其暂停时间从 1~5 秒不等），食物通过咽喉；喉复合体向上向前活动，食管上括约肌开放，食团就从咽部被挤入食管；接着，重新恢复呼吸过程，由再一次的呼气开始。咽期阶段中喉部闭合环节在防止食物渗漏和误吸中起非常重要的作用。另一个重要因素为声门下压力（subglottic pressure，PSUB），其被认为在气道保护中发挥至关重要的作用。卒中后或者是慢性呼吸系统疾病由于神经控制失调或肺功能下降、或呼吸肌功能下降等原因导致膈肌等呼吸肌群活动减弱，使声门下压力减弱，误吸风险增加。

在吞咽食管期阶段，正常情况下，食物顺利经过环咽肌进入食管，整个吞咽过程结束。如果存在环咽肌开放异常的情况，如环咽肌完全不开放，食物聚集在梨状隐窝、咽后壁等处，正常的吞咽 - 呼吸模式受到影响，可能导致误吸的发生。

另外，呼气 - 吞咽 - 呼气的吞咽呼吸过程可能会随着患者的年龄增长、精神状态和食团形状而发生变化。

第二节　误吸风险的临床评估

如上可知，吞咽与呼吸功能协调的失衡是导致误吸最主要的病理机制，吞咽障碍与呼吸系统疾病在引起误吸方面相互影响，故对误吸风险的评估二者均要重点关注。临床上呼吸科请言语治疗师会诊的主要目的是排除患者是否有误吸风险，而这类患者多由于肺炎或发热伴有咳嗽、痰多等症状入院，是否有明确的吞咽困难、吞咽 - 呼吸模式紊乱的相关病机以及是否有误吸风险是评估的重点。

一、吞咽功能的临床评估

（一）一般情况

收集患者的临床诊断与既往言语吞咽功能诊断、既往疾病史和主诉。

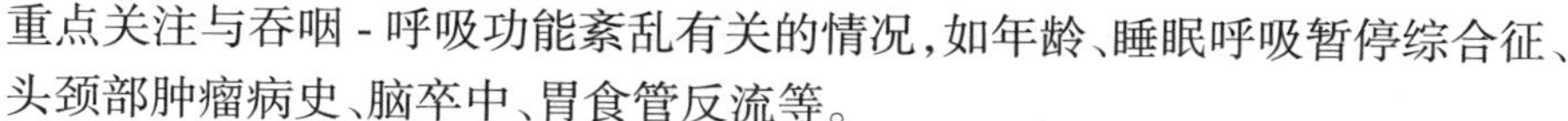

重点关注与吞咽-呼吸功能紊乱有关的情况，如年龄、睡眠呼吸暂停综合征、头颈部肿瘤病史、脑卒中、胃食管反流等。

（二）主观评估

1. 评估患者的意识状态和口颜面功能情况。

2. 进行进食评估，包括不同量和不同形状食物的评估。重点观察进食后吞咽的模式、吞咽所需时间、吞咽时喉部启动的速度、喉部上抬幅度和喉部上抬持续时间、咳嗽力量、是否有残留等。

3. **呼吸发声功能评估**　通过观察患者在平静状态下发“ɑ”的过程来评估患者是否有声音嘶哑、是否有呼吸肌群力量减弱等呼吸相关功能障碍。如果患者有声音嘶哑，提示可能有声门闭合障碍，声门下压力降低，“ɑ”发声时间较同年龄人群缩短。Kijima M 等人对慢阻肺患者肺容量与吞咽功能的关系研究表明，肺容积降低导致声门下压力降低，从而延长咽期吞咽时间，增加误吸风险。

上述评估措施在呼吸系统基础疾病患者预防误吸方面有重要的作用，早期筛查、早期干预，降低误吸风险能减轻患者呼吸道感染的发生机会。

二、电视荧光透视吞咽功能检查

电视荧光透视吞咽功能检查目前仍是吞咽障碍评估的金标准。一般是用带有录像功能的 X 线机记录不同量和不同形状的食物从口腔准备期到食物进入胃的动态过程。临床常用的造影剂有硫酸钡和复方泛影葡胺。主要从正位像和侧位像来观察吞咽各期的器官结构和生理异常变化，包括食物的咀嚼，舌的搅拌和运送食物的情况，食物通过口腔的时间，舌骨和甲状软骨上抬的幅度，腭咽机制和喉部的关闭情况、时序性、协调性，咽部肌群肌肉收缩力、会厌折返、环咽肌开放情况，食物通过咽的时间和食管蠕动运送食团的情况等。还要观察食物残留、滞留、反流、溢出、渗漏、误吸等异常表现。

三、纤维光学内窥镜吞咽功能评估

可以直接观察食物进入时咽喉部以及食物清除的情况。临床研究表明，纤维光学内窥镜吞咽功能检查对于吞咽障碍误吸的检测效率和安全性均较高，可等同于金标准——电视荧光透视吞咽功能检查，而且具有便携、不接触放射、直观等优势，对于需要持续吸氧、不能转移或卧床不起的患者更适用。评估过程中给予不同形状和不同量的食物，观察咽喉部结构的感觉和运动功能；会厌谷、梨状隐窝是否有分泌物积聚，食物是否有残留、是否能清除。

四、高分辨率食管测压检查

采用密集分布(通道距离为10mm)的固态压力传感器的测压导管，基本同步测量进食食物时从腭咽到食管长达30cm的各空间点压力变化，对评估食管上括约肌压力、是否有反流风险和吞咽时口、咽喉、食管等肌群间的协调有很重要的作用。研究表明，有26.8%~62%的慢阻肺患者存在胃食管反流症状，误吸风险进而增加。

五、咳嗽反射试验

咳嗽反射试验又称咳嗽激发试验，它通过雾化吸入特异性的刺激物诱导人和动物产生反射性咳嗽，然后测定特定浓度特定时间内的咳嗽总次数，或者测定引起一定数量咳嗽所需最低浓度的一种方法。我国招少枫提出的梯度柠檬酸咳嗽反射试验用于吞咽障碍患者误吸的筛查，记录患者在吸入柠檬酸15秒内是否有咳嗽及咳嗽次数。若15秒内未出现咳嗽或仅有1次咳嗽，则记录该浓度柠檬酸筛查“阳性”；若15秒内出现2个或更多的咳嗽反应则记录为“阴性”。

第三节　误吸风险的对症治疗原则

误吸风险的对症治疗原则即尽可能使呼吸-吞咽的不协调模式得到改善，治疗途径包括针对吞咽障碍的治疗和针对呼吸障碍的治疗。呼吸障碍的治疗最主要的是呼吸系统原发疾病的治疗和针对肺功能、呼吸肌功能的康复治疗(具体见前面章节)，此处主要介绍呼吸相关疾病常见的吞咽障碍治疗方法。

一、吞咽障碍治疗的目标

1. 预防误吸及其相关并发症的复发和加重。
2. 保证患者的营养及水分。
3. 尽可能促进吞咽功能的恢复。

二、吞咽障碍代偿策略

代偿策略是临床常用和有效的一种吞咽障碍处理方法。使用代偿策略如调整食物质地、调整进食姿势等增加经口进食的安全,可预防误吸和呛咳的发生。对于慢阻肺急性发作期患者来说,呼吸频率加快导致的吞咽-呼吸模式异常是导致吞咽障碍最基本的发病机制,吞咽困难多表现为饮水呛咳,进食半流质和固体食物无呛咳,对于这类患者,暂时性地调整食物质地和一口量即能解决吞咽障碍的问题,防止误吸。待患者呼吸系统基础疾病好转,吞咽功能可恢复正常。

(一) 在姿势代偿方面

仰头和低头进食是常用的两种姿势代偿方式。如果患者存在食物在口腔内传送障碍,可指导患者使用仰头吞咽,利用重力的作用将食物从口腔前部移送到口腔后部,加快吞咽启动,但需要注意患者是否具备一定的吞咽启动速度;如果对于吞咽启动延迟的患者来说,可以使用低头位来进行进食,能防止食物提前进入咽喉部导致误吸。临床上低头吞咽方式相对比较安全。

(二) 在食物质地代偿方面

对于舌肌肌力减弱、舌运动受限的患者,较适宜的食物为质地很软、容易咀嚼的食物,如蔬菜水果泥和浓汤。因为此类食物既有一定的流动性,能借助重力的作用促进食物在口中的运送,同时又避免口腔控制较差导致的提前溢出引起误吸;必要时还可以配合使用长柄勺或长的注射器进行喂饲。

对于有气道关闭不佳、吞咽启动延迟的患者来说,宜选用布丁和粗厚类食物,例如果蔬泥和湿润光滑的软食如布丁等,避免食用有碎屑的糕饼类食物和缺少内聚力的食物。

三、常用的吞咽康复治疗方法

（一）气道保护治疗

包括主动咳嗽训练和气道保护手法，主要指导患者学会对呼吸肌群的控制，尽可能恢复有效的腹式呼吸，增强咳嗽能力，清除气道内分泌物，减少气道刺激，保持呼吸道通畅，建立正常的呼吸与吞咽协调模式，预防误吸等并发症。

1. **控制咳嗽训练**　治疗师指导患者深吸一口气，然后在同一次呼气中连续主动咳嗽两次。如果患者呼吸肌能力较强，可在深吸气后做短时间的屏气和吞咽动作，然后再咳嗽。做该训练时注意吸气要快速，屏气时间长短要根据患者的呼吸肌功能和肺功能。同时主动咳嗽尽可能用力。

2. **气道保护手法**　包括声门上吞咽法、超声门上吞咽法、用力吞咽法和门德尔松手法等方法，在进食过程中配合使用这些方法能尽可能减少误吸的发生。

对于有呼吸系统基础疾病的患者来说，上声门吞咽训练和超上声门吞咽训练是最常用的两种训练方法，即都要求患者在进食前深吸口气并闭住气后进食，进食后避免呼吸立即咳嗽以清除咽部所有残留物，避免由于咽喉部收缩无力或声门闭合不足导致的残留引起误吸的风险。

（二）佩戴说话瓣膜

对于气管切开的吞咽障碍患者，尽可能早地使用说话瓣膜，使气流从口鼻呼出，增强口咽部感觉刺激，恢复声门下呼吸道的压力，使气道通路恢复完整，进而改善呼吸 - 吞咽模式的协调。

（三）吞咽行为治疗

包括口腔感觉训练和口腔运动训练，如温度刺激训练、口腔运动操等。这些行为治疗技术已经被证实可以减少吞咽过程中的误吸。

四、中医对吞咽困难的认识

“吞咽障碍”相当于中医学中的“噎膈”“喉痹”等病证。现代医学认为导致吞咽障碍的病因有很多，“逐症分析，由博返约”的辨证论治方法在吞咽障碍的中医诊疗中有一定的优势。吞咽障碍患者的主要症状为咽下困难和饮水呛咳，主要体征为喉上抬幅度不足。从中医思维来分析该主要症状，局部有形或无形邪气逆上阻塞则会导致食物难以咽下和呛咳而出，吞咽相关肌肉收缩功能障碍进而出现喉上抬幅度不足，属于中医气虚痰浊、瘀血等邪实壅滞，气滞、气逆之象。

《素问·骨空论》云“冲脉为病，逆气里急”，李东垣解释为“凡逆气上冲……皆冲脉逆也”“逆气里急，膈咽不通”。任脉、足阳明胃经、足少阴肾经、足厥阴肝经等均与冲脉功能密切相关，同时吞咽障碍患者兼有呼吸困难、胸闷、恶心、呕吐，痰多、头晕、反应迟钝等症状，结合其主症分析，不少学者认为吞咽障碍总的病机为冲气上逆，具体辨证分型有肺气壅阻、痰湿阻滞中焦、寒湿逆上等。故把“降逆镇冲”作为吞咽障碍治疗原则，选方用药在苓泽姜苏汤、二陈汤、真武汤、苓桂术甘汤等基础上进行组合加减。

此外，针灸也可改善吞咽功能障碍，针灸取穴可选择双侧大杼、公孙、内关、足三里、上巨虚、下巨虚、太冲、太溪等穴，行平补平泻手法。文献报道有学者使用特殊针刺方法治疗吞咽障碍取得较好临床疗效。如有学者采用苍龟探穴针刺手法刺激廉泉、哑门、风池等穴位治疗卒中后吞咽障碍患者，结果显示该法可有效改善卒中后吞咽功能。该手法的特点在于每个穴位都要更换针尖方向渐渐深入透刺，增强了穴位的刺激面积和刺激量，使经气更好地循行。其他针刺方法还有调任通督针法、醒脑开窍针刺法、调神利咽法等。上述针刺方法都是在常规取穴基础上进行针刺手法的创新继而达到临床疗效的提高。

临床亦常用中药冰刺激、中药药棒、中药离子导入等方法治疗吞咽障碍，多选用冰片、薄荷、桔梗等利咽开窍之品。

穴位按摩也是临床常用的一种治疗方法，特别对于脑卒中后吞咽障碍患者效果较好，肺系疾病相关的患者亦可辨证使用。主要选取头枕部、咽喉部和面部穴位进行按摩，通过穴位按摩增加感觉信息的输入，改善局部血液循环，从而提高吞咽相关大脑皮质的兴奋性，有助于神经反射通路的重建和修复，进而恢复正常吞咽。临床上一般针对有下颌活动障碍、张口困难的患者进行听宫、听会、颊车、太阳、风池、风府等穴位的揉捏、分筋理筋等手法按摩，或艾灸上述穴位后进行局部的穴位按摩，并在按摩的同时让患者进行缓慢的张口和闭口动作，改善相应肌肉的运动能力进而改善吞咽功能。

需要提到的是，现代医学认为导致吞咽障碍的疾病有很多种，包括慢性阻塞性肺疾病、睡眠呼吸暂停综合征、脑卒中、头颈部放疗术后、帕金森病、运动神经元病等，每一种疾病都有其相对规律的发病机制，同时对于同一个患者来说可能有多种导致吞咽障碍的疾病，而主要病因可能有一种或多种，所以我们在辨吞咽困难主症的同时也需要辨病，也就是在选择大的辨证原则基础上要结合患者的体质特点、疾病特点等予以更精准的辨证分析。

（李小霞　黄敏玲）

主要参考文献

[1] SHAH F, FRANKLIN K A, HOLMLUND T, et al. Desmin and dystrophin abnormalities in upper airway muscles of snorers and patients with sleep apnea [J]. Respir Res, 2019, 20 (1): 31.

[2] 窦祖林 . 吞咽障碍评估与治疗 [M]. 2 版 . 北京 : 人民卫生出版社 , 2017.

[3] HORTON K K, SEGERS L S, NUDING S C, et al. Central respiration and mechanical ventilation in the gating of swallow with breathing [J]. Front Physiol, 2018, (9): 785.

[4] LESLIE P, DRINNAN M J, FORD G A, et al. Swallow respiratory patterns and aging: presbyphagia or dysphagia？ [J]. Journals of Gerontology, 2005, 60 (3): 391-395.

[5] KIJIMA M, ISONO S, NISHINO T. Modulation of swallowing reflex by lung volume changes [J]. Am J Respir Crit Care Med, 2000, 162 (5): 1855-1858.

[6] 陈红霞 . 神经系统疾病功能障碍中西医康复 [M]. 北京 : 人民卫生出版社 , 2016.

[7] JADCHERLA S R, CHAN C Y, MOORE R, et al. Physiology of esophageal sensorimotor malfunctions in neonatal neurological illness [J]. Am J Physiol Gastrointest Liver Physiol, 2013, 304 (6): G574-G582.

[8] CURTIS J A, TROCHE M S. Handheld cough testing: a novel tool for cough assessment and dysphagia screening [J]. Dysphagia, 2020, 35 (6): 993-1000.

[9] BOADEN E, NIGHTINGALE J, BRADBURY C, et al. Clinical practice guidelines for videofluoroscopic swallowing studies: a systematic review [J]. Radiography (Lond), 2020, 26 (2): 154-162.

[10] GYAWALI C P, CARLSON D A, CHEN J W, et at. ACG clinical guidelines: clinical use of esophageal physiologic testing. Am J Gastroenterol, 2020, 115 (9): 1412-1428.

[11] YOSHIMATSU Y, TOBINO K, SUEYASU T, et al. Repetitive saliva swallowing test predicts COPD exacerbation [J]. Int J Chron Obstruct Pulmon Dis, 2019, 14: 2777-2785.

[12] GRIFFITHS T L, NASSAR M, SOUBANI A O. Pulmonary manifestations of gastroesophageal reflux disease [J]. Expert Rev Respir Med, 2020, 14 (8): 767-775.

[13] 招少枫 , 何怀 , 窦祖林 , 等 . 梯度柠檬酸咳嗽反射试验在脑卒中误吸筛查中的临床价值 [J]. 中国康复医学杂志 , 2015, 30 (4): 349-354.

[14] 郑宏 , 朱士文 , 杨福 , 等 . 冲脉理论针刺治疗中风后吞咽障碍疗效观察 [J]. 中国针灸 , 2011, 31 (12): 1067-1070.

［15］计静．苍龟探穴针法配合康复训练治疗中风后吞咽功能障碍的临床疗效评价 [D]. 浙江：浙江中医药大学，2018.
［16］陈可．针灸联合中药冰刺激治疗脑卒中吞咽障碍疗效及安全性分析 [J]. 陕西中医，2019, 12 (40): 1782-1785.
［17］罗菁，古志林，徐振华．调神利咽针刺法治疗脑卒中后吞咽障碍的疗效观察 [J]. 中华物理医学与康复杂志，2015, 37 (12): 940-942.
［18］王开龙，黄永，周宾宾，等．头颈面部穴位按摩治疗脑卒中后吞咽障碍的疗效 [J]. 中国康复理论与实践，2014, 20 (3): 269-271.

第十一章　中医特色疗法

中医特色疗法是祖国医学的瑰宝，其以脏腑经络气血理论为基础，通过针刺、灸法、火罐、按摩、电刺激等疗法刺激经络、腧穴，达到调整机体功能、治疗疾病的目的。中医特色疗法用于肺系疾病由来已久，在肺康复的多个环节中有明显疗效。

针对肺系疾病的主症，中医特色疗法有止咳、化痰、平喘等作用。现代研究显示，针刺、艾灸等疗法可通过降低肺组织乙酰胆碱、黏蛋白等的表达，达到降低慢阻肺患者气道阻力、减少气道黏液分泌、抑制肺部炎症反应的作用，从而改善咳嗽、咳痰、呼吸困难等症状。天灸疗法能降低哮喘患者血清中白细胞介素 4（IL-4）、白细胞介素 6（IL-6）和肿瘤坏死因子 α（TNF-α）的含量，从而减少哮喘发作，减轻患者症状。其次，可通过调整脏腑功能间接起作用。如针刺、灸法培补脾气，运脾化痰，可减轻咳痰症状；脾主四肢肌肉，通过针法、灸法、穴位贴敷等健脾益气，濡养四肢肌肉，可改善肌肉功能，提高运动能力。另外，局部治疗可改善患者合并症状如腹胀、失眠等，提高患者生活质量。

中医特色疗法在肺康复方面常用的有针法、灸法、罐法、铜砭刮痧，其他疗法如腹部穴位按摩、穴位贴敷、中药热熨、肺经络拍打操等，可针对不同疾病以及合并症状辨证选用。

第一节　针　　法

一、针法

针法操作简便，适应证广，临床应用广泛，哮喘、慢阻肺、支气管炎等均纳入呼吸系统针灸病谱中。针法辨证施治在改善呼吸系统疾病症状方面有明确疗效。

（一）咳嗽

1. 外感咳嗽

治法：疏风解表、宣肺止咳，取相应的手太阴、手阳明经穴为主。

主穴：列缺、合谷、肺俞、廉泉。

治疗常用配穴见表 11-1。

表 11-1　外感咳嗽治疗常用配穴

证型	配穴
风寒袭肺证	风门
风热犯肺证	大椎
燥邪伤肺证	鱼际、照海
急性上呼吸道感染	大椎、风门、身柱
咽喉痛	少商、商阳

操作：毫针针刺，用泻法，大椎、少商、商阳可用刺络；风寒者可加用灸法，每日 1 次。

2. 内伤咳嗽

治法：宣肺理气、化痰止咳，取相应的手、足太阴经穴为主。

主穴：太渊、公孙、肺俞、天突。

治疗常用配穴见表 11-2。

操作：毫针针刺，按补虚泻实原则，除热证外，背俞穴、足三里可用灸法，每日 1 次。

表 11-2 内伤咳嗽治疗常用配穴

证型	配穴
痰热壅肺证	鱼际、丰隆
肝火犯肺证	行间、大陵
痰湿蕴肺证	中脘、脾俞
肺气亏虚证	气海、足三里
肺阴亏虚证	列缺、照海
脾咳证	脾俞、章门
心咳证	心俞、巨阙
肝咳证	肝俞、期门
肾咳证	肾俞、京门
胃咳证	胃俞、中脘
胆咳证	胆俞、日月
大肠咳证	大肠俞、天枢
小肠咳证	小肠俞、关元
膀胱咳证	膀胱俞、中极
三焦咳证	三焦俞、石门
咯血者	孔最

(二) 哮病

1. 实证

治法：祛邪肃肺，化痰平喘，取相应的手太阴经穴及背俞穴为主。

主穴：膻中、列缺、肺俞、尺泽、定喘、孔最。

治疗常用配穴见表 11-3。

表 11-3 哮喘实证治疗常用配穴

证型	配穴
寒证	风门
热证	大椎
痰多者	丰隆、中脘
喘甚者	天突、内关

操作：毫针针刺，用泻法，寒证者可配合灸法，每日1次。

2. **虚证**

治法：健脾益肺补肾，化痰平喘，取相应的背俞穴及手太阴、足少阴经穴为主。

主穴：肺俞、脾俞、肾俞、膏肓、足三里、太渊、太溪、定喘。

治疗常用配穴见表11-4。

表11-4　哮喘虚证治疗常用配穴

证型	配穴
肺气虚证	中府、胃俞
脾气虚证	章门、公孙、内关
肾气亏虚证	京门、气海、关元
久病	膈俞
痰多	中脘、章门、滑肉门

操作：毫针针刺，用补法，可加用灸法，每日1次。

（三）喘证

1. **实证**

治法：宣肺化痰平喘，取相应的手太阴经穴、任脉及背俞穴为主。

主穴：膻中、肺俞、天突、定喘、列缺、内关。

治疗常用配穴见表11-5。

表11-5　喘证实证治疗常用配穴

证型	配穴
寒证	风门、合谷
热证	大椎、尺泽
痰湿蕴肺证	丰隆、中脘
水饮凌心证	中脘、阴陵泉、心俞
喘甚者	天突、孔最

操作：毫针针刺，用泻法，寒证、痰湿阻肺证、水饮凌心证可合用灸法，每日1次。

2. **虚证**

治法：益气健脾，补肾平喘，取相应的背俞穴及手太阴、足少阴经穴为主。

主穴：肺俞、脾俞、肾俞、足三里、关元、定喘。

治疗常用配穴见表 11-6。

表 11-6　喘证虚证治疗常用配穴

证型	配穴
肺脾两虚证	气海、中脘
肺肾两虚证	关元、太溪、膏肓

操作：毫针针刺，用补法，均可加用灸法，每日 1 次。

（四）针刺治疗注意事项

1. 患者过饥、疲劳、精神过度紧张时，不宜立即进针。
2. 体质虚弱的患者，刺激不宜过强，尽量采用卧位进行治疗。
3. 避免针刺损伤重要脏器，特别是针刺胸背部穴位时，勿进针过深，避免气胸发生。

二、皮内针

皮内针，又称埋针，是将特定的小型针具刺入并固定于腧穴皮内或皮下，留置一定时间，利用其持续刺激作用，调整经络脏腑功能，达到防治疾病目的的一种方法。本法起长效(或巩固疗法)的作用，可以给穴位以持续刺激，减少反复针刺的不便与不适，患者可以自己手压埋针以加强刺激。

（一）适应证

1. **肺系疾病**　可用于咳嗽、咳痰、气促、胸闷、心悸、胸胁痛等症状。
2. **消化系统疾病**　可用于呃逆、恶心、呕吐、腹胀、纳呆、便秘等症状。
3. **疼痛性疾病**　可用于头晕头痛、偏头痛、三叉神经痛、胃脘痛、术口疼痛、腰腿痛、痛经等。
4. **其他病症**　可用于失眠、小便不畅等。

（二）禁忌证

1. 精神高度紧张时。
2. 皮肤上有湿疹、溃疡、破溃、红肿、瘢痕时。

3. 有出血倾向及高度水肿者。
4. 孕妇下腹部、腰骶部。

（三）操作方法

1. **选穴**　选取合适的穴位(循经取穴、局部取穴)。常见肺系疾病伴随症状及治疗选穴见表 11-7。

表 11-7　常见肺系疾病伴随症状及治疗选穴

症状	选穴
咳嗽、咳痰	天突、定喘、肺俞、脾俞、肾俞、丰隆
气促	大椎、定喘、肺俞、脾俞、肾俞
胸闷、心悸	膻中、厥阴俞
胸胁痛(术口疼痛)	膻中、阿是穴(进针方向:朝向痛处)
腹胀、纳呆	中脘、天枢、足三里、脾俞
便秘	天枢、支沟、中脘、足三里
失眠	膻中、太冲、三阴交、心俞、肾俞

2. **消毒**　消毒选取的穴位和操作者左手的食指、拇指(安尔碘或 75% 酒精)。
3. **进针**　操作者左手食指、拇指固定针刺部位,右手持止血钳夹住针柄,对准腧穴与皮肤成 15° 角,沿皮下将针刺入真皮内。
4. **埋针**　针身可沿皮下平行埋入 0.5~1.0cm,印堂的针刺方向是向上平刺。
5. **固定**　对留针部位贴膜固定,做好标记。
6. **留针**　治疗完毕,留针 24~72 小时,勿渗湿,并用手指按压埋针以加强刺激。

皮内针视频

（四）注意事项

1. 针刺方向,四肢与经脉循行方向一致,背腹部与经脉循行方向垂直。
2. 留针时间宜 24~72 小时,可根据气候、温度、湿度的不同,适当调整。
3. 同一埋针部位出针 3 天后可再次埋针。
4. 出针后若穿刺点轻微出血用消毒棉签按压 1~2 分钟。

三、穴位注射

穴位注射指在人体穴位进行药物注射，通过针刺和药物渗透，将对穴位的刺激和药理作用结合在一起，充分发挥其综合效能，增强疗效，达到治疗疾病的目的。

(一) 适应证

1. **肺系疾病** 可用于慢阻肺肺脾肾虚、急慢性支气管炎、哮喘、慢性咳嗽等。

2. **其他病症** 痛症、面瘫、肩周炎、腰肌劳损、头痛、不寐、胃溃疡、腹泻、心悸、心绞痛、耳聋耳鸣、恶心呕吐等。

(二) 禁忌证

1. 皮肤有感染、瘢痕、破溃或有肿瘤的部位禁用。
2. 有出血倾向及高度水肿者禁用。
3. 孕妇的下腹部、腰骶部及三阴交、合谷穴等禁用。

(三) 选穴

足三里或丰隆。

(四) 操作方法

1. **吸药** 按照无菌原则抽吸药物，根据证型选择药物，如喘可治注射液。
2. **选穴** 选取合适的穴位(同身寸法取穴)。
3. **消毒** 消毒选取穴位的皮肤(安尔碘或75%酒精)。
4. **进针** 行双侧穴位注射，得气，回抽无回血，将药物注入(每穴注射药物1ml)。
5. **更换部位进针** 更换针头，注射对侧同名穴位。

(五) 注意事项

1. 穴位注射时先同侧，后对侧，以免跨越无菌区。
2. 注意避开血管、神经，勿造成损伤，禁止将药物注射到血管内。
3. 年老体弱及初次接受治疗者，取卧位，注射部位不宜过多，以免晕针。
4. 注意药物的性能、药理作用、剂量及配伍禁忌、不良反应及过敏反应。

四、自血疗法

自血疗法又称自血穴位注射，是抽取患者少量静脉血，再注入其自体穴位的一种治疗方法。自血疗法是在中医基础理论的指导下，按照传统经络理论并结合西医学相关理论而形成的一种中医特色疗法，能刺激机体的非特异性反应，调节人体内环境。

（一）适应证

1. **肺系疾病**　可用于支气管哮喘、咳嗽变异型哮喘、咳嗽、慢阻肺、支气管扩张症等。

2. **其他病症**　风湿、类风湿关节炎，银屑病、白癜风、慢性荨麻疹、毛囊炎、过敏性疾病等。

（二）禁忌证

感染性皮肤病，高度水肿者，有出血倾向者禁用。

（三）选穴

本法治疗选穴参见表 11-8。隔日 1 次治疗，每个疗程共 10 天。

表 11-8　自血疗法选穴及疗程

疗程	第一次	第二次	第三次	第四次	第五次
第 1 疗程	定喘	肺俞	足三里	曲池	风门
第 2 疗程	定喘	肺俞	丰隆	尺泽	大杼
第 3 疗程	定喘	脾俞	足三里	肾俞	手三里

（四）操作方法

1. **选穴**　每次选取一对同名穴位，取穴（同身寸法取穴）。

2. **抽血**　抽取血液约 2ml（成人一般 2ml，儿童一般 1~2ml）。

3. **消毒**　消毒穴位皮肤（安尔碘消毒 2 遍）。

4. **进针**　操作者左手绷紧皮肤，右手进针，回抽无回血，将自体血缓慢注入穴位（注意进针角度）。

5. **更换部位进针**　更换针头，注射对侧同名穴位。

自血疗法视频

(五) 注意事项

1. 严格执行无菌操作,防止感染。

2. 年老体弱及初次接受治疗者,取卧位,注射部位不宜过多,以免晕针。

3. **进针角度**　四肢等肌肉丰厚的腧穴宜直刺(90°),胸背部等肌肉浅薄的腧穴宜斜刺(45°),防止刺伤内脏,避免直刺而引起气胸。

第二节　灸　　法

一、艾条灸

艾条灸是将艾条点燃后熏灼于体表特定部位、穴位的一种治疗方法,也可在艾绒中加入辛温香燥药物制成药艾条,加强治疗效果,通过刺激经络腧穴达到防治疾病的目的。此法具有温经散寒,行气活血通络,温中补气,回阳固脱等作用。

(一) 适应证

1. **肺系疾病**　可用于寒咳,虚喘,肺脾气虚,中虚脏寒者的腹胀、腹泻、痞满等症状。

2. **其他病症**　可用于寒邪所致腹痛、胃痛;中气不足证如遗尿、崩漏、瘿瘤等。

(二) 禁忌证

1. 传染病、高热、昏迷、癫痫发作期。

2. 身体极度衰竭,形瘦骨立等。

3. 糖尿病或瘫痪患者皮肤感觉迟钝者。

(三) 操作方法

1. **选穴**　根据病情选取合适穴位。主要肺系疾病症状及艾条灸治疗选穴见表 11-9。

2. **体位**　清洁皮肤。

表 11-9 主要肺系疾病症状及治疗选穴

适应证	取穴
咳嗽(寒咳)	督脉、背部双侧足太阳膀胱经、大椎、肺俞、脾俞、天突、膻中、关元
喘证(气阳虚衰证) 喘证伴有畏寒、肢冷、小便清长、大便溏泄,阳虚症状明显者,可选用隔附子灸	定喘、肺俞、肾俞、脾俞、膏肓俞、命门、膻中、神阙、关元、气海、足三里、太渊、太溪
腹胀、腹泻、痞满(肺脾气虚、中虚脏寒者),可使用隔姜灸法	肺俞、脾俞、中脘、天枢、足三里、章门

3. **点艾** 点燃艾条。

4. **施灸** 手持艾条,将点燃的一端对准施灸穴位,随时弹去艾灰,灸至局部皮肤出现红晕。先温和灸,距离皮肤 3cm,使患者感觉温热而无灼痛感,时间 3~5 分钟。如雀啄食,上下移动,距离皮肤 1~3cm,时间 3~5 分钟。回旋灸,将点燃端的艾条放置穴位上回旋施灸,时间为 20~30 分钟。

ER-11-3

艾条灸视频

5. **收功** 十宣雀啄灸 5~7 壮。

(四)注意事项

1. **施灸顺序** 宜先上后下,先灸阳经,后灸阴经。结合病情,灵活应用。

2. 初次使用灸法,以小剂量、短时间为宜,待患者耐受后,逐渐增加剂量。

3. 如灸后出现小水疱,无需处理,可自行吸收;如水疱较大,可用无菌注射器抽吸,覆盖无菌纱布块,保持干燥。

4. 施灸过程要防止燃烧的艾绒脱落,灼伤皮肤和燃烧衣物。

5. 施灸后注意保暖,适当饮水,勿直接当风,4 小时内不宜洗澡。

二、脐灸

脐灸是在肚脐上隔药灸,利用肚脐的皮肤薄,敏感度高,吸收快的特点,以及通五脏六腑,联络全身脉络的功能,借助艾火的纯阳热力,透入肌肤,刺激组织,充分发挥中药、穴位、艾灸的三重作用,以调和气血疏通经络,从而达到防病健体的目的。

（一）适应证

1. **肺系疾病**　流行性感冒、急性上呼吸道感染、肺炎、咽炎等。

2. **其他病症**　消化系统疾病如胃痛、痞满、呕吐、泄泻等；妇科疾病如妇女月经不调、痛经等；泌尿系统疾病如小便不利、腹水、水肿等；其他症状如自汗、盗汗、失眠、虚劳诸疾等。

（二）禁忌证

1. 脐部有手术瘢痕、感染、损伤或发炎，流脓、流血，湿疹，脐疝者禁用。
2. 有重大器质性疾病患者慎用；饥饿、过劳、过于虚弱时禁用。
3. 女子月经期、孕妇慎用。

（三）选穴

神阙穴。

（四）操作方法

1. **消毒**　消毒脐部神阙穴（75%酒精，对酒精过敏者可用生理盐水）。
2. **填药粉**　在脐孔填充药粉。
3. **放控温计**　注意控温计接触受热部位。
4. 铺纱块。
5. 放脐碗。
6. **填药粉**　在脐碗孔填满药粉。
7. **放荞麦圈**　固定脐碗。
8. **点火**　点燃艾炷底部，放在脐碗上，再点燃艾炷顶部。

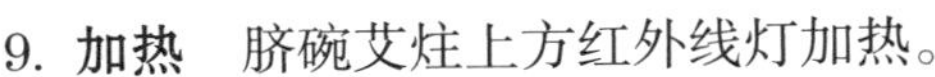

9. **加热**　脐碗艾炷上方红外线灯加热。

脐灸视频

10. **更换艾炷**　艾炷燃尽后，更换艾炷，共3壮（更换艾炷时直接用点燃的艾炷推倒艾灰后放在药孔上方即可，艾灰不用清理）。
11. 治疗完毕，脐部药粉贴敷2小时后再清理。

（五）注意事项

1. 施灸过程注意观察患者面色、表情，注意患者局部皮肤热感，有无腹胀、腹痛、胸闷、心悸等不适。

2. 注意防止烫伤，如灸后出现小水疱，无需处理，可自行吸收；如水疱较大，可用无菌注射器抽吸，覆盖无菌纱布块，保持干燥。

3. 施灸后注意保暖，适当喝淡盐水，勿直接当风，4 小时内不宜洗澡。

三、天灸（又名发疱灸）

天灸是通过特定中药制成药膏敷贴于穴位，借助药物对穴位的刺激，使皮肤局部充血、潮红，甚至起疱，以激发经络、调整气血阴阳、防治疾病的一种方法。因其不用艾火而局部皮肤有类似艾灸的反应，作用也相似，故名天灸。

（一）适应证

1. **肺系疾病**　可用于虚人感冒、慢性咳喘（如哮喘、慢性支气管炎、过敏性咳嗽、慢阻肺）、慢性咽炎、过敏性鼻炎等。

2. **各种痛症**　如颈肩腰腿痛、膝骨性关节炎、胃痛、痛经等慢性痛症。

3. **其他病症**　如失眠、慢性肠炎、消化不良、遗尿、慢性盆腔炎等。

（二）禁忌证

阴虚发热、实热证者忌用；肺结核、严重心肺功能不全、严重糖尿病患者禁用；两岁以下婴幼儿禁用；皮肤破溃或有炎症处禁用。

（三）操作方法

1. **调药**　把天灸散（白芥子、细辛、甘遂、延胡索）研末后以姜汁调和。

2. **制药**　取 1cm × 1cm 大小的天灸药膏放置在直径 5cm 的圆形敷贴中心。

3. **选穴**　根据患者的症状选取合适穴位。主要肺系疾病症状及治疗选穴见表 11-10。

表 11-10　主要肺系疾病症状及治疗选穴

适应证	取穴
虚人感冒	大椎、风门、肾俞、中脘、脾俞
慢性咳喘	肺俞、定喘、肾俞、气海、悬枢
慢性咽炎	天突、肺俞、脾俞、气海、中脘
过敏性鼻炎	大椎、上脘、中脘、肺俞、肾俞

4. **清洁**　清洁皮肤(皮肤无破损)。

5. **贴药**　将药膏贴于穴位上(皮肤有热、灼痛感,以能耐受为度)。

(四) 注意事项

1. 贴药时间根据患者皮肤感觉和耐受程度不同而不同,一般儿童为15~30分钟,成人为0.5~1小时。

2. 贴药处避免挤压,若出现瘙痒、灼热、刺痛等,应尽快去除膏药,避免抓破皮肤。

3. 贴药当天戒酒,避免进食海鲜、牛肉、香芋、花生、生冷、辛辣食品。

4. 贴药后注意保暖,勿直接当风,4小时内不宜洗澡。

四、火龙灸

火龙灸又称“督脉铺灸(简称铺灸)”“督灸”“长蛇灸”,是一种在督脉及足太阳膀胱经上方铺以中药或姜或蒜等的大面积隔物艾灸技术。其施灸面广,火气足,温通力强,非一般灸法所及,具有畅通经络,激发经气,温通气血,调和阴阳的功效。

(一) 适应证

1. **肺系疾病**　可用于哮喘或慢阻肺虚寒证,慢阻肺稳定期的调理。

2. **疼痛性疾病、慢性虚损性疾病**　肩颈腰背疼痛、慢性腰肌劳损及脏腑功能失调的调理。

(二) 禁忌证

过饥、过饱、大汗淋漓、情绪不稳者,局部皮肤有感染、脓肿、溃烂或对酒精、药物等过敏者禁用;孕妇、年幼老弱者,有实热及阴虚阳亢者不宜用铺灸;糖尿病、高血压、心脏病、出血性疾病患者等也不宜用铺灸。

(三) 选穴

督脉,足太阳膀胱经背部两侧。

(四) 操作方法

1. **铺药纱**　在督脉和双侧足太阳膀胱经循行部位上方铺药纱。

2. **放控温计**　控温计放在腰阳关的位置,注意控温计要接触受热部位。

3. **铺毛巾**　干的大毛巾折叠两层覆盖背部，干的小毛巾覆盖头部，湿毛巾覆盖在背部干毛巾上（湿毛巾位于督脉及足太阳膀胱经上）。

4. **制艾炷**　根据患者督脉的长度，将艾绒制成宽 3cm，高 2cm 的长条柱。

5. **放艾炷**　把 3 个成型的艾炷分别放置在督脉和双侧足太阳膀胱经上。

6. **喷洒酒精**　在艾炷上均匀洒上 95% 酒精（首次助燃需 100ml 酒精）。

7. **点火**　询问患者受热情况，监测肤温（点火 1 次为 1 壮）。

8. **灭火**　待控温计温度适宜时，及时用湿毛巾覆盖灭火。

9. **按压**　待温度下降，根据病情在督脉、膀胱经相应部位进行按压。

10. **翻转艾炷**　热感减退后再喷洒酒精、点火，反复操作 3~5 壮，第 3 壮后可翻转艾绒后再进行操作。

火龙灸视频

（五）注意事项

1. 施灸过程中，随时询问患者有无灼痛感，监测患者皮肤温度，温度控制在 40.6℃ ±1.3℃，保持施灸部位皮肤有温热感，不灼伤为度。

2. 灭火过程中，用湿毛巾覆盖灭火，并进行适当按压，3 壮后翻转艾绒，共施灸 5 壮。

3. 如灸后出现小水疱，无需处理，可自行吸收；如水疱较大，可用无菌注射器抽吸，覆盖无菌纱布块，保持干燥。

4. 灸后注意保暖，可适当喝淡盐水，勿直接当风，4 小时内不宜洗澡。

第三节　罐　　法

一、平衡火罐

平衡火罐疗法是运用闪罐、揉罐、推罐、抖罐、留罐等手法，选择相对修复病变起平衡作用的颈背部督脉及足太阳膀胱经，实施熨刮、牵拉、挤压、弹拨等良性刺激，利用火罐的温热效应，通过神经末梢、毛细血管、细胞、皮肤等综合传递渠道，连续不间断地向大脑中枢神经系统反馈信息，致使大脑高级指挥系统发挥大脑中枢对交感神经、副交感神经的兴奋与抑制过程，使机体相应修复到平衡状态，从而达到温通经络、祛风散寒的目的。

（一）适应证

1. **肺系疾病**　可用于普通感冒或流行性感冒、咳嗽咳痰、喘促等。
2. **其他病症**　颈项、腰背部酸痛，慢性疲劳综合征，肩周炎等。

（二）禁忌证

1. 高热抽搐及凝血机制障碍者。
2. 严重心脑血管疾病。
3. 局部皮肤过敏、水肿、溃疡处、大血管丰富的地方。

常见肺系疾病伴随症状治疗选穴见表11-11。

表11-11　常见肺系疾病伴随症状治疗选穴

症状	选穴
咳嗽、咳痰	督脉，足太阳膀胱经，定喘，肺俞，风门，大椎等
喘促	督脉，足太阳膀胱经，定喘，肺俞，脾俞，肾俞，大椎，气海俞等
外感症状（感冒）	督脉，足太阳膀胱经，大椎，风池，肺俞，风门等

（三）操作方法

1. **体位**　取舒适体位（一般为俯卧位），暴露拔罐部位，清洁皮肤，注意保暖。
2. **闪罐**　在督脉及背部足太阳膀胱经上分别闪罐3个来回。
3. **揉罐**　用温热的罐底对背部皮肤进行揉按，从上至下，每侧3次。
4. **抹油**　均匀涂抹润滑油于背部皮肤。
5. **走罐**　沿督脉及背部足太阳膀胱经走向推罐3个来回（可在重点部位或穴位走罐，至痧透为止）。

平衡火罐视频

6. **清洁**　清洁背部润滑油。
7. **抖罐**　沿督脉及背部足太阳膀胱经抖罐，从上至下，每侧3次。
8. **留罐**　根据病情选取相关穴位，留罐5~10分钟。
9. **起罐**　清洁皮肤，观察罐斑。

（四）注意事项

1. 检查罐口是否平滑，拔罐时动作要稳、准、快。

2. 局部发热、发紧、发酸、疼痛较明显或者灼热，应取下重拔。

3. 有晕罐先兆如头晕、恶心、面色苍白、四肢厥冷等，应起罐，使患者平卧，轻者喝温开水、静息，重者应报告医生做相应处理。

4. 如拔罐后出现小水疱，无需处理，可自行吸收；如水疱较大，可用无菌注射器抽吸，覆盖无菌纱布块，保持干燥。

5. 拔罐后注意保暖，勿直接当风，4 小时内不宜洗澡。

二、火龙罐综合灸

火龙罐综合灸是集推拿、刮痧、艾灸、热熨于一体的特色疗法，以梅花瓣罐口刮痧板和按摩齿轮旋转走罐；以罐中艾炷为艾疗火源，通过艾灸的远红外线热辐射及近红外线的光、电磁波作用，以及在运罐过程中大小鱼际在施治部位进行推拿按摩，达到调理肺脏，疏通经络，行气活血，滑利关节，温补阳气的目的。

（一）适应证

1. **肺系疾病**　可用于咳嗽、咳痰、气促、胸痛、哮喘等。

2. **其他病症**　腹胀纳呆、颈椎病、腰椎间盘突出症、局部肌肉拉伤、月经不调、湿疹、荨麻疹等。

（二）禁忌证

1. 患有急性疾病者、接触性过敏。

2. 不明原因内出血。

3. 严重外伤未缝合伤口局部、皮肤破溃。

4. 传染性疾病。

（三）操作方法

主要肺系疾病伴随症状及治疗选穴见表 11-12。

1. **清洁**　暴露施灸部位，清洁皮肤。

2. **抹油**　搓热润滑油涂抹于患者皮肤，按摩至微微发热。

表 11-12　主要肺系疾病伴随症状及治疗选穴

症状	主要经络	配穴
咳嗽、咳痰	手太阴肺经、足太阳膀胱经	天突、膻中、中府、身柱、大杼、风门、肺俞、尺泽、外关、列缺、合谷、太渊等。
哮喘	足太阳膀胱经、足阳明胃经、任脉	风池、肩井、天突、膻中、天枢、定喘、大椎、肺俞、脾俞、足三里、丰隆等。
胸痛	足太阳膀胱经、任脉	阿是穴、心俞、厥阴俞、膈俞、膻中、内关。
失眠	足太阳膀胱经、督脉、任脉	印堂、神庭、太阳、睛明、攒竹、百会、风池、肩井、心俞、脾俞、肾俞、命门等。
腹泻	任脉、足阳明胃经、足太阳膀胱经	中脘、天枢、气海、关元、脾俞、胃俞、肾俞、大肠俞、上巨虚、内关等。
便秘	任脉、足太阳膀胱经	中脘、天枢、大横、气海、关元、肝俞、脾俞、胃俞、肾俞、大肠俞、八髎等。

3. **装艾**　将艾炷装进火龙罐。

4. **点火**　用打火枪点燃艾炷，用吹风机助燃。

5. **施罐**　持罐落罐于大椎穴，用灸法结合刮法使罐体作用于背部督脉，从上至下，操作至皮肤泛红，深部组织发热为度。

火龙罐综合灸视频

6. **闪罐**　持罐结合闪法，灸大椎、定喘、肺俞等重点穴位，摇骰子式左右来回扇火，每穴灸 10 次，至患者皮肤发红（猪皮样改变）为宜。

7. **收功**　结合点震按法，作用于重点穴位，待皮肤微微汗出，皮肤红润、出现痧点即止。

（四）注意事项

1. 点火时避免烧到罐口。

2. **做好一摸二测三观察**　一摸罐口有无破裂，二测罐口温度是否过高，三看艾炷燃烧升温是否均匀、正常。

3. 操作过程中注意把控罐温，注意施灸量和火候，避免过度和不正规晃动，以免艾条、艾灰脱落，引起烫伤。

4. 如治疗后出现小水疱，无须处理，可自行吸收；如水疱较大，可用无菌注射器抽吸，覆盖无菌纱布块，保持干燥。

5. 治疗后注意保暖，勿直接当风，4 小时内不宜洗澡。

第四节　铜砭刮痧

铜砭刮痧是在传统刮痧疗法的基础上，以通论、整体论、肝胆论等八大理论为指导，运用虎符铜砭（黄铜刮痧板）通过徐而和的手法在人体皮部进行刮痧，通过守气、候气、调气等气机的变化调动人体阳气，疏通经络，调和气血，以达到扶正祛邪，防病治病的目的。

（一）适应证

1. **肺系疾病**　可用于感冒、肺炎、咳嗽、哮喘等。
2. **其他病症**　慢性鼻炎、慢性咽炎、高血压、心脏病、肩周炎、腹痛、便秘、失眠、月经不调、各种妇科炎症等。

（二）禁忌证

1. 糖尿病血糖控制不佳者或坏疽者（如发黑、水肿、一碰就破的溃疡）。
2. 局部皮肤瘀斑、水疱、瘢痕、炎症、破溃、有出血倾向者。
3. 孕妇全孕期禁刮痧。

（三）选（穴）部位

督脉、足太阳膀胱经，手太阴肺经，手阳明大肠经，足阳明胃经，天突至膻中等。

（四）操作方法

1. **清洁**　清洁皮肤。
2. **抹油**　在相应穴位均匀涂抹润滑油。
3. **刮四穴**　刮大椎、大杼、膏肓、神堂。
4. **刮阳脉**　刮督脉及膀胱经（从上至下，不留白）。
5. **重点刮透**　辨证取经脉或患处局部，重点刮透。
6. **收功**　刮痧至四肢末端，摩四井排毒。

铜砭刮痧视频

（五）注意事项

1. **刮痧顺序**　一般先阳后阴，先上后下，先左后右，先躯干后肢体，顺着肌肉骨骼方向。

2. 心肺功能差（如平时有胸闷心慌心悸等症状）及年老体弱、久病虚弱者，首刮手臂的心经、心包经、肺经，以稳定上焦心肺功能。

3. 长期下焦不通（如平时便秘，或患子宫肌瘤等症者）初刮时慎刮腹部，以防气逆上行，致心肺功能衰竭。

4. 刮痧范围较大（全背），24 小时内辟谷，可适量饮用温红糖水助化瘀血排痧毒，小面积刮痧可进食（糖尿病患者及肿瘤晚期患者不可饮红糖水，以温开水为主）。

5. 刮痧过程中患者出现头晕、面色发白等晕刮现象，及时采取急救措施。

6. 刮痧后注意保暖，勿直接当风，4 小时内不宜洗澡。

第五节　其他疗法

一、腹部穴位按摩

腹部穴位按摩是以中医理论为指导，以经络穴位按摩为主，运用手法作用于腹部相关穴位，其手法渗透力强，可疏通经络，调节人体功能，从而达到防治疾病、保健强身目的的一种操作方法。

（一）适应证

实证的腹胀、便秘。

（二）禁忌证

各种出血性疾病、孕妇、腹部皮肤破损、腹腔肿瘤、结核病患者禁用。

（三）选部位、穴位

中脘，天枢，气海。

（四）操作方法

1. **体位**　患者取平卧位，暴露腹部皮肤。

2. **准备运动**　操作前行腹式运动和提肛运动，时间2分钟。

3. **抹油**　在腹部均匀涂抹润滑油。

4. **摩腹（右）**　绕中脘、左大横、关元、右大横做顺时针环形摩腹（时间5分钟）。

5. **摩腹（左）**　绕中脘、右大横、关元、左大横做逆时针环形摩腹。（时间5分钟，至腹部微微泛红发热，同时做腹式运动）。

6. **按腹**　绕肚脐外，下脘、左天枢、气海、右天枢做环形按摩。

7. **点腹**　选取中脘、下脘、天枢、关元等穴位揉按各36次。

8. **收功**　患者行腹式运动和提肛运动，时间2分钟。

ER-11-9

腹部穴位按摩视频

（五）注意事项

1. 按摩前，施术者须洗净双手，保持手部温暖，修剪指甲，并解除有碍按摩的物品，如戒指等，以免损伤皮肤。

2. 按摩时，按摩的手法力度轻重适中，用力均匀，先轻后重。

3. 治疗过程中时刻关注患者的生命体征，如有不适，立即停止，报告医生对症处理。

二、酒大黄穴位贴敷

酒大黄穴位贴敷是指在中医辨证论治理论的指导下，将调制好的酒大黄膏药贴敷于选取的穴位，通过药物产生的局部刺激作用和经络的调节作用，起到调整机体气血功能，调和阴阳，舒筋活络，驱邪外出，增强抗药能力，达到治病防病的一种外治法。

（一）适应证

酒大黄穴位贴敷有泻热通便，凉血，止血功效，善于清上焦血分热毒。

1. **肺系疾病**　可用于痰多色黄质黏难咳，咯血/血丝痰等热伤血络，痰热壅肺，痰热腑实等。

2. **其他病症**　咽喉发炎、大便干结难解等。

（二）禁忌证

感染性、过敏性皮肤病，皮肤破损或严重水肿的部位，有出血倾向者。

（三）选穴

丰隆、神阙、肺俞、足三里、上巨虚。

（四）操作方法

1. **调药**　取大黄粉和米醋以 1∶1 配比调和成膏状。

酒大黄穴位贴敷视频

2. **制药**　取 1cm×1cm 大小的酒大黄药膏放置在直径 5cm 的圆形敷贴中心。

3. **选穴**　根据患者的症状选取合适穴位。

4. **清洁布**　清洁皮肤，检查皮肤有无破损。

5. **贴药**　将药膏贴于穴位上。

（五）注意事项

1. 一般贴药时间不超过 2 小时。

2. 贴敷过程中，如出现红疹、水疱，瘙痒等过敏现象，应立即去除药物并清洁皮肤，对症处理。

三、中药热熨

中药热熨是将药物加热后在人体局部或一定穴位，适时来回移动或回旋运转，利用温热之力，将药性通过体表毛窍透入经络、血脉，从而达到温通经络，活血行气，散热止痛，祛瘀消肿等作用的一种治疗操作方法。临床上常用的有吴茱萸或四子散（莱菔子、紫苏子、葶苈子、白芥子）热敷腹部或背俞穴来调理脏腑阴阳。

（一）适应证

1. **肺系疾病**　可用于咳嗽咳痰、喘促、外感风寒等。

2. **其他病症**　腹胀、腹痛及其他肠道功能紊乱，证属脾肾虚寒，气机郁滞等。

（二）禁忌证

热性病、高热、神昏、谵语及出血性疾病，腹部皮肤破损或腹部有性质不明包块等。

（三）选穴

1. **肺系疾病**　取背俞穴，定喘、肺俞、风门。

2. **消化系统**　取腹部，中脘、下脘、关元、气海、天枢等。

（四）操作方法

1. **装药**　将药物装进药袋。

2. **加热**　将装好药物的药袋放进恒温箱加热。

3. **测温**　水温计测量药物温度 60~70℃。

4. **抹油**　暴露药熨部位，局部涂抹凡士林。

5. **推熨**　将加热后的药袋置于患处熨烫，及时移动药袋，用力均匀，来回推熨，开始用力轻而速度快，随着药温降低则用力增加同时速度减慢，热熨时间 5 分钟。

6. **热敷**　药袋温度下降至适宜时，放置于患处，热敷 20 分钟。

（五）注意事项

1. 烫熨时，注意防止局部烫伤，开始时烫熨热度过高，应采用起伏放置式熨烙，或者加厚垫布。

2. **药物温度要求**　烫熨时药物温度 60~70℃，热敷时药物温度不超过 50℃。

3. 烫熨时用力均匀，来回推熨或回旋运转，开始时用力轻速度快，随温度降低，用力增强速度减慢。

四、肺经络拍打操

肺经络拍打操由古代流传的“拍击功”“拍打功”及按摩法等演化而来，以手指、掌、拳等对人体经络和穴位进行刺激，使人体产生一系列病理、生理上的变化，来改善喉痒、咳嗽、痰多等肺的症状，从而达到强身祛病的目的。其轻者为“拍”，重者为“打”。

（一）适应证

1. **肺系疾病**　可用于感冒、咳嗽、气喘、喉痒等。

2. **其他情况**　可供正常活动人群锻炼。

（二）禁忌证

严重糖尿病、皮肤外伤或皮肤有明显炎症、红肿、渗液溃烂者禁用；出血倾向疾病；新发生的骨折处、新扭伤处禁用。

（三）选穴

百会穴、双肩井穴、背部足太阳膀胱经、手太阴肺经、手阳明大肠经、鱼际穴。

（四）操作方法

1. **拍打百会**　五指并拢，举至头顶，两手交替拍打百会穴36次。
2. **拍打肩井**　五指并拢，两手交替拍打肩井穴36次。
3. **拍打任脉**　五指并拢，双手上下交替拍打膻中穴及中脘穴36次。
4. **拍打带脉**　五指并拢，双手交替拍打左右侧带脉24次。
5. **拍打极泉**　一手扶于枕后，交替拍打对侧极泉穴16次。
6. **拍打膀胱经**　五指并拢，双手由上至下拍打大杼穴至膈俞穴，拍打2遍。
7. **拍打肺经**　五指并拢，双手交替由上至下拍打中府穴至列缺穴，拍打2遍。

肺经络拍打操视频

8. **拍打鱼际**　五指并拢，两掌鱼际穴击打12次。
9. **哈气**　两手由肚脐上托至胸前，同时吸气，反手下压时用力哈气。
10. **拍打脾经**　五指并拢，双手交替由下至上拍打三阴交至箕门穴。

（五）注意事项

1. 手法先轻后重，由浅入深，循序渐进，切勿用暴力。
2. 拍打的频率30~45次/min，拍打的高度20~30cm，力度均匀柔和，有节奏感，以局部皮肤微红为度。
3. 每天可进行锻炼1~2次，热身后拍打效果更佳。
4. 出痧后多喝温开水，利于排毒，并且休息15~20分钟。

（梁桂兴　黄海娜）

主要参考文献

[1] 丛文娟，李静，廖雨静，等．电针对慢性阻塞性肺疾病大鼠肺中乙酰胆碱及黏蛋白5AC表达的影响 [J]. 针灸推拿医学（英文版），2018, 16 (3): 133-139.

[2] GUNNAR H, PER B, RUNE G, et al. Macrophage migration inhibitory factor, a role in COPD [J]. Am J Physiol, 2016, 311 (1): 1-7.

[3] 许能贵，符文彬．临床针灸学 [M]. 北京：科学出版社，2015.

[4] 符文彬，徐振华．针灸临床特色技术教程 [M]. 北京：科学出版社，2016.

[5] 万力生，温鹏强，陈争光，等．天灸疗法对支气管哮喘患儿血清中 IL-4, IL-6 和 TGF-α 的影响 [J]. 时珍国医国药，2016, 27 (4): 888-890.

[6] 谭程，张昶，高丹，等．从肺肠论治针刺对支气管哮喘患者生命质量的影响 [J]. 中国针灸，2012, 32 (8): 673-677.

[7] 童娟，郭泳梅，何颖，等．针刺对稳定期慢性阻塞性肺疾病患者运动耐量的调节作用：随机对照研究 [J]. 中国针灸，2014, 34 (9): 846-850.

[8] 杨欣，周微，蒋娜，等．皮内针干预在血液透析合并便秘患者中临床应用 [J]. 临床军医杂志，2018, 46 (8): 959-960, 963.

[9] 罗玲，袁成凯，尹海燕，等．国家标准《针灸技术操作规范第 8 部分：皮内针》编制体会与探讨 [J]. 中国针灸，2012, 32 (2): 155-158.

[10] 郭珍妮，陈致尧，许精鑫，等．近 5 年腕踝针临床应用现状及其规律分析 [J]. 按摩与康复医学，2020, 11 (8): 56-59.

[11] 苗明三，许二平，武晏屹，等．中药熏洗（浴）疗法临床外用技术规范（草案）[J]. 中国实验方剂学杂志，2020, 26 (9): 85-89.

[12] 邱圣红，李工，吴少霞，等．精益管理在中药热奄包操作流程标准化中的应用 [J]. 医学信息，2015,(33): 147-148.

[13] 郑雪花．刺血疗法联合物理降温在外感高热患者中的应用［C］// 世界灾害护理学会，中华护理学会．第三届世界灾害护理大会论文集．北京：中华护理学会，2014.

[14] 陈月琴．大椎穴刺络放血法治疗感冒高热 100 例 [J]. 浙江中医杂志，2008, 43 (6): 347.

[15] 梁前，梁月俭．中医刺络放血疗法临床研究进展 [J]. 内蒙古中医药，2012, 31 (12): 112-114.

[16] 王进忠．中医拍打疗法的技术发展与临床应用现状 [J]. 天津中医药，2019, 36 (9): 932-936.

[17] 郭明媚，陈瑞琳．中药烫熨和拍打肺经辅助治疗慢性阻塞性肺疾病急性加重期疗效观察 [J]. 新中医，2016, 48 (10): 199-201.

[18] 林美珍，吴巧媚，林静霞．新型冠状病毒肺炎中医临证护理案例精选 [M]. 北京：人民卫生出版社，2020.

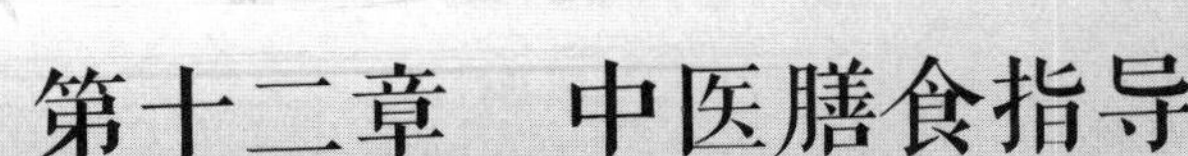

第十二章　中医膳食指导

第一节　能量及三大营养素概述

在对食物近100多年的研究中，人们逐渐发现某些食物中的成分具有特定的生理作用，能供给能量，构成和修补身体组织，以及调节生理功能等，这些具有营养功能的物质被统称为营养素。营养素种类繁多，人体所需要的营养素有40多种，主要包括蛋白质、脂类、碳水化合物、矿物质和维生素等。而机体摄入、消化、吸收、代谢及利用食物或营养素以维持生命活动的这个过程，称为营养。

一、能量

能量是维持体温及一切生命活动的基础，人体需要的能量主要来源于三大产能营养素：碳水化合物、蛋白质及脂肪。这些营养素经消化转变成人体可吸收的小分子营养物质，在细胞内合成代谢构成机体组织或更新衰老的组织；同时在代谢过程中产生能量释放，转移及利用被称为能量代谢。

（一）能量的作用

成年人的能量消耗主要用于维持基础代谢、体力活动及食物特殊动力作用。机体每日能量需要量受到年龄、性别、生理状况、体重及身体活动情况的影响。另一方面，机体能量摄入及能量消耗组成的能量平衡与外环境因素如进食行为、外界温度、身体活动及精神压力有关，同时也受到内环境因素如内分泌、神经-体液系统的影响。当能量摄入量高于需求量时，多余的能量将会转化为脂肪储存在体内；当能量摄入量不足时，机体将动员组织及细胞中的能量维持能量消耗；长期摄入量不足或是过剩都会导致健康问题。

（二）能量的单位

根据国务院1984年公布法令，能量以焦耳(J)为单位，常用的单位还有千焦耳(kJ)、兆焦耳(MJ)。营养学领域常用的单位是卡(cal)和千卡(kcal)。千卡又称大卡。1千卡是指将1kg纯水在1个标准大气压下水温度升高1℃所需的热量。两者的换算方法是1kcal=4.184kJ。

（三）能量及产能营养素

一般来说，营养素进入人体后并不能完全被消化吸收，混合膳食的碳水化合物、脂肪和蛋白质的吸收率分别为98%、95%和92%；因此在实际生活中，1g碳水化合物约产生16.81kJ(4.1kcal)；1g脂肪为37.56kJ(9.0kcal)；1g蛋白质为16.74kJ(4.0kcal)。除此之外，1g乙醇约产生29.00kJ(7.0kcal)的能量，而不可被人体消化的膳食纤维在肠道被细菌分解发酵，也能产生约8.50kJ(2.0kcal)/g的能量。

二、蛋白质

蛋白质是生命活动最关键的物质，它的种类繁多，性质、功能各异，但均由20余种氨基酸组合而成，其功能的多样性主要由其结构不同所决定的。正常情况下，蛋白质占成年人身体重量的16%~19%，其中约有3%的蛋白质在通过合成和代谢而不断变化，有一部分氨基酸会在这个过程中丢失，因此每天都需要摄入一定量蛋白质作为构成和修补组织的原料。中国营养学会推荐成年人蛋白质摄入量为：男性65g/d，女性55g/d。

蛋白质在体内主要功能是构成体蛋白，次要生理功能是供给能量。同时蛋白质也是构成体内各种重要生理活性物质如酶、激素、抗体、转运体及维持体液渗透压和酸碱度的重要成分。

蛋白质广泛存在于动植物性食物中，和植物性蛋白质相比，动物性蛋白质质量好、利用率更高，但饱和脂肪酸及胆固醇含量较高，合理选择不同食物的蛋白质进行互补和搭配很重要。

三、碳水化合物

碳水化合物是体内主要的供能物质，人体所需要的能量50%~70%由它提供。葡萄糖在体内释放能量及供给能量速度较快，是供给能量的主要物质，对神经系统、心脏及肌肉活动的正常活动起到重要作用。当体内碳水化合物摄入不足时，机体通过糖异生作用消耗蛋白质产生葡萄糖或者通过动员脂肪分解产生酮体功能，因此摄入足量的碳水化合物能减少蛋白质的消耗和预防酮体生成过多，即碳水化合物有节约蛋白质及抗生酮作用。另外，碳水化合物也是构成组织结构和生理活性物质的重要成分，膳食纤维提供少量能量的同时能促进肠道健康。

2013年中国营养学会建议碳水化合物应占总能量的50%~65%，膳食纤维为25~30g/d。限制添加糖的摄入，每天应不超过50g，最好在25g以下。

碳水化合物的主要食物来源是大米、面粉、玉米、红薯等农作物，蔬菜、水果不仅富含碳水化合物，膳食纤维含量也比较高。

四、脂类

脂类可分为脂肪和类脂，其中脂肪是人体的重要供能物质，有节约蛋白质的作用。它是身体储存能量的重要形式，占脂类总量的95%，同时还具有隔热保温，维持体温恒定及保护内脏器官等作用。近年来研究发现脂肪组织还有一定的内分泌作用，能参与调节机体的免疫、代谢及生长发育等过程。而类脂包括磷脂、糖脂、类固醇及固醇，约占脂类的5%，是细胞膜、组织器官特别是神经组织的重要组成成分。

膳食中的脂肪主要来源是植物油、油料作物种子及动物的脂肪组织和肉类。结合我国膳食结构的特点，推荐脂肪供能占总能量的20%~30%。脂肪摄入过多会造成体重增加，引起肥胖。肥胖人群高血压、高血糖、心血管疾病及某些癌症的发病率明显升高。

第二节　肺系疾病的营养特点

呼吸系统是机体生命活动必不可少的部分，而营养是呼吸器官的物质基础及能量源泉，因此营养支持和治疗在肺系疾病的综合治疗中的作用不容忽视。各种急慢性肺系疾病会导致患者能量需求大量增加，从而不同程度引起营养不良，而营养不良可加重呼吸肌结构和功能不全，导致呼吸通气调节反射减弱，全身及呼吸道免疫防御功能减弱，从而进一步加重肺系疾病。

以临床上常见的慢阻肺为例：慢阻肺患者常伴有体重进行性下降及营养不良，往往预后较差，有较高的病死率。

近期多项有关慢阻肺患者代谢的临床研究数据显示，和同龄健康人群相比，其基础代谢增加10%~20%，能量消耗高于能量摄入的10%~20%。病情进展过程中，由于通气做功增加，能量消耗也同时升高，即病情越重，基础代谢升高程度越明显。此外，由于呼吸道阻力增加和胸肺顺应性、膈肌收缩效率的下降，慢阻肺患者每日用于呼吸耗能高达1 797~3 010kJ，是正常人的10倍。

另一方面，由于长时间缺氧、心肺功能不全、胃肠道淤血及长时间反复应用抗生素，慢阻肺患者容易出现胃肠道吸收消化功能障碍及胃肠道菌群失调。部分患者可因心肺功能严重下降及食欲下降、机械通气的使用导致经口摄食量的进一步下降。以上种种因素导致的能量平衡失调可能是慢阻肺患者消瘦及营养不良状况持续发展的原因。

慢阻肺患者在长期病程中可能出现反复急性发作或者是呼吸衰竭，导致总能量消耗明显增加，营养状况持续下降而影响预后，如未能及时纠正营养不良状况，容易导致全身器官功能障碍，后期急性发作频率更高，病情恶化更迅速。因此，慢阻肺患者急性期的治疗和缓解期的康复方案都需要营养支持。

第三节　常见的营养评估指标及工具

营养治疗流程包括营养风险筛查、确定营养不良风险患者、营养状况评估、营养干预、营养疗效评价。营养风险筛查和评估是营养治疗的第一步。

一、概念

1. 营养风险（nutritional risk）是指现存的或潜在的与营养因素相关的导致患者出现不利临床结局的风险。

2. 营养风险筛查(nutritional risk screening)是指发现患者是否存在营养问题和是否需要进一步进行全面营养评估的过程。目的是快速发现患者是否存在营养不足和有营养不足的危险。

3. 营养评估(nutritional assessment)是指在大量临床资料中收集相关资料,如一般状况、饮食情况、身体测量指标和生化指标,按营养状态对患者进行分类:营养良好或营养不良,并评估患者营养不良的程度,从而进行相应的营养治疗。

二、常用营养风险筛查与评估量表

目前常用的工具包括营养风险筛查2002(nutritional risk screening 2002,NRS 2002)、主观全面评定(subjective global assessment,SGA)、患者参与的主观全面评定(patient-generated subjective global assessment,PG-SGA)、微型营养评定(mini nutritional assessment,MNA)、营养不良通用筛查工具(malnutrition universal screening tool,MUST)及营养风险指数(nutritional risk index,NRI)等。上述方法中,NRS2002属于筛查性质的,SGA、PG-SGA属于评估性质的,MNA、MUST兼备筛查与评估功能。

NRS2002是目前最常用的营养筛查工具,简便易行,适用对象为一般成年住院患者,包括肿瘤患者。

SGA是目前临床患者营养状况评估的“金标准”,其信度和效度已经得到充分检验。评估的内容包括病史与身体评估两大部分。

三、进一步的评估指标

(一)病史

询问病史、疾病病理诊断、临床分期、并存疾病、治疗反应、既往病史、饮食改变、体重变化、身体功能变化、胃肠道情况、经济状况等,了解患者营养需求和营养治疗接受程度,找出营养不良的可能原因及治疗可能效果。

(二)体格检查

观察脂肪及肌肉组织消耗程度,是否存在水肿及腹水;观察头发及指甲,皮肤及黏膜情况,可助于判断能量及蛋白质缺乏的严重程度。

（三）实验室检查

血常规、肝肾功能、血脂、血浆蛋白、C 反应蛋白、血清离子等。

（四）人体测量

BMI、上臂围、小腿围、肱三头肌下皮褶厚度、上臂肌围、小腿围、日常活动能力、握力等。

（五）人体成分分析

应用人体成分分析仪可了解患者体脂量、体脂率、肌肉量、推定骨量、蛋白质量、含水量、基础代谢值，内脏脂肪等级等。

第四节　肺系疾病的营养治疗原则

根据肺系疾病的代谢特点相关，营养治疗原则可概括为：

一、充足的能量

很多肺系疾病患者都存在营养需求增加、摄食减少、消化吸收障碍、分解代谢增加、合成代谢抑制等特点，以及药物对机体的副作用，导致营养不良的普遍存在。故对肺系疾病患者，需要提供充足的能量以改善负氮平衡，减少组织分解代谢，促进合成。在确定能量需求（即目标喂养量），目前多倾向使用：基于体重估算能量消耗的简单公式，以每日 25~30kcal/kg（约 105~126kJ/kg）来估算所需能量。但不同疾病、不同疾病阶段对能量的需求不尽相同，须个性化灵活处理。如呼吸衰竭应激期，每日能量摄入为 20~30kcal/kg（约 84~126kJ/kg），当处于疾病危重期甚至先给予 15~20kcal/kg（约 63~84kJ/kg）的允许性低热量摄入或者目标热量的 80%，待应激与代谢状态稳定后，再根据病情逐步适当增加到 30~35kcal/kg（约 126~147kJ/kg）。

除了简单估算公式，已发表的预测公式或者间接测热法（IC 法）也会被用到能量的确定中。如预测公式 Harris-Benedict（H-B）公式在慢阻肺的能量制定中就曾常被用到。慢阻肺患者每日能量目标量（kcal/d）= BEE（H–B 公式计算）× C × 1.1 × 活动系数，其中 C 为校正系数，男性为 1.16，女性为

1.19；系数 1.1 是指为使能将患者体重下降得以纠正，需要增加 10% 的 BEE；活动系数：卧床为 1.2，轻度活动为 1.3，中度活动为 1.5，剧烈活动为 1.75。但 H–B 公式在中国人群中使用的吻合度不高，故按此估算的数值与实际数值差异也较大。Harris-Benedict 公式为：男性：BEE（kcal/d）=66.47+5.0 × 身高（cm）+ 13.75 × 体重（kg）–6.76 × 年龄（岁），女性：BEE（kcal/d）=655.1+1.85 × 身高（cm）+ 9.56 × 体重（kg）–4.68 × 年龄（岁）（备注：1kcal=4.184kJ）。

间接测热法是目前最为准确计算患者能量需求的方法，被认为是“金标准”，但由于实用性及成本原因，在大多数医疗机构还未能广泛开展使用。

肺系疾病患者能量需求的个体化差异很大，无论使用哪种方法进行能量需求的制定，都建议定期（如每周）对患者进行再评估，调整能量需求，避免喂养不足和过度喂养。

二、适量的蛋白质摄入

肺系疾病蛋白质的摄入，按 1.0~2.0g/kg 或按供能比的 15%~20% 提供。肺系疾病患者的蛋白质需求量与其他疾病无明显差异，增加蛋白质的摄入有助于氮平衡的恢复及减少瘦体组织的消耗，在肺系疾病危重症患者中，充足蛋白质的摄入有助于改善临床结局，降低 ICU 患者的病死率及住院天数。但蛋白质具有较低的氧热价，避免过高的蛋白质摄入，能减轻低氧血症和高碳酸血症的发生，防止增加每分通气量和耗氧量而加重呼吸困难。

慢阻肺患者应摄入足够量的蛋白质（1.0~2.0g/kg），有助于保持及恢复肺功能，改善及增强肌肉强度和免疫功能。较轻的应激状态（轻中度）或稳定期患者，推荐 1.0~1.5g/kg；而高度应激者需要 1.6~2.0g/kg。稳定期及非高分解代谢的慢性呼吸衰竭患者，推荐量按 1.0~1.5g/kg；高分解代谢者建议摄入为 1.5~1.8g/kg。

不但要注重的蛋白质量的摄入，还需关注质的选择，蛋白质在体内的代谢消耗，同样会增加耗氧量，建议减少低生物价蛋白质摄入，增加优质蛋白质的摄入。

三、合适的脂肪及碳水化合物比例

在讨论肺系疾病患者营养计划时，常提及三大营养物质的呼吸商：碳水化合物为 1.0、蛋白质为 0.8、脂肪为 0.7，降低碳水化合物的摄入，提高脂肪摄入比例，可降低呼吸商，呼吸商高则产生的二氧化碳量多，减少二氧化碳生成对患者有利，尤其是伴有高碳酸血症者。相比于高脂饮食，高碳水化合物饮食的呼吸商更高，会使机体产生更多的二氧化碳，促使机体增加通气和呼吸频率，导致本已受损和疲劳的呼吸肌负荷进一步加重，不利于病情缓解，尤其是呼吸衰竭伴有高碳酸血症或准备脱机者。降低饮食中的碳水化合物含量同时增加脂肪，能使二氧化碳的生成减少并降低呼吸商。但碳水化合物能促进血中氨基酸进入肌肉组织并在肌肉内合成蛋白质，若过量限制碳水化合物的摄入则可能导致酮体生成及肌肉分解。

关于肺系疾病的糖脂最适宜比例，除了急性呼吸窘迫综合征外，大多数疾病倾向于采取增加脂肪、减少碳水化合物比例的饮食结构，如哮喘建议碳水化合物供能比例不高于 50%；慢性呼吸衰竭急性加重期则建议脂肪与碳水化合物占非蛋白供能比分别为 30%~50%、50%~70%。而慢阻肺，既往教科书上曾有推荐脂肪可到 50%、碳水化合物 32%。近些年的相关资料，则区分急性加重期和稳定期，对于急性加重期，教科书未给予明确的比例，但推荐采取高脂肪低碳水化合物饮食，有推荐可增加到 40%~50%。2020 年发表的《中国呼吸危重症患者营养支持治疗专家共识》中则不推荐伴有高碳酸血症的慢阻肺急性加重期患者使用高糖低脂配方，观察到高脂低碳配方与常规配方相比并无差异，认为配方中的营养素比例不是影响呼吸商的主要原因。因此建议慢阻肺稳定期患者，脂肪占比正常，为 20%~30%，对于急性加重期则结合患者具体情况，若患者不存在胃排空障碍等情况时可适当提升脂肪占能比，可增至 30%~40%，不超过 50%。静脉滴注脂肪乳将影响正常的气体交换，影响肺泡氧交换，引起肺部结构损伤，加重肺动脉高压，如非病情必要，建议尽量以经肠道的营养方案为主。脂肪的排空速度较慢，且不同种类的脂肪酸对机体的保护及损伤机制不同，在营养方案制定中需要优化脂肪酸配比，推荐增加中链脂肪酸及不饱和脂肪酸的摄入，减少饱和脂肪。

四、合理补充微量营养素

能量及营养代谢需要多种维生素及矿物质的参与，肺系疾病患者由于长期摄食减少，多数会出现缺乏 β 胡萝卜素、维生素 C、维生素 E、硒等参与机体抗氧化系统的抗氧化营养素缺乏，会导致氧自由基对机体的损伤加重，而维生素 B、钾、钙、磷、镁等参与各种物质代谢的营养素缺乏，则会影响能量的代谢利用、呼吸肌肌力及功能，均会导致症状的加重，故需合理补充。慢阻肺患者普遍存在维生素 D 的缺乏，不但导致骨质疏松和骨折风险增加，还对生活质量及肺功能造成影响。补充维生素 D 有助于提高慢阻肺患者吸气肌力量、活动耐力、最大携氧量等。目前对于各种肺系疾病的微量营养素补充剂量并没有权威指南或专家推荐，一般建议应达到推荐摄入量（RNI）加丢失量，有条件者可根据检测血液中维生素及电解质的水平予以纠正。肺源性心脏病及存在水钠潴留的患者，需要限制液体及钠的摄入。

五、合理补充水分，保持大便通畅，清淡饮食

肺喜润恶燥，张口呼吸、痰多、发热等使肺系疾病者对水分需求增加，适当水分摄入能帮助痰液的稀释及排出。饮食宜清淡，避免辛辣刺激，多样化食物选择才能满足肺系疾病对各种营养素的需求，所谓“五谷为养，五果为助，五畜为益，五菜为充”，增加富含膳食纤维食物的摄入，添加益生菌食品，保持大便通畅，肺与大肠相表里，大肠传导功能正常，有助于肺气的肃降，有助于改善咳嗽、喘息等症状。“急则治其标，缓则治其本”，在急性期，以治标 - 宣肺止咳化痰为主，缓解期则以补虚 - 补益肺脾肾为主。

第五节　肺系疾病营养治疗的实施与监测

肺系疾病患者反复发作的气短、喘息、憋闷等症状，导致每餐、每口进食量受限，清醒和胃肠道功能正常的患者，推荐首选优化的经口膳食方案。宜少量多餐，以保证满足摄入量情况下又能减轻呼吸困难等症状。运用制作能改善食欲、营养密度高的食物，用餐前休息、细嚼慢咽、社交互动进餐、用餐与药物及呼吸治疗同时进行等措施，都有利于提高及改善肺系疾病患者的依从性及摄入量。注意进餐时呼吸及用餐姿势、根据吞咽情况制备合适的食品，有助于预防误吸的发生。当患者经口膳食方案小于 60% 目标量时，宜加入 ONS（经口营养补充）方案以增加摄入，可采取三正餐（食物）加三加餐（ONS）。当患者饮食加 ONS 方案摄入亦不能达到 60% 的目标量时，如患者的胃肠道功能仍存在时，优先选择肠内营养支持。若患者胃肠功能差，肠内营养实施受限不能满足需求，此时需要考虑添加肠外营养支持，根据病情考虑选择补充性肠外营养或全肠外营养支持。

在营养治疗实施过程中，关注患者每天摄食量，应关注具体食物摄入分量，而非摄入体积。摄食时注意过程中吞咽、呼吸、咳嗽、咳痰等情况。注意

实施中胃肠道的情况，有没有胃胀胃痛、恶心呕吐、腹痛腹泻、腹胀便秘等。患者体重的变化是反映营养支持是否有效的指标之一，定期测量并做好记录。有些患者的体重是稳定的，但瘦体组织仍在丢失，身体成分分析检查能更直观地反映机体各组织成分的变化。定期检测患者的肝肾功能、前白蛋白、血常规、钾钙镁磷、维生素 D、血糖血脂等，可作为营养方案是否需要调整的参考。

第六节　中医膳食指导

肺系疾病常以咳嗽、咳痰、咳喘、鼻塞、喷嚏等症状多见，严重者可伴有呼吸困难等。从病程上分，可将其分成急性加重期和稳定期。

急性的上呼吸道感染和慢性肺系疾病的急性加重期，治疗多以平喘止咳化痰为主。建议清淡、稀软饮食为主，如各种粥、汤面、汤粉、藕粉、米糊、新鲜蔬果（泥、汁）、蛋羹、肉丸、豆腐丸子等为主。为了使痰液能顺利排出，要注意增加水分的摄入，同时避免辛辣、炙烤、油腻厚味、甜食等可能影响痰液排出的食物，对于那些胃纳欠佳者，更需要避免肥甘油腻厚味，一来因为这些食物胃排空较慢，胃部饱足感较长，加重食欲不振；二是“脾为生痰之源”，这些滋腻厚味的食物，容易阻碍脾胃气机运化，运化失司则聚生痰湿，反而促进痰液生成，不利于疾病恢复。按照寒热辨证，急性期常多见风寒、风热两大证型。风寒者，可用豆豉、紫苏、葱白、生姜、南北杏仁等，如生姜紫苏饮、葱白淡豆豉粥等，以疏风散寒止咳；风热者，则可选用白萝卜、白菜干、冬瓜（冬瓜籽）、丝瓜、鱼腥草、桑叶、罗汉果、胖大海等，如白萝卜豆腐汤、冬瓜蛋清汤、菜干粥等，以辛凉解表，清热化痰止咳。燥咳者宜润，像梨子、枇杷及枇杷叶、川贝母等都是常见的选择，如川贝枇杷炖梨等。所谓“五脏六腑皆令人咳”，有些咳嗽可能与肝相关，伴脾气急、肝火旺，此时可考虑用点金橘、龙脷叶、枇杷（叶），如咸金橘水、龙脷叶南北杏煲瘦肉等以理气行气，平肝肺之火。

在肺系疾病中常用到杏仁，杏仁性温，其味苦，能降泄肺气，止咳平喘，苦燥可温化痰饮；且其质润多脂，味苦下气，故能润燥而行大便，实际上不管寒热虚实之咳嗽气喘，杏仁皆可用之，而北杏仁药力较强，倾向降气止咳，南杏仁药性缓，更宜润肺止咳。

慢性肺系疾病长期的消耗及对胃肠道的影响，使对营养的需求增加，要注意均衡饮食，适当摄取富含优质蛋白质的肉蛋、大豆及制品，根据胃纳情况，每天3~6餐进食，以保证充足的营养摄取，维持机体所需。肺系疾病者，病位在肺，但久病者，多半累及脾肾，虚证多见，或气虚，或阳虚，或阴虚，或虚实夹杂。在慢性肺系疾病的缓解期，以补益肺脾肾为主，在选择食品时，气虚者，以平性及偏温者为宜；阳虚证则温补。气虚、阳虚者，均不宜过多摄入寒凉制品，如海带、紫菜、蟹、螺、苋菜等，宜选黄芪、人参、党参、鲜/干怀山、白术、白果、核桃、黑豆、虫草花、栗子、鸡肉、牛肉等，如黄芪人参炖鸡、核桃黑豆炖瘦肉、党参怀山茯苓粥、核桃杏仁糊等。而阴虚者则清补，避免温燥，以免进一步损伤津液，牛羊肉、鸡肉、鸽子肉、虾、韭菜、辣椒等性温、辛辣品则不宜多吃，可选百合、沙参、玉竹、黄精、雪耳、猪肉、鸭肉等，如清补凉煲猪肉、黄精太子参煲猪肉等。

第七节　肺系疾病肺康复膳食指导

一、慢性阻塞性肺疾病

（一）营养指导原则

1. **充足能量供应保证体重**　患者每日需要的能量可根据其性别，年龄，身高和体重先估算基础能量消耗（BEE），再根据患者的疾病状态和活动计算其附加值。然后根据BEE计算每日所需能量。每日能量=BEE（H–B公式计算）×C×1.1× 活动系数（具体公式见上述内容）。

2. **给予适量蛋白，并提高其中支链氨基酸的比例**　给予足量的蛋白质能保证体内蛋白质的合成代谢，但过多蛋白质的摄入可增加通气驱动机制负荷，故不可过多。而蛋白质中的支链氨基酸，尤其是亮氨酸，能够刺激肌蛋白的合成，故应增加富含支链氨基酸的大豆蛋白。

3. **脂肪及碳水化合物供给**　慢性阻塞性肺疾病患者因慢性或急性呼吸衰竭可导致高碳酸血症。我们可以通过改变饮食中营养物质结构来影响二氧化碳生成和呼吸驱动力。脂肪代谢产生的呼吸商最低，早期的研究认为提高膳食中脂肪的供给，可减少代谢过程中产生的二氧化碳，改善高碳酸血症。但最新的研究表明,与常规配方比较,高脂/低碳水配方在ICU住院时间、机械通气时间和病死率方面并无显著差异,且高脂/低碳配方反而容易导致过度喂养和延长胃排空时间。因此建议慢阻肺稳定期患者,脂肪占比正常,为20%~30%,对于急性加重期则结合患者具体情况,若患者不存在胃排空障碍等情况时可适当提升脂肪占能比,可增至30%~40%,不超过50%。

(二)饮食建议

1. **少量多次进食,每餐不宜过饱**　饱食可令胃容积增加,膈肌上抬,肺的舒张受限,呼吸负担加重,所以慢阻肺患者宜每日进食4~5餐,每餐间隔2~3小时。

2. **食物选择应均衡、多样化**　动物性食物富含优质蛋白,谷薯类食物是能量的主要来源,且富含维生素B和膳食纤维,蔬菜水果则含有丰富的维生素和植物营养素,不同种类食物都有不同的营养成分。为维持较好的肺部功能,建议保证饮食量的同时,应坚持食物选择均衡、多样化。

3. **食物脂肪的选择**　慢阻肺的应激期,脂肪的比例可结合患者具体情况,如胃排空等来制定,缓解期或稳定期脂肪供能正常,不过需要重视脂肪种类的选择,中链脂肪(MCT)较长链脂肪(LCT)容易吸收,适合作为慢阻肺患者能量补充的来源,烹调时可部分选择MCT油。

4. **增加新鲜蔬菜、水果的摄入**　新鲜蔬菜水果含具有抗氧化能力的维生素,应推荐患者增加摄入量。而烟熏制品的摄入与慢阻肺再入院的风险增加是相关的,所以,应减少烟熏制品的摄入。这些措施对肺和代谢性疾病、心血管疾病都有潜在好处。

(三)食疗方

1. 杏薏鸡蛋汤

材料:甜杏仁30g、生薏米50g、鲜鸡蛋2只(2人量)。

功效:清肺热,排脓毒,养肺阴。

2. 山药陈皮粥

材料:新鲜铁棍山药100g、陈皮1小瓣、粳米50g(2人量)。

功效:补中益气,理气化痰。

二、支气管哮喘

（一）营养指导原则

1. **能量及三大营养素**　哮喘患者因为哮喘时气道阻力会增加，而且容易出现呼吸道反复感染，所以能量消耗会比正常人高。在哮喘发作期，每天应给予不低于 125kJ/kg 的能量。若哮喘持续发作，应考虑给予口服肠内营养制剂作为营养补充，避免发生或加重营养不良。适量的碳水化合物可调节低氧性肺血管收缩反应，哮喘患者每日碳水化合物供能比不宜超过 50%，避免过多地进食纯碳水化合物（简单碳水化合物）类食物，如红糖、蜂蜜、白糖等，增加呼吸系统负荷。过多精制碳水化合物的摄入还可引起血糖升高，代谢负荷增加，继而引起胰岛素分泌增多，导致出现（或加重）呼吸肌无力。哮喘患者每日蛋白质摄入量占总能量的 14%~18% 为宜，选用优质蛋白为主，应占蛋白质摄入量的 2/3 左右，可选择鸡蛋、牛奶、瘦肉等。适量增加每餐的脂肪供应，可降低呼吸商、节约蛋白质、有利于脂溶性维生素吸收，降低二氧化碳分压与每分通气量，避免摄入食物后发生呼吸困难。

2. **增加所需要的食物和营养素**　大豆、ω-3 脂肪酸能降低导致支气管收缩的白三烯的生成。一些抗氧化剂营养素，能在氧化应激中保护气道组织，比如维生素 A。而维生素 D 是抗感染营养分子，镁是抗炎剂和平滑肌舒张剂。

3. 如需长期应用激素，则骨密度测定应被纳入营养评估中，平素营养治疗应注意补充钙、维生素 D_3，增强骨密度。

（二）饮食建议

1. **少量多次进食**　哮喘治疗药物的不良反应常有早饱，或容易引起胃食管反流，所以尽量每餐不要进食过饱。进餐后尽量避免平卧，避免进食浓汤、过甜的食物，减少胃食管反流的发生机会。

2. **避免过敏或敏感的食物**　支气管哮喘患者过敏率与非支气管哮喘的患者有统计学差异，所以避免过敏的食物或敏感的食物很重要。食物急性过敏可做食物的 IgE 检查，此项检查灵敏度及特异性均可。虽然慢性食物敏感可做食物的 IgG 检查，但 IgG 检查灵敏度及特异性并不高，必要时需要患者进行饮食记录并进行 3 周的食物排除试验。

3. **适宜的 ω-3 脂肪酸和 ω-6 脂肪酸比例**　ω-6 脂肪酸多存在于日常

的禽畜肉及食用油当中，当摄入的 ω-6 脂肪酸过多，ω-3 脂肪酸太少，会导致体内处于慢性炎性。所以建议患者把日常的禽畜肉分量稍减少，增加鱼类摄入，特别是富含 ω-3 脂肪酸的鱼类，以降低体内的慢性炎症水平。

4. 哮喘持续发作时，由于张口呼吸，出汗多、进食量减少，会增加患者失水，因此需要及时补充水分。鼓励轻症患者多喝水，每日饮水量应达到 2 000ml 左右。对于不能进食的危重患者，应给予静脉补液，保证充足的体液量。

（三）食疗方

1. 蛤蚧粥

材料：干蛤蚧 1 对（磨粉，分 2 次用）、党参 30g（磨粉，分 2 次用）、生姜 2 片、黑枣 2 枚、粳米 50g（2 人量）。

功效：补肾温肺，纳气平喘。

2. 核桃党参鹌鹑汤

材料：核桃肉 30g、党参 15g、鹌鹑 1 只（1 人量）。

功效：温肺定喘，润肠通便。

三、支气管扩张症

（一）营养指导原则

1. **充足热量，高蛋白、易消化、富含营养的饮食**　支气管扩张症是慢性消耗性疾病，临床上很多患者都存在严重营养不良，所以保证进食量及饮食结构非常重要。要求患者在三餐基本饮食以外，在上午、下午或晚间，各加餐 1 次，采用牛奶、豆浆、新鲜水果等天然食物，或进行口服营养素（全肠内营养素）补充。日常饮食应保证优质蛋白食物的摄入，如鱼、肉、蛋及大豆制品都是推荐的食物。

2. **补充维生素 D**　50% 支气管扩张症患者存在维生素 D 缺乏。维生素 D 有潜在的抗感染作用，其水平也与反映支气管扩张症严重程度的指标显著相关，所以检测血清维生素 D 水平很有必要，若不足时则需要及时补充。

（二）饮食建议

1. 小量咯血时不宜进食过热的食物，宜把食物放温凉再进食。若大量咯血，则暂时禁食。

2. **避免辛辣、刺激性食物**　建议少吃胡椒、辣椒、花椒等辛辣刺激性食物，这些食物能刺激支气管黏膜充血，加剧出血风险，使病情加重。此外，食物不宜过咸、过酸。

3. **戒烟戒酒**　烟酒对支气管都有刺激，容易增加出血风险。

4. 多喝水，饮水量若能达每天 1 500ml 以上则可稀释痰液，有利于排痰。

（三）食疗方

1. 银耳鲜藕粥

材料：银耳（干）5g、鲜藕 200g（保留藕节）、粳米 30g（1 人量）。

功效：润肺止咳、止血。

2. 枇杷果瘦肉汤

材料：枇杷果 8 个（去核）、瘦肉 100g（2 人量）。

功效：清肺胃热，降气化痰。

四、特发性肺纤维化

（一）营养指导原则

1. **高热量、高蛋白、高维生素饮食**　特发性肺纤维化患者因呼吸困难导致缺氧而让整体消化吸收功能下降，所以建议患者进食易消化食物，细嚼慢咽，尽量进食天然、富含营养的食物。尽量多吃新鲜蔬菜水果，降低体内炎症反应水平。饮食结构可参考新版《中国居民膳食指南》，尽量保证营养均衡。在此基础上可适当增加优质蛋白类食物摄入量，饮食量宜维持体重，若体重持续下降或进食不足，建议口服营养素补充。

2. **葡萄籽提取物**　葡萄籽提取物所含白藜芦醇、原花青素、脂类等成分具有清除多余的自由基作用。经研究发现口服葡萄籽提取物不仅显著降低博来霉素（BLM）诱导的肺部炎症细胞聚集和浸润，改善肺功能，并且能够显著抑制纤维化相关因子，如羟脯氨酸，转化生长因子 -β1（TGF-β1），金属蛋白酶 9（MMP-9），Ⅰ型 -1 胶原链（COL1A1）和纤连蛋白 1（FN1）的表达。

（二）饮食建议

1. 一般来说，建议特发性肺纤维化患者饮食清淡，尽量选择易消化食物。流质或半流质食物虽易消化，但水分过多，容易产生饱腹感，导致患者进食量下降，故建议以固体食物为主，只要烹调细软，细嚼慢咽即可。

2. 多吃新鲜瓜果蔬菜，避免食用辛、酸、麻、辣、油炸的食物。

（三）食疗方

1. 当归麦冬生地汤

材料：当归 20g、麦冬 15g、生地黄 30g、猪肺半个、瘦肉 100g（2 人量）。

功效：滋阴润燥，活血清热。

2. 红景天杞枣茶

材料：红景天 10g、枸杞子（干）5g、龙眼肉（干）5g、红枣 1~2 颗（1 人量）。

功效：润肺补肾，止血散瘀

五、特发性肺动脉高压

（一）营养指导原则

1. **充足热量，高营养密度饮食**　相关研究表明，特发性肺动脉高压（IPAH）患者的平均 BMI 较正常人群偏低，所以适当增加饮食量，维持理想体重很重要。有研究表明，营养不良是特发性肺动脉高压患者死亡的危险因素，故保持良好的营养状态很重要。能维持体重，且 BMI 正常者，可按平素进食量进食。对于体重持续下降，各项营养相关指标持续降低者，应采取肠内或肠外营养补充，以肠内营养为主，建议首先尝试口服全肠内营养素，观察效果。

2. **补充矿物质**　因肺动脉高压患者经常需要吃利尿剂，利尿剂会导致钙、钾、镁、锌等矿物质的丢失，故应在服药期间，定期监测血液中矿物质情况，必要时进行相应的补充。

（二）饮食建议

1. 控制钠盐及水分摄入量，维持水电解质平衡即可。

2. 因患者通常伴有右心衰竭，故建议控制每餐进食量，且每日进食量以维持体重为主，不宜过多，蛋白质摄入量也以维持氮平衡即可，不宜过多增加心脏负担。

3. 若使用华法林抗凝，则需要避免吃维生素 K 含量丰富的食物，以免影响华法林的抗凝效果，如动物肝脏、芽甘蓝、花茎甘蓝、芫荽叶等。

（三）食疗方

1. 北芪虫草炖乌鸡

材料：北黄芪 10g、冬虫夏草 3~5 条、乌鸡 100g（1 人量）。

功效：益气固肺。

2. 赤小豆生姜鲫鱼汤

材料：赤小豆 30g、生姜 2~3 片、鲫鱼 1 条（2 人量）。

功效：活血利水。

六、重症肺炎

（一）营养指导原则

1. **高能量、高蛋白、适量脂肪**　由于较长时间发热，或者机械辅助通气，患者体力消耗比较大，加之疾病存在高分解代谢状态，肌肉蛋白大量分解，痰液中含有蛋白质。机体脂肪消耗，但脂肪利用率无明显增强，故供给充足的营养，特别是能量和蛋白质，维持机体消耗，提高机体抵抗力，促进疾病恢复。基于体重估算目标能量消耗的简单公式推算：能量可参考 25~30kcal/kg（实际体重），蛋白质可参考 1.2~2.0g/kg（实际体重）。同时根据患者实际病情程度、合并疾病、药物、治疗情况、体温等随时调整。

2. **充足的维生素**　高温发热会使体内各种维生素的消耗量大大增加，尤其主要是水溶性的维生素，充足的维生素 B 能够有效地维持人体的能量和蛋白质的正常代谢利用。维生素 A 可以有效地维持呼吸道上皮细胞的正常生长与分化，促进呼吸道黏膜的修复。肺部结缔组织的合成需要维生素 C 的参与。维生素 D 可以调节机体的免疫功能，降低人体感染的风险。

3. **维持水、电解质平衡**　水、电解质失衡是重症肺炎常见的表现，矿物质的缺乏，如镁、磷、钾、钙可从细胞水平影响呼吸肌的功能。

（二）饮食建议

1. 重症肺炎通常伴有发热及呼吸道症状，饮食宜清淡，采用清蒸、焖煮等烹调方式，少煎炸。避免坚硬、油腻的食物，辣椒、咖喱、芥末、生葱、大蒜、洋葱等辛辣刺激食物也不宜食用，以免化燥生痰，刺激呼吸道。

2. 根据病情不同阶段逐步增加食物量，可采取少量多餐的进食方式。在发热时患者应以清淡的流质或清淡半流质的营养方式治疗为主，如喝米汤、蔬菜汁、粥、汤面条、肠内营养补充制剂口服等。

3. 增加鱼、肉、蛋、豆制品的摄入，保证优质蛋白质的摄入。

4. 多吃新鲜深绿色、橙黄色的蔬菜及水果，可根据辨证选用清热、止咳和化痰作用的果蔬，例如冬瓜、丝瓜、萝卜、梨、枇杷、橘子、青榄、百合、无花果等。

5. 保证水分的充足供给，水分可以有利于将痰液进行稀释，保持空气和呼吸道的通畅，若无限制液体量情况下，每日摄入的水分达 1 500~1 700ml 以上。

6. 忌生冷、过咸、过甜食物，各种冰镇瓜果、冰镇饮料等，温度太低的食物可能会直接刺激呼吸道，加重疼痛症状；过咸的食物会加重支气管黏膜的水肿和充血，加重咳嗽、气喘等症状；过甜的食物容易妨碍人的脾胃运化功能，助湿生痰。

7. 烟酒会加重呼吸道症状，建议戒烟、戒酒。

（三）食疗方

1. 复方鱼腥草猪肺汤

材料：鱼腥草 10g、金银花 3g、芦根 10g、浙贝母 3g、猪肺 200g（1 人量）。

功效：清热解毒，化痰止咳。

2. 四仁汤

材料：冬瓜仁 20g、北杏仁 5g、瓜蒌仁 10g、生薏苡仁 20g、瘦肉 100g（1 人量）。

功效：清肺、化痰、排脓。

（郭丽娜）

主要参考文献

[1] 王琦．九种体质使用手册 [M]. 北京：中国中医药出版社，2017.
[2] 马汉，艾斯科特 - 斯顿普，雷蒙德．Krause 营养诊断学 [M]. 13 版．杜寿玢，陈伟，译．北京：人民卫生出版社，2017.
[3] 顾景范，杜寿玢，郭长江．现代临床营养学 [M]. 2 版．北京：科学出版社，2009.
[4] 杨月欣，葛可佑．中国营养科学全书 [M]. 北京：人民卫生出版社，2019.
[5] 石汉平，李薇，曹伟新．营养筛查与评估 [M]. 北京：人民卫生出版社，2014.
[6] 谭兴贵．中医药膳学 [M]. 北京：中国中医药出版社，2003.
[7] 中国医师协会呼吸医师分会危重症专业委员会，中华医学会呼吸病学分会危重症

医学学组,《中国呼吸危重症疾病营养支持治疗专家共识》专家委员会. 中国呼吸危重症患者营养支持治疗专家共识 [J]. 中华医学杂志, 2020, 100 (8): 573-585.
[8] 侯晓琳, 姚倩. 衰弱在慢性阻塞性肺疾病中的研究进展 [J]. 现代临床医学, 2019, 45 (3): 218-222.
[9] 王树英. 肌少症对重症老年病人的影响及营养治疗 [J]. 肠外与肠内营养, 2019, 26 (5): 300-305.
[10] 胡理强, 张艳, 向群英, 等. 维生素 A 制剂辅助布地奈德治疗支气管哮喘患儿临床疗效及对免疫功能的影响 [J]. 西部医学, 2019, 31 (5): 749-754.
[11] 楚文丽, 傅恩清, 王耀炜, 等. 维生素 D 联合异丙托溴铵治疗支气管哮喘患者的临床疗效分析 [J]. 现代生物医学进展, 2019, 19 (9): 1727-1730.
[12] 杨梦, 蒋天赐. 鱼油在支气管哮喘中的临床应用及作用机制 [J]. 肠外与肠内营养, 2019, 26 (4): 241-244.
[13] 王建军, 吕群. 肌肉萎缩对重度慢性阻塞性肺疾病患者生活质量的影响 [J]. 实用医学杂志, 2013, 29 (6): 970-972.

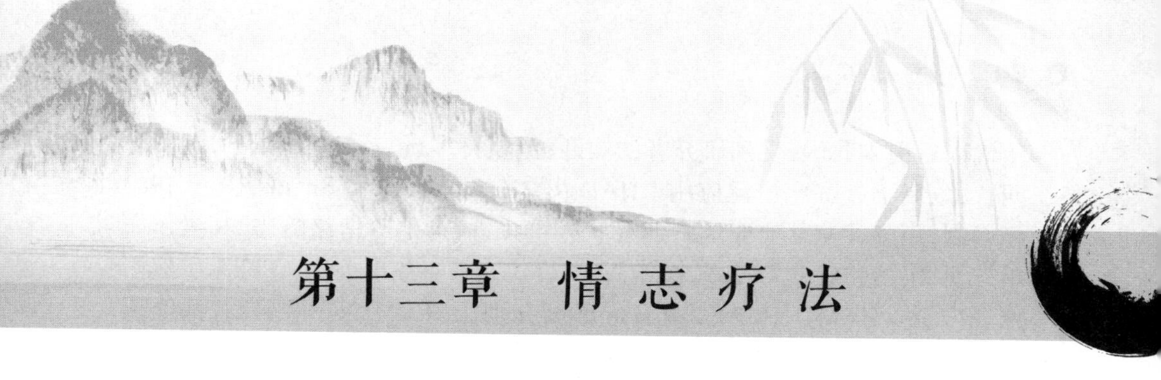

第十三章 情志疗法

情志疗法是根据中医学理论，利用情志之间以及情志与五脏之间相互影响、相互制约关系，通过语言、行为或场景等影响患者的精神情志和心理活动，将不良情绪调整为良性的正性的情志，促进和改善患者的社会功能，从而治愈身心疾病的方法。

情志疗法作为一种非药物疗法，是中医心理学的重要组成部分。七情变化对病情的转归有重要影响：情志反应适当，情绪积极乐观，有利于病情的好转乃至痊愈。反之，若患者情绪消沉，悲观失望，或情志异常波动，诱发宿疾的复发、或加重现有的病情。

慢性呼吸系统疾病患者因疾病导致呼吸弱能，日常活动的能力下降，社会参与度降低，或达到期望活动能力的缺失，容易产生抑郁、焦虑等情绪，尽早进行情志方面的干预，对于减少疾病的急性加重，促进疾病的康复有重要意义。

第一节 肺系疾病常用心理评估工具

目前用于呼吸系统慢性疾病心理评估的工具包括抑郁自评量表（Self-Rating Depression Scale，SDS）、焦虑自评量表（Self-rating Anxiety Scale，SAS）、症状自评量表（Symptom Checklist 90，SCL-90）、医院焦虑抑郁量表（Hospital Anxiety and Depression Scale，HADS）、汉密尔顿抑郁量表（Hamilton Depression Scale，HAMD）、汉密尔顿焦虑量表（Hamilton Anxiety Scale，HAMA）等。

SDS、SAS 由华裔教授 Zung 分别于 1965、1971 年编制，量表使用简单，信度、效度均良好，临床广泛应用。SCL-90 由 Derogatis 于 1973 年编制，80

年代以后引入我国，受到研究者的欢迎，但项目多（包括 90 个项目），花费时间长，限制了其临床广泛应用。HAD 由 Zigmnond AS 和 Snaith RP 于 1983 年编制，用于评测伴有躯体疾病症状人群焦虑、抑郁等情绪障碍，其操作简单方便，信度和效度均较好，操作简单，可快速筛查焦虑抑郁，在临床中应用也较广泛。HAMD、HAMA 由 Hamilton 分别于 1959、1960 年编制，其使用历史长，应用广泛，适用于临床抑郁症、焦虑症的评定及严重程度评估，但两表有重复项目，对抑郁症与焦虑症不能较好地进行鉴别。

随着《精神障碍诊断与统计手册》（第 5 版）的面世，越来越多的临床观察使用患者健康问卷抑郁量表（patients' health questionnaire depression scale-9 item，PHQ-9）、广泛性焦虑量表（generalized anxiety disorder-7，GAD-7）来筛查患者的抑郁、焦虑情绪。PHQ-9 和 GAD-7 量表是由 Spitzer 分别于 1999 年、2005 年基于美国《精神疾病诊断与统计手册》（第 4 版）（DSM-Ⅳ）为标准编制而成的 9 个条目、7 个条目的自评工具，采用 4 级评分法，临床使用方便。该量表已被翻译为多种语言版本，在不同人群中应用显示其具有良好的信效度，在国外已成为基层医疗中筛查抑郁症的首选工具之一。

呼吸慢病中常使用 SDS、SAS 对患者进行心理评估，也可以尝试使用 PHQ-9 和 GAD-7。

第二节 肺系疾病康复常用情志疗法

中国古代医家防治疾病重视整体观念、“形神合一”，尤其重视情志的调摄，医家们总结出“欲治其疾，先治其心”的原则，在此思想的指导下，产生了许多中医情志疗法。根据前述肺系疾病患者情志特点，在肺系疾病康复中，常用情志疗法有情志相胜法、开导劝慰法、修心冶情法等。

1. 情志相胜法 明代著名医家张景岳《类经·论治类》：“此因其情志之胜，而更求其胜以制之之法也。”即以五行相胜的理论为指导，应用各种手段激发出患者的一种情绪，去制约、消除因某种异常过量或过久的情绪刺激而引起的心理和躯体上的疾病。慢性肺系疾病患者，由于病情反复发作，容易出现忧虑、悲观心理或丧失治疗的信心。肺主悲，喜胜悲（忧），为“以火熔金”之意。张子和在《儒门事亲》中论述言：“喜可以治悲，以谑浪亵狎之言娱之”。此类患者接诊时采用幽默、通俗易懂的语言，营造轻松融洽的谈话氛围，用赞美的话语肯定患者在慢性疾病过程中做出的努力以及取得的效果，帮助患者回味生活中美好愉快的回忆，引导患者观看喜剧，收听节奏明快、欢乐、旋律流畅的音乐，如《理瀹骈文》中言："七情之病者，看书解闷，听曲消愁，有胜于服药者矣。"同时，注意家属的沟通，营造愉快和睦的家庭氛围。喜乐可改变悲伤忧愁的情绪困境，还可以通达调和郁结的气血，使病情康复。现代研究发现人在高兴开心的时候可以增加分泌乙酰胆碱、血管升压素、胃酸等，加快呼吸频率，有效改善症状。

2. **开导劝慰法** 通过言语引导、劝说，让患者对自己所患疾病病因、发病机制以及预后等有充分的认识，消除其之前错误的认知以及由此产生的不良心理状态，缓解或解除心理压力，并提出对其有利的观点，引导其向良性方向发展。简而言之，是以开导、劝说的方法消除患者的悲观和易怒、忧郁、焦虑等负性情感。如慢阻肺患者，不少人对吸氧有错误的认识，认为吸氧是病情极其严重的表现，拒绝接受治疗，对此类患者，通过详细解释吸氧的作用以及适应证，说明氧疗目的在于改善低氧状态，降低缺氧对肺、心、脑、肾等器官的损害，不会造成上瘾等副作用，消除其错误的认识，并教育其掌握正确的氧疗方法，以其他患者的经历为例做正向引导，纠正其不良情绪和情感活动。

3. **修心冶情法** 培养患者其他的兴趣爱好，如画画、音乐、下棋等艺术熏陶，使患者修心养性，舒缓情绪，调节心理状态。同时，通过其他的兴趣爱好取得的成绩增强其自信心、满足感，转移其注意力。中医音乐疗法中"徵"调式乐曲，旋律欢快热烈，能调动患者欢畅的情绪，属"火"，克金，可舒缓肺病患者抑郁焦虑情绪。气功导引也是一种中医修心冶情的重要方法，其历史悠久，通过气功导引治疗，调畅全身气机。《素问》中提出气功疗法具有"折郁扶运，补弱全真，泻盛蠲余，令除斯苦"的作用。可以进行腹式呼吸放松训练。腹式呼吸不仅可以缓解抑郁、焦虑的情绪，更可以锻炼肺部功能，对慢性肺部疾病患者的康复很有帮助。另外，鼓励患者多参加活动交际、运动等，运动除了能带来愉悦感，运动中还可获得满足感，群体运动更能加强与人的交流接触，开阔心胸，陶冶性情，体现人的社会功能。基础研究显示，运动可使人体产生更多的内啡肽，使人心情愉悦。故慢性阻塞性肺疾病全球创议指出，要重视肺康复对这类患者的潜在效应，体育活动对抑郁患者有一定的疗效。

如上，中医情志疗法以中国传统医学、哲学文化为背景，以恢复"阴阳平和"为目标，具有便于理解、应用方便的特点，但临床应用对医者要求高，并建立在良好的医患关系基础上，在患者心理问题较为严重的情况下，不能替代药物的作用。故临床肺康复治疗中对于轻度抑郁、焦虑患者，可给予情志疏导，对于严重心理疾病患者，应指引其至心理专科就诊。

（黄敏玲 刘厚强）

主要参考文献

[1] 付小宇，张新雪，赵宗江．基于中医情志疗法探讨新冠肺炎疫期的心理调适方法 [J]. 中国实验方剂学杂志，2020, 26 (13): 39-44.

[2] 罗宇玲，敖强，周小平，等．放松训练联合情志疗法对肺癌患者睡眠障碍和抑郁状态的影响 [J]. 中国老年学杂志，2017, 37 (13): 3250-3253.

[3] 李田园，潘琦，张梅，等．应用医院用焦虑抑郁量表探讨住院 2 型糖尿病患者焦虑抑郁的发生风险 [J]. 中国糖尿病杂志，2019, 27 (9): 671-676.

[4] 支琴，蒋盛熠，姚昌杰．情志相胜疗法在慢性阻塞性肺疾病患者中的应用 [J]. 中西医结合护理（中英文），2017, 3 (2): 69-71.

[5] 秦泽慧．PHQ-9 和 GAD-7 量表在功能性胃肠病精神心理评估的应用 [D]. 百色：右江民族医学院，2019.

[6] 陈然，王瑜，余建英，等．PHQ-9 在综合医院住院患者中信效度研究 [J]. 四川精神卫生，2017, 30 (2): 149-153.

[7] 徐若兮．情志相胜法在抑郁障碍治疗中的应用探讨 [D]. 广州：广州中医药大学，2019.

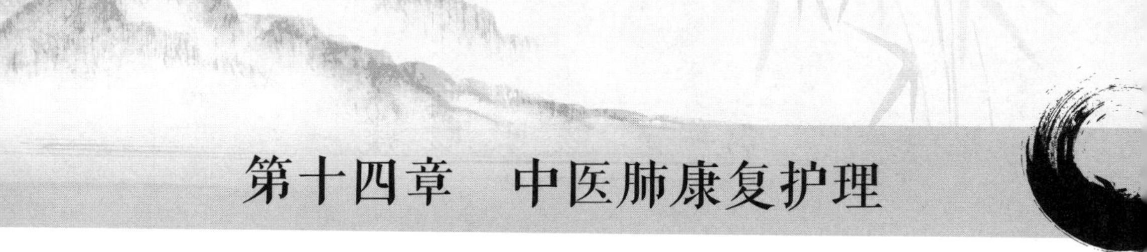

第十四章　中医肺康复护理

肺康复团队由医师、护士、治疗师、营养师、心理咨询师等多学科人员组成，但目前国内大多数医院并未单独设立呼吸治疗师及康复师岗位，大部分肺康复工作由护士承担。因此，护士是肺康复执行过程的中坚力量，是保证肺康复护理质量和安全的关键。

目前，国内对肺康复护理实践尚缺少统一标准，中医肺康复护理主要包括戒烟指导、雾化吸入疗法、气道廓清技术、呼吸功能锻炼、运动训练、膳食指导、情志调摄、健康教育等。肺康复护理是基于对患者进行全面评估后，在多学科协同模式下提供综合性肺康复干预计划，以解决或改善肺系疾病患者症状和心理状况为目标，帮助患者坚持健康行为，最终回归家庭和社会生活。中医护理在肺系疾病康复方面也以其整体、系统和辨证施护的思维优势逐渐凸显出良好效果。中医护理技术是中医肺康复护理最重要的组成部分，其以脏腑学说为基础，经络学说为核心，以通经脉、调气血、调整阴阳达到防病治病的目的，能有效地改善肺系疾病患者症状。

肺系疾病以咳嗽、咳痰、呼吸困难为主要症状。中医认为，肺与大肠相表里，肺的呼吸运动受大肠传导功能的影响。即大肠的传导通畅，则肺气清肃，呼吸匀调。肺与大肠在生理上的关系，概括为“肺主降，则腑气通；腑气通，则肺气降”。在病理上，若肺司呼吸功能异常，累及大肠，导致传导障碍，可出现便秘。因此肺系疾病患者，尤其是老年患者，便秘情况时有发生，便秘问题亟须重视。

本章主要介绍中西医肺康复护理在肺系疾病常见、主要护理问题防治中的应用，以咳嗽咳痰、呼吸困难、便秘等症状为例分别进行阐述，其中部分肺康复评估、肺康复技术操作要点及注意事项等内容，在其他章节中已做详细介绍，本章将不再赘述，请参考阅读。

第一节　咳嗽咳痰

咳嗽是肺系疾病中最常见的临床症状，是机体的防御性神经反射，有利于清除呼吸道分泌物和有害因子，但频繁剧烈的咳嗽会对患者的工作、生活和社会活动造成严重影响，同时也带来了沉重的经济负担。痰是气管、支气管腔内的分泌物或肺泡腔内的渗出液，借助咳嗽将其排出称为咳痰。支气管内正常分泌的少量黏液有助于保持呼吸道黏液湿润，当感染、异物刺激、过敏等引起呼吸道炎症时，黏液分泌异常增多，痰量增多。

中医称有声无痰为“咳”，有痰无声为“嗽”，有痰有声谓之“咳嗽”，临床上多为痰声并见，难以截然分开，故以咳嗽并称。辨证治疗分外感咳嗽和内伤咳嗽治法不同，中医护理亦应进行辨证施护，根据不同证型采取相应的护理措施。

一、康复护理评估

咳嗽咳痰的评估主要包括病因病史、咳嗽咳痰症状、咳嗽咳痰能力与技巧等方面的评估，基于各种量表评估，有助于全面评估病情及疗效的观察。

（一）病史评估

1. **诱因**　评估有无受凉、吸入粉尘、吸入异物、过敏、嗳气反酸、鼻后滴流等诱发或加重咳嗽的因素。冷空气刺激、接触过敏原引发咳嗽，注意排除咳嗽变异性哮喘（CVA）；鼻塞流涕、打喷嚏，伴鼻后滴流感、咽后壁黏液附着感引发咳嗽，注意是否为鼻后滴流综合征（PNDS）；餐后咳嗽加重，咳嗽时伴有嗳气反酸、烧心感等，注意有无胃食管反流性咳嗽（GERC）；吸入异物常引起突发性干咳或刺激性咳嗽。

2. **伴随症状**　咳嗽伴发热，提示存在感染；咳嗽伴胸痛，提示病变可能已累及胸膜；咳嗽伴呼吸困难，往往存在肺通气或换气功能障碍。

（二）症状评估

1. **咳嗽的程度**　患者根据自我感觉在标记 0~10cm 的直线上划记相应刻度以表示咳嗽的程度，也可采用 0~100mm 标记，有助于评估治疗前后症状改善的情况（表 14-1）。

表 14-1　咳嗽程度评估表

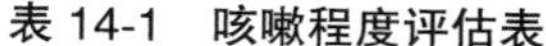
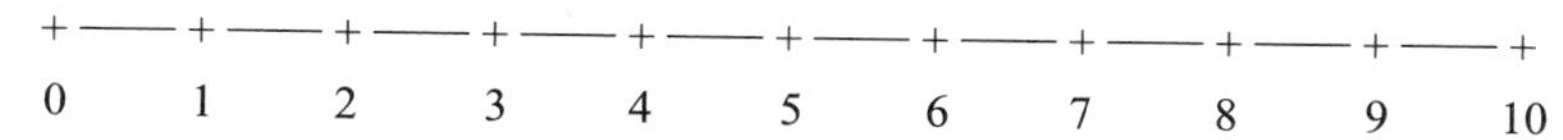

0~3 分为轻度咳嗽；4~6 分为中度咳嗽；7~10 分为重度咳嗽。

2. **咳嗽的性质**　可分为干咳与湿咳，《咳嗽的诊断与治疗指南(2015)》建议把每天痰量>10ml 作为湿咳的标准。干咳多见于非感染性咳嗽，湿痰多见于感染性咳嗽。

3. **痰液的量（表 14-2）**

表 14-2　痰液量分级评估表

分级	痰液量
小量	20~50ml/24h（国内常用<10ml/24h）
中量	50~100ml/24h（国内常用 10~150ml/24h）
大量	>100ml/24h（国内常用>150ml/24h）

4. **痰液的性质（表 14-3）**

表 14-3　痰液黏稠度分级评估表

痰液黏稠度及区别	Ⅰ度（稀痰）	Ⅱ度（中度黏痰）	Ⅲ度（重度黏痰）
痰液性状	稀痰	较Ⅰ度黏稠	明显黏稠
痰液颜色	米汤或白色泡沫状	白色或黄白色	黄色伴血丝痰、血痰
能否咳出	易咳出	用力咳	不易咳出
吸痰后玻璃接头内壁痰液滞留情况	无	易被冲净	大量滞留，不易冲净，吸痰管常因负压过大而塌陷
补加湿化液时间及量	2ml/2~3h	4ml/h	4~8ml/0.5h
备注（湿化程度）	（1）湿化不足：痰痂形成 （2）湿化过度：呼吸急促、痰液呈水样、SpO_2 下降 3% 以上		

(三) 咳嗽咳痰能力评估

1. 自主咳嗽力量分级(表 14-4)

表 14-4　自主咳嗽力量分级评估表

分级	咳嗽力量
0 级	无指令咳嗽
1 级	气管内可闻及气流声但无咳嗽声音
2 级	可闻及很弱的咳嗽声音
3 级	可闻及清晰的咳嗽声音
4 级	可闻及强有力的咳嗽声音
5 级	可进行多次强有力的咳嗽

2. **呼吸肌力评估**　最大吸气压(maximal inspiratory pressure,MIP)临界值为 $47cmH_2O$,最大呼气压(maximal expiratory pressure,MEP)临界值为 $40cmH_2O$ 可作为气道廓清障碍的指标,但需注意其个体差异很大。

3. **咳嗽强度评估**　测定咳嗽峰流速(peak cough flow,PCF)或呼气流量峰值。

4. **肺功能各项指标**　用力肺活量(forced vital capacity,FVC)、FEV_1/FVC、最大吸气压(MIP)、最大呼气压(MEP)等。

(四) 咳嗽技巧评估

1. **听声音**　听声音观察患者是否仅从咽喉部发生咳嗽声。

2. **触腹部**　触腹部感受患者有无正确使用腹部肌肉进行有效咳嗽咳痰动作。

(五) 中医评估

中医辨证:咳嗽按病因有外感咳嗽和内伤咳嗽之分。外感咳嗽为六淫外邪犯肺,有风寒、风热、风燥等不同。内伤咳嗽为脏腑功能失调,有痰湿、痰热、肝火、肺虚等区别。

常见临床表现

1. 外感咳嗽

(1) 风寒袭肺者:咽痒咳嗽、痰白而稀,常伴流清涕、鼻塞、头痛、肢体酸痛、恶寒发热、无汗。

(2)风热犯肺者：咳嗽频剧、咽喉燥痛、痰黏黄难咳，常伴流黄涕、头痛、恶风。

(3)风燥伤肺者：干咳无痰，或痰少黏而难咳，或痰中带血丝，口干舌燥，咽喉干痛，初起可伴轻微恶寒。

2. 内伤咳嗽

(1)痰湿蕴肺者：咳嗽反复、咳声重浊，痰白黏稠厚、量多，可伴胸闷、大便时溏。

(2)痰热郁肺者：咳嗽声粗，咳甚时胸痛，痰黄黏稠厚、难咳，或有腥臭味，或有血丝，口干欲饮。

(3)肝火犯肺者：上气咳逆阵作，咳甚时胸胁作痛，痰黏或如絮条、量少、痰滞咽喉难咳，症状可随情绪波动增减。

(4)肺阴亏虚者：主要为干咳，咳声短促，或逐渐嘶哑，可有痰白黏、量少，或痰中带血丝，常伴口干咽燥、午后潮热、盗汗、日见消瘦、乏力等。

此外，晨咳多为痰湿或痰热所致；午后、黄昏咳嗽多属肺燥阴虚；夜间咳嗽多为虚寒证；日咳多于夜咳或咽痒则咳者，多为外感风寒、风热或风燥引起。

(六) 检查检验结果评估

1. 评估胸部影像学检查(X 线、CT)，是否有明确肺部病变以及病灶变化；采集血液、痰液进行检验，是否存在感染、肿瘤、过敏等相关指标异常。

2. 根据病史，必要时行鼻窦 CT、肺功能检查、诱导痰细胞学分类检查等排查咳嗽的不同病因。

二、康复护理计划与实施

(一) 一般康复护理

1. 病因治疗及诱因预防

(1)积极治疗原发病，预防诱因，遵医嘱予药物治疗，注意是否需要紧急处理，还是一般及对症处理。

(2)鼻后滴流综合征(PNDS)患者积极治疗鼻部及咽喉部疾病，多锻炼增强体质；胃食管反流性咳嗽(GERC)或胆汁反流患者，避免进食后立即平卧及避免进食酸性、油腻食品，必要时睡觉适当垫高床头。

(3)咳嗽变异性哮喘(CVA)、气道高反应患者，减少过敏原、感冒、冷空气、灰尘、油烟等诱发因素，避免职业暴露和室内空气污染。

(4) 吞咽障碍或进食反复呛咳患者，配合言语治疗加强吞咽功能锻炼，选择合适的食物类型。

(5) 人工气道患者，4~6 小时测量气囊压，维持气囊压在 25~30cmH_2O。

2. 膳食指导

(1) 外感咳嗽

风寒袭肺：可用豆豉、紫苏、葱白、生姜、南杏仁、北杏仁等，如生姜紫苏饮等，以疏风散寒止咳。

风热犯肺：可用白萝卜、鱼腥草、桑叶、罗汉果、胖大海等，如白萝卜豆腐汤，以辛凉解表，清热化痰止咳。

风燥伤肺：可用梨、枇杷(叶)、川贝母等，如川贝炖枇杷等。咳嗽可能与肝相关，伴脾气急、肝火旺，可用金橘、龙脷叶等，如咸金橘水、龙脷叶南北杏煲瘦肉等，以理气行气，平肝肺之火。

(2) 内伤咳嗽

痰湿蕴肺：可用赤小豆、薏苡仁、山药等，如苡米粥、山药粥、橘红糕，以祛湿化痰，理气止咳。

痰热郁肺：可用丝瓜、冬瓜、梨、竹沥、鲜芦根等，如竹沥水、川贝粉、桑白皮水、鲜芦根水、鲜芦根粥、枇杷叶粥，以清热肃肺，豁痰止咳。

肝火犯肺：可用芹菜、白菊花、绿豆、百合等，如山栀子水、绿豆百合粥，以清肺泻肝，顺气降火。

肺阴亏虚：可用银耳、百合、麦冬等，如糯米阿胶粥、天冬炖梨汁、银耳粥、百合粥、沙参麦冬茶，以滋阴润肺，化痰止咳。

3. 气道湿化　适用于痰黏难咳及人工气道患者。

(1) 饮水量：患者无心、肾功能异常，推荐每日饮水 1 500~2 000ml，有利于呼吸道的湿润，稀释痰液。

(2) 雾化吸入治疗：雾化吸入治疗除了通过不同的装置将药物气雾化后传送到呼吸道，起到治疗的目的，还有湿化气体及稀释痰液的作用。影响雾化效能的主要因素除了药物本身，还有有效雾化颗粒的直径以及单位时间释放的雾量。沉积在支气管、细支气管、肺泡管及肺泡的有效雾化颗粒直径为 0.5~10μm，以 3.0~5.0μm 为佳；>100μm 的颗粒无法进入呼吸道；10~100μm 的颗粒主要沉积在口鼻咽及上呼吸道；而<1μm 的颗粒不易沉积，随呼气呼出。单位时间释放的雾量越大，治疗效果越好。

(3) 湿化治疗：痰黏难咳出的患者可使用高流量湿化治疗仪(HFNC)，根据痰液情况调节温度和流量，以达到理想的湿化效果。无创辅助通气或人工气道患者根据病情选择主动湿化或被动湿化。美国国家标准协会及美国呼吸治疗协会（AARC）推荐呼吸机湿化器绝对湿度≥30mg/L；国际组织标准协会（ISO）推荐呼吸机湿化器至少能提供33mg/L的湿度。相对湿度全部要求100%。其中，人工气道患者更推荐使用主动加热湿化器。痰痂形成，说明湿化不足，应加大湿化力度；痰液呈水样，患者呼吸急促、指尖血氧饱和度下降3%以上，说明湿化过度，应及时调整湿化参数。

（二）西医康复护理技术

1. 有效咳嗽咳痰　适用于清醒配合、病情稳定的患者。

（1）指导性咳嗽：慢阻肺患者慎用，谨防反复用力咳嗽时，胸腔内压剧烈增高，加重小气道陷闭。操作过程中注意观察患者有无头晕以及因气道痉挛致剧烈咳嗽、恶心欲呕等不适。每次操作后休息几分钟，避免疲劳。活动性咯血、肺大疱及气胸未经引流等患者避免剧烈咳嗽。

（2）用力呼气（FET）/哈气技术（HUFF）：由1~2次用力“哈”或“呵”气组成，其根据相等压力点原理，用力呼气是从中容量到低容量而实现，因此可将分泌物从远端小气道移向近端大气道。慢阻肺患者推荐哈气技术进行咳嗽咳痰，避免加重小气道陷闭。

（3）主动呼吸循环技术（ACBT）：是一种标准的呼吸技术，也是一种节能的排痰技术。只要患者能遵指令就可以应用，慢阻肺患者咳喘症状明显时推荐此技术。

（4）自主引流（AD）：AD是通过低容积、中容积及高容积的膈式呼吸与呼气气流来移动分泌物的一种痰液引流方式。包括松动痰液、积聚痰液和排出痰液部分。详见第七章“气道廓清技术”。

2. 咳嗽技巧　适用于缺乏咳嗽技巧的患者。

（1）控制咳嗽法：鼓励患者进行咳嗽控制训练，避免喉部刺激物导致过度咳嗽。咳嗽控制或称咳嗽替代行为，包括屏气、吞咽和咽喉清除等。

（2）连续三声咳嗽：指导患者多进行咳嗽训练，借助膈肌及腹肌的收缩，增加咳嗽咳痰效率。咳痰动作需自体主动发起，而不是痰液刺激咽喉时才被动咳嗽。先缓慢深吸气，后屏气片刻，同时上半身稍向前倾，两手臂屈曲并放置于两侧胸壁下部、往内收并稍加压。咳嗽时用力收缩腹肌，使腹壁内陷，一次吸气后连续咳嗽三声，咳嗽停止后缩唇将余气呼尽。待呼吸平静后，再次行咳嗽动作。

3. 辅助排痰　适用于自主咳嗽力量减弱、呼吸肌力减弱、痰黏难咳的患者。

(1)深呼吸/肺膨胀锻炼：指导患者行哈欠样或自然叹息样缓而慢的呼吸，或运用诱导式肺量计对患者进行深呼吸/肺膨胀锻炼。

(2)呼吸肌力量训练：呼气肌无力可导致胸腔内压不足从而降低咳嗽效率，指导患者利用阻力呼吸训练器进行呼吸肌训练，可增强其咳嗽驱动压力。此外，仰卧位多做屈髋屈膝，两膝尽量贴近胸壁，拉伸起坐等动作。

(3)手法辅助：使用前胸壁压迫法或胸部叩击。前胸壁压迫法是在患者咳嗽咳痰的同时，护士双手置于患者前胸壁加压辅助排痰；胸部叩击是利用手动叩击患者背部促进痰液松动。

(4)装置辅助：呼气正压治疗(PEP)可阻止小气道提前陷闭，减少痰液滞留，并且增加被痰液堵塞的气道气体流动，促进痰液排出。而振荡PEP同时具有加压和振动排痰的作用，不但能促进痰液排出，而且可以减少慢阻肺患者肺过度通气，增加气体交换，有利于肺功能的保护。

(5)机械辅助：目前主要有手持式排痰仪(G5)，高频胸壁振荡排痰仪两种，前者选择的振幅为15~30Hz，操作过程注意垂直于治疗部位稍微按压震头，切勿快速移动震头，应缓慢推移，每个部位停留数秒。后者治疗建议选择小压力高频率，频率5~22Hz(一般8~14Hz)，治疗压力2~4kPa，具体根据患者耐受情况和治疗反应调整振动频率。治疗时间均为10~15min/次。

(6)体位引流：主要用于分泌物滞留引起大片肺不张和结构异常引起分泌物聚集而长期无法排除，如支气管扩张症、肺脓肿等患者。

值得注意的是，机械振动排痰效果优于胸部叩击；体位引流联合胸部叩击或机械振动排痰效果优于单一方案；高频胸壁振荡的排痰效果优于其他机械振动排痰；胸部物理治疗前给予雾化吸入可能增加痰液排出量。

(三) 中医康复护理技术

1. 指压天突穴排痰

(1)选穴：天突(胸骨上窝正中，深部为气管)。

(2)技术实施：操作者用拇指或食、中指，指腹贴于天突，采用垂直按压法或者下滑式移动按压法(从环状软骨下缘开始下滑式移动按压至天突)，在呼吸周期的呼气末进行按压，刺激喉部引起咳嗽反射。指压力度由轻到重，以能够引起咳嗽反射为宜，在咳嗽时迅速抬起。宜餐前0.5~1小时，餐后1~2小时，睡前或空腹等时间段实施。每次按压数秒，按压10~20次，按压的频次根据患者的病情及耐受程度适当调整。

(3)体位：采取坐位、半坐卧位，也可根据病情采取侧卧位，有伤口者嘱其用手或软枕按压伤口。

2. 中药热熨技术

(1)选穴：足太阳膀胱经、手太阴肺经，重点热熨风池、大椎、定喘、风门、肺俞、脾俞、中府、云门等。

(2)技术实施：手法轻而快在颈项及重点穴位回旋推熨，运用温热之力将药性通过体表毛窍渗透至经络、血脉，从而达到温通经络、疏通腠理，促进肺气舒畅，缓解咳嗽症状。推熨至毛孔打开，汗出为佳，随着药袋温度降低，用力增强，速度渐慢。待药袋下降到合适温度，最后把药袋敷于大椎、定喘、肺俞。

(3)体位：采取坐位、半坐卧位或侧卧位，卧位。

3. 自血疗法

(1)选穴：按照疗程选穴，第 1 疗程取定喘、肺俞、足三里、曲池、风门；第 2 疗程取定喘、脾俞、丰隆、天突(或曲池)、大杼；第 3 疗程取定喘、肺俞、足三里、肾俞、曲池。

(2)技术实施：抽取患者少量静脉血，按照以上疗程选穴，将静脉血注入自体穴位，自体血产生非特异性刺激，通过针刺、自血、穴位的多重作用，发挥其综合效能，达到治疗咳嗽的目的。每次注射一对同名的穴位，隔天治疗 1 次，连续 5 次治疗为 1 小疗程，共 3 小疗程(15 次)，每个小疗程间隔 10 天。

(3)体位：取俯卧位、侧卧位、坐位、俯坐位。初次注射者，建议卧位。

4. 火龙罐综合灸

(1)选穴：主要取督脉、足太阳膀胱经项背腰段、手太阴肺经，重点穴：大椎、定喘、肺俞、脾俞、肾俞、天突、云门、中府等。

(2)技术实施：施罐时，持罐落罐于大椎穴，用灸法结合刮法使罐体作用于背部督脉、足太阳膀胱经项背腰段，以温肺散寒、扶正祛邪，缓解咳嗽症状。操作部位由上至下，操作至皮肤泛红，深部组织发热为度。结合闪法，灸大椎、定喘、肺俞、脾俞、肾俞等重点穴位，摇骰子式左右来回扇动，每穴灸 10 次，至患者皮肤发红(猪皮样改变)为宜；结合点震按法，作用重点穴位；待皮肤微微汗出，皮肤红润、出现痧点即止。艾炷燃尽，利用罐底余热，在天突进行推熨。

(3)体位：取坐位或侧卧位。

5. 铜砭刮痧

(1)选穴：督脉和膀胱经项背腰段，手少阴心经，手厥阴心包经，手太阴肺经。刮痧主穴为大椎、大杼、肺俞、风门、列缺到尺泽。配穴：痰多配丰隆、太渊、太白；气促配合谷、风池；胸闷配天突至膻中；发热配曲池至外关；脾虚配脾俞、三阴交。

(2)技术实施：刮痧先开背(刮大椎、大杼、膏肓、神堂四穴)，然后再刮督脉、膀胱经及肩背部其他部位，以疏风宣肺，降逆止咳。如患者心肺功能差，先刮右尺泽、左手三阴经以护心肺，然后开背(刮大椎、大杼、膏肓、神堂四穴)，最后刮督脉、膀胱经及肩背部其他部位。刮痧时，刮痧板与皮肤成45°，从上至下刮，保持单一方向，下板力度均匀，以受刮者能忍受为度，刮痧以皮肤红热为宜，对不出痧或出痧较少的部位不强求出痧，在重点穴位上适当加强。

(3)体位：取俯坐位或半坐位。

三、康复护理效果评价

(一)客观评价指标

1. 影像学检查提示炎症基本吸收或明显吸收。
2. 血液、痰液等标本的实验室检查结果正常。
3. 发热患者体温正常，无反复。
4. 量表评估提示各项或部分症状体征改善或好转。

(二)主观评价指标

1. 患者咳嗽的程度减轻或缓解。
2. 患者痰液量减少，痰液的性状改善。
3. 患者自主咳嗽咳痰能力增强。
4. 患者掌握呼吸肌力训练的方法，并能坚持。
5. 患者情绪保持稳定，没有咳嗽咳痰引起的并发症。

第二节　呼吸困难

呼吸困难指患者自觉某种不同强度、不同性质的空气不足、呼吸不畅、呼吸费力以及窒息等呼吸不适的主观体验，伴或不伴呼吸费力表现，如张口呼吸、鼻翼扇动、呼吸肌辅助呼吸等，也可伴有呼吸频率、深度与节律的改变。患者的精神状况、生活环境、文化水平、心理因素以及疾病性质等，对其呼吸困难的描述具有一定的影响。

中医理论，呼吸困难属于“喘证”的范畴，是以气喘、喘息，甚至张口抬肩，鼻翼扇动，不能平卧为特征，严重者可致喘脱。可见于多种急、慢性疾病的过程中，有寒、热、虚、实四端。

一、康复护理评估

呼吸困难是一种主观症状，不同疾病的呼吸困难评估方法也多有不同，正确评估呼吸困难，有助于为基础诊断提供线索，并建立患者症状阶段性评价标准。本文主要从呼吸困难的病因病史、症状进行评估。

（一）病史评估

1. **诱因**　评估有无呼吸道异物吸入、剧烈活动、劳力活动、接触过敏原等诱发呼吸困难的因素。呼吸道异物吸入常引起突发性呼吸困难；剧烈活动、用力过度或屏气用力等可引起自发性气胸；接触过敏原引发呼吸困难可考虑支气管哮喘；劳力性呼吸困难多见于慢性肺源性心脏病。

2. **伴随症状**　呼吸困难伴咳嗽咳痰，常见于感染导致慢性肺部疾病出现急性加重；呼吸困难伴胸痛、晕厥等，常见于肺栓塞；呼吸困难伴神志改变，常见于肺通气和/或换气功能障碍，动脉血气氧分压降低或二氧化碳升高所致。

（二）症状评估

急性呼吸困难主要对临床感受情况和严重程度进行评估，慢性呼吸困难侧重于对症状的影响和负担进行评估。

1. **对临床感受情况和呼吸困难严重程度的评估较常用的测量工具**　呼吸困难量表（mMRC）、Borg 呼吸困难评分、视觉模拟评分法（VAS）、WHO 呼吸困难问卷、ATS 呼吸困难评分等。呼吸困难量表（mMRC）与慢阻肺的预后有明确相关性，对慢阻肺的呼吸困难评估推荐用 mMRC 评估。量表具体评估内容详见相关章节。

2. **对呼吸困难症状的影响和负担的常用测量工具**　慢性呼吸系统疾病呼吸困难因素问卷（CRQ）、圣·乔治呼吸系统问卷（SGRQ）、肺功能状况评分（PFSS）等。

（三）中医评估

中医辨证：喘证有虚实之异，实者为邪气实，虚者为正气虚。实喘主要有风寒袭肺、表寒里热、风热犯肺、痰热郁肺、痰浊阻肺之分；虚喘主要有肺虚与肾虚之分。

常见临床表现

1. **实喘**　呼吸深长有余，呼出为快，气粗声高，伴痰鸣咳嗽，多为实喘。

(1) 风寒袭肺者：喘息咳逆，痰白清稀、量多，咽痒鼻塞，头痛，恶寒可伴发热。

(2) 表寒里热者：喘逆上气，喘息声粗，胸胀或胸痛，痰黄黏稠而咳不爽，伴身热、烦闷。

(3) 风热犯肺者：喘逆气粗，痰黏而少，或夹血丝，口渴欲饮，恶风发热。

(4) 痰热郁肺者：喘咳气涌，胸胁闷胀，痰黄黏稠，难咳，口渴喜冷饮，面红目胀，大便秘结，小便赤涩。

(5) 痰浊阻肺者：喘息且胸部满闷，痰白黏腻、量多，难咳，纳呆呕恶，口黏不渴。

2. **虚喘**　呼吸短促难续，深吸为快，气怯声低，少有痰鸣咳嗽，多为虚喘。

(1) 肺虚者：多为劳作后气短不足以息，喘息较轻，伴有面色皖白，自汗，易感冒。

(2) 肾虚者：多为静息也有气喘，动则更甚，伴有面色苍白，形寒肢冷，腰膝酸软。

（四）检查检验结果评估

1. **急性呼吸困难患者**　根据病史快速评估胸部 X 线、CT 或肺动脉造影、心电图、心脏彩超、血常规、动脉血气分析、脑钠肽、D- 二聚体等结果，观察有无肺栓塞、气胸、心源性呼吸困难等紧急情况。

2. **慢性呼吸困难或发作性呼吸困难患者**　可继续完善肺功能检查、心肺运动试验等检查，是否为慢阻肺急性加重及哮喘发作。

二、康复护理计划与实施

（一）一般康复护理

1. 病因治疗及诱因预防

(1) 积极治疗原发病，预防诱因，遵医嘱予药物治疗，注意是否需要紧急处理，还是一般及对症处理。

(2) 心功能不全的患者积极治疗高血压、冠心病等基础疾病，注意休息，避免劳累、感染、情绪激动等。

(3) 肺栓塞的患者完善双下肢静脉彩超检查及相关检验指标。若有下肢静脉血栓形成，注意卧床休息，下肢禁止按摩，按医嘱规范用药，戒烟戒酒等。

(4) 慢阻肺及哮喘患者积极控制感染，必要时完善肺功能检查及动脉血气检测等，避免粉尘、过敏原吸入及环境污染，适当锻炼增强体质，规范使用吸入剂，戒烟戒酒。

2. 膳食指导

(1) 实喘者

风寒袭肺者：可用生姜、葱白、豆豉等，以温肺散寒。

表寒里热者：可用生姜、葱白、荸荠、鲜芦根煮水等，以清热散寒，宣肺平喘。

风热犯肺者：可用梨、枇杷、白萝卜、南杏仁、北杏仁、川贝母等，以清凉润肺。

痰热郁肺者：可用荸荠、白萝卜等，以清热化痰。

痰浊阻肺者：可用橘皮杏仁饮等，以化痰降气解郁。

(2) 虚喘者

肺虚者：可用党参、沙参、黄芪、山药等，以补益肺气。

肾虚者：可用核桃、芝麻、猪腰、甲鱼、蛤蚧等，以补肾纳气。

3. 氧气治疗

(1) 氧疗目标：急性期患者氧疗目标为外周血氧饱和度 94%~96%，慢阻肺存在二氧化碳潴留或其他高碳酸血症呼吸衰竭患者，氧疗目标为外周血氧饱和度 88%~92%。长期氧疗患者氧疗目标为外周血氧饱和度 ≥ 90% 或 PaO_2>60mmHg。氧疗过程中动态评估氧疗情况、动脉血气结果等，结合患者诊断及病情变化，调整氧疗设备或参数。

(2) 氧疗方式选择：低氧血症不伴有高碳酸血症患者可选择鼻导管、普通面罩、储氧面罩、高流量湿化治疗仪（HFNC）、呼吸机辅助通气（无创 / 有创）。低氧血症且伴有高碳酸血症患者可选择文丘里面罩、高流量湿化治疗仪（HFNC）、呼吸机辅助通气（无创 / 有创）。

(3) 注意事项：定时更换吸氧装置，避免长期使用，细菌滋生。鼻腔手术或鼻塞的患者避免使用鼻导管吸氧，幽闭恐惧症的患者避免使用面罩式吸氧。

高流量湿化治疗仪（HFNC）：动态评估痰液色、质、量变化，根据患者耐受情况动态调节流量和温度，避免湿化不足或过度、气道灼伤等；定时清理管道积水，抬高床头至少 30°，防误吸；保护面部、耳郭等易受压部位皮肤，预防压力性损伤。

无创呼吸机辅助通气：操作前做好解释并取得其配合；首选鼻罩，张口呼吸且病情较重患者选用面罩；上机时嘱患者闭合双唇，先佩戴鼻 / 面罩，后连接管道；首次治疗患者需观察几分钟，是否人机配合、有无出现幽闭感；使用过程中动态观察患者及机器情况，及时处理各种报警；抬高床头至少 30°，合理摆放呼吸机管路，注意湿化效果，及时清理管道内冷凝水；积极预防和处理常见并发症。嘱患者勿张口呼吸，张口呼吸患者必要时使用下颌托头套；留置胃管患者定时胃肠减压；咳嗽咳痰或出现呕吐时指导患者如何摘除面罩及呼叫。动态评估患者动脉血气结果，及时调整呼吸机参数。

有创呼吸机辅助通气：注意做好人工气道管理，通过痰液的色、质、量情况评估湿化效果；管路合理固定、摆放，及时清理管道内冷凝水；重视并及时处理呼吸机报警，做好镇静镇痛状态下患者神志、生命体征、呼吸机参数、血气分析等内容监测，观察通气效果，出现异常情况及时报告医师；评估镇静镇痛药物使用，进行每日唤醒，依据患者情况行脱机试验。关注清醒患者精神心理状态，做好心理护理。

4. 雾化吸入治疗

（1）雾化装置的选择：根据患者的病情选择雾化吸入装置和雾化器。指导患者应用正确的吸入方法并告知注意事项。二氧化碳潴留患者推荐使用电动射流雾化器或超声雾化器，并尽量避免使用面罩，雾化时间不宜超过 20 分钟。病情轻、能自行配合的患者，选用口含式雾化器；意识不清、长期卧床的患者，选用面罩式雾化器。

（2）雾化吸入药物的类型及方法：一是按医嘱配比的溶剂类雾化药物，二是吸入装置。前者建议药量控制在 4~6ml，驱动流量常用 6~8L/min，吸入时间为 15~20 分钟；呼吸方式为缓慢深吸气后屏气 2~3 秒，缓慢呼气（尽量通过鼻腔呼出）。后者临床上常用的吸入装置主要分为气雾类和干粉类，吸入时气雾类只需在缓慢深吸气的同时按压气雾剂，而干粉类吸入剂则要求快速用力深吸气；提醒患者吸入后做屏气动作，如吸入不理想，可重复做吸入动作。因患者病情需要连接呼吸机雾化时，注意雾化装置连接的位置和合理摆放，避免雾化过程中管路脱落。

（3）注意事项

预防感染：雾化器专人专用，及时清洗晾干备用。雾化后运用“仰颏→

含漱→鼓腮”三个步骤进行充分漱口，避免药物残留口腔及咽喉部。注意加强口、鼻、咽护理。

避免药物不良反应：药物现配现用；复方异丙托溴铵单独使用，不与其他药品混合使用，应用此类药物与其他药物之间需清洗雾化器；雾化前嘱患者清除脸部油性面膏，雾化中防止药液或气溶胶进入眼中；采用面罩雾化患者，需注意遮盖眼部及面部皮肤，雾化后用湿巾擦去颜面部残留药液；使用气雾类和干粉类药物时告知患者勿反复调节药物装置，避免药物叠加；观察患者有无声嘶、咽痛、鹅口疮、心动过速、老年男性患者出现尿潴留等不良反应。

（二）西医康复护理技术

1. 呼吸训练

（1）缩唇呼吸和腹式呼吸：既可以作为稳定期的康复训练，又可以在慢性呼吸困难急性加重时起到放松和调节、控制呼吸的效果。具体操作方法见本书第六章“呼吸训练”。

（2）膈肌呼吸：可以增加膈肌活动度，从而增加肺通气量。具体做法：患者取仰卧位或坐位，双膝自然弯曲，双手置于腹部肋弓之下，鼻子深吸气，腹部向外鼓起，顶起双手，屏气2~3秒后缩唇缓慢呼气，放松腹部。注意3~4个呼吸周期进行休息，避免过度通气，每次5~10分钟，每日3~4次。

（3）松弛训练：辅助呼吸肌参与呼吸活动往往说明患者存在呼吸肌疲劳。这部分患者需要学会放松辅助呼吸肌群的紧张。具体做法：呼吸困难急性发作时，嘱患者取坐位或舒适卧位，双肩放松，双手自然置于大腿处，进行慢而深的呼吸配合松握拳动作，呼气松拳，吸气握拳，吸呼比为1∶2。

（4）节能呼吸技巧：主要用于mMRC评分3~4级、辅助呼吸肌中度及以上疲劳、血气分析提示严重缺氧或二氧化碳潴留的患者。按日常工作或生活习惯有序摆放物品和合理安排活动轨迹，避免重复折返；洗澡、穿衣等活动尽量选坐位，取物避免弯腰伸手；行走等活动时可配合呼吸节律进行，如吸气停呼气走；搬动物品时尽量采取推、拉，避免提、举等动作，灵活借助省力工具。

2. 肌力和耐力训练　主要改善呼吸肌力量和耐力，缓解呼吸困难的症状。可以对患者进行上下肢和躯干肌群的训练，也可以针对呼吸肌群进行训练，使用压沙包或专门的呼吸训练器。一般而言，肌力训练的原则是高强度、低次数、持续时间短，耐力训练的原则是低强度、多次数、持续时间长；锻炼强度、频率和持续时间根据患者病情及耐受情况适当调整。具体操作方法参见本书相关章节。

（三）中医康复护理技术

1. 皮内针疗法

（1）选穴：肺俞、定喘、中府、膻中、尺泽、列缺、太溪等，根据虚实分别使用补泻手法。

（2）技术实施：止血钳持针，沿皮下将针刺入真皮内，通过持续微弱刺激皮部，激发经气，实喘证则逆经络进针，虚喘证宜顺经络进针，针刺方向四肢与经脉循行方向平行，背腹部与经脉循行方向垂直，每 4~6 小时按压上述穴位，以增强刺激量，达到调畅气机，疏通经络，补肾益肺，缓解喘促的目的。

（3）体位：取平卧位、侧卧位、坐位、半坐卧位。

2. 自血疗法

（1）选穴：按照疗程选穴，第 1 疗程取定喘、肺俞、足三里、曲池、风门；第 2 疗程取定喘、肺俞、丰隆、尺泽、大杼；第 3 疗程取定喘、脾俞、足三里、肾俞、手三里。

（2）技术实施：抽取患者少量自体静脉血，按照以上疗程选穴，将自体静脉血注入自体穴位，产生非特异性刺激，通过针刺、自血、穴位的多重作用，发挥其综合效能，达到治疗喘证的目的。每次注射一对同名的穴位，隔天治疗 1 次，连续 5 次治疗为 1 小疗程，共 3 小疗程（15 次），每个小疗程间隔 10 天。

（3）体位：取俯卧位、侧卧位、坐位、俯坐位。初次注射者，建议卧位。

3. 火龙罐综合灸

（1）选穴：督脉，经外奇穴，足太阳膀胱经，足少阴肾经；重点穴位：大椎、定喘、肺俞、脾俞、太溪、云门、中府。

（2）技术实施：施罐时，持罐落罐于大椎，用灸法结合刮法使罐体作用于背部督脉、足太阳膀胱经，以扶正祛邪，足少阴肾经补益肾气。操作部位由上到下，操作至皮肤泛红，深部组织发热为度。在大椎、定喘、肺俞、脾俞、肾俞、太溪、云门、中府等重点穴位，摇骰子式左右来回扇动，结合揉、推、按、熨、闪、点等手法，促进热力渗透，增强气化和序化作用（通阳化气之意），达到宣肺止喘之功效，操作部位由上到下，操作至患者皮肤泛红为宜（猪皮样改变）。

（3）体位：取俯坐位，或者坐位。

4. 平衡火罐

(1)选穴:督脉和膀胱经项背腰段范围。重点穴位为定喘、肺俞、膏肓、脾俞、肾俞。

(2)技术实施:暴露背部皮肤并注意保暖,先在背部做闪罐3个来回,调动督脉及膀胱经上的气血运行,用温热的罐底在背部皮肤按揉,由上至下,督脉及内外膀胱经各3次;接着在督脉及内外膀胱经上行走罐手法,疏通经络,在重点穴位如肺俞、脾俞、肾俞等局部走罐,至痧透即可(如出现痧斑,至不出新的痧斑即痧透);而后进行抖罐,疏泄邪气,各3次;最后在重点穴位留罐,以增强驱邪效果。每隔3天1次,每次20~30分钟,如果罐斑未消,时间适当延长至罐斑消失再做第2次。

(3)体位:取俯卧位或侧卧位。

三、康复护理效果评价

(一)客观评价指标

1. 肺功能、心功能、实验室、影像学检查等提示病情稳定、好转或正常。
2. 其他各大系统原发疾病控制。
3. 心理、睡眠、营养等评估好转。

(二)主观评价指标

1. 患者自觉呼吸困难及伴随症状缓解。
2. 患者的精神状况良好。
3. 患者保持情绪稳定,呼吸困难症状对生活的影响减少或去除。

第三节 便 秘

便秘是多种疾病的一个症状,表现为:大便量少、质硬、排出困难,或合并一些特殊症状,如长时间用力排便、直肠胀感、排便不尽感,甚至需要手法帮助排便。在不使用泻剂的情况下,7天内自发性排空粪便不超过2次或长期无便意。

中医上,指大肠传导失常,导致大便秘结不通,以排便周期延长,或周期不长，但粪质坚硬，排便艰难；或粪质不硬，虽有便意，但便而不畅为主要表现的病证。便秘既是一个独立的病证，也是临床多种急慢性疾病的常见症状。

一、康复护理评估

便秘与患者年龄、生活习惯、精神心理状况、肠道疾病、全身性疾病以及医源性因素等密切相关。本文主要从便秘的病因病史、便秘的症状及程度进行综合评估。

（一）病史评估

1. **常见因素**　肠梗阻、肠麻痹等急性疾病常引起急性便秘；慢性便秘主要分为直肠性便秘和结肠性便秘，引起慢性便秘的相关因素复杂多样。了解评估患者职业、工作性质与环境（工作压力、久坐不动等）、生活（熬夜、运动不足等）及饮食习惯（喜好烟酒、辛辣煎炸油腻、咖啡、浓茶、少食蔬果、饮水不足等）方面，有无精神、情绪改变。

2. **常见症状**　急性便秘可有原发病的临床表现，如肠梗阻；慢性便秘多见于中老年，表现为大便量少、质硬、排出困难，或合并一些特殊症状，如长时间用力排便、直肠胀感、排便不尽感、左下腹或下腹痉挛性疼痛、便血等。

（二）症状评估

1. **便秘程度分级标准：**根据《便秘外科诊治指南（2017 年版）》，便秘可分为轻、中、重度，见表 14-5：

表 14-5　便秘程度分级

便秘分级	描述
轻度	症状轻，不影响生活，经一般治疗能好转，无需药物或少用药
中度	介于两者之间
重度	便秘症状持续，患者异常痛苦，严重影响生活，不能停药或治疗无效

2. **粪便性状：**采用“Bristol 粪便形态分型”进行评估（图 14-1）。

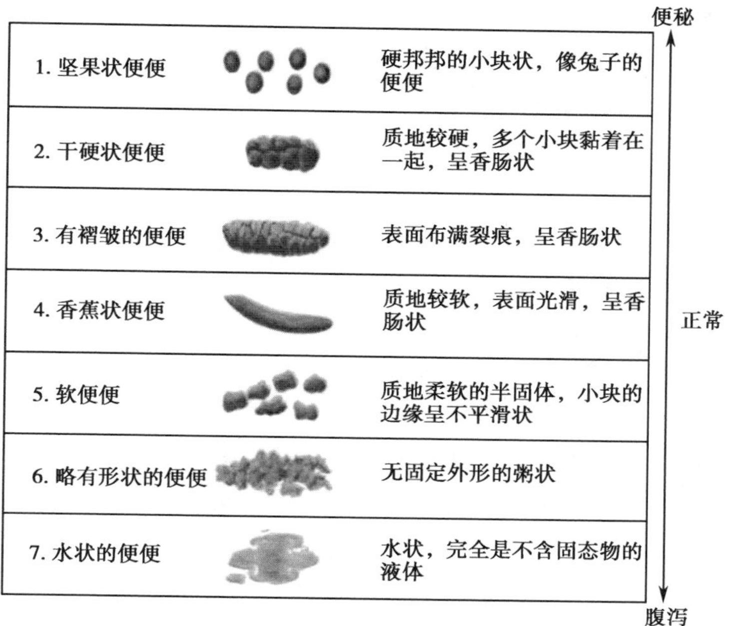

图 14-1　Bristol 粪便形态分型

（来源：LEWIS S J，HEATON K W. Stool form as a useful guide to intestinal transit time［J］.Scand J Gastroenterol，1997，32（9）：920-924.）

3. 老年功能性便秘患者评估表（表 14-6）

表 14-6　老年功能性便秘患者评估表

姓名	性别	年龄	床号	住院号
既往病史			手术史	
症状开始时间（病程）			肠鸣音	次 /min
痔疮	□有	□无		
便意	□有	□无		
腹胀	□无	□轻度	□较明显	□明显
大便性状	布里斯托大便分类			
排便费力	□无	□较费力	□费力	□需手法帮助
排便次数	□ 1 次 /d	□ 1 次 /2~3d	□ 1 次 /4~5d	
	□ 1 次 / 周	□其他		

续表

姓名	性别	年龄	床号	住院号
排便时间	□早	□中	□晚	□不定时
每次排便时间	□<5 分钟	□ 5~15 分钟	□>15 分钟	
排便急迫	□无	□有时	□经常	
排便不尽	□无	□有时	□经常	
肛门坠胀	□无	□有时	□经常	
大便失禁	□无	□有时	□经常	
排黏液	□无	□有时	□经常	
排便前后腹痛	□无	□有时	□经常	
用过的药物及时间				
近 1 周饮食量	□减少	□一般	□较多	
粗粮摄入	□偶尔	□较少	□较多	
蔬菜	□偶尔	□ 250~500g/d	□ 500g/d	□ 500~1 000g/d
饮水量	□<500ml/d	□ 500~1 000ml/d	□>1 000ml/d	
嗜好	吸烟：□是（ 饮酒：□是（	支 / 天） ml/d）	□否 □否	
睡眠	□早醒 □正常	□入睡困难	□多梦	□睡眠浅（易惊醒）
运动频率	□每天	□ 2~3 次 / 周	□偶尔	□不运动
运动方式	□散步 □其他	□跳舞	□打太极拳	□快走
每次运动时间	□<30min/ 次	□ 0.5~1 小时	□>1 小时	
精神因素	□焦虑	□抑郁	□平和	□其他

（三）中医评估

中医辨证：便秘的发生多与饮食不节、感受外邪、情志失调、劳逸失当、年老体虚等因素有关，分为实秘和虚秘两大类。实秘主要有热秘、气秘、冷秘之分；虚秘有气虚秘、血虚秘、阳虚秘、阴虚秘之分。

常见临床表现

1. 实秘　大便干结，排出艰难，腹胀拒按，多为实证。

（1）热秘者：还见面红身热，口干口臭，心烦多汗。

(2)气秘者：还见欲便不出或便而不畅，肠鸣矢气，嗳气纳呆。

(3)冷秘者：还见手足不温，呃逆呕吐。

2. **虚秘**　大便不干结，排便不畅，或欲便不出，腹胀喜按，多为虚证。

(1)气虚秘者：还见大便努挣乏力，汗出气短，疲乏懒言。

(2)血虚秘者：还见面色晦暗无华，头晕失眠，心悸气短。

(3)阳虚秘者：还见面色㿠白，手足不温，喜热怕冷，腰腹冷痛。

(4)阴虚秘者：还见便状如羊屎，双颧红赤，潮热盗汗。

(四) 检验检查结果评估

1. **急性便秘患者**　可行腹平片检查排除是否为肠梗阻导致。

2. **慢性便秘患者**　可完善粪便检验、肠镜检查等查找原因。

二、康复护理计划与实施

(一) 一般康复护理

1. **病因治疗及诱因预防**

(1)积极治疗原发病，预防诱因，遵医嘱用药治疗，注意是否需要紧急处理，还是一般及对症处理。

(2)因职业、工作性质与环境、饮食习惯等因素引起便秘者，宜适当调整工作强度，制定饮水计划，如患者无心、肾功能异常，推荐每日饮水1 500~2 000ml，调整饮食结构，改变饮食习惯。

(3)养成定时排便的习惯：晨醒和早餐后30~40分钟是胃肠道蠕动活跃的时段，建议在晨起或餐后2小时内尝试排便，排便时集中注意力，减少外界因素干扰；无论患者有无便意，帮助或督促其排便。

(4)调畅情志：使之情绪稳定，心情舒畅，避免忧思郁怒、精神紧张。

2. **膳食指导**　调整饮食结构，改变饮食习惯，保证粗纤维食物的摄入量。以五谷杂粮如糙米、胚芽米取代白米饭，酌加燕麦、薏苡仁等营养谷物，或食用番薯、马铃薯等根茎类；选择全麦制品面包、面条。

(1)实秘者

热秘者：可用新鲜蔬菜及水果，如梨、香蕉、荸荠、火龙果、蜂蜜炖雪梨、茅根竹蔗水等，以清热通便。

气秘者：可用柑橘、萝卜、佛手、紫苏麻仁粥等，以顺气导滞。

冷秘者：可用党参、干姜、当归、肉苁蓉、羊肉、葱白、肉桂炖猪肾等，以温里散寒。

(2)虚秘者

气虚秘者:可用黄芪粥、山药粥、扁豆粥、人参茶,以益气润肠。

血虚秘者:可用当归红枣鸡蛋、黑芝麻、枸杞粥、首乌粥,以养血润燥。

阳虚秘者:可用牛肉、羊肉、当归、肉苁蓉粥等,以温阳通便。

阴虚秘者:可用玄参、麦冬、生地黄、沙参、玉竹、火麻仁等,以滋阴通便。

(二)西医康复护理技术

1. 改变排便体位 采取模拟“端”式排便。原则是使躯干和大腿成35°角(图14-2)。离床大便者,使用小板凳辅助调整姿势;床上大便者,摇高床头,弯曲双下肢。

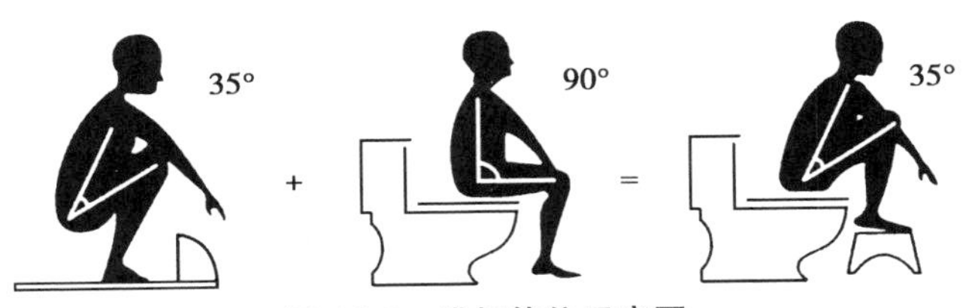

图14-2 排便体位示意图

2. 辅助排便治疗

(1)指力刺激:主要用于排便无力,听诊肠鸣音减少的患者。将润滑、戴指套的食指或中指指腹插入肛门,沿直肠壁顺时针转动,指力刺激15~20s/次,直到肠壁放松,达到排气、排便的效果。

(2)灌肠治疗:主要用于大便性状为1、2、3类的患者。灌肠能刺激肠道蠕动,软化坚硬的粪便,及时清除体内宿便;注意肠道出血、肛门疾病术后者不宜灌肠,对于尿毒症或铅中毒引起的便秘则不适宜灌肠,首先要治疗原发病。

3. 运动指导

(1)制定每日运动计划:每日晨起后可先做5分钟甩手、弯腰、屈膝动作,促进便意。睡觉可做仰卧起坐、抬身挺腰、屈膝压腹等动作。

(2)不能自理患者:被动活动,如空中踩单车、拱桥运动、使用MOTOmed下肢康复训练器进行下肢功能锻炼,锻炼强度以患者不感疲劳为宜。

4. 增强肌肉力量

(1)增强腹肌力量:指导或协助患者进行仰举抬腿、拉伸起坐、转腰抬腿、下蹲起立及腹式呼吸训练,频次及强度根据患者耐受情况而定,增加腹肌力量，避免久坐懒动、久卧少动。

（2）增强骨盆肌肉力量：指导患者保持腹肌松弛状态，模拟排便时突然中断排便样收缩肛门括约肌，进行缩肛训练。缩肛功能训练每次收缩肛提肌≥3 秒，松弛休息 2~6 秒，每日进行 3~5 次，每次 20 下。

（三）中医康复护理技术

1. 腹部按摩

（1）选穴：腹部，重点穴是中脘、天枢、气海、关元等。

（2）技术实施：运用按法、揉法、推法、摩法作用于腹部及重点穴位，手掌对腹部产生垂直向下的压力，既可行气导泻，润肠通便，又可刺激腹部各个要穴，补脾胃之气，使胃气升降正常，传导有力，培土生金达到补养肺经，疏通大肠腑气，缓解便秘。开始用力要轻，由轻到重，然后再逐渐减轻而结束。以肩带肘，以肘带腕，以腕带手，刚柔相济，由浅到深，均匀柔和，连续不断，轻而不浮，重而不滞，以渗透舒适为度。每天 5~7 时（卯时，大肠经当令）进行按摩效果更佳。进行腹部穴位按摩前、后均做提肛运动操 5 分钟（吸气时提肛缩腹，呼气时肛门放松），以调节局部气血，增强括约肌功能。

（3）体位：平卧位。

2. 中药热奄包治疗

（1）选穴：腹部，重点穴是中脘、天枢、神阙、大横、腹结、气海、关元。

（2）技术实施：通过对腹部各个要穴进行按摩，有效刺激推动肠管，疏通大肠腑气，行气导泻，润肠通便，改善便秘。药袋放在腹部及相应穴位顺时针进行推熨，以患者能耐受为宜，至毛孔打开，汗出为佳。开始时用力要轻，速度稍快，随着药袋温度降低，用力增强，速度渐慢。待药袋温度下降至合适温度，药袋外敷于神阙穴，神阙穴是任、督、冲脉的交会处，具有承上启下、通达百脉的功效，药物易于经皮穿透、弥散、吸收。

（3）体位：平卧位。

3. 皮内针疗法

（1）选穴：天枢、大横、腹结、支沟、足三里等，虚秘者可加气海、关元等。

（2）技术实施：先对腹部各个要穴进行按摩，有效刺激、推动肠管，疏通大肠腑气，行气导泻，润肠通便，改善便秘，然后再进行皮内针治疗，效果更佳。明确患者便秘的证型；注意补泻手法，对于实秘者宜采用泻法（逆经络进针），虚秘者宜补法（顺经络进针）；每 4~6 小时按压上述穴位，以增强刺激效果，增强疗效；留针处勿渗湿，可用手指间断按压针柄，以增强刺激量。

（3）体位：平卧位。

4. **火龙罐综合灸**

(1)选穴：任脉、带脉，重点穴：中脘、天枢、神阙、关元、气海、肾俞、腰阳关、大肠俞、八髎。

(2)技术实施：施罐时，持罐落罐于任脉，以温通经络，调畅气机，调理脾胃。运用点、拨、揉、滚、闪等作用于腹部及重点穴位，对重点穴位进行点按。操作部位由上到下，操作至皮肤泛红(猪皮样改变)为宜，深部组织发热为度。接着，罐口对着神阙穴进行温和灸、透热灸，以培元固本。然后在带脉进行施罐，至腰骶部的肾俞、腰阳关、大肠俞、八髎等，以调补肾气，温肾阳，推动肠管，疏通大肠腑气。

(3)体位：平卧屈膝位、俯卧位。

三、康复护理效果评价

(一) 客观评价指标

1. 患者每周排便次数正常。
2. 患者电解质检验结果处于正常范围。
3. 直肠指检、腹部平片或纤维肠镜检查提示肠道积粪减少或清除，肛门直肠功能改善。
4. 量表评估提示各项或部分症状体征改善或好转。

(二) 主观评价指标

1. 患者粪便性状、排便费力、排便时间、下坠、不尽、胀感、排便频率、腹胀等主要症状改善。
2. 患者腹痛、腹胀缓解，食欲增强，便秘引起的或伴随的身心不适消除。
3. 患者掌握并坚持遵循良好的饮食结构、运动量、排便习惯。

第四节　肺系疾病居家康复护理

肺系疾病居家康复护理，是以家庭或社区为单位，为患者制定有计划、能实施、可持续的呼吸治疗方案。患者教育、行为改变、运动等是其核心。患者因长期患病或活动减少，除呼吸功能受损以外，还常常累及其他系统，如骨质疏松、肌肉萎缩、贫血、营养不良、心理负担等。对肺系疾病患者进行疾病全程管理，重视居家肺康复综合干预措施，可提高患者整体功能状态，促进患者全面康复，改善生命质量，延长个体生命周期。本文将对肺系疾病科学有效的居家生活管理技巧、运动康复方案、居家期间病情加重或风险事件的识别及处理等进行阐述。

一、日常生活管理

（一）自我管理

1. 避免危险因素暴露

（1）严格戒烟：包括电子烟。

（2）避免接触过敏原：如环境中的粉尘、鲜花、动物毛发、有害气体等。

（3）避免从事有粉尘暴露的职业：如雕塑、印刷、园丁、保洁、仓库管理、使用固体燃料等。

2. 警惕诱发呼吸困难的动作

（1）举上肢的动作因使胸廓活动受限诱发呼吸困难：如穿脱套头衣物、晾衣、洗头、高处取物等。

（2）频繁使用上肢的动作：如拖地等。

（3）压迫腹部的动作使膈肌上抬，活动受限：如弯腰、穿袜子等。

（4）憋气动作：如长时间说话、排便、搬重物等。

（5）日常在进行上述动作前需做好呼吸节律的调整。

3. 接种疫苗，预防感染　流感疫苗注射的最佳时机是每年流感季节开始前，多在秋冬季节，流感开始后接种亦可有效预防。全年可注射 23 价肺炎球菌多糖疫苗（PPV23），可与流感疫苗同时接种，一般只需要接种 1 次，身体虚弱者，在首次接种 5 年后需二次补种。

4. 遵医嘱长期规律治疗　遵照医嘱长期规律用药，不擅自加减或停药。坚持长期氧疗及康复锻炼。

5. 个体化目标管理　对患者自我管理进行评估，为患者自我管理进行支持指导，指导患者以目标为导向撰写个体化执行计划，如改善呼吸困难或减少急性加重，列出个性化表单，规律复诊。

6. 加强自我养生管理　合理膳食（详见第十二章“中医膳食指导”），做好睡眠及心理管理，保持良好的睡眠习惯、积极的心理状态，避免不良情绪与行为反应。

（二）居家环境

居家是肺系疾病患者的主要活动场所，对居家环境进行管理，为患者提供便捷省力的适宜居住环境，可减少气促喘息发作，保证居家康复高效开展，降低如跌倒等意外伤害风险，提高患者的生活质量。

1. 客厅环境安全措施

（1）在玄关入门处放置凳子，方便患者脱鞋、穿鞋，凳子高度以患者自觉舒适为宜，避免过度屈曲造成腹压升高，增加吸气难度而诱发气促。

（2）患者所需物品（如轮椅、拐杖、吸氧装置等）放于固定位置方便取用。

（3）铺设不反光且防滑的地板。

（4）降低门槛高度，增宽门距，方便进出，门把采用T形把手，扶握时稳固。

（5）家具足够稳固，可在倚靠它协助行动时提供支持。边缘或转角处光滑，无直角突出（圆弧形）。

（6）走道装设扶手或安全绳，通道里无杂物堆积，便于行走。

2. 卧室环境安全措施

（1）床头有夜灯开关，夜灯灯光足够提供夜晚行动。

（2）床的高度合适（与膝盖同高，45~50cm）。

（3）床垫边缘能防止坠床，床垫质地偏硬可提供良好的坐式支持。

（4）地板防滑且平整无突出，不易绊倒。

（5）常用物品放于易取放处，避免抬高上肢或下蹲动作。

（6）从床到浴室的通道能无障碍行动（尤其是夜间），卧室可放置尿壶。

3. 卫生间安全

（1）浴厕分离，厕所设在外间，到浴室的通道能无障碍行动。

（2）浴室地板铺设防滑排水垫。浴室有防滑椅，洗澡可以坐着进行。

（3）浴室设可抓握的固定扶手，以便患者站立及坐下。浴室扶手高度80~85cm，马桶旁扶手高度42~45cm。

此外，可在客厅、卧室、浴室等常活动区域放置紧急呼叫铃、监控对讲设备，以供紧急情况时呼救。

（三）疾病日记

1. 疾病日记的好处　医护人员指导患者自主填写疾病日记，复诊时可通过居家期间疾病日记记录的信息获得患者疾病控制水平的全景图。医师通过日记中记录的用药、症状等信息，对患者居家治疗计划的执行、症状加重诱发因素及时间作出判断，进行个性化预防指导或治疗方案的调整。

2. 疾病日记的内容

疾病日记的内容主要包括两个方面(以哮喘日记为例,哮喘日记见附录):

(1)症状控制情况,包括与疾病相关的症状(咳嗽、喘息、气促、胸闷、夜间发作情况、日间活动受限情况)。

(2)药物使用情况,包括每天早晚按时使用的药物和因症状加重增加使用的药物。

通常,在首次就诊后,应当在2周后复诊,当病情平稳之后,每3个月复诊1次,具体复诊时间结合患者居家的病情及医师建议。每次就诊时将疾病日记交给医师参考。

二、居家运动康复护理实践

肺系疾病患者居家运动康复多受到患者居家环境和呼吸困难程度的影响和制约,可根据患者具体情况因地、因时、因人制宜,并结合呼吸困难量表(mMRC)分级进行个性化的居家运动康复,通过日常生活和运动康复的有机结合,改善肺功能,实现患者最大的生活自理,把“居家效应”(home effect)受益最大化。

(一)因地制宜的运动康复锻炼

“因地制宜”的运动康复锻炼,即合理且充分利用所处空间及具体环境来安排运动锻炼,把生活半径内的资源、日常生活及康复运动有机结合,随时随地进行有效的康复锻炼。本文就肺系疾病患者主要活动空间的运动康复技巧(居住地及周围的社区)进行详细介绍。

1. 居家因地制宜的锻炼 利用不同的居家生活场景进行不同功能肌群的康复锻炼。

(1)日常生活中的呼吸功能锻炼

呼吸节律调整:穿脱衣物、刷牙、洗脸、吃饭、排便、洗澡等都需要屏气,容易诱发呼吸困难。因此,可先进行数次缩唇呼吸:闭合双唇用鼻深吸一口气,呼气时强调噘嘴呼气(Kiss或O型嘴),吸/呼比率为1:2~1:5,调整呼吸。在吸气末做需要屏气的动作,之后缓慢呼气,然后再进行下一循环。在此过程中如出现气促,可休息调整,待呼吸平顺后再继续进行。

巧用家居物品锻炼:家居生活用品如纸巾、蜡烛、气球、长围巾等都是便捷的锻炼用具,如对着上端固定的纸巾进行缩唇缓慢悠长吹气,让纸巾尽可能久飘而不落，调整好呼吸后可反复进行，吹蜡烛和吹气球同此法。可用长围巾进行下胸季肋部束胸训练，取坐位，用长围巾带交叉束于下胸季肋部，双手分别抓住围巾两头，呼气时收紧围巾，吸气时对抗此加压的围巾而扩张下胸部，同时缓慢放松围巾，反复进行。

(2) 日常起居中的呼吸肌群训练

腹肌训练：卧床时腹部放书本或米袋等重物做挺腹训练，开始重量1.5~2.5kg，以后可逐渐增加至5kg，每次5分钟，以耐受为度，此时可配合暗示呼吸法，通过触觉诱导腹式呼吸，呼气时抬高臀部，利用腹内脏器重量将膈肌向胸腔推压，迫使横膈上抬吸气时还原，以增加潮气量。每次练习呼气次数不宜过多，宜练习3~4次，休息片刻再继续，呼吸频率控制于10次/min左右，活动中进行腹式呼吸。

膈肌的弹发训练：在深吸一口气后，喉部和下巴松弛，发“hei”音，保持膈肌弹动收缩与发音同步。

(3) 无支撑的上肢功能锻炼：居家生活中进行取拿物品、梳头、刷牙、拧毛巾、洗衣等这些无支撑的上肢运动时，由于完成这些动作需要附着于胸腔的呼吸肌分担一部分力量用于维持手臂和躯干的伸展等姿势，降低了它们用于呼吸的作用，膈肌和呼吸肌做功增加，导致患者出现非同步呼吸和呼吸肌疲劳，气喘不适症状加重。因此可结合居家生活进行无支撑的上肢功能锻炼，锻炼胸肌、斜方肌、肱二头肌、肱三头肌、三角肌，增加上肢的肌群肌力和耐力。日常生活中拧毛巾时，可将双手分别握紧毛巾的两头，进行抓握的训练，之后向反方向拧毛巾，进行抗阻训练，拧至尽头，停留5~10秒，进行耐力训练。上肢体操、爬墙运动、手臂抬高及内收外展这些都是居家易行的无支撑上肢锻炼方法。但需注意进行无支撑的上肢锻炼要与呼吸功能锻炼相结合，如要把物品放在较高处，则先拿物品同时吸气，然后边呼气边将物品放在所需位置。如一次呼吸无法完成的活动，则可分多次进行，必须牢记吸气时肢体相对静止，边呼气边活动。

(4) 下肢功能锻炼：居家时步行、站立是下肢功能锻炼的主要形式。日常活动时也可以进行一些计划性的下肢功能锻炼，如在床上进行踝泵运动、空踩单车、直腿抬高、卧位屈膝屈髋锻炼。站立式可进行深蹲、提踵训练。上楼梯或爬坡时，注意呼吸节律的调整，先吸气再迈步，以“吸 - 呼 - 呼”对应“停 - 走 - 走”，家中可备简易安全的下肢功能锻炼仪器，如简易单车、抗阻带等。

(5) 全身功能锻炼：八段锦、呼吸操、太极拳、五禽戏等健身功法亦可以在家中进行，起到调节身体整体功能的作用。

2. 利用社区环境锻炼　在身体条件允许的情况下，可以走出家门进行康复锻炼。上下楼、近距离购物、散步这些日常活动都可以起到锻炼的作用。也可利用公园、社区中的锻炼器材进行锻炼。外出时最好有家人陪同，佩戴脉搏血氧饱和度仪、计步器，监测脉搏、指尖血氧饱和度、行走步数和消耗热量，把运动强度控制在靶心率范围内；准备便携吸氧设备（氧气袋、氧气瓶、电动制氧机）、急救气雾剂，以备气促发作时使用。

3. 健身房锻炼　社区周边的健身房也是进行因地制宜康复锻炼的适宜场所，专业人员的指导、专业设备的使用可以让锻炼更有效、更安全、更有针对性。如使用哑铃或其他专业的上肢锻炼器材进行有支撑的上肢功能锻炼，腰背训练器进行胸腹部肌群的功能锻炼，跑步机进行下肢功能锻炼。在健身房锻炼时应先检查仪器设备安全，在专业人员陪同指导下进行康复锻炼，注意运动前的热身和运动后的放松，避免运动损伤。

（二）因时制宜的康复锻炼

因时制宜的运动康复锻炼指要根据不同季节、不同时间段进行适宜的运动养生。

1. 四时与运动　四时养生的原则主张“春夏养阳，秋冬养阴”。春季应多做户外活动，晨起伸展运动、散步都可让全身肌肉关节得到活动，符合春季养肝之道。夏季是一年里阳气最盛的季节，人体新陈代谢最旺盛，容易耗气伤津，盛夏防暑湿之邪，需宁心静神，应选择柔和舒缓的运动，如太极拳、五禽戏等，且要避开午时（11：00~13：00）和未时（13:00~15：00）。秋季是肺部疾病高发和易加重的季节，秋天要防止燥邪，收敛内养，此季节运动量不宜过大，运动强度以微汗出为宜。冬季阴气盛极，阳气潜伏，此时运动贵在坚持，但晨起锻炼的时间应比其他季节推迟，在太阳升起后，户外活动时应避免恶劣天气，预防外邪入侵，做好准备活动。

2. 日间最佳运动锻炼时段　人体体力和耐力一般在傍晚达到高峰，身体吸收氧气量的最低点在18：00，心脏跳动和血压的调节在17：00~18：00最为平衡，而身体嗅觉、触觉、视觉等在17：00~19：00最敏感，16：00~19：00之间人体内激素的活性处于良好状态，身体适应能力和神经的敏感性最好。另外，此时的空气质量也比较好。综上所述，傍晚锻炼效果较好。但要注意避免睡前进行高强度运动，以免引起交感神经兴奋，妨碍入睡。

同时应注意的是清晨并不适宜过早（5：00~6：00）进行晨练，因为清晨空气污染指数是一天中最高的，且对于有肺系疾病的老年人来说，清晨时心血管系统调节功能较差，做运动更容易加重心肺负担。晨练的时间可以根据各地区实际情况和季节的关系，在天亮后的 8：00~9：00 进行。

3. **进餐与运动**　一般情况下，宜在进餐 1~2 小时后开始运动，在运动锻炼后休息 0.5~1 小时后再进餐。

（三）因人制宜的康复锻炼

1. **行动不便卧床者**　此类患者呼吸困难量表（mMRC）评分多为 4 分，多以日常生活活动训练、松弛训练为主。可由家属进行语言及行动上的帮助指导，协助患者尽可能地进行力所能及的日常生活及运动康复，如坐起、翻身、进食、咳嗽咳痰训练、呼吸功能锻炼、四肢的屈伸运动、抗阻锻炼。对于完全失能的患者，也要每天协助患者进行肢体被动屈伸运动，防止肢体的挛缩。

2. **可以独立活动者**　对于呼吸困难量表（mMRC）评分 3 分的患者，基于安全考虑仍建议在家中进行运动，但活动空间、活动时间、活动强度都可以在卧床患者的基础上适量增加，在保证安全的基础上尽可能做力所能及的运动。呼吸困难量表（mMRC）评分 ≤ 2 分的轻症患者，可以走出家门利用社区环境进行循序渐进的功能训练。

（四）运动的注意事项

1. **自我监测**　自我监测脉搏，可佩戴计时器、脉氧仪、运动手环等进行动态监测。

2. **运动量的把握**　肺系疾病患者大部分是中老年人，运动安全第一，主要强调适当与有规律，循序渐进，根据医师运动处方合理安排运动时间和强度，避免超负荷运动。运动时出现适度疲劳，可以承受的呼吸困难，适度的出汗，适度的肌肉酸痛反应都是正常的运动反应，无需担心。

3. **注意和呼吸的配合**　运用呼吸节能技术，在出现呼吸困难时可进行 1~2 次的呼吸控制，仍不可耐受时应停止运动或降低运动强度。

4. **热身与放松**　在进行有负荷的运动前，必须先热身 5~10 分钟，运动后进行放松。

（五）出现以下情况立即停止运动

1. 患者自我感觉出现非常严重的呼吸困难、改良 Borg 呼吸困难评分 5 分、胸痛、头晕、恶心呕吐等。

2. 心率大于最大心率的 85%，当合并心脏问题时大于 65%。

3. 呼吸大于 30 次 /min。

4. 收缩压下降，舒张压上升。

5. 血氧饱和度低于 90%。

三、病情加重的识别及应急处理

（一）患者病情加重的表现

1. 呼吸频率加快，呼吸变浅、喘促加重，不能平卧，甚至出现呼吸困难，或者持续的哮鸣音，吸氧及吸入平喘药物的情况下仍不能缓解，口唇、指甲发绀，外周血氧饱和度持续在 90% 以下。

2. 咳嗽咳痰加重，痰液越来越多，或者黏稠不易咳出，甚至出现发热。

3. 血丝痰、间断咯血痰、持续咯血、色鲜红，咯血量增加，不能停止。

4. 短期内出现纳呆、失眠、嗜睡、疲乏、抑郁和精神紊乱等情况，半夜因气促醒来超过 1 次。

5. 出现脚踝肿胀或肿胀加剧。

（二）病情加重时的应急处理

1. 如患者在活动中出现呼吸困难，应立即停止活动，坐下休息，必要时予吸入药物或低流量吸氧。如静息状态下出现呼吸困难，指导患者行放松技术、吸入药物、持续低流量吸氧，必要时予无创正压通气（NPPV）。仍不缓解则及时送医院就诊。

2. 对于痰液难咯患者，嘱其多饮水，家属协助拍背，行有效咳嗽咳痰。必要时行雾化吸入，主动呼吸循环技术（ACBT），使痰液松动，容易咳出。如痰液黄黏，量多，且伴有发热，及时送医院就诊。

3. 对于咯血的患者，嘱其侧卧位，轻轻把血液咯出，咯血后及时漱口，避免剧烈活动。如咯血不止，及时送医院就诊。

4. 如短期内出现纳呆、失眠、嗜睡、疲乏、抑郁和精神紊乱等情况，吸氧、用药后患者症状不缓解，或者外周血氧饱和度持续<90%，应及时送医院就诊，必要时拨打“120”。

（梁桂兴　梁翠婷　于凤跃　段运玉）

主要参考文献

[1] 尹娜, 常丽. 指压天突穴诱导自主咳痰法在肺部术后的应用进展 [J]. 中西医结合心血管病电子杂志, 2019, 7 (15): 16-17.

[2] 林美珍, 吴巧媚, 林静霞. 新型冠状病毒肺炎中医临证护理案例精选 [M]. 北京: 人民卫生出版社, 2020: 45-95.

[3] 中国病理生理危重病学会呼吸治疗学组. 重症患者气道廓清技术专家共识 [J]. 中华重症医学电子杂志 (网络版), 2020, 6 (3): 272-282.

[4] 王辰, 高占成. 内科学呼吸与危重症医学分册 [M]. 北京: 人民卫生出版社, 2016: 14-21.

[5] 武亮, 郭琪, 胡菱, 等. 中国呼吸重症康复治疗技术专家共识 [J]. 中国老年保健医学, 2018, 16 (5): 3-11.

[6] 呼吸困难诊断、评估与处理的专家共识组. 呼吸困难诊断、评估与处理的专家共识 [J]. 中华内科杂志, 2014, 53 (4): 337-341.

[7] 蔡柏蔷, 李龙芸. 协和呼吸病学 [M]. 北京: 中国协和医科大学出版社, 2011: 202-204.

[8] 中国医师协会急诊医师分会, 中国人民解放军急救医学专业委员会, 北京急诊医学学会, 等. 雾化吸入疗法急诊临床应用专家共识 [J]. 中国急救医学, 2018, 38 (7): 565-574.

[9] 中华医学会呼吸病学分会《雾化吸入疗法在呼吸疾病中的应用专家共识》制定专家组. 雾化吸入疗法在呼吸疾病中的应用专家共识 [J]. 中华医学杂志, 2016, 96 (34): 2696-2708.

[10] 中医康复临床实践指南·心肺康复制定工作组. 中医康复临床实践指南·心肺康复 [J]. 康复学报, 2020, 30 (4): 259-265, 269.

[11] 蓝海波, 魏雨, 甘华田, 等.《2017 版便秘的分度与临床策略专家共识》解读 [J]. 结直肠肛门外科, 2020, 26 (3): 257-259.

[12] 陈凤婷, 梁倩华, 潘杰. 中药热奄包与穴位按摩对腹部手术后并发腹胀的影响 [J]. 深圳中西医结合杂志, 2018, 28 (3): 39-41.

[13] 高秀花, 李国武, 刘旭光. 神阙穴古今临床应用探析 [J]. 湖南中医杂志, 2015, 31 (2): 81-82.

[14] 中华人民共和国国家质量监督检验检疫总局, 中国国家标准化管理委员会. GB/T21709. 8—2008 针灸技术操作规范第 8 部分: 皮内针 [S]. 北京: 中国标准出版社, 2008.

[15] LEWIS S J, HEATON K W. Stool Form Scale as a useful guide to intestinal transit time [J]. Scandinavian journal of gastroenterology, 1997, 32 (9): 920-924.

[16] 中华中医药学会脾胃病分会. 便秘中医诊疗专家共识意见 (2017)[J]. 北京中医药, 2017, 36 (9): 771-776, 784.

[17] 中华医学会老年医学分会, 中华老年医学杂志编辑委员会. 老年人慢性便秘的评估与处理专家共识 [J]. 中华老年医学杂志, 2017, 36 (4): 371-381.

［18］ 朱佳杰，苏晓兰，郭宇，等．运动对慢性便秘的干预作用及其机制的研究进展 [J]. 世界华人消化杂志，2016, 24 (20): 3159-3163.

［19］ 陈文华，燕铁斌．肺炎及慢性肺部疾病居家康复指导 [M]. 北京：电子工业出版社，2020.

［20］ 中国老年保健医学研究会老龄健康服务与标准化分会，《中国老年保健医学》杂志编辑委员会，北京小汤山康复医院．中国社区心肺康复治疗技术专家共识 [J]. 中国老年保健医学，2018, 16 (3): 41-51, 56.

［21］ 徐桂华，张先庚．中医临床护理学 [M]. 北京：人民卫生出版社，2012: 54-61, 142-148.

［22］ 于睿，姚新．中医养生与食疗 [M]. 2 版．北京：人民卫生出版社，2017: 189-235.

第十五章　肺系疾病慢病管理

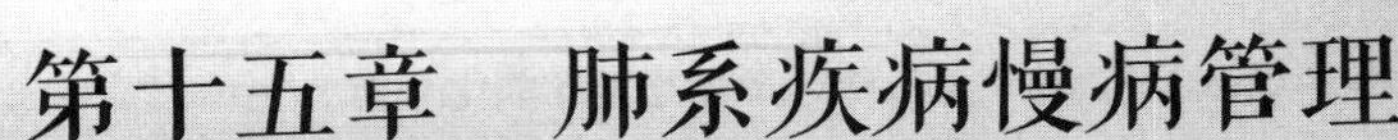

第一节　慢病管理概述

慢病即慢性疾病，是一种长期存在的疾病状态，需要数年甚至数十年治疗，包括慢性传染性疾病和慢性非传染性疾病，而慢病管理针对的是慢性非传染性疾病。慢病起病隐匿，与不良生活方式相关，病程长，致残率、致死率高，社会负担重，引起了人们越来越多的重视。世界卫生组织（WHO）2017年的统计指出，慢病每年导致全球4 000万人死亡，占总死亡人数的70%，而预计到2030年，因慢病死亡的人数将增至5 500万人/年，是人类健康的重大威胁。

常见慢病有心脑血管疾病（如冠心病、脑卒中等）、糖尿病、高血压、慢性肾脏病、慢性呼吸系统疾病、肿瘤、精神障碍等。早在20世纪60年代，西方国家特别是美国，已经意识到慢病的危害性，因其带来的高昂的医疗费用，使当时社会资本捉襟见肘，故政府纷纷开始关注慢病管理，在政策、人力、物力等方面做了大量的研究及投入。至20世纪80年代，已初成体系，并探索出多种慢病管理模式，逐步推广；20世纪90年代末，Wagner建立的慢性病照护模式（chronic care model，CCM）、美国斯坦福大学创制的慢性病自我管理项目模式（chronic disease self-management program，CDSMP）等得到应用。而结果亦显示，通过慢病管理，提高慢病患者自我照护水平，可减轻症状、减少并发症、提高生命质量，同时减少住院天数、降低医疗费用。

我国慢病管理起步较晚，至20世纪80年代，国内开始进行慢病管理相关研究，初在神经系统疾病领域，后逐渐扩展至糖尿病、高血压、慢性肾脏病等，呼吸系统疾病的慢病管理近年来也引起人们极大的关注。

慢病管理是慢病专业医护人员向患者提供多领域、多学科协调的全面、主动、连续的管理，以达到促进康复、延缓慢病病程，并减少并发症、降低伤残率、提高生活质量、降低医疗费用的一种行为。

慢病管理需要两个核心要素：高水平的医疗团队以及配合管理的、具有较强主观能动性的患者。慢病管理团队包括医师、护士、临床药师、营养师、心理治疗师、疾病管理师等，部分地区还可包括社工等。主要为患者进行疾病状态评估、制定治疗方案、疾病及用药相关知识宣教、营养宣教、心理支持、协助患者培养健康的生活方式、追踪疾病状况、教育患者认识并发症与处理异常状况、居家照护、康复指导等，必要时可联合其他专科共同会诊，提供针对患者的个体化的、连续的、综合的、多学科的团队服务。患者则是慢病管理主体及受益人，医疗团队的管理措施最终需要落实到患者身上。患者的自我管理是投入少、成效突出的最经济的方式，提高患者的自我管理能力是提高管理成效的关键环节。

在老龄化进程越来越快，慢性疾病发病率不断走高的当今时代，慢病管理是提高生活质量、减少社会经济负担的有效方法。对于慢病管理，涉及宏观、中观、微观三个层面，宏观是国家政策，中观是医疗服务组织和社区，微观是患者和家庭，不同国家、地区有不同的模式。

美国学者 Wagner 在 1998 年提出了慢性病照护模式（CCM），是目前应用以及被研究最多的慢病管理模式之一，是在患者、医务工作者和医疗政策共同干预基础上进行的慢病管理模式，以生物 - 心理 - 社会医学模式为出发点，整合六大要素，包括社区资源和政策支持、卫生系统、临床信息系统的数据管理、卫生服务提供系统设计、共同决策、患者自我管理。其以政府政策支持为支点，调动医护人员、患者个人、社会的积极性，增强全民健康意识，优化医疗资源配置，以促进医疗团队与患者的有效沟通、交互作用，为明确的患者提供正确的照护。在 2011 年，美国又在 CCM 基础上做了补充，开展慢病保健项目（improving chronic illness care，ICIC），此项目从患者安全性、文化水平和思想观念及承受力、照护协调等方面对六大要素进行了补充，以期全方位、多视角为慢性病患者提供卫生服务。澳大利亚的慢病管理模式亦以 CCM 为基础，政府支持力度大。由澳大利亚全民医疗保险的受益计划资助慢病管理，实施按项目购买服务的医保政策，全科医师在其中担任重要角色，政府鼓励全科医师提供慢病管理和团队协调服务，并采取经济措施推动。同时，澳大利亚大力发展信息管理系统，开发慢病管理网络（CDM-Net），提高效率，优化资源配置，为患者提供更优质的服务，对罹患多种慢性疾病的患者，更可提供全科医师协调下多学科团队共同参与的综合服务。

基于教育水平、经济发展水平等差异，我国与发达国家慢病管理形势有差别，人们对自身疾病的认识水平不高，主动进行自我健康管理的意识不强；而国家医疗保险对慢性疾病的投入尚不足，很多医疗项目未纳入医疗保险或限制较多，故很多慢性疾病患者对管理措施的依从性欠佳。国家近年来颁布了一系列慢性病管理方面的政策法规，加大对公共卫生的财政投入，实施医保政策改革，社区 - 医院之间分级管理，将一系列慢性病用药纳入门诊慢性病药品目录，切实减轻患者经济负担。加强社区卫生人员慢病培训，增强其慢病防治能力，建设医联体，通过医疗机构的协作，优化医疗资源配置；通过不断宣传，提高群众对慢性病的危害及危害因素等相关知识的知晓率，提高患者对自我疾病的认知水平，教育其掌握疾病的防治技能，提升其信心及与他人沟通、获取知识、履行社会责任等能力，发挥其主观能动性，积极配合医疗团队的管理，有效提升慢病管理的效能。另外，在信息技术迅速发展的时代，互联网 + 助力慢病管理成为趋势，慢病管理信息化系统建设进程不断推进，促进了“健康中国 2020”战略的落实。

随着人口老龄化程度越来越高，慢病发病率持续上升，已成为影响国家经济和社会发展的重大问题。我国的慢病管理已逐渐起步并初见成效，但仍任重道远。中医药“未病先防，既病防变，瘥后防复”的治未病思想，在慢病管理中有着重要意义。发挥中西医所长，探索适合中国国情的、更加高效可行的慢病管理模式，提高慢病的防治水平，是我们不断探索的目标。

第二节　慢病管理与肺康复

慢病管理与肺康复是有重叠交叉，又有差异的两个概念。慢病管理包括对慢性疾病的危险因素进行预防、改变不良的生活习惯，减少发病，对疾病过程进行管理、减少疾病并发症，提高生活质量的一系列措施。目标包括未病及已病人群，其重点在于管理，通过一系列措施规范疾病的防治行为。

肺康复是针对有肺功能损害、影响日常生活能力、有临床症状的人群，通过多种康复措施，改善症状，提高运动耐力、日常生活能力，减少疾病引起的症状负担，提高生活质量。慢病管理主要针对慢性疾病，对象包括未病、已病人群，肺康复在慢性、急性肺系疾病均可应用，对象是已病人群。

慢病管理与肺康复均是多学科合作的综合计划，包括药物管理、症状管理、急性加重管理、健康教育、自我管理、制定目标、社会交往、运动等多方面，需要临床医师、专科护士、营养师、呼吸治疗师、临床药师、心理咨询师等共同制定管理、康复计划，并需要患者及家属的参与，保证实施效果。

第三节　肺系疾病慢病管理要点

慢性肺系疾病包括慢性阻塞性肺疾病、支气管哮喘、支气管扩张症、肺纤维化、肺动脉高压等，慢病管理目的在于减轻患者症状、减少并发症、提高生命质量、降低医疗费用。呼吸道与外界相通，直接受空气污染、吸烟、气候变化等影响，容易受到病原微生物感染，同时，吸入药物能直接到达并作用于气道，故肺系疾病慢病管理有其特殊之处。管理要点主要包括危险因素管理、症状管理、药物管理、随访管理、生活管理、情绪管理、患者自我管理等。

一、危险因素管理

1. 不可控制的危险因素

(1)气候与大气污染：肺居上焦，为五脏六腑之华盖，而肺叶娇嫩，不耐寒热，易被邪气侵犯而受病。六淫外邪侵犯人体，不论是从口鼻而入，还是侵犯皮毛，皆容易犯肺而致病。气候变化，无论高温或是低温，或是温度的变化、湿度变化，均可增加呼吸系统疾病的发生率，并与呼吸系统疾病患者死亡率相关。大气污染会导致不同年龄段人群上、下呼吸道感染及哮喘等呼吸系统疾病发病率不同程度地增加，而且存在一定滞后效应。故对于肺系慢性疾病患者应加强教育，天气变化急骤、寒冷天气，应注意防寒保暖，避免呼吸道感染，污染严重环境下减少外出，必要时佩戴口罩。

(2)遗传因素：部分呼吸系统疾病有遗传倾向，如哮喘受遗传和环境共同作用而发病；先天性 α1- 抗胰蛋白酶缺乏可导致组织结构破坏，产生肺气肿，为慢性阻塞性肺疾病的发病原因之一。

(3)年龄：年龄是多种疾病的独立危险因素，也是慢性阻塞性肺疾病、肺纤维化等肺系慢病的危险因素。随着年龄增加，呼吸道功能逐渐减退，呼吸道黏膜对外界刺激的感知及抵抗力均下降，容易反复感染而引发肺系疾病，或导致慢性肺系疾病反复加重。

2. 可控制的危险因素及管理　肺系慢性疾病可控制的危险因素主要是吸烟、生物燃料、职业性粉尘暴露等，而尤以吸烟最常见。吸烟与慢性阻塞性肺疾病、肺癌等多种肺系疾病的发病相关。中国是烟草生产和消费大国，据统计，我国有3亿以上吸烟者，其中男性占一半以上。烟草依赖已成为重要的公共卫生问题。烟草中的焦油、尼古丁、酚类等有害物质直接作用于气管、支气管上皮细胞，造成局部损伤，诱发非特异性炎症，降低呼吸系统的免疫力，引起反复的呼吸系统感染，导致慢性肺系疾病的发生及加重。

管理：教育患者戒烟、减少职业暴露、避免烟雾接触。而戒烟是对吸烟者首要的管理措施。任何人无论在任何年龄戒烟均可获益，且戒烟越早、持续时间越长，获益越大。戒烟可降低或消除吸烟导致的健康危害，减慢慢性肺系疾病患者肺功能下降的速度，减少急性加重，改善疾病预后。但戒烟对部分人而言并不容易，烟草依赖已经成为一种慢性疾病，不少患者通过多种方法仍难以戒除，世界多个国家均有戒烟指引，中国疾病预防控制中心控烟办公室也先后刊出了2版的戒烟指南，目前应用较广泛的是“5A”戒烟干预方案，包括询问（ask）、建议（advise）、评估（assess）、提供戒烟帮助（assist）、安排（arrange）随访。慢病管理中对于吸烟患者，通过宣教，使患者深刻认识吸烟对健康的危害，根据患者的戒烟进程使用多种干预方法，反复教育、加强随访、鼓励家属监督、使用戒烟药物等。

二、常见症状管理

咳、痰、喘是肺系疾病的主要症状，也是导致患者就诊的重要原因。咳嗽是一把双刃剑，它既是机体的一种防御性反射，可清除呼吸道分泌物及有害因子，但频繁、剧烈的咳嗽对患者生活、工作造成影响。痰液是呼吸道分泌物，咳痰本身也是机体的保护反射，当气道炎症反应时，痰液分泌增多，成为细菌良好的培养基，若不能及时排出痰液，可能诱发或加重肺部感染，或造成通气功能障碍、低氧血症等，指导患者排痰在肺系疾病的症状管理中有重要作用。呼吸困难是主观感觉和客观征象的综合表现，主观上患者感到吸气不足、呼吸费力，客观上表现为患者呼吸频率、深度、节律的异常，甚至端坐呼吸，唇甲发绀，呼吸困难症状往往是患者最重要的主诉，引起患者情绪焦虑。

对于咳、痰、喘症状，运用中西医手段综合干预，药物加上康复治疗措施，可帮助慢病患者改善症状，提高生活质量。具体参见本书第十四章“中医肺康复实践”部分。

三、药物管理

肺系疾病常用的药物有抗菌药、抗炎药、支气管舒张剂、止咳化痰药等，其中吸入用药是其重要的治疗方法。

（一）抗菌药物

《抗菌药物临床应用指导原则(2020年版)》明确指出：诊断为细菌性感染者方有指征应用抗菌药物。然而抗菌药物滥用在我国较为常见。感染是多种肺系疾病加重的重要诱因，50%~70%的慢性阻塞性肺疾病急性加重是由感染导致，支气管扩张症、哮喘等也常因感染诱发而加重。但很多慢性肺系疾病患者还存在因不规范用药、用药方法不当、接触过敏原等原因导致疾病加重的现象。故对肺系疾病患者应用抗菌药物，首先要对使用指征进行管理。

对于慢性阻塞性肺疾病，在每年更新的慢性阻塞性肺疾病全球倡议(GOLD)及我国发布的慢性阻塞性肺疾病诊治指南、慢性阻塞性肺疾病急性加重抗感染治疗中国专家共识中均有论述抗菌药物的使用指征，总结为：①咳嗽、咳痰、气促三个症状均加重，或仅咳嗽、气促其中一个症状加重，同时伴有咳脓痰；②严重慢性阻塞性肺疾病急性加重，需要机械辅助通气；③咳嗽、气促症状加重，肺部湿啰音、痰量增多、喘息加重等感染迹象。

支气管扩张症患者气道内常存在致病微生物定植，当机体抵抗力下降，或者致病微生物负荷增加，定植菌成为致病菌，引起急性感染。支气管扩张症患者常有咳黏液脓性痰的症状，但此症状并非该类患者使用抗菌药物的指征。《成人支气管扩张症诊治专家共识》提出的支气管扩张症患者抗菌药物使用指征为：咳嗽、痰量增加或性质改变、脓痰增加和/或喘息、气急、咯血及发热等全身症状。

支气管哮喘的发作多由于接触过敏原、用药不规范、依从性差等因素引起。如我国支气管哮喘诊治指南指出，哮喘急性发作大多数并非由细菌感染引起，应严格控制抗菌药物的使用，除非有明确的细菌感染的证据，如发热、脓性痰及肺炎的影像学依据等。

其他肺系疾病抗菌药物使用指征，可参考以上疾病。在患者教育中，注意纠正患者“一出现症状加重，就自行服用抗菌药”的错误观念，并强调抗菌药物对病毒感染无效，应在医师指导下有指征地合理使用。

（二）镇咳药

镇咳药可分为中枢性镇咳药、外周性镇咳药两类。中枢性镇咳药又可分为成瘾性、非成瘾性两类。成瘾性者包括吗啡、可待因、福尔可定、羟蒂巴酚，其中吗啡、羟蒂巴酚极少用于止咳，市面上常见的是含有可待因、福尔可定的制剂。非成瘾性者包括右美沙芬、喷托维林、氯哌斯汀、普罗吗酯、福米诺苯、齐培丙醇，其中含有右美沙芬、喷托维林的制剂市面上亦容易获得。外周性镇咳药包括苯佐那酯、苯丙哌林、二氧丙嗪、那可丁、普诺地嗪、依普拉酮等。那可丁常应用于多种复方止咳制剂中。

指导患者谨慎使用镇咳药，因为咳嗽是人体的一种防御性反射，镇咳药适用于剧烈干咳患者，对于痰多、痰液黏稠的患者应尽量避免使用；同时，需明确咳嗽的原因，针对病因进行治疗。

（三）化痰药

化痰药通过稀释痰液，使之容易排出，包括恶心性稀释药、刺激性稀释药、黏液溶解剂、黏液调节剂等。常用的有愈创木酚甘油醚、乙酰半胱氨酸、羧甲司坦、溴己新、氨溴索、桃金娘油等。适用于痰液黏稠、难以排出的患者，可单一药物使用，也可根据病情适当联合使用。

（四）支气管舒张剂

支气管舒张剂可松弛支气管平滑肌、舒张支气管、缓解气流受限，是慢性阻塞性肺疾病、支气管哮喘等疾病的重要治疗用药。常用的支气管舒张剂有 β_2 受体激动剂、抗胆碱能药物、茶碱等。

1. **β_2 受体激动剂**　主要有沙丁胺醇、特布他林、福莫特罗、沙美特罗、茚达特罗等，可分短效、长效两类。短效制剂以雾化剂型、气雾剂常见，起效快，能快速缓解支气管哮喘、慢性阻塞性肺疾病喘息症状，如沙丁胺醇、特布他林雾化吸入可在数分钟内起效，15~30 分钟达到峰值，疗效持续 4~5 小时。长效制剂如福莫特罗、沙美特罗、茚达特罗，主要用于慢性阻塞性肺疾病、支气管哮喘等维持用药，其中福莫特罗为速效、长效药物，吸入后 1~3 分钟起效，作用持续 12 小时以上，可用于应急治疗。

β_2 受体激动剂优点是起效快、作用强，缺点如下：一是 β_2 受体容易产生耐受性，导致药物作用下降；二是可能引起反射性支气管收缩；三是心血管系统副作用大，部分患者可能出现心律失常等。

2. **抗胆碱能药物**　可通过阻断 M 胆碱受体、降低迷走神经兴奋性而达到舒张支气管的作用。常用的有异丙托溴铵、噻托溴铵等。异丙托溴铵开始作用时间较沙丁胺醇等短效 β_2 受体激动剂慢，但其持续时间较长，30~90分钟达最大效果，可维持 6~8 小时。噻托溴铵是长效抗胆碱药，作用长达 24 小时以上。

抗胆碱能药物支气管舒张作用强，维持时间长，安全性高，对心血管影响小，长期使用无耐药性。缺点是起效时间略慢于 β_2 受体激动剂，前列腺增生、青光眼等患者谨慎使用。

3. **茶碱**　包括静脉或口服剂型，常用的有氨茶碱、多索茶碱，除舒张支气管之外，有抗炎和免疫调节作用。茶碱治疗窗狭窄，与多种药物共同使用时会影响其血药浓度，且有心血管系统副作用，临床应用当注意，监测茶碱的血药浓度对估计疗效和不良反应有一定意义。

临床应用支气管舒张剂，当注意不同药物的作用特点及副作用，结合患者合并症等实际情况选择单一或联合使用。

4. **吸入药物**　吸入药物在肺系疾病中应用广泛，且具有明显优势。常用的吸入药物有布地奈德、沙丁胺醇、异丙托溴铵、复方异丙托溴铵、布地奈德福莫特罗、倍氯米松福莫特罗、沙美特罗氟替卡松、噻托溴铵、乌美溴铵维兰特罗、布地格福吸入气雾剂等。通过各种装置吸入，药物可直达肺部，达到较高的局部药物浓度，减少全身不良反应。常用吸入装置有雾化吸入器、压力定量吸入器（pressurized metered-dose inhalers，pMDIs）、干粉吸入器（dry powder inhales，DPIs）等，不同装置产生的药物在肺部的沉积率有很大的差异，各有优缺点。随着国内外研发团队的不断努力，新的吸入装置不断出现，目的在于提高药物的肺部沉积率，从而提高疗效。

传统的雾化吸入常由小容量雾化器实现，根据发生的原理不同可分为射流雾化器、振动筛孔雾化器，具有使用简单，对口手协调能力、吸气能力要求低的优势，适用于严重呼吸困难、吸气能力不足，或口手协调能力不佳，不能配合吸入气雾剂或干粉治疗的患者，缺点是需专用仪器，不便携带，目前也有厂家开发了高效便携的产品便于患者使用。

压力定量吸入器是一种向呼吸道递送特定剂量药物气溶胶的装置，由金属容器、定量阀门和喷头三部分组成，手按压容器，启动阀门、药物气溶胶喷出的同时，要求患者深吸气，将气溶胶吸入并将药物递送、有效沉积到小气道。该装置具有体积小、携带、使用方便的优点，缺点是对口手协调能力、吸气能力要求高，是否能正确吸入明显影响药物的沉积率。近年来，为了提高药物利用度，出现了多种新型压力定量吸入器，如共悬浮技术（Aerosphere®）就是新型 pMDI 递送技术，有助于解决药物递送成分不均的问题。

干粉吸入器是将定量的药物微粉分装在胶囊或给药装置的储药室中，在吸气气流作用下，药物以气溶胶的形式被吸入肺内的装置。临床常用干粉吸入药物有沙美特罗氟替卡松、布地奈德福莫特罗、噻托溴铵、布地奈德等。除具备压力定量吸入器的优点外，该装置对口手协调能力降低，但对吸气能力仍有一定的要求。

不同的吸入装置使用方法有别，应根据患者的病情用药需求、各种吸入装置的性能特点、患者对装置的掌握能力等指导患者选用适当的吸入装置。对协调能力、吸气能力要求最低的是雾化吸入装置，压力定量吸入器 + 储雾罐也可达到相当的效果。吸入装置的不正确使用可明显降低药物疗效，增加并发症的发生。当使用吸入制剂的患者就诊时，应反复教育、检查患者及其家属药物的使用方法，必要时更换药物。常见吸入装置用法如下(图 15-1~ 图 15-4)：

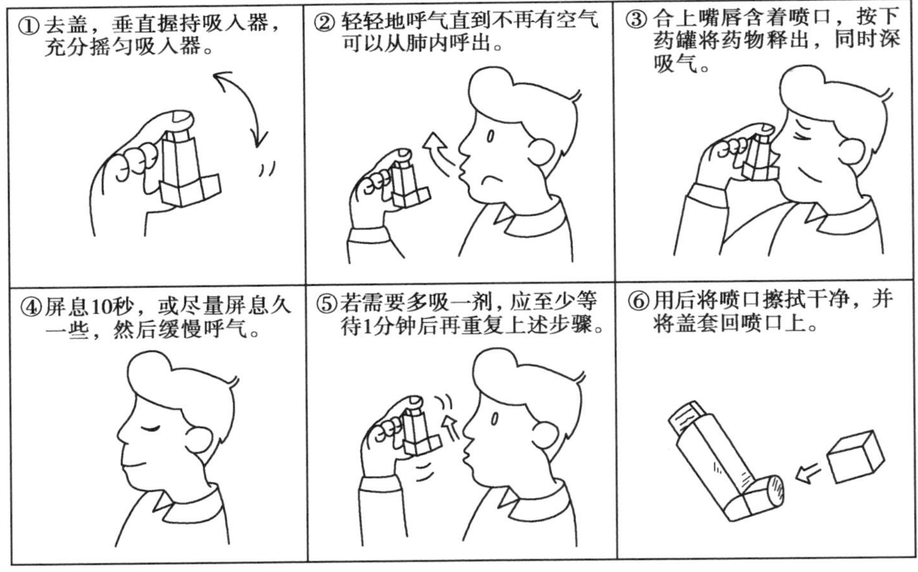

图 15-1　气雾剂装置的使用流程

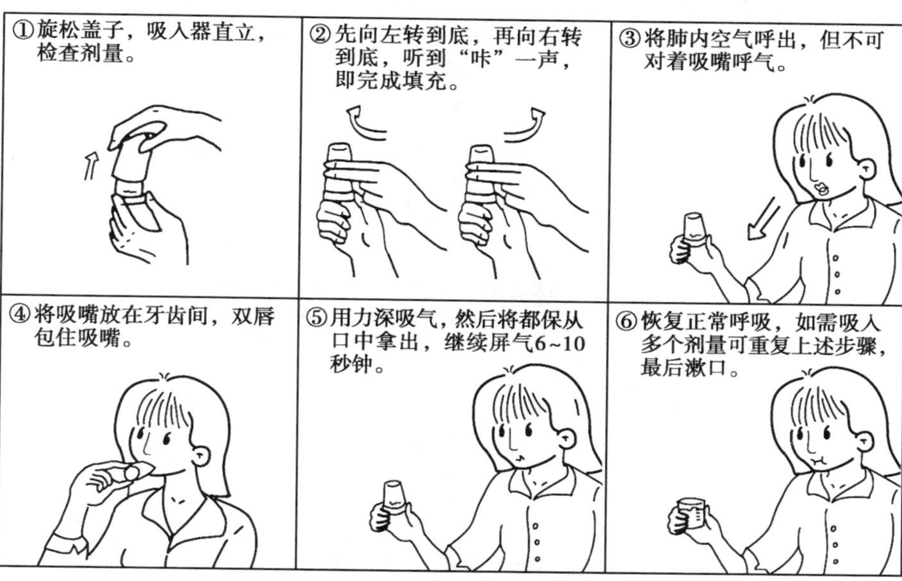

图 15-2　都保的使用流程

①用一手握住外壳，另一手的大拇指放在拇指柄上，向外推动拇指直至完全打开。

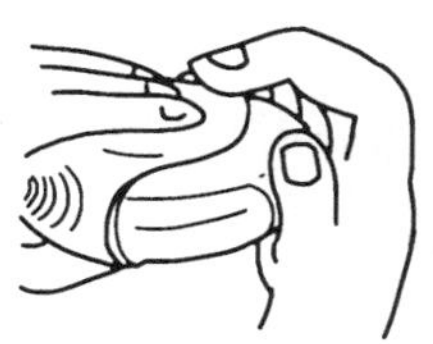

②向外推滑动杆，直至发出咔嗒声，表明准纳器已做好吸药的准备。

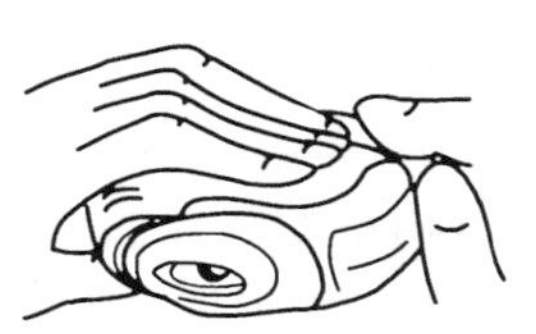

③先呼一口气，将气呼尽。

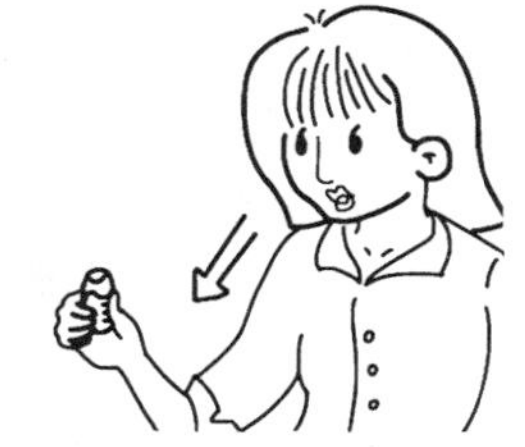

④放入口中，深而平稳地吸入药物，屏气约10秒钟后缓缓呼气。

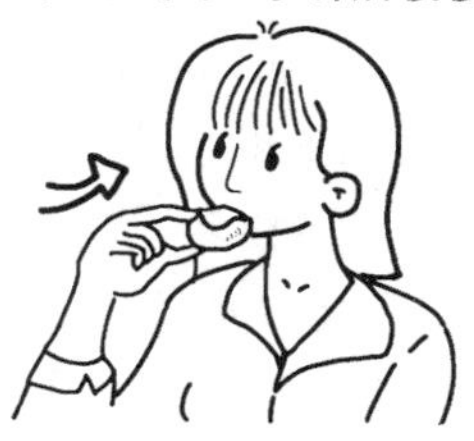

⑤最后漱口，清除口腔内残留药粉。

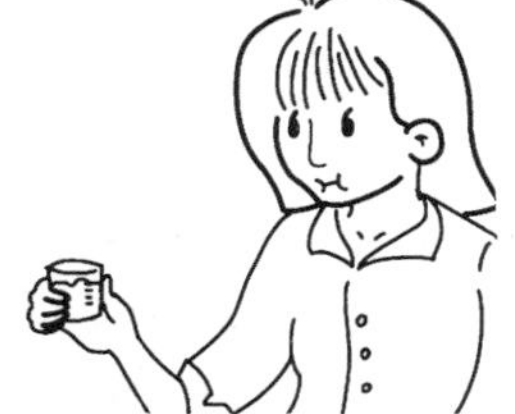

图 15-3　准纳器的使用流程

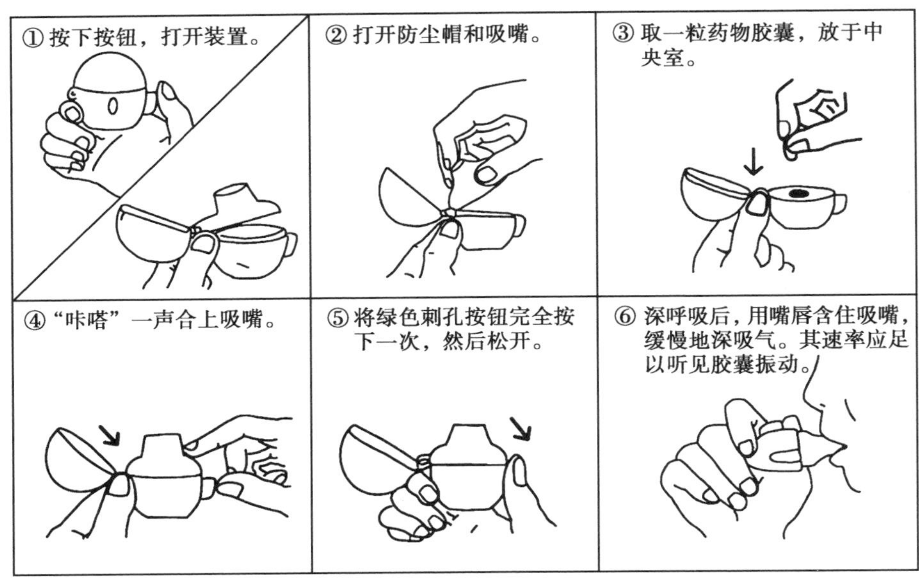

图 15-4 吸乐的使用流程

四、随访管理

随访是指医护人员对曾在医院就诊的患者以通信或者其他方式，定期了解患者病情变化，指导患者治疗与康复的观察方式。随访是一种医患互动的方式，是慢病管理的重要环节。规范化的随访可为患者提供科学有效的健康指导、专科干预，减少疾病的急性加重，改善生活质量；同时，医护人员可获得患者病情变化、治疗方案远期疗效等资料，为医学研究、服务管理提供依据。而在互动过程中，医患之间建立起信任和谐的关系，可提高患者对治疗的依从性。

慢性肺系疾病的随访分为首次随访以及规律随访。首次随访由专职医护人员对首次出院复诊或首次就诊、符合纳入标准的患者纳入管理，签署知情同意书，建立档案，详细记录患者人口学信息（姓名、性别、年龄、身份证号、出生地、民族、文化程度等），社会经济学信息（联系地址、联系方式、工作单位、医疗保险类型、住院号等），家属信息（姓名、联系方式等），以及疾病相关信息（主要诊断、合并症、吸烟史、服药情况、吸入用药掌握程度、临床症状、体征、辅助检查结果等），对患者病情进行评估，并进行病情、用药等方面宣教，拟定此后规律随访方案。首次随访对于建立友好的医患关系、提高患者的信任感、依从性有重要作用。

规律随访是对建档后的慢病患者，进行长期的、有计划的规律跟踪随访。随访间隔时间根据病情的严重程度而定，随访内容包括跟踪患者症状、急性加重情况、用药情况、并发症、合并症等临床情况，相关评估量表的填写，并为患者提供个性化的疾病、康复指导。如慢性阻塞性肺疾病，肺功能较差，呼吸困难症状严重，合并呼吸衰竭的患者，首次随访后可安排两周后复诊，了解患者是否依时用药，用药方法是否正确，氧气、呼吸机等使用情况是否正确、合理，用药后症状有无改善、有无出现相关并发症等，必要时调整治疗方案。此后根据病情的控制情况，安排间隔 1~3 个月面对面随访评估，病情变化随时电话咨询、微信随访等，填写呼吸困难量表、慢性阻塞性肺疾病评估测试等量表。

随访是医患交流的过程，医护人员要注意态度和蔼亲切、用语文明、耐心倾听、热情回应、表达通俗易懂、注意患者情绪变化，避免刺激患者情绪。

随访的形式包括面对面随访、电话随访、信件随访、微信等通信软件随访等，各种随访方式各有其优缺点，临床可根据实际情况选用。传统的随访方式如面对面随访、电话随访、信件随访等，费时费力，且容易造成随访数据的缺失；而在信息化程度越来越高的当今时代，运用信息系统进行随访，或者引进人性化慢病管理系统，借助微信等通信软件，对于提高随访效率与质量，获得更加完整、更高质量的原始数据等方面有重要作用。

五、生活管理

慢性肺系疾病患者在日常生活管理中，注意避免接触烟雾、戒烟、均衡饮食、形成良好的饮食习惯、适当运动（见第八章、第九章），另外部分患者需要氧疗、家庭无创呼吸机辅助通气，需要特殊管理。

（一）氧疗

氧疗是通过给氧，提高动脉血氧分压和动脉血氧饱和度，以纠正各种原因导致的缺氧状态，促进组织新陈代谢的一种治疗方法。呼吸系统的主要功能是通气和换气功能，呼吸系统疾病如慢阻肺、支气管哮喘急性发作、肺纤维化、重症肺炎等容易导致缺氧。氧疗可改善低氧血症、组织缺氧，降低呼吸功，缓解缺氧导致的临床症状，预防缺氧导致的心、脑、肾等其他器官的并发症。部分慢性呼吸系统疾病、呼吸衰竭患者，需要家庭氧疗。

根据原发疾病的不同，氧疗指征略有差异，以慢阻肺为例，长期氧疗指征为：

1. $PaO_2 \leqslant 55mmHg$ 或 $SaO_2 \leqslant 88\%$，有或无高碳酸血症。

2. PaO_2 为 55~60mmHg，或者 $SaO_2 < 89\%$，并有肺动脉高压、心力衰竭肺水肿或者红细胞增多症（血细胞比容 >0.55）的证据。

长期氧疗是通过鼻导管吸入氧气，持续时间 >15 小时，流量建议控制在 1~2L/min。

家庭氧疗需注意氧流量，特别是对于二氧化碳潴留的患者，过高的给氧浓度容易抑制呼吸中枢，导致呼吸频率减慢，加重二氧化碳潴留，甚至进展为肺性脑病。可建议有条件的患者使用指夹式脉搏血氧仪，监测血氧饱和度情况，当吸氧不能改善氧合、合并二氧化碳潴留时，当考虑是否需要使用无创呼吸机辅助通气。另外，注意教育患者定期清洁、更换吸氧管，吸氧时避免靠近易燃易爆物品等。

（二）家庭无创呼吸机辅助通气

无创呼吸机辅助通气是指无需建立人工气道（如气管插管等）的机械通气方法，适用于以下情况：①中、重度呼吸困难，表现为呼吸急促，如慢阻肺患者呼吸频率 >24 次 /min；充血性心力衰竭患者呼吸频率 >30 次 /min；动用辅助呼吸肌或胸腹矛盾运动；②血气分析异常：pH<7.35，$PaCO_2 > 45mmHg$，或氧合指数 <200mmHg（氧合指数：动脉血氧分压 / 吸入氧浓度）。无创通气可开放塌陷的上气道，提高肺通气容积、改善通气，改善通气 / 血流比值、改善氧合及二氧化碳潴留、改善呼吸肌疲劳、降低呼吸功耗。而在慢性肺系疾病患者中，家庭无创呼吸机辅助通气应用广泛，特别是在慢阻肺、肺纤维化等患者。

慢性阻塞性肺疾病全球倡议（GOLD）2020 年版指南推荐慢阻肺稳定期患者（急性加重出院 2~4 周后）白天 $PaCO_2 \geqslant 52mmHg$ 为无创辅助通气应用指征，而合并阻塞性睡眠呼吸暂停综合征的患者，持续正压通气在改善生存率和住院率方面有明确益处。近年来，除慢性呼吸衰竭，家庭无创通气在辅助运动和康复治疗方面应用得到进一步拓展。

对家庭无创呼吸机辅助通气患者，当进行呼吸机使用以及相关并发症防治的宣教。初始使用，最好在呼吸专科医护人员指导下设置适合的参数，家庭备有指尖血氧饱和度监测仪，监测血氧饱和度情况。患者需掌握面罩佩戴、管道连接、机器开关、维护、管道消毒、气道湿化等方面的知识，机器故障时及时与工程师取得联系，解决故障。初始使用时，患者可能发生幽闭恐惧感，通过宣教，帮助患者克服此心理。长期使用过程中，还可能发生胃肠胀气、压迫性损伤等并发症，教育患者有不适症状而不能依靠自己解决时，及时与慢病管理医护人员联系。另外，合并肺大疱的患者，注意正压通气可能导致气胸的可能，压力不宜过高，并嘱咐患者若出现突发气促加重，当警惕气胸可能。

六、情绪管理

慢性肺系疾病患者容易产生焦虑、抑郁等情绪，特别是年轻、女性、吸烟、咳嗽的患者，肺康复对这类患者具有潜在效应，详见第十三章“情志疗法”。

七、患者自我管理

患者自我管理是利用患者个人内在力量改变行为的策略。患者是慢病管理核心，自我管理是最高效、经济的方式，但自我管理并非放任患者不管，而是让患者通过医护提供的系列健康教育课程，获得自我管理所需的知识、技能、与医护人员交流的技巧；同时，在医护人员的支持下，依靠自己解决慢性疾病带来的各种躯体、情绪等问题。通俗而言，就是在医护人员的保驾护航下，患者自己照看、管理自己。

自我管理是医护人员慢病健康教育的重要内容，通过教育，帮助慢病患者掌握自我管理的技能。学者在20世纪初提出，患者需要掌握五项核心技能：解决问题、制定决策、获取和利用资源、与卫生服务提供者建立伙伴关系、采取行动。而依靠这些技能，患者可完成三个方面的任务：疾病或行为管理、角色管理、情绪管理。

慢病患者是社会中的人，在家庭、社会、工作等方面均扮演自己的角色，履行自己的责任与义务，最大限度保持患者的社会功能，有助于改善患者的情绪，提升自信心、价值感，提高生活质量。而自我管理可充分发挥患者自主能动性，在医疗活动中运用获得的知识监测自己的病情，与病友群沟通，或通过社区资源、媒体、网络资源等获得更多的自我管理相关知识，有效与医护人员沟通，表达诉求，共同寻求更有效的疾病管理方案，并付诸行动。与传统的单纯“医生让我怎么做”不同，自我管理让患者主动调节生活方式，积极参与疾病治疗决策的制定，努力维持自己满意的生活质量。

如支气管哮喘患者，多为年轻人，有正常上学、上班、社交等需求，健康教育课程包括哮喘防治相关知识、药物使用方法（特别是吸入药物）、居家预警信号的识别、饮食调养、情绪、睡眠指导等内容，患者通过教育，对自己所患疾病有一定认识，了解自己哮喘控制水平，配合规律用药，出现咳嗽加重或喘息发作时吸入硫酸沙丁胺醇或布地奈德福莫特罗，病情不能缓解时及时就诊，通过媒体、微信病友群与病友及医护人员沟通、获取更多的知识，使哮喘维持完全控制水平，如常人生活。

第四节 肺系疾病慢病管理疗效评价

慢病管理包括多个方面内容，涉及多学科，目的在于减轻症状、减少并发症、提高生命质量、降低疾病经济负担，其疗效评价可从多个维度进行，包括症状、体征、检验检查结果、生命质量、结局性指标、依从性等，通过问诊、体格检查、检验、检查、问卷量表、评分表、评估模型等手段获得。

慢性肺系疾病常见的症状为呼吸困难、咳嗽、咳痰，部分患者还有咯血、胸闷等症状。呼吸困难症状常使用评价方法有呼吸困难量表（mMRC 评分）、Borg 呼吸困难评分、视觉模拟评分法（VAS）等。咳嗽症状常用咳嗽症状积分表、视觉模拟评分法、咳嗽日记等进行评估，而咳痰常以痰量分级评估。

慢性肺系疾病常用的检验检查项目包括安全性评估和病情严重程度评估，安全性评估包括血常规、肝肾功能等，病情严重程度评估常用血气分析、胸部影像学（X 线片、CT）、肺功能。

生命质量评估方面，通用量表有健康状况调查简表（SF-36）、欧洲五维度健康量表（EQ-5D）等，而不同的疾病对心身产生的影响差异很大，故评估的量表不同。慢阻肺常用慢性阻塞性肺疾病评估测试（CAT）、圣·乔治呼吸系统问卷（SGRQ）评估，而哮喘则使用哮喘控制情况、哮喘控制测试（ACT）评分、袖珍哮喘生活质量问卷（mini AQLQ）评估。支气管扩张症可用支气管扩张症严重程度评分（E-FACED 评分）等评估。

结局性指标主要有急性发作次数、住院率、复发率、死亡率、生存时间等。患者依从性是慢病管理疗效的重要保证，常用依从性评价量表有药物依从性问卷（MAQ）、适当用药的自我效能量表（SEAMS）。

基于每个疾病的差异，疗效评价指标不同，以不同的指标评估，结局判断也可能不一样，努力探索每个疾病的特点，构建其核心结局指标集（core outcome sets，COS），更真实、科学、可靠地评价肺系疾病慢病管理疗效，特别是中医参与的疗效，对于优化慢病管理方案有重要指导意义。

第五节　慢病管理流程

慢病管理是一项团队协作的工作。患者是慢病管理的核心，慢病医护人员是管理的灵魂，整个流程是在医护团队的专业指导下，协调各方面资源，为慢病患者提供并落实最适宜的管理方案。

一、纳入与排除标准

慢病管理的患者常来源于专科住院以及专科门诊患者。慢性肺系疾病包括慢阻肺、支气管哮喘、支气管扩张症、肺纤维化、肺动脉高压等，纳入慢病管理的患者首先要求符合以上各个疾病的诊断标准（详见第十七章“肺系疾病肺康复治疗”）。

排除标准包括：①合并其他严重疾病且病情不稳定，需要急诊、住院治疗者；②整体状态较差，预计生存期不超过半年者；③严重精神障碍患者及其他不能配合管理、健康教育者；④不同意进行慢病管理者。

二、签署知情同意书

对于符合肺系慢病诊断标准，不符合排除标准的患者，与其交代纳入慢病管理后的权利及义务，同意参加慢病管理的患者签署知情同意书，不同意的患者可转至呼吸专科门诊就诊。

知情同意过程须让患者充分了解慢病管理的意义，促进其积极主动参与管理，同时保证医患双方履行相关义务和获得权利。医护人员有保护患者隐私的责任，确保患者信息不外泄。

三、建档

对签署知情同意书纳入慢病管理的患者，建立慢病管理档案，填写初诊病历，采集患者一般信息，包括姓名、性别、身份证号、年龄、身高、体重、民族、职业、婚姻情况、教育程度、详细住址、电话、联系人姓名及电话、家族病史、烟酒史、过敏史、女性月经史、生育史、合并其他疾病情况、付费方式、能否自我照顾、随访最佳时间等。

采集的信息要求客观、真实、准确，能如实反映患者的病情。采集时医护人员尽量使用通俗易懂的语言，让患者充分理解，并提供真实信息。

四、评估、分级管理

对患者进行病情严重程度评估。一般性项目包括血常规、肝肾功能、心电图，普适性调查量表如健康状况调查简表（SF-36）、汉密尔顿焦虑量表、抑郁自评量表等，另外每个病种有特定的病情评估手段。如慢阻肺评估包括：6 分钟步行距离、慢性阻塞性肺疾病评估测试（CAT）、呼吸困难量表（mMRC 评分）、Borg 呼吸困难评分、BODE 指数、圣·乔治呼吸系统问卷（SGRQ）、体重指数、急性加重次数、肺功能、血气分析、指尖血氧饱和度、胸部影像学等。根据评估情况对患者严重程度进行分级分层，拟定针对性管理方案。

鉴于国内外慢病管理医疗资源缺乏，对每个慢病患者进行强化管理难以达到，采用分级分层管理，是目前国情下优化资源配置、提高成本 - 效益比的有益尝试。

常见慢性肺系疾病分级分层管理建议：

1. **慢阻肺**　按慢性阻塞性肺疾病全球倡议（GOLD）指南标准分为 A、B、C、D 组（见肺系疾病肺康复治疗 - 肺康复）：

A、B 组：患者症状少，以疾病宣教、用药指导为主，随访评估周期可设定为 24 周，48 周为 1 个循环。

C 组：患者症状少，但有急性加重，需要加强宣教、指导，随访评估周期可设为 12 周，48 周为 1 个循环。

D 组：患者症状多，病情重，需要更多关注、指导，随访评估周期可设为 8 周，48 周为 1 个循环。

2. **支气管哮喘**　按全球哮喘防治创议（Global Initiative for Asthma，GINA）指南，根据控制水平分为完全控制组、部分控制组、未控制组。

完全控制组：患者症状轻微或无症状，以疾病宣教、用药指导为主，随访评估周期可设定为 24 周，48 周为 1 个循环。

部分控制组：患者时有哮喘相关症状，未完全控制，需要加强宣教、指导，随访评估周期可设为 12 周，48 周为 1 个循环。

未控制组：患者哮喘相关症状多，病情未控制，需要强化治疗，随访评估周期可设为 8 周，48 周为 1 个循环。

其他疾病的分级管理方案可参照以上两病，根据疾病特点制定。

注意患者在慢病管理过程中可能出现病情变化，疾病分级、分组随之发生变化，需要根据病情动态调整管理方案。

五、纳入慢病管理系统

将患者资料输入慢病管理系统，设定随访计划。近年来，信息化技术在慢病管理中广泛应用，对于数据收集、整合、分析处理、提升慢病管理效率等方面起着重大作用。构建智能化慢病管理系统目前已成为业内研究的重点之一。

纳入慢病管理系统时由医护人员结合患者的病情第一次健康宣教，了解患者需求，并嘱咐患者做好自我管理，完成作业（饮食、运动、作息等情况记录），商定好双方联系方式。

六、复诊

患者在纳入慢病管理，首次就诊后，根据随访计划，由管理团队帮助其预约复诊时间。慢病管理医护人员以团队形式出诊，医师护士一起接诊患者。复诊时由专科责任护士先接诊患者，做好必要的评估和家庭监测情况反馈，了解患者需求，指导患者用药及居家注意事项，向医师汇报。医师接诊患者，进行常规诊疗，根据病情必要时调整管理方案。医师诊疗后患者返回责任护士处，及时更新资料。当患者超过预定复诊时间 1 个月仍没有复诊时，应当主动联系患者进行随访，明确原因，提醒患者复诊。

七、健康教育

慢病管理团队为患者定期进行健康教育，教会患者相关知识和技能，树立战胜疾病的信念。具体内容详见本章第六节“健康教育”。

八、随访

慢病管理团队根据管理方案，定期对患者进行随访，了解患者病情变化、心理状态、用药及治疗依从性、药物不良反应、疾病的转归等情况，更新患者档案，并为患者提供专业、科学、便捷的自我管理指导，提高慢病治疗效果，减少并发症，提高患者的生活质量。

慢性疾病长期存在，需要动态随访，评估与治疗也应该是动态变化的，方可确保治疗的正确、及时。同时,长期的随访需要按照一定的规范进行。

(一)随访方式

1. 面对面随访 包括门诊随访、入户随访和集中随访,其中门诊随访是最主要的方式。门诊随访可安排复诊同时进行,也可单独预约时间。囿于人力资源限制,入户随访在三级甲等医院难以实现,一般在社区卫生服务中心可进行。集中随访与健康教育、义诊同时进行,可提高效率,临床亦常用。

面对面随访的优点是可直接与患者交流,避免患者自我判断信息可能有误,通过问诊、体格检查,必要时安排相关检验检查,更准确评估患者病情,拟定更精准的治疗方案。同时,充分沟通可密切医患之间关系,增加患者的信任感,从而改善依从性。缺点是部分患者可能因工作、居住地等多种原因不能按照设定时点按时接受随访。

2. 电话随访 是医患之间定时进行电话交流随访。其优点是灵活性强,医患双方保持了很好的自由度,依从性好。缺点是医护人员不能获得体格检查等客观信息,可能导致病情判断欠准确。

3. 其他方式随访 如微信、电子邮件、其他通信软件等,其优点是操作灵活,效率高,缺点如电话随访,可能获得的信息不完全准确。

临床可根据实际情况选择随访方式。

(二)随访技巧

随访是与患者或家属沟通的过程,掌握一定的技巧可达到事半功倍的效果。

1. 随访首先要秉承以患者为中心的理念,以患者的利益为出发点,让患者感受到医护人员的真诚与关爱,增加信任感。

2. 注意倾听,了解患者的真实情况与需求,给予患者针对性的、专业的意见与建议,在获得临床信息的同时,切实为患者解决问题。

3. 运用通俗易懂的语言与患者进行沟通,同时,注意表达信息的科学性、严谨,不清楚的情况不说,没有切实把握的话不说,勿误导患者。

4. 沟通中注意了解患者的情绪变化,不要使用刺激对方情绪的语气、话语,不强求患者立即接受医护人员的意见与建议。

5. 保持专业的形象,友好的态度。以亲切的问候开头,往往能开启良好的沟通氛围,适当的称呼更能拉近随访人员与患者的距离。随访人员在随访前,对患者的一般信息如职业、家庭情况等进行了解,对于一位退休老师,称呼其为“某老师”,可能会比“叔叔”“阿姨”更能获得其认同。

6. 当沟通遇到障碍时,当及时分析原因,变换成其他随访人员与患者沟通，或者变换成与患者家属进行沟通，特别是涉及某些恶性疾病、患者本身精神比较脆弱者。

7. 随访时反复教育患者，若发生病情变化，及时与慢病管理团队取得联系，安排复诊或住院治疗。

九、结案

当患者超过某个设定时间范围而未就诊，电话等不能取得联系，或患者明确表示拒绝继续管理、复诊，或死亡，符合结案条件者，予以结案，并记录结案原因，保留原档案资料，不再增加记录。

第六节 健康教育

健康教育是慢病管理的重要组成部分，是通过有计划、有组织、系统的教育活动，使患者自愿改变影响健康的不良行为及相关因素，从而减轻影响健康的危险因素，达到预防控制疾病、促进健康、提高生命质量的目的。

一、健康教育团队

健康教育团队由临床医师、责任护士、营养师、临床药师、治疗师、心理咨询师等组成，还可包括内行患者以及部分社会人士。

（一）临床医师

健康教育中的核心技术人员，要求具备专业的中西医理论知识以及临床技能，保证健康教育方案的科学性、实用性，以及健康教育过程中的安全性。临床医师根据疾病的特点制定健康教育方案，并将该方案在团队中培训，使团队成员掌握该方案，保证顺利实施。此外，临床医师还动态监督健康教育方案的实施过程，总结并不断优化方案。

（二）责任护士

责任护士是慢病管理中的重要角色，是医师和患者之间的桥梁。责任护士与患者接触、沟通最多，遵照医师下达的医嘱，对患者进行用药指导，并执行随访、健康教育、评估等工作。肺系疾病慢病管理的责任护士需要掌握慢阻肺、哮喘、支气管扩张症等常见肺系慢性疾病的临床表现、诊断、常规治疗及护理,具有一定的中医知识,能指导患者进行辨证调护、膳食等,掌握患者居家氧疗、康复等仪器的应用、基础维护,疾病评估、康复的基础知识,有良好的沟通能力,能及时察觉患者的心理问题并给予初步指导。

(三) 营养师

营养管理是慢病管理的一个重要环节,多种慢性疾病的发病与饮食结构相关,饮食对疾病的发展与预后又产生重要的影响。营养师在健康教育中主要介绍相关疾病的营养特点,营养评估方法以及干预措施,中医辨证施膳指导,协助患者制定个体化膳食营养方案。详见第十二章“中医膳食指导”。

(四) 临床药师

临床药师是一个新兴职业,依托临床药学,协助医师为患者设计安全、合理的用药方案。临床药师掌握药物相关知识,在慢病管理中,针对患者的用药方案进行指导,同时提供用药安全性评估、个体化用药意见,协助医师在正确的时机为患者处方正确的药物品种及剂量,避免药物相互作用,产生不良反应,从而提高药物疗效,减少毒副作用的发生率。

(五) 治疗师

在肺系疾病的慢病管理团队中,主要指的是呼吸治疗师。呼吸治疗师起源于美国,近年来在我国迅速发展,其职责是在医师指导下,对心肺功能异常的患者给予评价、诊断、治疗、管理、教育等。呼吸治疗师掌握呼吸治疗理论、临床呼吸治疗操作技能等,在健康教育中可给患者教授气道廓清技术、呼吸训练、居家氧疗、机械通气等肺康复知识。

(六) 心理治疗师

慢性疾病长期存在,躯体的不适、社会功能的缺失等,往往容易给患者带来紧张、焦虑甚至抑郁、绝望心理,而这些心理问题又影响患者治疗的依从性,加重病情,专业心理治疗师的介入与宣教,及时给予心理疏导与治疗,可减轻患者的痛苦,帮助其摆脱不良情绪,改善社会功能,提高患者治疗依从性。

(七) 其他人员

包括社会人士如有一定健康宣教知识的志愿者、社工、内行患者等,通过网络交流、社区、家庭等方式实现健康教育作用。

二、健康教育对象

（一）患者

患者是健康教育的主要对象。通过教育，使患者获得自我管理所需的知识、技能、与医护人员交流的技巧、获取资源与帮助的能力，从而更好地管理自己，调整生活习惯，获得更好的生活质量。部分患者通过健康教育，能很好地认识、管理自己的疾病，并具备教育、影响同类疾病患者的能力，成为“内行患者”。

（二）患者家属

患者家属也是健康教育的重要对象之一，特别是对于老年、生活不能自理、恶性疾病、或知识水平不高的患者，通过对家属的教育，学习必需的知识与技能，可协助患者配合管理、治疗措施，并监督、观察患者病情，给予患者精神鼓励，提高患者的生活质量。

（三）其他人员

包括社区医务人员、志愿者、社工等。慢病是公共卫生问题，通过广泛的宣传、教育，提高社会对慢病的认识，对于提高慢病的整体管理水平有重要作用。

三、健康教育内容

疾病的基础知识

肺系疾病常见慢性病如慢阻肺、哮喘、支气管扩张症等疾病的病因、发病机制、临床表现、分型、诊断标准和常规药物治疗、中医认识等。让患者认识疾病，调整生活方式、避免接触危险因素、并对疾病的发展、预后有一定认知。

1. **药物的使用方法**　肺系疾病常用吸入药物，各种装置有不同使用方法，在为患者开具吸入药物的同时，需要教会患者如何使用药物。

2. **中医体质辨识及营养学知识**　体质是中医辨证用药、食疗的依据，与营养有重要关系。肺系疾病患者常见体质以气虚、阳虚、痰湿、瘀血等体质多见，健康教育过程中，初步灌输体质理念及判断方法，以及营养学基础知识(见第二章"中医肺康复之术"、第十二章"中医膳食指导"),让患者对自己的体质有一定了解,掌握饮食宜忌,辨证施膳,改善营养状态。

3. **氧疗及家庭无创通气**　使患者掌握氧疗、无创通气的适应证,以及使用过程中基础设备维护、消毒等相关注意事项。

4. **运动肺康复**　向患者灌输"流水不腐,户枢不蠹"的观念,鼓励患者积极参加运动,并学会科学运动(详见第五章"肺康复方案的制定")。

5. **心理指导**　基本心理知识的宣教,帮助患者及家属树立起防病治病的信心和决心,为肺康复做准备。

6. **并发症的处理**　针对患者所患疾病可能的并发症的临床表现、相关检验检查手段、防治、处理等知识进行宣教。

7. **自我监测及危险信号的识别**　指导患者写日记,告知其记录疾病相关事件、用药、治疗、定期检查及结果等,让患者深入了解自己的病情变化。并让患者能初步识别哪些情况属于危险信号,比如,慢阻肺患者突发气促加重、吸氧及吸入平喘药物不能缓解;支气管扩张症患者咯血量大,不能自行停止;口唇指甲呈紫色,吸氧后不能缓解等。

四、健康教育方式

(一) 讲座

是健康教育最常用的方式,可群体进行。一般拟定讲座计划,定期进行主题讲座,围绕专科疾病相关基础知识进行宣教,循环进行,不断加深患者认识,并根据患者的认知水平分阶段推进。

(二) 随访

在随访过程中针对患者的意见反馈、需求进行针对性宣教。

(三) 文字、媒体宣教

通过文字材料如宣传单、宣传小册子、报纸、展板,以及录制健康教育知识视频,通过电视及微信公众号、短视频等新媒体进行宣传教育。

(四) 示教

主要针对某些技能型操作,如吸入药物用法、呼吸机使用等,可采用现场示教的方式进行。也可以视频的形式,将操作流程制作成视频,方便患者反复再学习。

（五）专题沟通

采用一对一或一对多的方式，如诊间沟通、圆桌会议等。专门针对某个问题沟通得出解决方案。或围绕慢病管理中存在类似问题的患者进行的小范围专题沟通，通过医护人员的引导、同伴之间的教育解决问题。

（六）同伴教育

具有类似经历、疾病的患者在一起分享、交流知识、观念。相对于医患教育，同伴教育更容易取得患者的认同感。

五、健康教育工作评估

包括患者满意度、知识掌握程度、服药依从性、病情控制情况等方面评估。可使用满意度问卷、服药依从性问卷、知识掌握程度问卷、管理疗效评价表等进行评估。

六、健康教育流程图（见图 15-5）

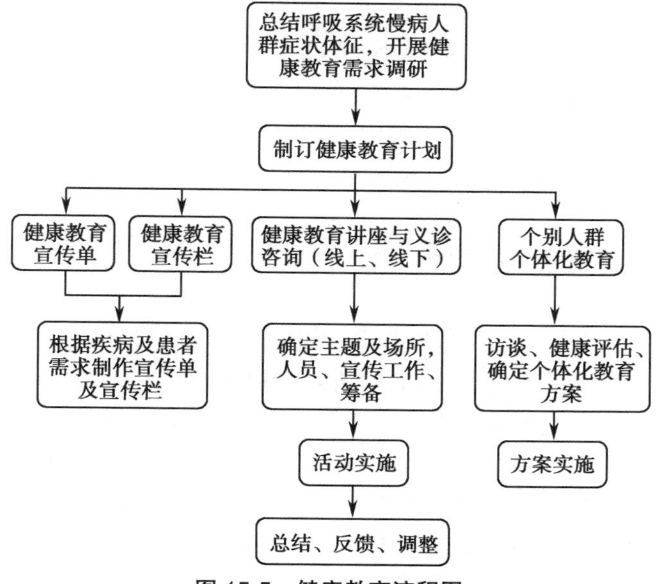

图 15-5　健康教育流程图

第七节　检测与评估

通过问诊、体格检查、相关检验检查，并借助问卷、量表、评分表、评估模型等手段，定期检测患者病情，并对管理疗效进行各个维度的评估，详见本章第四节“肺系疾病慢病管理疗效评价”。

第八节　数据管理与分析

科研功能是慢病管理门诊的重要功能之一。慢病管理过程中，通过建档、随访、评估等工作，产生了大量的临床数据，借助目前飞速发展的大数据、人工智能、互联网+等技术，利用合适的科研方法对数据进行挖掘、分析，可为慢病的预防、治疗、管理等提供有力的证据。这类似于目前应用广泛的“真实世界研究”方法。“以人为中心，以数据为导向”“从临床中来，到临床中去”的真实世界研究，是中医临床科研高度认可的方法。

但慢病管理中得到的数据是真实世界产生的，非诸多严格限制的理想环境中获得，并且存在部分数据不完整情况，真实世界数据不等于真实世界证据，要让数据成为可利用的证据，必须保证数据的质量，这也是保证研究结果质量的重要环节。慢病管理中，需要在科学设计管理方案的前提下，对数据采集、记录、分析等进行严格管理，方可对科研课题提供支持。

一、数据采集、记录

数据的真实性是最基本的要求，诚信是科研最重要的素养，客观、真实地获取、记录患者的临床数据信息，方可为科研提供有价值的证据。为保证数据的真实性，首先要求数据采集人员具备专业知识，能采用正确的方式与患者沟通，在患者充分理解问题的前提下给出反映真实情况的答案。其次就是要求数据采集人员如实记录数据，真实反映患者病情信息。慢病管理需耗费大量的医护资源，而在人力资源相对不足、信息化飞速发展的当今时代，运用信息化工具辅助数据采集，是提升工作效率与质量的重要方法。

数据采集前应让患者充分知情，签署知情同意书（详见本章第五节）。

慢病管理是一个连续、长期的过程，定期随访、评估会产生不断增加的数据，实时更新、避免回忆偏倚，持续如实记录，日久可逐渐形成庞大的慢病数据库，为科学研究提供有力支撑。

数据记录有纸质记录、电子记录两种方式，纸质记录需录入、转化为电子记录，方可为数据统计分析所用，而目前结构化数据比文字更适合于统计分析。借助信息化工具，将获得的数据结构化，可为下一步分析做更好的准备。

二、数据管理与分析

慢病数据庞大，单靠人力管理耗时费力，而且效率低，借助信息化慢病管理平台，对数据进行管理、分析，建立临床科研信息一体化技术体系，是目前慢病管理的大趋势。

理想的临床科研信息一体化技术体系，可与所需要的检查、检查系统对接并具备主动识别新患者、提醒慢病管理医护人员纳入、定期提醒随访、推送健康教育资料、推送问卷并回收、医患互动等功能，同时，还需要具备强大的数据提取、运算、挖掘、分析功能，通过科学的统计方法，对慢病进行危险因素的预测模型、相关症状、药物、治疗、并发症发生风险、疗效等方面的分析，为慢病的预防、治疗提供有力的支撑。

（黄敏玲　于旭华　伍绍星　郑瑞端）

主要参考文献

[1] 宋观礼，刘保延，王映辉，等．基于中医临床科研信息一体化技术平台的冠心病诊治规律研究 [J]. 中华中医药杂志，2013, 28 (5): 1247-1252.

[2] 刘保延，周雪忠，李平，等．个体诊疗临床科研信息一体化平台 [J]. 中国数字医学，2007, 2 (6): 31-36.

[3] 吴一帆，邹涛．慢病管理实务图解 [M]. 北京：化学工业出版社，2018.

[4] 苏逸飞，王颖，殷伟东，等．基于大数据的区域慢病综合管理平台的设计与应用实践 [J]. 网络空间安全，2020, 11 (1): 16-21.

[5] World Health Organization. Noncommunicable diseases [EB/OL].(2017-06-23)[2019-07-08]. http://www. who. int/en/news-room/fact-sheets/detail/noncommunicable diseases.

[6] WAGNER E. Chronic disease management: what will it take to improve care for chronic

illness？ [J]. Eff Clin Pract, 1998, 1 (1): 2-4.
[7] WAGNER E H, AUSTIN B T, DAVIS C, et al. Improving chronic illness care: translating evidence into action [J]. Health affairs, 2001, 20 (6): 64-78.
[8] LORIG K R, RITTER P, STEWART A L, et al. Chronic disease self-management program: 2-year health status and health care utilization outcomes [J]. Med Care, 2001, 39 (11): 1217-1223.
[9] 吕兰婷，邓思兰．我国慢性病管理现状、问题及发展建议 [J]. 中国卫生政策研究，2016, 9 (7): 1-7.
[10] 应亮，杨辉．澳大利亚慢性病管理计划及其对中国的启示 [J]. 中国全科医学，2019, 22 (34): 4184-4189.
[11] KEATINGE W R. Winter mortality and its cause [J]. Int J Circumpolar Health, 2002, 61 (4): 292-299.
[12] 卢志刚，王亚利，张明泉，等．秋冬季节对健康大鼠肺组织表面活性蛋白 A 和白细胞介素 6 表达的影响 [J]. 中国组织工程研究与临床康复，2010, 14 (11): 2000-2003.
[13] 杨军，欧春泉，丁研，等．广州市逐日死亡人数与气温关系的时间序列研究 [J]. 环境与健康杂志，2012, 29 (2): 136-138.
[14] GREENBERG N, CAREL R S, DERAZNE E, et al. Different effects of long-term exposures to SO_2 and NO_2 air pollutants on asthma severty in young adults [J]. J Toxicol Environ Health, 2016, 79 (8): 1-10.
[15] 张镇权，王绍华，吴志乐，等．北京市延庆区大气污染物对呼吸系统疾病门急诊量的影响 [J]. 中华疾病控制杂志，2019, 23 (7): 822-827, 834.
[16] 尚婕，张梅，赵振平，等．2013 年中国成年人吸烟状况与多种慢性病的关联研究 [J]. 中华流行病学杂志，2018, 39 (4): 433-438.
[17] 王辰，肖丹，吴司南，等．中国临床戒烟指南 (2015 年版)[J]. 中华健康管理学杂志，2016, 10 (2): 88-95.
[18] 中国医学装备协会呼吸病学专委会吸入治疗与呼吸康复学组，中国慢性阻塞性肺疾病联盟．稳定期慢性气道疾病吸入装置规范应用中国专家共识 [J]. 中华结核和呼吸杂志，2019,(4): 241-253.
[19] 游一中．用于压力定量吸入气雾剂的 Aerosphere 创新共悬浮递送技术 [J]. 中华结核和呼吸杂志，2019, 42 (6): 477-480.
[20] MELANI A S, BONAVIA M, CILENTI V, et al. Inhaler mishandling remains common in real life and is associated with reduced disease control [J]. Respir Med, 2011, 105 (6): 930-938.
[21] XUE X, AGALLIU I, KIMMY, et al. New methods for estimating follow-up rates in cohort studies [J]. BMC Med Res Method, 2017, 17 (1): 1-10.
[22] LORIG K R, HOLMAN H. Self-management education: history, definition, outcomes and mechanisms [J]. Ann Behav Med, 2003, (26): 1-7.
[23] 孙亚男，翁志文，刘长信，等．构建慢性腰背痛中医临床研究核心结局指标集的思考 [J]. 中华中医药杂志，2019, 34 (11): 5275-5279.

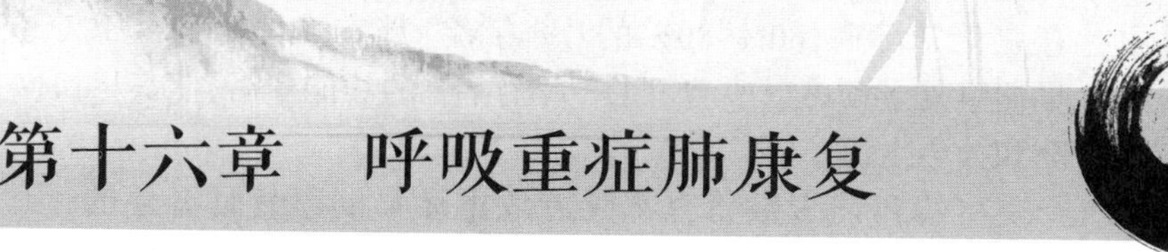

第十六章　呼吸重症肺康复

与普通呼吸系统疾病肺康复相比，呼吸重症肺康复有其特殊性。呼吸重症肺康复是基于全面评估、制定个性化治疗方案，包括但不限于锻炼、教育和行为改变，旨在改善呼吸道疾病、患者的生理和心理状况，并促进健康的行为。呼吸重症包括重症肺炎、急性呼吸窘迫综合征、呼吸机相关性肺炎、慢性阻塞性肺疾病急性加重期、肺栓塞、胸部外科手术需监护治疗者等。

重症早期康复：对于重症患者，目前更强调早期康复，但"早期康复"的概念尚未明确，理想状态是患者入住 ICU 后，在保证安全的前提下，尽快选择合适的康复运动方式以达到最佳的治疗剂量和强度，从而维持患者肌肉、骨骼和神经的功能，最终延缓或避免制动相关的并发症。ICU 患者的早期康复宜尽早开始，入住 ICU 后一旦病情相对稳定，即可开始，最好是入住 ICU 后 72 小时之内开始康复治疗。

第一节　早期康复治疗的必要性及人员配备

机械通气是危重症患者尤其是呼吸重症患者救治的有效手段之一，但机械通气患者的长时间制动会使患者运动功能减退、肌肉萎缩和血液淤滞，进而导致 ICU 获得性衰弱、下肢静脉血栓和压疮等一系列并发症的发生，进一步延长机械通气时间，增加死亡率。有研究证实，对机械通气患者实施早期康复能在一定程度上减少并发症，减少镇静药物使用剂量，缩短机械通气时间，提高脱机成功率，缩短患者 ICU 住院时间及总住院时间，降低住院期间病死率，改善预后。

随着医疗水平的进步，虽然 ICU 重症患者死亡率明显下降，但 ICU "幸存者”被送往康复机构的患者数量增加了2倍，50%~70%的ICU“幸存者”存在认知障碍，60%~80%的“幸存者”伴有功能障碍或ICU获得性衰弱。早期康复干预可以改善ICU“幸存者”的功能预后，使其尽快恢复正常的家庭和社会生活。

尽管目前多数研究都支持危重症早期康复是有益的，但是真正提供ICU早期康复的比例却非常低。在韩国的一项全国性队列研究中，只有17%的ICU患者接受了康复治疗。ICU患者早期康复主要的障碍在于：①患者因素：患者正处于镇静状态、机械通气、血流动力学不稳定、身上各种管路太多等因素限制了早期康复的实施；②医务人员因素：认知度不够，人员不足；③缺乏规范、流程等。

重症患者的康复治疗应在有关临床专科组织多学科团队参与制定康复计划，其人员配置需包括康复治疗师、呼吸治疗师、重症监护室医师、重症监护室护士、护士助理，还需要营养师、心理治疗师、家庭成员等的参与。

第二节　重症早期康复指征

危重患者早期康复训练介入指征没有绝对化的固定标准，需要根据患者的具体情况进行动态评估，康复训练前、中、后都要对患者进行全面评估，需做到的前提是：患者必须有足够的氧储备，生命体征平稳，用或不用血管活性药物，原发病得到控制或好转，当生命体征出现明显波动、病情出现变化或患者有明显不适时应及时中断训练。

John E.Hodgkin等主编的《肺康复成功指南》根据一些关于危重患者早期康复的临床试验，提出了危重症患者早期肺康复的适应证、禁忌证、相对禁忌证、暂停时机。

适应证：神经系统-患者对言语刺激有反应（RASS>-3分）；呼吸系统-氧浓度<60%，PEEP<10cmH$_2$O（有足够的氧储备即可，一定条件下，可适当放宽至90%氧浓度）；循环系统-至少2个小时未增加血管升压药输注量，无活动性心肌缺血，无心律失常，无活动禁忌证（如不稳定骨折）。

禁忌证：心率<40次/min或>130次/min；未控制的高血压；呼吸频率>40次/min；体温<36℃或≥38.5℃；未控制的恶性心律失常，危及生命的创伤。

相对禁忌证：血氧饱和度<90%；氧浓度>60%，PEEP ≥ 10cmH_2O。

暂停时机：患者出现脉氧波动较明显（>5%），心率、血压波动过大（波动>20%），或者患者病情加重时，以及患者拒绝继续活动、出现反应变迟钝、疲劳、面色苍白、大汗、RR 增加>10 次 /min、负重能力下降等状况时需及时中断训练，以保证患者安全。在进行下次肺康复之前需要重新对患者进行全面的评估。

第三节　重症肺康复内容

重症患者肺康复应该根据患者疾病发展变化特点实施早期分阶段个体化康复方案，主要的肺康复内容包括医师根据患者病情行呼吸机通气策略的同时，护理人员和康复治疗师共同进行气道管理、体位治疗、呼吸功能训练并结合患者被动 / 主动体位的功能锻炼等。

重症患者肺康复可采取 ABCDEF 集束化措施。

A——Assessing pain（疼痛评估）：VAS 疼痛评估。

B——Both spontaneous awakening and breathing trials（自主觉醒试验和自主呼吸试验）：在患者有意识，能自主觉醒的状态下进行早期肺康复；进行呼吸肌训练，训练患者的呼吸功能，帮助患者尽早拔除气管插管，脱离呼吸机。

C——Choice of drugs（镇静镇痛药物的选择）：危重患者往往需要机械通气和普遍接受镇静剂，确保舒适，减少痛苦和拯救生命；但在康复过程中，应该根据患者的康复情况，减少镇痛镇静药物的使用。

D——Delirium monitoring/management（谵妄的监测和管理）：在进行患者肢体及呼吸功能锻炼的同时，要注意患者的心理状况，保证患者的睡眠，给予患者心理安慰和鼓励，减少患者谵妄的发生。

E——Early exercise/mobility（早期的锻炼和活动）：早期给予患者床旁康复锻炼，例如被动活动等；如果患者有意识则需要根据患者的肌力以及肌张力等情况进行适合患者的肢体康复训练。

F——Family empowerment（家庭管理和支持）：危重患者在实施肺康复的过程中，需要家庭的理解和支持，帮助患者积极配合物理治疗师，主动参与到康复过程中来。另外，在患者出院后家庭需要提供长期的康复支持和环境改造支持，帮助患者提高生活质量。

第四节　重症康复评估

重症康复评估包括生命体征、意识状态、基础疾病恢复状况、肌力、肺功能、困难撤机原因、心理及睡眠状态、运动能力和功能状态、营养状态、康复风险等评估。实施康复训练前、中、后都要进行全面评估，以便根据患者的反应及时调整治疗及康复方案，也是制定康复处方的依据。

一、意识评估

格拉斯哥昏迷指数量表（GCS 量表）是 ICU 常用的意识障碍评分方法，对于疾病的诊断、预后及病情随访都很重要，能够及时发现患者意识的变化并给予积极治疗。标准化 5 问题问卷（S5Q）可用于评估重症患者的合作能力。重症监护室患者意识模糊评估法（CAM-ICU）推荐用于重症患者的日常临床评估，是 ICU 评估谵妄的最常用工具。对于使用镇静药物的患者，Richmond 躁动 - 镇静评分和 Ricker 镇静 - 躁动评分是临床上最为可靠的躁动镇静评分工具。

二、呼吸肌力与外周肌力评估

对于清醒的重症患者，进行呼吸肌力评估时采用测试最大经口吸气压和最大经口呼气压的方法简单易行，且患者的耐受性良好，在临床中较常用。

外周肌力评估分主观评估和非主观评估。主观评估法包括肌力评定量表（Lovett 分级法或 MRC 分级法）和手持式测力计测试法，两者均只适用于清醒的重症患者。MRC 分级法不能区分患者是由能动性差或者认知功能障碍导致，还是由真性肌肉功能缺失导致；手持式测力计测试法受患者随意努力程度的影响。非主观评估法通过刺激支配肌肉的运动神经来评估，不需要患者配合，可用于不清醒的重症患者。

三、运动和功能状态评估

对 ICU 重症患者的功能状态评估可使用 Berg 平衡量表，其中坐位变站位、自主站立、自主坐位 3 个项目适用于 ICU 患者。独立行走能力可采用功能性步行类别进行评估，对于能够行走的患者，可使用 6 分钟步行试验。生活能力评估是指评估患者独立执行一系列活动的能力，包括巴塞尔指数（又称 Barthel 指数，Barthel index）、功能独立性评定（functional independence measure，FIM）、Katz 日常生活能力量表等有效工具，Barthel 指数尤其适用于评价患者入住 ICU 前的功能状态。

四、心理及睡眠评估

对 ICU 患者心理状态评估主要采用量表法，自评心理量表有抑郁自评量表（SDS）、焦虑自评量表（SAS）等，他评量表有汉密尔顿焦虑量表（HAMA）、汉密尔顿抑郁量表（HAMD）等。对 ICU 患者睡眠进行可靠评估比较困难，多导睡眠监测（PSG）是客观睡眠评价的金标准，但在 ICU 患者中使用昂贵且具有挑战性，来自护士和患者的自我评估是 ICU 睡眠评价的常用方法。

五、肺功能评估

对于清醒的 ICU 患者，可通过床旁简易肺功能测定第 1 秒用力呼气容积（FEV_1），用力肺活量（FVC），用力呼出 25%、50%、75% 肺活量的呼气流量。

六、营养风险与状态评估

常用的营养风险筛查工具有 NRS2002、NUTRIC 营养评分、主观全面评定（SGA）等。2016 年美国危重病医学会与美国肠外肠内营养学会颁布的《成年危重病病人营养支持治疗的实施与评估指南》建议 NRS2002 评分 ≥ 5 分或改良 NUTRIC 评分 ≥ 5 分为高营养风险人群，需要进行营养监测与营养治疗。

营养状态评估可以通过体重与体重指数、皮肤褶皱厚度、肌肉周径、骨骼肌含量进行评估，内脏蛋白含量及氮平衡测定可以反映体内蛋白质状况，握力、呼吸功能、免疫功能及通过肌肉电刺激检测等可以反映肌肉功能状态。

七、认知功能评估

重症患者认知功能测量工具包括神经心理测试和认知功能测评量表。目前用于重症患者的神经心理测试主要包括重复性成套神经心理状态测验和剑桥神经心理自动化成套测试。认知功能测评量表包括简易精神状态量表和约翰霍普金斯改良认知评价量表。约翰霍普金斯改良认知评价量表简便易行，适用于重症患者认知功能评估。

八、疼痛评估

疼痛评估最可靠和有效的方法是主诉，数字评分法（NRS）对能自主表达的患者较常用，还可选择语言评分法（VRS）、视觉模拟评分法（VAS）、面部表情评分法（FPS）。对于不能进行自我表达、运动功能完好、行为可观察到的ICU患者，疼痛行为量表（BPS）及重症监护疼痛观察工具（CPOT）是最适当与可靠的疼痛行为评估工具。

九、撤机困难评估

对于机械通气>24小时尝试撤机失败的患者，应寻找所有可能引起撤机失败的原因，尤其是一些潜在的、可逆的原因。常见撤机困难原因有A、B、C、D、E五大类：A：Airway/lung，是指由于气道阻力增加、肺顺应性变差或肺部水肿等导致的气体交换功能障碍的原因而导致的撤机困难，是撤机困难最主要的原因，约占60%；B：Brain，是由于谵妄或其他因素引起的认知功能障碍而导致的撤机困难；C：Cardiac，是由于心脏功能因素导致的撤机困难，占撤机困难原因的20%左右；D：Diaphragm，是指由于各种因素导致的膈肌功能障碍引起的撤机困难；E：Endocrine，是指由于内分泌或代谢因素导致的撤机困难。

十、安全性评估

在开始康复前，首先要对实施康复进行安全性评估，评估早期康复获益与风险，根据综合评估决定采取哪种康复治疗策略，了解患者气管插管、持续肾脏替代治疗、体外膜式氧合、深静脉置管、胃管、尿管、引流管及心电监护等管路和线路情况，确保康复时各管路的安全。

第五节　重症肺康复的实施

一、气道廓清技术

第七章“气道廓清技术”已对气道廓清方法进行了详细的介绍，这些技术对重症患者同样适用，对于插管和机械通气的患者，可根据患者情况选择徒手或机械过度通气、呼气末正压通气、体位引流、胸腹部压迫、辅助咳痰机、吸痰等技术。手动辅助咳嗽训练、徒手过度通气法是机械通气患者有别于普通患者的排痰方法。

手动辅助咳嗽训练：①患者双腿屈曲，双手自然放在身体两侧；②治疗师站在患者一侧，双手呈蝶形放在患者肋弓稍下方；③嘱患者深吸气，屏气1~2 秒；④呼气时打开声门，腹部用力收缩，发 k 的音；⑤同时治疗师快速给患者一个向内向上的力，辅助进行咳嗽；⑥重复多次，使痰液从远端聚集到主支气管，护理吸痰引出痰液。

徒手过度通气法：需要 2 位物理治疗师完成，一名治疗师手持呼吸球囊缓慢挤压呼吸球囊 2~3 秒完成 1 次缓慢深吸气，保持几秒钟；然后另一名治疗师徒手压迫胸腹或由患者自主咳嗽产生用力呼气。最大吸气后再进行3~4 次吸气，过度通气期间，最大吸气压力为 40~50cmH_2O，该方法适用于不能咳嗽或咳嗽能力差的气管切开或气管插管患者。

中医特色疗法有助于重症患者气道引流，如指压天突穴刺激排痰、循经络取穴排痰法等。循经络取穴排痰法具体操作方法：双手手指并拢，使掌侧呈杯状，腕部放松，选穴取肺俞、脾俞、大杼、定喘、膈俞，循足太阳膀胱经由下往上以手腕的力量，迅速而规律地叩击患者背部。

二、呼吸肌力训练

对 ICU 清醒能配合的患者进行呼吸肌训练，有助于尽快脱机，减少 ICU住院时间。呼吸肌训练包括腹式呼吸、深呼吸、抗阻呼吸、局部呼吸训练和激励式训练器等。以腹式呼吸及吸气肌抗阻训练最为常用。

（一）腹式呼吸

常规腹式呼吸（卧位）：嘱患者平卧，髋关节、膝关节轻度屈曲，全身放松；患者右手放在腹部上，另一只手放在身体一侧，治疗师的手与患者的手重复放置，让患者平静呼吸；集中注意力，让患者在呼气和吸气时感觉手的变化；吸气时，治疗师发出指令让患者放置于腹部的手轻轻地上抬，腹部鼓起；呼气时，手随着腹部逐渐凹陷下去；呼气结束时，治疗师快速地徒手震动膈肌并对其进行伸张，以促进呼吸肌的收缩。

强化腹式呼吸：在腹式呼吸（吸气时）对腹部膨隆加以重物抵抗，使膈肌运动。具体操作：患者采取屈膝仰卧位，上腹部放一沙袋或米袋，重量以能够完整完成 10 次腹式呼吸的重量作为负荷的确定值。这也是膈肌 10 次反复最大的收缩，称为 10RM（10 repetition maximum）。以增强肌力为目的的训练方案为：10RM 的 50%、75%、100%，每个做 10 次，合计 3 组 30 次；以耐力为目的的训练设定方案为：10RM 的 35%~75%，做 10~15 分钟。

（二）吸气肌训练

最典型的训练方式为吸气肌抗阻训练，患者呼吸阻力约为最大吸气压的 30%，只有当患者能在机械通气的辅助下进行一段时间的自主呼吸时才可能进行呼吸肌训练，完成 1 个疗程后，需确保一定的休息时间。训练方案：①以最大经口压的 30% 作为最小训练强度；②每次 4 组，每组 8 次，每天 1~2 次；③根据患者的症状（Borg 呼吸困难评分）、吸气时吸气的声音（清晰的“嘘”声）和最大吸气压的变化来调整训练的强度。

中医内养功法是以默念字句与呼吸锻炼相结合的一种功法，特点是锻炼腹式呼吸，该方法活动强度小，坐位及卧位均可操作，适合重症患者。此外坐位六字诀也适用于呼吸重症脱机前呼吸功能训练。以“培土生金法”为理论基础的中医特色疗法，有助于改善呼吸肌疲劳，如艾灸或针刺足三里、中药健脾补肺治疗等。

三、早期转移和活动

重症患者体位的选择比较重要，应根据患者的具体情况选择。如坐在椅子上，可增加患者的血氧，老年人更显著。长期卧床、双肺病变的患者，多进行右侧卧位。对于单侧肺损伤的患者，可使“健肺位于下侧”，但需注意患者肺损伤的程度及干预后的反应情况而定。卧位可提高成人呼吸窘迫综合征患者的氧合。床头抬高 30° 有利于减少呼吸机相关肺炎的发生。

鲁汶大学附属医院从心血管呼吸系统负荷能力、参与配合能力、关节功能、上下肢肌肉功能、功能性能力 5 个方面进行每日评估，对重症患者的早期转移和活动制定了“Start to move ASAP-UZ Leuven”方案，临床应用广泛。

四、心理康复

除疾病本身带来的不适外，在 ICU 救治期间被各种治疗管道束缚、陌生机器包围、不能和医务人员及家属进行有效沟通，以及各种声音的刺激、疼痛等，均会对患者的心理造成严重影响。对存在抑郁、焦虑、烦躁的患者，可采用以下措施：①医护人员要对患者理解、同情和关爱，主动与患者交流，开导患者不良情绪；②生物反馈治疗仪能帮助患者有意识地控制全身不同部位的肌肉由紧张到松弛；③早期进行床旁活动；④寻求心理治疗师帮助。

中医情志疗法有助于改善患者的心理状态，主要包括情志相胜法、移情易性法、中医认知疗法、中医行为疗法、五行音乐疗法等。以百会、四神聪、风池、神门、太冲等选穴为主的“疏肝调神针法”或“安神通督开窍针法”可用于有心理障碍的重症患者。

五、睡眠康复

在 ICU 中，由噪声、异常光线照射、各种治疗、机械通气等引起的不适，很多患者存在睡眠障碍问题，需要通过改善环境、按摩或者镇静镇痛来帮助患者改善睡眠。对机械通气拔管后睡眠差的患者，白噪声（指功率谱密度在整个频域内是常数的噪声）有助于恢复深睡眠比例，提高睡眠效率。针刺、耳穴压豆、推拿、艾灸等对睡眠障碍有较好的疗效，均可用于重症患者。

六、认知康复

认知障碍在 ICU 发生率高，严重影响患者、家庭和社会。其发生可能与 ICU 低血压、缺氧、血糖紊乱、镇痛镇静使用、谵妄、机械通气等有关。早期活动锻炼、认知功能训练、睡眠干预（包括耳塞、眼罩、音乐、药物等）以及每日唤醒和自主呼吸有助于认知功能改善。

七、镇静镇痛管理

镇痛镇静是重症治疗重要的组成部分，旨在消除或减轻患者的疼痛、焦虑以及躁动，同时有助于抑制机体应激反应，降低器官氧耗氧需，发挥器官保护作用。

不恰当的镇痛镇静可能掩盖或加重病情，导致ICU获得性衰弱，循环、呼吸、消化功能的抑制以及压疮等，从而损害重症患者的康复进程。镇痛镇静的实施原则是镇痛优先，最小化镇静及以患者为中心的人文关怀，确保重症治疗顺利进行，降低应激反应及医疗相关的继发损害。①以目标导向性镇痛镇静策略，避免长期和深度镇痛镇静带来的再损伤，音乐疗法、疼痛部位局部冰敷以及佩戴耳塞均可有效降低患者疼痛评分及所需镇痛镇静药物的剂量；②实施多模态镇痛方案，减少阿片类药物的使用及其相关的不良反应，除药物镇痛治疗外，冷敷、按摩、活动指导、分级运动、行为健康干预等非药物性镇痛策略被证明具有协同缓解疼痛的作用；③关注重症患者谵妄的预防和管理，有助于早期启动康复运动并改善短-长期认知功能。采取替代镇静模式（如右美托咪定、丙泊酚等）、人性化管理（如家属陪护、约束）、认知和运动训练、睡眠优化以及抗精神病药物等措施预防和治疗谵妄，可能改善患者结局、加速康复进程。

八、康复护理

护理在重症患者的康复中担任重要角色，主要包括环境护理、饮食护理、病情监测、协助呼吸训练及早期活动康复、呼吸道护理、氧疗护理、心理护理、健康教育宣传等。

九、重症呼吸支持

重症患者几乎都需要氧疗支持，相当一部分需要进行机械通气，重症患者呼吸支持原则相同，某些疾病有独特之处，我们将单独论述。

（一）氧疗适应证

氧疗适用于所有存在组织缺氧和低氧血症的患者以及高危患者。主要适应证包括：①低氧血症；②呼吸窘迫；③低血压或组织血管低灌注状态；

④低心排血量和代谢性酸中毒；⑤一氧化碳等中毒；⑥心跳呼吸骤停等。

（二）机械通气指征

符合下述条件应实施机械通气：经积极治疗后病情仍继续恶化；意识障碍；呼吸形式严重异常，如呼吸频率>35~40 次 /min 或<6~8 次 /min，节律异常，自主呼吸微弱或消失；血气分析提示严重通气和氧合障碍：PaO_2<50mmHg，尤其是充分氧疗后 PaO_2<50mmHg，$PaCO_2$ 进行性升高，pH 动态下降。

无创机械通气（NPPV）：NPPV 可作为急性加重期慢阻肺、急性心源性肺水肿以及免疫抑制的呼吸衰竭患者的一线治疗手段。

（三）早期康复疗效评价

重症患者早期康复的疗效指标包括 ICU 住院时间、总住院时间、机械通气时间、住院费用等。

综上所述，重症呼吸系统疾病中西医结合肺康复治疗思路如图 16-1：

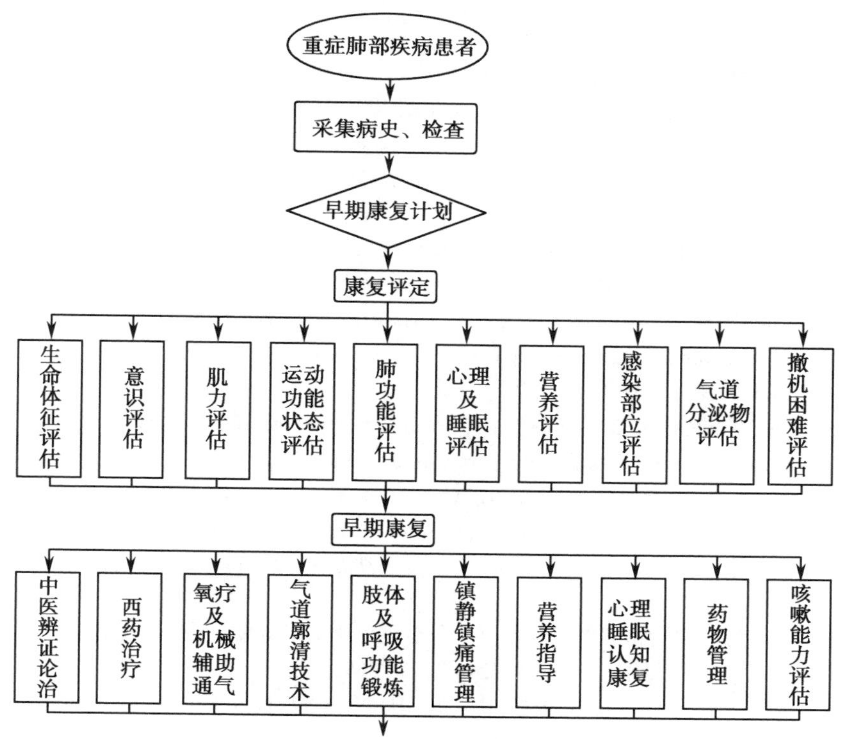

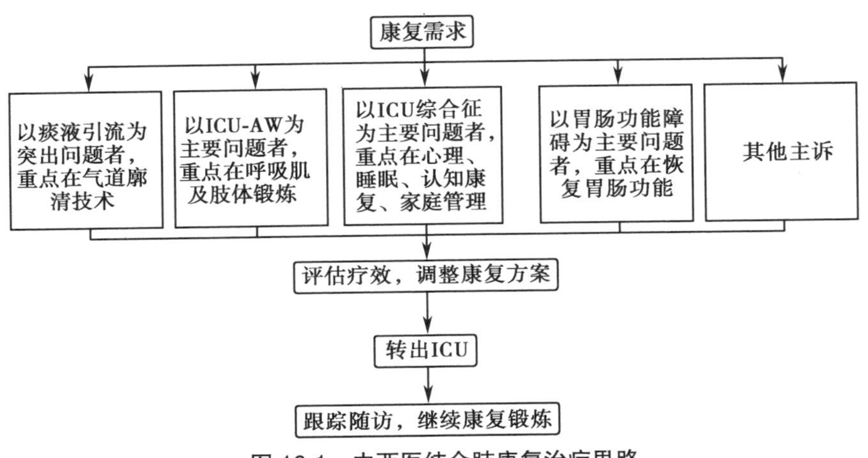

图 16-1 中西医结合肺康复治疗思路

（范荣荣 韩 云 张 燕）

主要参考文献

[1] 中国康复医学会重症康复专业委员会呼吸重症康复学组，中国老年保健医学研究会老龄健康服务与标准化分会，《中国老年保健医学》杂志编辑委员会，等．中国呼吸重症康复治疗技术专家共识 [J]. 中国老年保健医学，2018, 16 (5): 3-11.

[2] 管向东，于凯江，陈德昌，等．重症医学 (2019)[M]. 北京：中华医学电子音像出版社，2019.

[3] STEVENS R D, HART N, HERRIDGE M S, 著．重症康复医学：重症监护后的遗留问题及康复治疗 [M]. 陈真，译．上海：上海科学技术出版社，2018.

[4] GIRARD T D, JACKSON J C, PANDHARIPANDE P P, et al. Delirium as a predictor of long-term cognitive impairment in survivors of critical illness [J]. Crit Care Med, 2010, 38 (7): 1513-1520.

[5] LATRONICO N, BOLTON C F. Critical illness polyneuropathy and myopathy: a major cause of muscle weakness and paralysis [J]. Lancet Neurol, 2011, 10 (10): 931-941.

[6] DUBB R, NYDAHL P, HERMES C, et al. Barriers and strategies for early mobilization of patients in intensive care units [J]. Ann Am Thorac Soc, 2016, 13 (5): 724-730.

[7] 袁月华，解立新，葛慧青，等．肺康复成功指南（译）[M]. 4 版．北京：人民卫生出版社，2019.

[8] 浙江省医学会物理医学与康复学分会重症康复专业委员会．浙江省重症康复专家共识 [J]. 浙江医学，2017, 39 (24): 2191-2209.

[9] NYDAHL P, SRICHAROENCHAI T, CHANDRA S, et al. Safety of patient mobilization and rehabilitation in the intensive care unit. systematic review with meta-analysis [J]. Ann

Am Thoracic Society, 2017, 145 (5): 766-777.

[10] BAILEY P, THOMSEN G E, SPUHLER V J, et al. Early activity is feasible and safe in respiratory failure patients [J]. Crit Care Med, 2007, 35 (1): 139-145.

[11] GOSSELINK R. 物理治疗和重症康复工作手册 [M]. 喻鹏铭 , 赵红梅 , 译 . 北京 : 北京科学技术出版社 , 2019.

[12] 高连军 , 赵红梅 . 机械通气患者早期肺康复研究进展 [J]. 中华结核和呼吸杂志 , 2017, 40 (12): 938-942.

[13] 赵红梅 . 危重症患者的个体化康复治疗 [J]. 中华结核和呼吸杂志 , 2019, 42 (9): 656-659.

[14] 李莉 , 张丽娜 . 优化镇静镇痛加速重症患者康复 [J]. 医学研究生学报 , 2019, 32 (11): 1130-1134.

[15] 韩云 , 谢东平 . 重症肺病名医学术经验传承与实践 [M]. 北京 : 人民卫生出版社 , 2018.

[16] 林果为 , 王吉耀 , 葛均波 . 实用内科学 [M]. 15 版 . 北京 : 人民卫生出版社 , 2017.

[17] STRICKLAND S L, RUBIN B K, HAAS C F, et al. AARC Clinical practice guideline: effectiveness of pharmacologic airway clearance therapies in hospitalized patients [J]. Respir Care, 2015, 60 (7): 1071-1077.

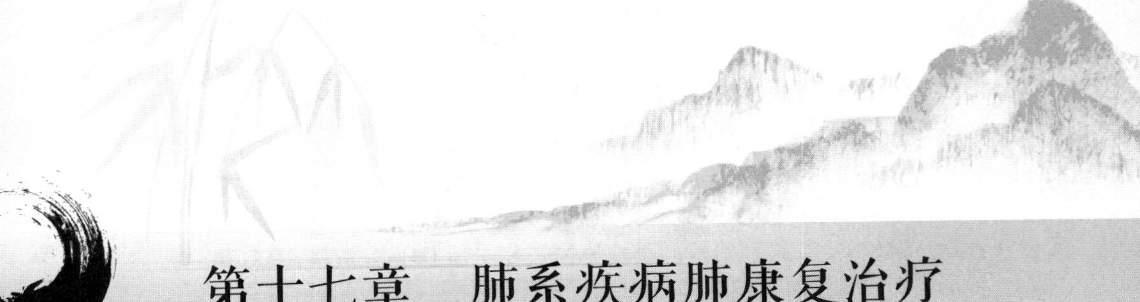

第十七章　肺系疾病肺康复治疗

第一节　慢性阻塞性肺疾病

慢性阻塞性肺疾病(chronic obstructive pulmonary disease,COPD,简称慢阻肺)是一种可以预防和治疗的常见病,以持续存在的呼吸道症状和气流受限为特征,由于显著暴露于有害颗粒物或气体造成的气道和/或肺泡异常所引起,主要临床表现为慢性咳嗽、咳痰、呼吸困难,其气道阻塞不完全可逆,并呈进行性发展。我国慢阻肺患病人数为9 990万,已经成为与高血压、糖尿病“等量齐观”的最常见的慢性疾病。慢阻肺反复加重、住院,严重影响患者生活质量,并致残、致死,成为重大的公共卫生问题、建设健康中国的绊脚石。

慢阻肺属于中医学“肺胀”“喘证”“痰饮”等范畴。肺胀是指多种慢性肺系疾患反复发作,迁延不愈,导致肺气胀满,不能敛降引起的病证,临床主要表现为胸部膨满,憋闷如塞,喘息上气,咳嗽痰多,烦躁心悸,面色晦暗,或唇甲发绀,脘腹胀满,肢体浮肿等。

迄今为止,没有任何药物能阻止慢阻肺肺功能长期衰减的趋势,但目前越来越多研究显示,通过肺康复,可减轻慢阻肺患者的症状,改善功能状态,提高生命质量,减轻疾病带来的医疗资源的消耗。肺康复已作为重要推荐的非药物干预手段写入慢性阻塞性肺疾病全球倡议(GOLD)2021。肺康复治疗可以改善患者症状、生活质量和日常活动中的生理和情感参与。中医在慢阻肺患者的肺康复治疗中有一定特色与优势,发挥着重要作用。

一、中医病因病机

肺胀是由于多种慢性咳喘疾患反复发作，迁延不愈，日久肺气受损，通调水道失司，水湿停而为痰，痰阻气壅，还于肺间，导致肺气胀满，不能敛降所致，初病位在肺，日久累及脾、肾，后期病及于心，五脏功能失调，气血津液运行敷布障碍，痰浊、水饮、瘀血内停，互为影响，多因感受外邪诱发加重。久病肺虚是内因，感受外邪是外因及诱发因素。病理性质多属标实本虚，以肺、肾、心、脾脏之气亏虚为本，痰浊、水饮、血瘀互结为标，一般感邪发作时偏于标实，平时偏于本虚。

二、西医病因、发病机制

慢阻肺最主要的危险因素是吸烟，宿主因素、职业粉尘、化学物质、室内或室外空气污染也是其主要危险因素，越来越多的证据表明，许多发展中国家女性可能因暴露于室内烹饪过程中使用的现代或传统生物燃料而易发展为慢阻肺。

慢阻肺的发病机制目前尚未完全明确，目前研究较多的是慢性炎症学说、蛋白酶 - 抗蛋白酶失衡学说、氧化 - 抗氧化失衡学说等。机体吸入有害颗粒或气体，引起肺内氧化应激增加，蛋白酶、抗蛋白酶失衡，肺部炎症反应增加，被激活的炎症细胞释放多种炎症介质，破坏肺的结构，导致慢阻肺的发生。此外，神经功能失调、营养不良、气温变化等原因也在慢阻肺的发病中起着重要作用。

三、诊断

（一）诊断标准

①宿主因素（如基因因素、先天 / 后天发育异常）；危险因素接触史：接触危险因素，尤其是吸烟、烹饪或取暖的烟雾、工作中烟尘、气体、化学物质暴露等。②多于中年以后发病，常有反复发作的下呼吸道感染。③主要症状：慢性咳嗽、咳痰和 / 或呼吸困难。气短或呼吸困难是慢阻肺的标志性症状。早期仅于劳力时出现，后逐渐加重，以致日常活动甚至休息时也感气短。④肺功能检查：存在持续气流受限的依据：吸入支气管扩张剂之后 FEV_1/

FVC<0.70。⑤排除支气管哮喘、心力衰竭、支气管扩张症等其他疾病。肺功能检查是慢阻肺诊断的金标准。

（参照2021年慢性阻塞性肺疾病全球倡议（GOLD）《COPD诊断、治疗与预防全球策略》：Global Initiative for Chronic Obstructive Lung Disease. Global strategy for the diagnosis, management and prevention of chronic obstructive pulmonary disease 2021.）

（二）临床分期

分为急性加重期和稳定期。

1. **急性加重期** 指患者呼吸道症状超过日常变异范围的持续恶化，并需改变药物治疗方案，在疾病过程中，患者常有短期内咳嗽、咳痰、气短和/或喘息加重，痰量增多，脓性或黏液脓性痰，可伴有发热等炎症明显加重的表现。

2. **稳定期** 指患者咳嗽、咳痰、气短等症状稳定或症状轻微。

四、肺康复评定

（一）肺功能评估

肺功能检查既是慢阻肺诊断的依据，又是评估疾病严重程度的手段之一，一般以GOLD分级为标准（如表17-1，以吸入支气管舒张剂后的数据为依据）：

表17-1 慢阻肺患者气流受限严重程度的肺功能分级

肺功能分级	特征
Ⅰ级（轻度）	$FEV_1/FVC<70\%$，$FEV_1 \geq 80\%$预计值，有或无慢性咳嗽、咳痰症状
Ⅱ级（中度）	$FEV_1/FVC<70\%$，$50\% \leq FEV_1<80\%$预计值，有或无慢性咳嗽、咳痰症状
Ⅲ级（重度）	$FEV_1/FVC<70\%$，$30\% \leq FEV_1<50\%$预计值，有或无慢性咳嗽、咳痰症状
Ⅳ级（极重度）	$FEV_1/FVC<70\%$，$FEV_1<30\%$预计值，或$FEV_1<50\%$预计值伴呼吸衰竭或心衰

血气分析也是评估患者肺功能的手段，慢阻肺的患者常规需要完善该项检查。血气分析可直观地反映有无低氧、二氧化碳潴留、酸碱失衡，间接

反映肺的通气、弥散功能。是呼吸衰竭的诊断依据,并为指导下一步药物治疗、氧疗、机械辅助通气提供参考。

（二）胸部影像学

胸部影像学特别是胸部CT,可明确显示患者心肺结构,协助排除肺部占位、心血管器质性疾病如胸主动脉瘤等,并评估有无合并肺气肿、肺大疱等,为下一步安全康复提供保障。

（三）症状评估

可采用GOLD指南推荐的呼吸困难量表(mMRC评分)、慢性阻塞性肺疾病评估测试(CAT)对慢阻肺患者进行症状评估,两个量表操作简单,且能真实反映病情严重程度,与肺功能有较好的相关性。

在上述量表基础上,GOLD指南提出ABCD分组评估工具,对慢阻肺症状和急性加重风险进行个体化评估,并指导药物治疗方案(图17-1)。

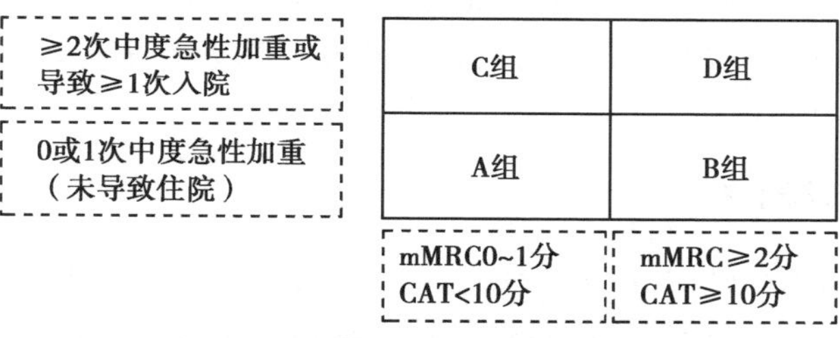

图17-1　慢阻肺ABCD分组评估

（四）生活质量相关评估

最常用于慢阻肺生活质量的评估量表是圣·乔治呼吸系统问卷(SGRQ),其评分越高,生活质量越差。但问卷篇幅长,操作复杂,耗时长,部分问题与国人的生活习惯有差异,导致理解有偏颇,结果可能有一定偏差,限制了其临床广泛应用。慢性阻塞性肺疾病评估测试(CAT)、急性加重期次数也用于评估患者生活质量。

（五）营养状态评估

慢阻肺为全身性疾病,营养状态与疾病转归有很大的关系。常用营养状态评估工具有身体质量指数(BMI)、NRS2002评分、去脂体重指数(FFMI)等。

（六）心理状态评估

慢阻肺患者常因活动耐力、生活质量的下降而产生焦虑、抑郁、紧张等心理。焦虑自评量表（SAS）、抑郁自评量表（SDS）是常用的慢阻肺患者心理状态评估量表。

（七）运动功能评估

可选用心肺运动试验（CPET）、6 分钟步行距离（6MWT）评估慢阻肺患者运动功能。

五、中西医结合肺康复

（一）一般治疗

包括戒烟、脱离污染环境、流感或肺炎多发季节注射疫苗等，健康教育也是重要组成，可增强患者的自我管理能力。根据病情需要，必要时使用氧疗、机械辅助通气。

（二）药物治疗

稳定期的治疗目的是减少症状，降低未来急性加重的发生风险；急性加重期治疗是以尽量减轻本次急性加重造成的影响，同时采取有效措施预防下一次急性加重为目标。西医治疗在快速控制气促、咳嗽等症状方面有明显优势，而中医治疗在改善症状、改善运动耐力、提高生活质量等方面有独到的优势，中西医结合可让患者最大程度上获益。

1. 辨证治疗　慢阻肺的中医病机在一般感邪急性加重时偏于标实，稳定期偏于本虚。本虚以肺脾肾三脏之虚为主，标实则以痰浊、水饮、瘀血为要，而尤以“痰”为主要病理因素。中医肺康复治疗原则为扶正祛邪，祛邪以化痰为重点，扶正又以健脾为核心和枢纽，其原因如下：一是健脾则水谷精微生化有源，滋养肺金，且健脾以绝生痰之源；二是可培土生金，补益肺气；三是可以后天养先天，通过健脾来加强补肾效果。故培土生金是慢阻肺中医肺康复的重要原则。

急性加重期

(1) 外寒内饮

症状：畏寒，恶风，咳喘胸闷，痰白稀或泡沫痰，便溏，舌淡红，苔白腻，脉弦滑或濡滑。

治法：温肺散寒化饮。

推荐方剂：小青龙汤加减。

(2)痰热郁肺

症状：咳逆，喘息气粗，胸满烦躁，痰黄或白，黏稠难咯，或伴发热，微恶寒，口渴欲饮，小便黄，大便干，舌红，苔黄或黄腻，脉数或滑数。

治法：清肺化痰，降逆平喘。

推荐方剂：定喘汤或越婢加半夏汤加减。

(3)痰浊阻肺

症状：胸膺满闷，短气喘息，咳嗽痰多，痰色白黏腻或呈泡沫状，畏风易汗，脘痞纳少，倦怠乏力，舌淡，苔薄腻或浊腻，脉滑。

治法：化痰降气，健脾益肺。

推荐方剂：苏子降气汤合三子养亲汤加减。

(4)痰蒙清窍

症状：神志恍惚，烦躁不安，表情淡漠，谵妄，嗜睡，甚则昏迷，或伴肢体瞤动，抽搐，咳逆喘促，咳痰不爽，苔白腻或黄腻，脉细滑数。

治法：涤痰，开窍，息风。

推荐方剂：涤痰汤加减。

(5)阳虚水泛

症状：心悸，咳喘，面浮，下肢浮肿，甚则一身悉肿，腹胀有水，脘痞，纳差，尿少，怕冷，面唇青紫，苔白滑，脉沉细。

治法：温肾健脾，化饮利水。

推荐方剂：真武汤合五苓散加减。

(6)痰瘀壅肺

症状：咳喘胸闷，喘息不能平卧，胸部膨满，憋闷如塞，舌质黯红，边有瘀斑，舌底络脉青紫或粗胀，脉弦。

治法：涤痰祛瘀，泻肺平喘。

推荐方剂：温胆汤或瓜蒌薤白半夏汤合血府逐瘀汤加减。

稳定期

(1)肺脾气虚

症状：咳嗽，少痰，喘息，气短，动则喘甚，神疲乏力，纳呆，舌红苔少，脉细弱。

治法：健脾益肺。

推荐方剂：六君子汤合玉屏风散加减，或补中益气汤加减。

(2)肺肾两虚

症状:呼吸浅短难续,声低气怯,甚则张口抬肩,倚息不能平卧,咳嗽,痰白量少,胸闷心慌,形寒,时自汗出,或腰膝酸软,小便清长,或尿有余沥,舌淡或黯紫,脉细弱或有结代。

治法:补肺纳肾,降气平喘。

推荐方剂:人参蛤蚧散合八珍汤加减。

2. **药物管理** 稳定期药物治疗包括支气管舒张剂、化痰药物、糖皮质激素、疫苗等,其中支气管舒张剂是慢阻肺稳定期药物治疗的核心。稳定期的治疗方案分起始药物治疗、治疗循环、随访治疗三部分:

起始药物治疗根据慢阻肺的严重程度制定,如图 17-2:

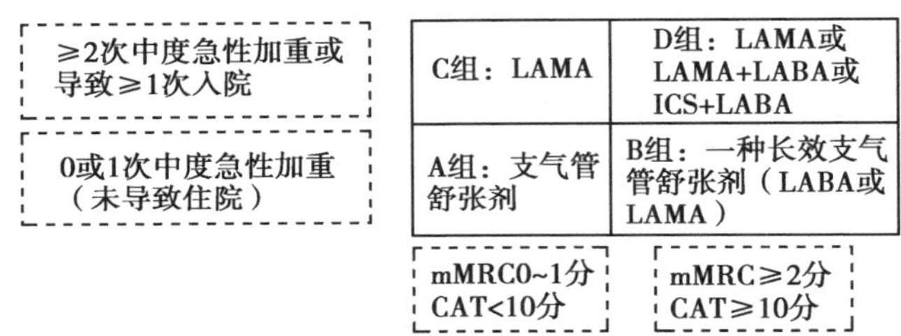

注:LAMA:长效抗胆碱能药物;LABA:长效 β_2 受体激动剂;ICS:吸入性糖皮质激素。

图 17-2 慢阻肺起始药物治疗

在治疗过程中,根据病情升级或降级治疗,GOLD2021 年版引入慢阻肺治疗循环流程,如图 17-3:

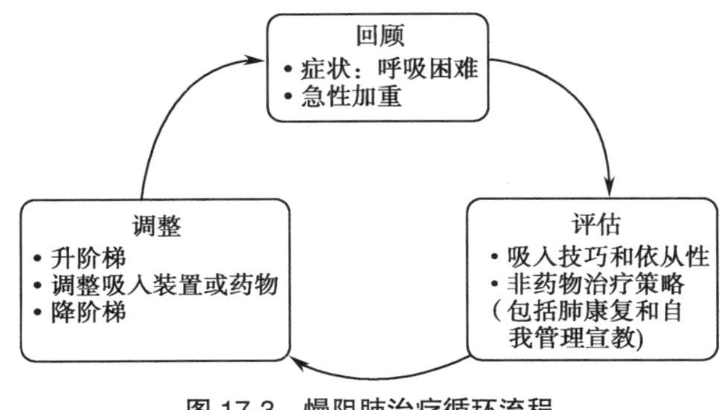

图 17-3 慢阻肺治疗循环流程

随访过程中,调整治疗策略如图 17-4:

1. 若起始治疗合适，则维持原治疗方案
2. 若起始治疗不合适：
√针对最主要的症状治疗（呼吸困难或急性加重；若两个症状同时存在，则首先解决急性加重）
√根据患者现有治疗将其放入下图中相应位置，并遵循流程图进行下一步治疗
√评估治疗反应，调整用药，并回顾疗效
√该治疗建议与患者诊断时的ABCD分组无关

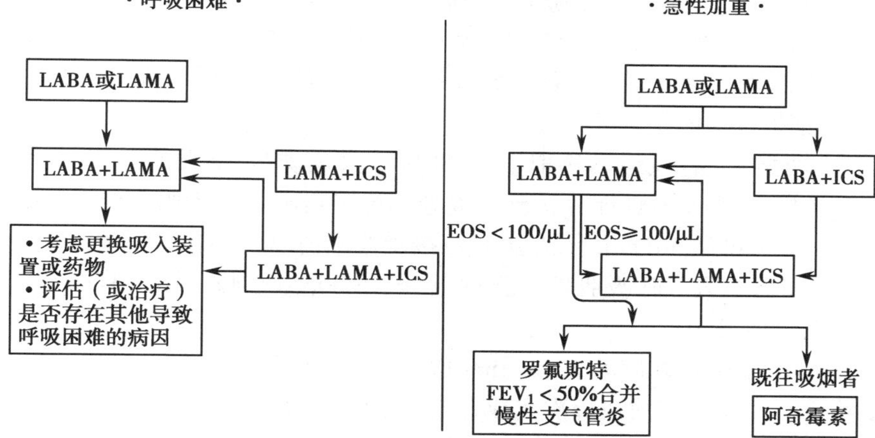

★如果嗜酸性粒细胞≥300/μL或者嗜酸性粒细胞≥100/μL且≥2次中等程度急性加重/1次住院
★★若发生肺炎、无恰当适应证或对ICS治疗无反应，则考虑ICS降级治疗或改用其他治疗

注：LAMA：长效抗胆碱能药物；LABA：长效β_2受体激动剂；ICS：吸入性糖皮质激素；EOS：嗜酸性粒细胞；FEV_1：第一秒用力呼气容积。

图 17-4　慢阻肺调整治疗策略

急性加重期治疗原则：抗感染、抗炎解痉平喘、化痰，控制性氧疗、必要时机械辅助通气。

（三）肺康复处方制定

肺康复处方根据患者康复评定情况制定，同时要针对患者的主诉及康复需求，内容包括以上肺康复治疗的各方面，而尤其以运动肺康复及居家康复占主体。

根据我科前期实践，慢阻肺患者多以改善呼吸困难、咳嗽咳痰两类症状以及反复急性加重为主要诉求，根据不同诉求的肺康复处方侧重点不同。

1. **呼吸困难为主诉者**　肺康复治疗重点在于培补肺脾肾之气，调整全身气机，主要方法有中药辨证论治、药膳、特色疗法培补正气，以及运动肺康复、居家康复调畅气机，改善肺功能，其中运动肺康复是重点。运动肺康复

已在多个临床试验中显示可减轻慢阻肺患者呼吸困难症状，改善运动耐力。

(1)运动处方：以 mMRC 评级为标准，制定不同的慢阻肺患者运动处方。

1)mMRC 评级 0~2 级

运动方式：可选择有氧运动为主，配合抗阻运动、柔韧性运动及平衡训练、呼吸训练，具体如功率自行车、四肢联动、快步走、跑步、爬楼梯、游泳、呼吸八段锦、太极拳等。其中游泳、传统功法等为全身性运动，包含了有氧运动、柔韧性与平衡训练。同时可配合上肢哑铃、弹力带训练、深蹲等抗阻运动，立位、坐位平衡训练等。mMRC 2 级的患者可增加呼吸训练。根据患者实际病情拟定个体化方案。

运动强度：有氧运动选取 50%~80% 最大运动量（参照心肺运动试验 VO_{2max}），Borg 呼吸困难评分达到 4~6 分。抗阻运动选择 50%~85% 最大重复值（1RM），可从 50% 开始，在患者可接受范围内以 2%~10% 负荷递增，增加重复训练组数。呼吸肌训练强度以 ≥ 30%PI_{max}（心肺运动试验结果）开始，逐渐增加强度。

运动时间：有氧运动 20~30min/ 次（不包括运动前热身，运动后放松时间，可选择一次性完成或分次完成）。运动前热身及运动后放松时可加入柔韧性训练及平衡训练。抗阻运动每次 2~4 组重复动作，时间不限。呼吸训练 10~20min/ 次。

运动频率：有氧运动 3~5 次 / 周，抗阻运动 2~3 次 / 周。缩唇呼吸、腹式呼吸等可每天进行，呼吸训练 5~7 次 / 周。

2)mMRC 评级 3~4 级

运动方式：以抗阻运动、呼吸训练为主，病情允许的患者配合有氧运动。首先选择坐位或卧位可实施的训练方式，如单独上肢、下肢训练、坐式呼吸八段锦等。注意运动安全，若静息状态下血氧饱和度<90%，或动脉血气分析血氧分压<55mmHg，可在训练同时进行氧疗，以改善患者呼吸困难症状及提高运动耐力。评估病情允许条件下行立位训练，配合坐位、立位平衡训练。

运动强度：有氧运动<60% 最大运动量，或 Borg 呼吸困难评分达到 3 分以上。抗阻运动以 40% 最大重复值开始，在患者可接受范围内以 2%~10% 负荷递增。呼吸肌训练从 20%PI_{max}（心肺运动试验结果）开始，逐渐增加强度。

运动时间：有氧运动 20~30min/ 次（Borg 呼吸困难评分达到 3 分时停止，可分次完成）。训练抗阻运动一般每次 2~3 组重复动作，时间不限。缩唇呼吸、腹式呼吸每次 10~20 分钟。

运动频率：有氧运动 3~5 次 / 周。抗阻运动 2~3 次 / 周，缩唇呼吸、腹式呼吸等可每天训练，根据病情在腹式呼吸训练时加沙袋负荷。呼吸训练 5~7 次 / 周。

(2) 中医特色疗法

1) 穴位注射：喘可治 4ml，穴位注射双侧足三里，隔天 1 次或每 3 天 1 次。

2) 火龙灸或火龙罐：以背俞穴为施术部位，每 3 天 1 次。

3) 自血疗法：穴位选择：①合谷、丰隆；②曲池、足三里；③尺泽、血海；④孔最、足三里；⑤脾俞、肾俞。按以上顺序每次选用 1 组穴位，抽取自体血 2.5ml，进行穴位注射，隔天 1 次，5 次为 1 周期。

4) 耳穴压豆：根据诉求选取不同穴位，每 3 天 1 次。

5) 穴位按摩：双侧足三里穴位按摩，并循肺经拍打，每日 2 次。

(3) 膳食指导：推荐杏仁核桃粥、山药粥、杏仁猪肺汤、人参核桃粥。隔日交替食用。

2. **以咳嗽咳痰为主诉者**　肺康复治疗重点在于健脾化痰，方法以气道廓清技术为主，同时可选择辨证中药、药膳、中医特色疗法，配合运动肺康复等改善运动能力。

(1) 运动处方：呼吸困难症状不严重者运动处方可参照 mMRC 评级 0~2 级的运动肺康复方案；若伴呼吸困难，可参照 mMRC 评级 3~4 级的运动肺康复方案。

(2) 气道廓清技术：可选用咳嗽指导、指压天突穴刺激、呼气正压治疗（PEP）、振荡呼气正压治疗、主动循环呼吸技术（ACBT）辅助排痰等，并配合体位引流、叩击排痰等方法协助排痰，若痰液黏稠，可配合雾化湿化气道，促进痰液排出。

(3) 中医特色疗法

1) 指压天突穴：刺激咳嗽排痰，病情需要时使用。

2) 穴位贴敷：大黄粉穴位贴敷（天突穴、丰隆穴），每日 1 次。

(4) 药膳指导：对于咳黄痰，黏稠难咳，属于痰热证者，药膳可选用萝卜猪肺汤、川贝雪梨汤、枇杷罗汉果粥等。咳白痰、属于寒证、湿证者，可选用薏仁冬瓜粥、白茯苓粥、陈皮瘦肉汤等，隔日交替食用。

3. **以反复急性加重为主诉者**　肺康复治疗重点在于补益肺气，固肾纳气平喘，以中医药辨证治疗及特色疗法治疗为主。

(1) 运动处方：可结合运动肺康复锻炼肢体肌肉，加强抵御外邪的功能。

(2) 中药辨证治疗：以培土生金、纳气平喘法为主，辨证选用陈夏六君子汤、补中益气汤、玉屏风散、平喘固本汤等；中成药玉屏风散，我院院内制剂健脾益肺颗粒临床应用效果良好。

(3) 中医特色疗法

1) 自血疗法：穴位选择：①合谷、丰隆；②曲池、足三里；③尺泽、血海；④孔最、足三里；⑤脾俞、肾俞。按以上顺序每次选用 1 组穴位，抽取自体血 2.5ml，进行穴位注射，隔天 1 次，5 次为 1 周期。

2) 穴位注射：喘可治 4ml，穴位注射双侧足三里，隔天 1 次或每 3 天 1 次。

3) 平时双侧足三里穴位按摩，并循肺经拍打，每日 2 次。

(4) 药膳指导：可选择黄芪乌鸡汤、党参杏仁猪肺汤、山药羊肉粥、山药枣泥糕等。隔日交替食用。

（四）居家康复方案

1. **无明显呼吸困难** 在执行运动肺康复方案基础上，选择进行登山、打球等有氧运动，配合日常生活中劳动时对不同肌群的锻炼，如梳头、穿套头衣服锻炼上肢拉伸及肩关节的柔韧性与活动度，拧毛巾以锻炼上肢肌群的力量，乘车时取站位，锻炼机体平衡功能、核心肌群力量。

2. **轻度呼吸困难** 患者可选择对心肺功能要求稍低的康复运动，如功率自行车、四肢联动、呼吸操、呼吸训练、哑铃、弹力带等，每天 1 次，以达到 Borg 呼吸困难评分达到 3~4 分为停止标准。进行力所能及的家务，并利用洗澡、穿鞋、刷牙等日常生活细节、劳动锻炼不同肌群力量、机体平衡功能。

3. **呼吸困难明显者** 居家康复注意节能呼吸。

(1) 平时练习松弛训练、腹式呼吸、缩唇呼吸，突发气促加重时以松弛训练缓解紧张情绪、调整呼吸节律。行走、活动时可结合腹式呼吸、缩唇呼吸，吸气与呼吸时间比例 1 : 2，减慢呼吸节奏，提高每次呼吸运动的效能，从而利用有限的肺功能做更多的事情，并达到锻炼的目的。

(2) 低氧患者吸氧下活动，简化活动的流程，如尽量选择质软、不需要用力咀嚼的食物，减少耗氧，选择对襟拉链或纽扣的衣服而不是套头衣服，避免穿脱衣服时的大幅度动作耗能，洗澡时坐位、吸氧下进行等。有序摆放家庭物品，改良家居环境，必要时配置辅具，减少耗氧。

（五）情绪管理

慢阻肺患者可有焦虑、抑郁、紧张等心理，通过增加对慢阻肺知识的认知水平，运动肺康复改善患者体力活动及运动耐力，可避免或减少抑郁、焦虑的发生。通过心理疏导、指导患者进行体育活动、群体活动、肺康复、与病友交流等方法，对于改善患者的心理状态亦有益。病情严重的患者可指导其至心理门诊就诊。

（六）肺康复护理

1. **宣教**　专科护士主要在疾病相关知识（病因、发病机制、治疗、临床表现、预后转归等方面）、药物管理、用药注意事项、调护等方面对患者进行宣教，并向患者灌输自我管理的理念，让患者学会居家自我管理。

2. **氧疗、机械辅助通气指导**　家庭氧疗流量建议控制在1~2L/min。特别是对于二氧化碳潴留的患者，过高的给氧浓度容易抑制呼吸中枢，导致呼吸频率减慢，加重二氧化碳潴留，甚至进展为肺性脑病。建议有条件的患者使用血氧饱和度监测仪，当吸氧不能改善血氧饱和度、合并二氧化碳潴留时，当考虑是否需要使用无创呼吸机辅助通气。注意教育患者定期清洁、更换吸氧管，吸氧时避免靠近易燃易爆物品等。

3. **对于病情较重的患者**　需对家属进行教育、指导，形成医、护、患、家庭共同参与的肺康复模式。病重卧床患者，教育家属进行注意清洁、防压疮等。

（七）其他治疗

包括介入治疗、外科手术治疗。随着内镜下介入技术的发展，经支气管肺减容术对于部分非均质型肺气肿患者可能可以改善肺功能，减轻呼吸困难症状。而对有指征的患者，肺大疱切除术、肺减容术可减轻呼吸困难症状。

六、典型病例

（一）病情介绍

患者吴某，女性，72岁，慢病门诊首诊2016年9月1日。

主诉：咳嗽、咳痰、气促2个月余。

患者既往非清洁燃料接触史（柴火），2016年7月15日—8月1日因“咳嗽咳痰、活动后气促1个月余”在我院住院，查胸片：肺气肿，右肺上叶及双下肺慢性炎症纤维灶，右下肺钙化灶。主动脉硬化。住院期间查肺功能：极重度混合型肺通气功能障碍（以阻塞为主）；支气管舒张试验阴性。考虑慢性阻塞性肺疾病，分级3级。血气分析：PCO_2 48mmHg，PO_2 66.6mmHg。中医诊断：肺胀（气虚痰瘀阻络）。西医诊断：慢性阻塞性肺疾病急性加重期；肺部感染；冠状动脉粥样硬化性心脏病（左前降支单支病变）；高血压3级。抗感染、抗炎解痉平喘、化痰、降压等治疗后症状好转出院。

2016年9月1日至我院慢病门诊咳喘病团队就诊。

当时症状：时有咳嗽，咯中量白痰，平地快步行走气促，偶有胸闷、头晕，胃纳尚可，睡眠欠佳，二便调。舌淡黯，苔白偏腻，脉弦细。

查体：身高148cm，体重56.5kg。BMI：25.79kg/m^2。胸廓对称，略呈桶状，肋间隙增宽，双肺呼吸音减弱，双下肺可闻及少量湿啰音，双肺未闻及干啰音。双下肢无水肿。

诊断：中医：肺胀（肺脾两虚，痰浊阻肺）。

西医：慢性阻塞性肺疾病；冠状动脉粥样硬化性心脏病（左前降支单支病变）；高血压3级。

（二）病情评估

肺功能检查：FEV_1/FVC 65.7%，FEV_1% 34.89%，FEV_1 0.53L。

mMRC：2级。

CAT评分：10分。

指尖血氧饱和度：96%。

6MWD：446m。

GOLD分组：D组。

患者需求：改善呼吸困难症状。

（三）肺康复方案

1. **中药辨证治疗**　根据辨证初给予陈夏六君子汤加减，后根据辨证调整用药。

2. **药物管理**　西药用药方案：噻托溴铵18μg吸入，每日1次。规律使用吸入药物，勿自行停药。硫酸沙丁胺醇气雾剂必要时吸入。

结合吸乐、气雾剂模型、图示详细给患者讲解吸入用法，让患者操作吸入药物，观察、指出其不当之处，指导其改正，并帮助其预约1周后复诊，再次检查吸入药物用法。

3. **运动肺康复**　结合患者意愿，选择呼吸训练、呼吸八段锦、爬楼梯几种运动方式，以呼吸八段锦为主。在家中锻炼至Borg呼吸困难评分达到3~4分（中-重度的呼吸困难或疲劳），每次运动时间为20~30分钟（不包括运动前热身、运动后放松时间)，每周 4~5 次。(患者在我院门诊学习呼吸八段锦及居家锻炼参见图 17-5~ 图 17-7)

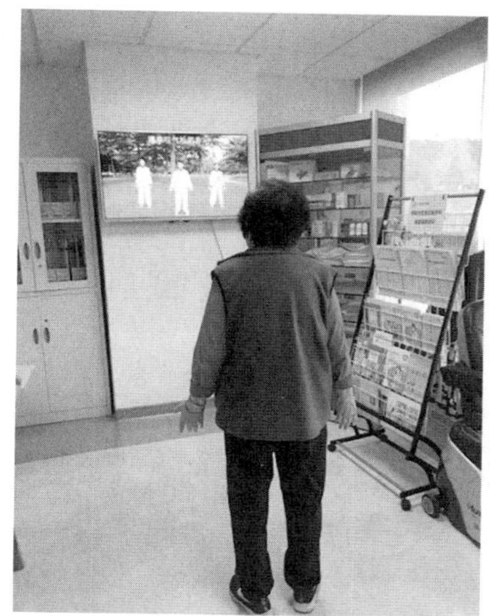

图 17-5　患者练习呼吸八段锦 -1

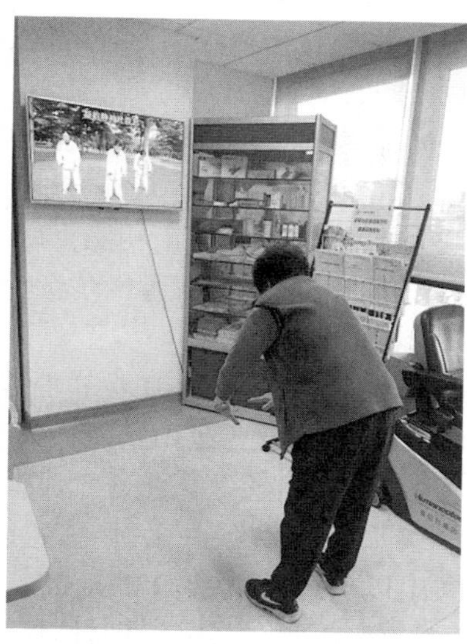

图 17-6　患者练习呼吸八段锦 -2

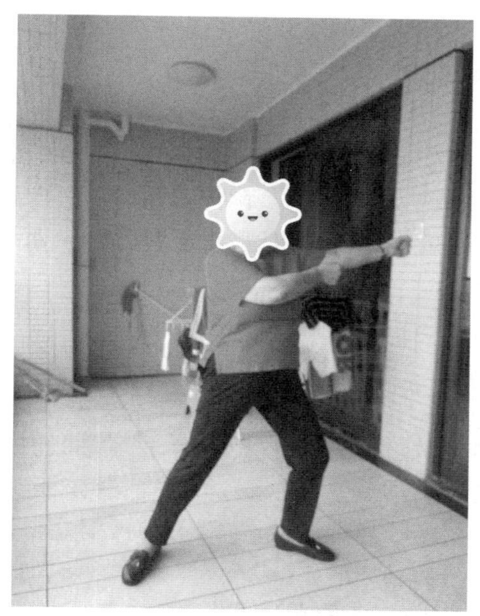

图 17-7　患者练习呼吸八段锦 -3

4. **气道廓清技术**　患者咳痰中量，自主排痰能力可，指导患者运用 ACBT 技术进行排痰：深呼吸，尽量使用腹式呼吸，3 个周期后用力哈气 1~2 次，把深部痰液排出。结合指压天突穴刺激咳嗽动作。

5. **中医特色治疗**　因患者往返医院不便，为其选用耳穴压豆治疗，改善睡眠，选穴：神门、肾、肺、心、交感。

6. **居家康复**　除在家中进行运动肺康复锻炼，鼓励患者做力所能及的家务，有意识地通过下蹲、穿鞋、刷牙等动作锻炼下肢、上肢等不同肌群力量以及关节功能、机体平衡功能。

7. **氧疗、机械辅助通气**　患者血气分析以及指尖血氧饱和度尚可，暂不需氧疗、无创辅助通气。

8. **营养指导**　BMI 在正常范围者，暂不需要进行营养支持，根据辨证的结果指导患者运用药膳改善体质，可选择健脾益肺、化痰的药膳如陈皮薏苡仁粥、白茯苓粥等平时服用，饮食以质软、容易消化的食物为主，并减少碳水化合物所占比例，多进食鱼肉、鸡肉等富含蛋白质的食物，适当晒太阳以促进维生素 D 的生成。

9. **情绪管理**　患者平时情绪尚稳定，主要是症状突发加重的时候紧张，针对此情况，对患者详细进行慢阻肺相关知识宣教，让她对疾病症状、药物的作用等有一定的认识，接受“慢病慢治”的理念，并教会患者在症状突然加重时可吸入沙丁胺醇气雾剂缓解症状，减轻其紧张感。鼓励患者进入患者病友群，学习相关知识，并与病友进行交流。

10. **护理**

(1) 宣教：对患者进行慢阻肺知识宣教，包括疾病的病因、治疗、药物相关知识、吸入药物使用方法、体质辨识、调护知识等。患者家属可参加每个月定期开展的不同主题的健康教育讲座，对患者日常中遇到的疾病相关的疑惑进行现场解答。

(2) 生活管理：避免接触烟雾、油烟，避风寒。

（四）管理成效：管理 2 年后评估情况（2018 年 12 月）

1. **症状**　咳嗽、咳痰少，痰白，容易咳出，活动后稍有气促，偶有心悸，无胸闷、无头晕，纳眠可，二便调。舌淡黯，苔薄白，脉弦细。查体：胸廓对称呈桶状，肋间隙增宽，双肺呼吸音稍减弱，双下肺可闻及少量湿啰音。双下肢无水肿。

2. **肺功能**　FEV_1 较 2 年前有所下降（表 17-2）。

表 17-2 肺功能变化情况

	2016 年 8 月	2017 年 8 月	2018 年 6 月	2018 年 12 月
FEV_1/FVC(%)	47.29	51	50	54.86
FEV_1(L)	0.53	0.59	0.54	0.48
FEV_1%	34.89	36	36.87	34.11

3. mMRC 2 级。
4. **CAT 评分** 6 分(轻微影响)(图 17-8)。
5. 6MWD:489m。
6. GOLD 分组:B 组。

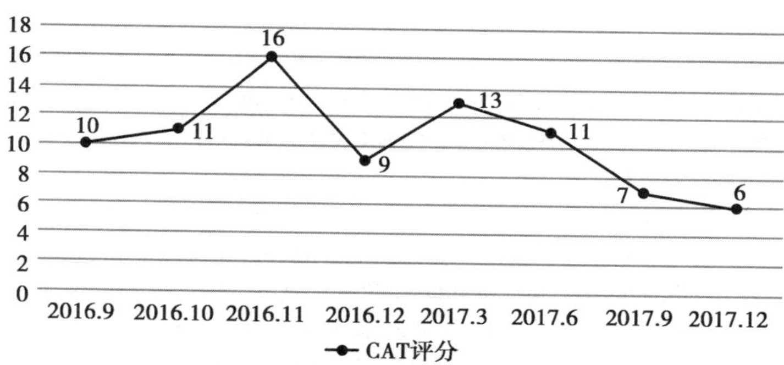

图 17-8 CAT 评分变化情况

患者 2 年余无因急性加重而住院的情况发生,平时生活可自理,可与家人一起外出旅游。

经综合肺康复后,肺功能数值有所下降,但患者咳嗽、咳痰、呼吸困难症状较前改善,活动耐力改善,生活质量提高,急性加重间隔时间延长。

(许银姬 黄敏玲 于旭华)

主要参考文献

[1] Global Initiative for Chronic Obstructive Lung Disease. Global strategy for the diagnosis, management and prevention of chronic obstructive pulmonary disease (2021 report) [EB/OL].(2020-11-16)[2021-6-20]. https://goldCOPD. org/gold-reports/.

[2] 中华医学会呼吸病学分会慢性阻塞性肺疾病学组，中国医师协会呼吸医师分会慢性阻塞性肺疾病工作委员会．慢性阻塞性肺疾病诊治指南 (2021 年修订版)[J]. 中华结核和呼吸杂志，2021, 44 (3): 170-205.

[3] WANG C, XU J, YANG L, et al. Prevalence and risk factors of chronic obstructive pulmonary disease in China (the China Pulmonary Health [CPH] study): a national cross-sectional study [J]. Lancet, 2018, 391 (10131): 1706-1717.

[4] World Health Organization. Global burden of disease website [EB/OL].(2016-08-12) [2018-09-16]. http://who. int/topics/global burden of disease.

[5] ADAMA S, SERGE M A S, NICOLAS M, et al. Chronic obstructive pulmonary disease associated with biomass fuel use in women: a systematic review and meta-analysis [J]. BMJ open respiratory research, 2018, 5 (1): e000246.

[6] DIMO D, TANYA T, ATANAS K, et al. Obesity in Bulgarian patients with chronic obstructive pulmonary disease [J]. Chron Respir Dis, 2013, 10 (4): 215-222.

[7] LAINSCAK M, VONHAEHLING S, DOEHNER W, et al. Body mass index and prognosis in patients hospitalized with acute exacerbation of chronic obstructive pulmonary disease [J]. J Cachexia Sarcopenia Muscle, 2011, 2 (2): 81-86.

[8] YOHANNES A M, KAPLAN A, HANANIA N A. Anxiety and depression in chronic obstructive pulmonary disease: recognition and management [J]. Clev Clin J Med, 2018, 85 (2 Suppl 1): S11-S18.

[9] DING M, ZHANG W, LIK J, et al. Effectiveness of T'ai chi and qigong on chronic obstructive pulmonary disease: a systematic review and meta-analysis [J]. Journal of alternative and complementary medicine, 2014, 20 (2): 79-86.

[10] 周明娟，谈馨媛，郑劲平，等．慢性阻塞性肺疾病运动康复治疗方案中无氧阈的应用价值 [J]. 中国实用内科杂志，2009, 29 (8): 717-719.

[11] ZAINULDIN R, MACKEY M G, ALISON J A. Prescription of walking exercise intensity from the incremental shuttle walk test in people with chronic obstructive pulmonary disease [J]. Am J Phys Med Rehabil, 2012, 91 (7): 592-600.

[12] 王胜楠．呼吸八段锦对慢阻肺急性加重期序贯治疗的临床疗效评价 [D]. 广州：广州中医药大学，2018.

[13] 许银姬．晁恩祥教授治疗慢性阻塞性肺疾病经验拾萃 [J]. 辽宁中医药大学学报，2010, 12 (4): 135-136.

第二节 支气管哮喘

支气管哮喘(bronchial asthma,简称哮喘)是常见的呼吸道慢病之一,其患病率不断上升,影响着全球约3亿人,而中国的哮喘患者约3 000万人。2021年,全球哮喘防治创议(Global Initiative for Asthma,GINA)将哮喘定义为一种异质性疾病,由气道的炎症细胞、结构细胞和细胞组分参与的气道慢性炎症性疾病。这种慢性炎症可引起气道高反应,及广泛多变的可逆性气流受限,哮喘反复发作,可导致不可逆的气道改变。临床表现为反复发作的喘息、气急、胸闷或咳嗽等症状,常在夜间和/或清晨发作、加剧,多数患者可自行缓解或经治疗缓解,严重者会导致活动受限和体力下降,甚至出现焦虑、抑郁等精神障碍,极大地影响着患者的生活质量。

哮喘不能根治,其治疗目标是达到哮喘症状的控制,减少急性发作和维持肺功能水平尽量接近正常。目前研究显示,通过系统的治疗、教育、管理可达到完全控制。然而西方国家的横断面研究显示,即使遵照指南规范用药,哮喘总体控制水平仍不理想。2017年报道的我国30个省市城区门诊哮喘患者的症状控制率只有28.5%,总体控制水平较低。哮喘患者的高就医率、住院率及医疗费用支出,带来了严重的社会经济负担。

目前越来越多的学者意识到慢病管理、肺康复有利于改善哮喘患者症状、延缓疾病进程、减少并发症、延长生命、减少医疗成本,从而提高患者生命质量。中华医学会呼吸病学分会哮喘学组亦于2018年出版了《支气管哮喘患者自我管理中国专家共识》,不少学者进行了哮喘管理相关研究,结果显示,通过哮喘教育管理能提高患者的控制水平,改善其生活质量。而随着难治性哮喘的不断增加,肺功能进行性下降,患者呼吸困难等症状加重,运动能力下降,合并症状增多,多种肺康复手段在改善症状、提高生活质量等方面都有长期益处,更可改善患者的焦虑、抑郁等不良情绪状态。

一、中医病因病机

哮喘属中医“哮病”范畴,因宿痰伏肺,遇感引触,痰阻气道,肺失肃降,痰气搏击,气道挛急而出现的发作性痰鸣气喘疾患。以喉中哮鸣有声,呼吸气促困难,甚至喘息不能平卧为主要表现。

哮病的发生是由于脏腑功能失调，以致津液凝聚成痰，伏藏于肺，成为发病的潜在“夙根”，临床可分为发作期、慢性持续期和缓解期三个疾病阶段，发作期每因外感、饮食、情志、劳倦等因素引发，以致痰阻气道，肺失肃降，气道狭窄挛急而致喘息哮鸣突然发作；慢性持续期则因痰瘀久留，正气受伤，且脾、肾与肺相互影响，气机不畅而致肺气宣降不得复常，表现为喘息哮鸣轻重间作；缓解期则表现为肺、脾、肾等脏气虚弱之候。肺虚不能主气，气不化津，则痰浊内生；脾虚不能化水谷为精微，上输养肺，积湿生痰；肾虚精气亏乏，失于温煦，则阳虚水泛为痰，或阴虚虚火灼津成痰。由于三脏之间的相互影响，可致同病，表现为肺脾气虚或肺肾两虚之象。

二、西医病因、发病机制

支气管哮喘的病因众多，发病机制复杂，目前主要有气道免疫 - 炎症机制、神经调节机制等认识。哮喘的发生与呼吸道病毒感染、服用某些药物（如阿司匹林、普萘洛尔）和含碘造影剂、运动过程中的过度换气、胃 - 食管反流、心理因素、遗传等也有一定的关系。

其主要病理特征是嗜酸性粒细胞、肥大细胞、淋巴细胞、中性粒细胞等在气道内的浸润，表现为不同程度的气道炎症，气道高反应性，黏液分泌和气道重塑。早期病理改变大多为可逆性，表现为支气管黏膜肿胀、充血、分泌物增多、气道内炎症细胞浸润，气道平滑肌痉挛等，病情缓解后基本恢复正常。随着哮喘的反复发作，病理改变的可逆性逐渐减小，支气管呈现慢性炎症性改变、表现为支气管平滑肌肥大、增生、气道上皮细胞黏液化生、上皮下胶原沉积和纤维化、血管增生以及基底膜增厚等气道重构的表现。

三、诊断

（一）诊断标准

1. 可变的呼吸道症状和体征

（1）反复发作性喘息、气促，伴或不伴胸闷或咳嗽，夜间及晨间多发，常与接触变应原、冷空气、物理、化学性刺激以及上呼吸道感染、运动等有关。

（2）发作时及部分未控制的慢性持续性哮喘，双肺可闻及散在或弥漫性哮鸣音，呼气相延长。

（3）上述症状和体征可经治疗缓解或自行缓解。

2. 可变的呼气气流受限客观证据

(1) 支气管舒张试验阳性(吸入支气管舒张剂后,FEV_1 增加>12%,且 FEV_1 绝对值增加>200ml);或抗炎治疗 4 周后与基线值比较 FEV_1 增加>12%,且 FEV_1 绝对值增加>200ml(除外呼吸道感染)。

(2) 支气管激发试验阳性;一般应用吸入激发剂为乙酰甲胆碱或组胺,通常以吸入激发剂后 FEV_1 下降≥20%,判断结果为阳性,提示存在气道高反应性。

(3) 呼气流量峰值(peak expiratory flow,PEF)平均每日昼夜变异率(至少连续 7 天每日 PEF 昼夜变异率之和 / 总天数 7)>10%,或 PEF 周变异率[(2 周内最高 PEF 值 – 最低 PEF 值)/(2 周内最高 PEF 值 + 最低 PEF 值) × 1/2] × 100%>20%。

符合上述症状和体征,同时具备气流受限客观检查中的任一条,并除外其他疾病所引起的喘息、气促、胸闷及咳嗽,可以诊断为哮喘。

[参考资料:中华医学会呼吸病学分会哮喘学组 . 支气管哮喘防治指南(2020 年版)[J]. 中华结核和呼吸杂志,2020,43(12):1023-1048.]

(二) 临床分期

分为急性发作期、慢性持续期、临床控制期。

急性发作期:喘息、气急、咳嗽、胸闷等症状突然发生,或原有症状加重,并以呼吸流量降低为特征。

慢性持续期:每周均不同频度和 / 或不同程度地出现喘息、气急、胸闷、咳嗽等症状。

临床控制期:指患者无喘息、气急、胸闷、咳嗽等症状 4 周以上,1 年内无急性发作,肺功能正常。

四、肺康复评定

(一) 肺功能评估

肺功能是诊断哮喘的金标准,但哮喘患者肺通气及弥散功能可无异常,反复发作患者后期可引起不可逆转的气道改变。明确哮喘诊断后,应定期进行肺功能检查,了解有无气道阻塞、阻塞程度,及时采取积极的治疗措施,逆转通气障碍。

(二) 胸部影像学

胸部影像学可协助排除肺部占位、心血管器质性疾病等,并评估有无合并肺气肿、肺大疱等,为下一步安全康复提供保障。

(三) 血气分析

哮喘急性发作期,以及哮喘反复发作导致肺功能损害的患者应进行血气分析,了解有无酸碱失衡,缺氧程度、有无二氧化碳潴留,辅助评估病情。

(四) PEF 监测

呼气流量峰值(peak expiratory flow,PEF)监测是一种简单易行的病情评估手段。可让患者使用峰流速仪在家中进行测试并记录日记,根据数值变化了解肺通气情况、气道反应性,有助于患者早期识别哮喘急性发作先兆,并及时采取有效预防措施。

(五) 哮喘控制水平的评估

哮喘控制是哮喘管理的目标,涵盖了患者的症状、受限情况,以及未来出现不良后果的风险。而哮喘控制水平是制定以及调整治疗方案的基础,目前主要运用哮喘控制水平分级量表、哮喘控制测试(asthma control test,ACT)评分等进行评估。

(六) 哮喘严重程度评估

哮喘患者病情严重程度差异较大,在其慢性持续期以患者症状、受限情况、肺功能、PEF 变异率等为标准,评估其严重程度。

(七) 运动耐量

哮喘患者和运动耐量可在正常范围,但长期反复发作的哮喘患者,后期可出现气道重构,肺功能损害,出现运动耐力下降,可用 6 分钟步行距离、心肺运动试验等检查评估患者运动耐量。

(八) 呼出气一氧化氮及痰嗜酸性粒细胞计数

呼出气一氧化氮(fractional exhaled nitric oxide,FENO)及痰嗜酸性粒细胞计数可作为评估气道炎症和哮喘控制水平的指标,也是评估糖皮质激素治疗反应性的敏感指标。但两项检查目前暂未广泛开展,在有条件的医院可定期检测。

(九) 心理状态评估

哮喘患者因疾病的反复发作及长期使用激素、经济负担等因素,焦虑、抑郁发病率远高于普通人群,而抑郁症是患者生命质量的独立危险因素,为动态监测患者情绪障碍的发展和对疾病认知的情况,可采用问卷心理调查方式,如 SAS、SDS 量表进行评估。

(十) 营养状态评估

肥胖是哮喘的危险因素之一,也是加重哮喘病情的重要因素,与瘦者相比,肥胖的人有更高的哮喘风险,而且症状更重、对哮喘药物的反应更低,发作更为频繁,减重可以改善患者哮喘控制以及肺功能、肺活量情况。同时,营养不良亦影响哮喘患者的预后,故在肺康复计划中需要评估患者的营养状况,使用 BMI 指数、NRS2002 评分等工具进行营养状态评估并采取干预手段。

(十一) 生活质量评估

常运用哮喘生活质量问卷(AQLQ)或袖珍哮喘生活质量问卷(Mini AQLQ)对哮喘患者进行生活质量评估。

五、中西医结合肺康复

(一) 一般治疗

戒烟,确定并避免接触过敏原,正确使用药物吸入装置,学会自我管理,及时辨别发作严重程度,必要时就诊。

(二) 药物治疗

哮喘的治疗目标是实现哮喘的总体控制,减少急性发作的频次,避免肺功能的损害,提高生活质量。目前哮喘的治疗药物主要是吸入性糖皮质激素;中医治疗在改善症状、提高生活质量等方面也有着独到的优势,中西医结合,让患者更加获益。

（三）辨证治疗

哮病总属邪实正虚之证。发作时以邪实为主，其邪有寒、热、风、痰，而以痰阻气闭为主要病理环节；慢性持续期则正虚邪实兼有，正虚以气虚为主，邪实则以痰浊为代表，当权衡正邪轻重；缓解期以正虚为主，其虚在脏腑，应详辨肺、脾、肾之脏腑定位，阴阳之偏虚偏实。肺康复治疗原则为扶正祛邪，祛邪，以化痰为重点，扶正，以补益肺脾肾三脏之虚为主，根据辨证施治，如《景岳全书·喘促》中言："扶正气者，须辨阴阳，阴虚者补其阴，阳虚者补其阳。"

急性发作期

1. **寒哮**

症状：喉中哮鸣有声，胸膈满闷，咳痰稀白，面色晦滞，或有恶寒、发热、身痛；舌质淡、苔白滑，脉浮紧。

治法：宣肺散寒，化痰平喘。

推荐方剂：小青龙汤或射干麻黄汤加减。

2. **热哮**

症状：喉中哮鸣如吼，气粗息涌，胸膈烦闷，呛咳阵作，痰黄黏稠，面红伴有发热，心烦口渴；舌质红、苔黄腻，脉滑数。

治法：清热宣肺，化痰定喘。

推荐方剂：定喘汤加减。

3. **风哮**

症状：时发时止，发时喉中哮鸣有声，反复发作，止时又如常人，咳嗽痰少或无痰，无明显寒热倾向，发作前自觉鼻、咽、眼、耳发痒，喷嚏，鼻塞，流涕；舌淡、苔白，脉弦。

治法：疏风宣肺，解痉止哮。

推荐方剂：黄龙舒喘汤（验方）加减。

4. **虚哮**

症状：反复发作，甚者持续喘哮，咳痰无力，声低气短，动则尤甚，唇爪甲发绀；舌质紫黯，脉弱。

治法：补肺纳肾，降气平喘。

推荐方剂：平喘固本汤（验方）加减。

5. **阳气暴脱**

症状：喘促、气急或伴张口抬肩、不得平卧，神志异常（恍惚、烦躁、嗜睡、昏迷），面色苍白，大汗淋漓，或四肢厥冷；脉微细欲绝或脉疾促。

治法：化痰开窍，回阳固脱。

推荐方剂：回阳急救汤加减。

缓解期

1. 肺气亏虚

症状：咳嗽或喘息，气短或胸闷，动则加重；平素自汗、怕风、易感冒，每因气候变化而诱发，发作前喷嚏频作，鼻塞流清涕；舌苔薄白，脉濡。

治法：补肺固卫。

推荐方剂：玉屏风散加减。

2. 肺脾气虚

症状：咳嗽或喘息，气短或胸闷，动则加重，气短声低，自汗，怕风，易感冒，倦怠无力，食少便溏；舌质淡、苔白，脉细弱。

治法：健脾益肺，培土生金。

推荐方剂：六君子汤加减。

3. 肺肾两虚

症状：气短息促，动则为甚，腰膝酸软，脑转耳鸣，不耐劳累，或五心烦热，颧红，口干，舌质红、少苔，脉细数；或畏寒肢冷，面色苍白，舌苔淡白、舌质胖，脉沉细。

治法：补肺益肾。

推荐方剂：补肺散合金水六君煎加减。

（四）药物管理

哮喘药物治疗以抗炎治疗为核心，糖皮质激素是最有效的控制哮喘气道炎症的药物，包括全身性糖皮质激素及吸入性糖皮质激素，而尤以吸入性糖皮质激素直达作用部位、副作用小，应用广泛。哮喘药物分为控制药物和缓解药物，其起始控制药物治疗根据哮喘的严重程度制定，并按需使用缓解药物，如图 17-9：

哮喘急性发作治疗原则：抗炎解痉平喘、化痰，抗感染，控制性氧疗、必要时机械辅助通气。

吸入药物是哮喘的重要治疗药物，而吸入药物的剂型、装置繁多，指导患者正确使用吸入装置，最大限度发挥吸入药物的疗效，是哮喘药物管理的重点。各种吸入装置的用法详见相关章节。

（五）肺康复处方的制定

肺康复处方的制定需根据康复评定结果，结合个人的接受程度进行个体化的方案制定。

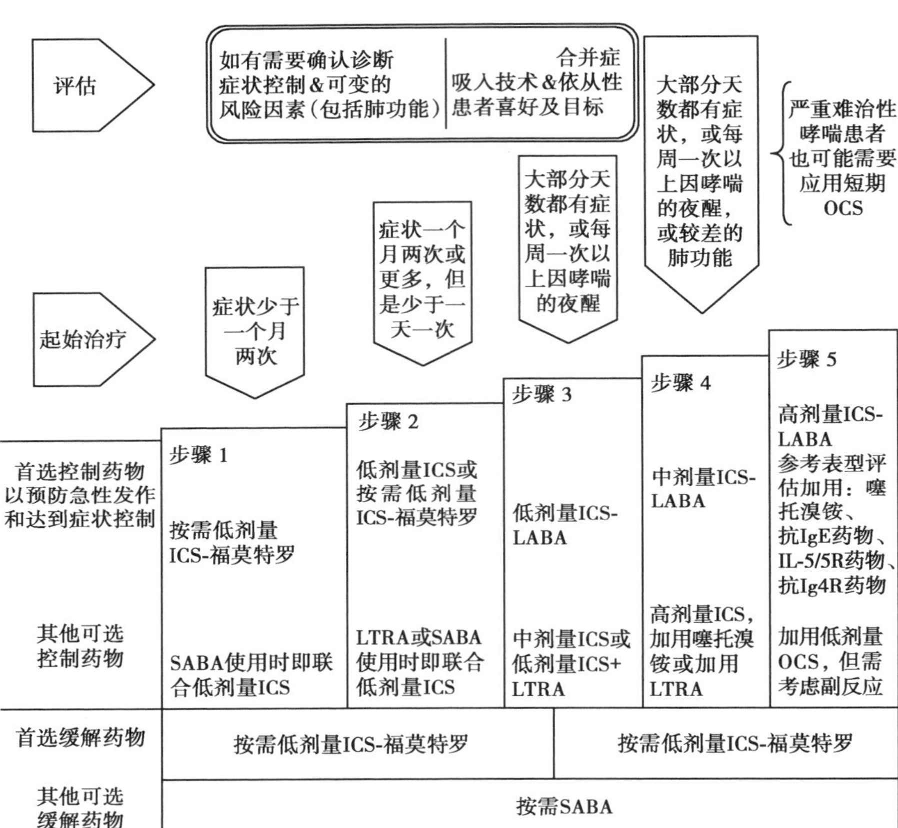

图 17-9　哮喘治疗、肺康复的方案调整

ICS：吸入性糖皮质激素；LABA：长效 β_2 受体激动剂；LTRA：白三烯受体拮抗剂；SABA：短效 β_2 受体激动剂；OCS：口服糖皮质激素。

1. **运动处方**　需要根据患者的肺功能、运动耐力、整体状况来调整。需要注意的是，运动有诱发气道痉挛、哮喘发作的风险，故若对于运动性哮喘、既往运动诱发哮喘的患者，不建议进行超负荷的运动，普通患者在热身运动前 10 分钟可吸入支气管扩张剂预防哮喘发作。

(1)急性发作期：哮喘急性发作时，喘憋明显，甚至有濒死感，此期患者以减少活动，卧床休息为主。根据患者病情进行适当的呼吸训练缓解呼吸困难。治疗手段主要包括：

1)储备体能和优化活动：储备体能和优化活动能有效减少呼吸做功和

每分钟通气量，降低代谢需求，理论上能改善呼吸困难。此期患者尽可能避免活动，但是如进食、如厕等必要活动时，需进行有节律、慢速活动，活动过程中采取较好的姿势和呼吸技巧。

2）呼吸方式

缩唇呼吸：是最有效的控制呼吸急促症状的方法。缩唇呼吸能降低呼吸频率、增加潮气量、肺活量，恢复呼吸肌肌力，改善气体交换，提升通气效率，减少呼吸困难的发生。

改变呼吸形式：呼吸困难的人会倾向于浅而快的呼吸方式，但这种呼吸方式会增加呼吸困难的发生，从而引发焦虑和恐慌。此时应指导患者放松，可通过听音乐、看电视、或语言诱导分散注意力，帮助患者进行深慢呼吸，改变患者的呼吸形式。

改变体位：前倾体位能帮助大多数患者缓解呼吸困难，这种姿势能改善膈肌做功和优化辅助吸气肌的功能。

3）气道廓清技术：痰液引流不畅的患者，可在雾化后进行呼气正压治疗、振荡呼气正压治疗、叩击排痰等促进痰液排出。

（2）临床控制期：此期患者病情稳定，应嘱患者定期复诊，坚持自我管理，参与随访计划，以便调整康复计划。肺功能正常、无运动诱发哮喘历史的年轻患者，可如正常人参加运动训练，以社区、家庭康复为主，可进行八段锦、太极拳、健身操、瑜伽等运动，适当进行一些竞技性活动，如篮球、足球、羽毛球等，并鼓励竞技训练中适当地休息。肺功能有损伤的患者，运动分三个步骤进行，即热身运动、训练阶段、放松运动。运动前应进行适当热身，运动后充分放松，避免运动中的损伤。

第一步：热身运动。多采用低强度有氧运动或拉伸运动，持续 5~15 分钟，目的是放松和伸展肌肉、提高关节活动度和心肺适应性，降低运动中诱发哮喘发作和运动损伤的风险。

第二步：训练阶段。包括有氧运动、抗阻运动、柔韧性运动等多种运动方式，其中有氧运动是基础，抗阻运动、柔韧性运动是补充。尽量避免爆发性活动。

第三步：放松运动。放松方式可以是慢节奏有氧运动的延续或是柔韧性训练，可持续 5~10 分钟。

1）有氧运动：快走、慢跑、骑自行车、游泳、爬楼梯、器械上完成的行走、呼吸八段锦、太极拳、瑜伽等。游泳尤其适用于过度肥胖的患者。

运动强度：应根据患者心肺储备功能量化制定。如果患者完成运动心肺功能试验，测定的无氧阈是推荐的运动强度，否则建议选择运动试验中低于诱发哮喘急性发作的强度作为运动强度。对于部分运动耐力较好的患者,可采取中高强度的运动(Borg 呼吸困难评分达到 3~4 分),运动耐力较差的患者,可采取中低强度的运动(Borg 呼吸困难评分 3 分以下)。

运动时间:每次 20~30 分钟(运动时间根据运动强度而定)。

运动频率:每周 3~5 次。

2)呼吸训练:缩唇呼吸、腹式呼吸、六字诀。

运动时间:每次 10~20 分钟。

运动频率:每日 2~3 次,每周 5~7 日。

3)抗阻训练

热身运动:包含全身各关节、大肌群的静态或动态牵伸,包含颈关节、肩关节、肘关节、腕关节、髋关节、膝关节、踝关节,每次 15~30 秒。

运动方式:如举重物,手 / 踝沙袋,自由负重,器械负重,弹力带,蹲姿训练等。

运动强度:初始运动强度,予低负荷、高频率的方法来增强肌肉耐受性,或者从 50% 的最大重复值(1RM)开始,逐渐递增强度。

运动频率:2~3 次 / 周,每次 2~4 组,每组练习 8~12 个,组间休息 2~3 分钟,抗阻强度、频率、次数逐步递增。

放松运动:包含全身各关节、大肌群的静态或动态牵伸,包含颈、肩关节、肘关节、腕关节、髋关节、膝关节、踝关节,每次 15~30 秒。

4)柔韧性训练

运动处方:扩大关节韧带的活动范围,提高身体的灵活性和协调性,尤其是肩部、腰部、腿部的灵活性和协调性,在意外事件发生时最大限度避免和减轻损伤。

训练方法:每一部位拉伸时间 6~15 秒,逐渐增加到 30 秒,如可耐受可增加到 90 秒,期间正常呼吸。

运动强度:有牵拉感觉又不感觉疼痛为准,每个动作重复 3~5 次,总时间 10 分钟左右,每周 3~5 次。

(3)慢性持续期:此期患者仍有不同程度的症状,注意有氧运动诱发哮喘可能,建议以呼吸训练、抗阻训练为主,参照临床缓解期方案执行。

2. 中医特色疗法

(1)天灸疗法:参考《张氏医通》白芥子膏贴敷,炒白芥子、延胡索各 20g,细辛、甘遂各 10g,共研细末,用生姜汁调成糊状,贴敷于穴位,胶布固定。具有温肺散寒,化饮平喘之效,可减轻咳、喘症状,减少哮喘发作。

(2)自血疗法:具有调节免疫作用,可减少哮喘急性发作,详见第十一章"中医特色疗法"。

(3)穴位注射：喘可治穴位注射双侧足三里，用于咳嗽、气促，反复喘息发作，属于肺肾两虚，肾虚夹痰患者。

(4)火龙罐：改善咳嗽、喘息症状，可选择风池、肩井、天突、膻中等穴。

(5)脐灸：改善咳嗽、喘息、肢冷、腹胀等虚寒症状。

3. 膳食指导

(1)冷哮：可进食一些温肺止喘的食物，如苏子粥、白萝卜胡椒汤、杏仁粒大米粥、白果杏仁生姜粥、白果苏子瘦肉粥等，忌生冷、过甜、过咸食物。汤药宜温热服。

(2)热哮：宜进食清热化痰、生津止喘食物为主。如橘皮饮、定喘饮、桑杏萝卜汤、川贝杏仁饮、白果石韦汤、枇杷叶粳米粥、金荞麦瘦肉汤等，鼓励多饮水、多食新鲜水果，汤药温服。

(3)肺脾气虚型：宜多进食健脾益肺食物。多食补虚正气粥加甜杏仁、薏米杏仁粥、沙参麦冬煲瘦肉、黄芪炖母鸡汤等。忌暴饮暴食，忌坚硬、不易消化、油腻的食物。汤药温服。

(4)肺肾两虚型：宜进食健脾补肺肾食物，如鸡肉、杏仁、韭菜、橘子、萝卜等，多食蛤蚧瘦肉汤，黄精枸杞炖瘦肉汤等。忌生冷油腻的食物以及酒、鱼、虾，浓茶等。汤药宜温服。

（六）居家康复方案

临床控制期患者无不适症状，可按上述运动处方指导意见在社区进行康复运动。急性发作期患者休息为主，避免剧烈运动，慢性迁延期患者可按上述运动方案进行居家康复。同时居家注意规范用药，特别是吸入药物用法，记录哮喘日记，监测 PEF 变异情况。

（七）康复护理

1. 宣教　根据患者实际情况，采用适当的、灵活多样的方式对患者及其家属进行系统教育，并开展长期的管理，提高哮喘患者对疾病的认识，更好地配合治疗和预防，提高患者防治依从性。可通过多种方式教育患者，具体内容包括：①哮喘的发病机制；②避免触发、诱发因素，可减少哮喘发作；③通过长期规范治疗能够有效控制哮喘；④药物吸入装置及使用方法；⑤学会自我监测，记录哮喘日记，峰流速仪使用方法；⑥哮喘发作先兆、征象和相应自我处理方法，如何及何时就医。

2. 控制体重指导　如上所述，肥胖是加重哮喘病情的重要因素，对于肥胖的患者当指导其减少能量摄入，增加运动量，增加能量消耗，达到最佳的体重状态。

3. **情志指引**　反复哮喘发作的患者多伴有焦虑、抑郁情绪，通过正确认知疾病，规避引发哮喘发作的诱因，规范正确地使用药物，选择适宜的康复训练，避免或减少负面情绪的发生。通过听音乐、运动、社交、做游戏、心理疏导等可避免或减少焦虑、抑郁、紧张情绪。

(1)音乐疗法：音乐舒神静性、颐养身心，患者在聆听中使曲调与情志、脏腑之气产生共鸣，使之鼓动血脉、通畅精神，可根据五行音乐疗法，选用合适的音乐缓解患者的焦虑、抑郁、紧张等不良情绪。上午以清朗型音乐为主，下午以舒缓，晚上以安眠宁神为主。气喘患者可聆听"阳春白雪"，将属土"宫"音和属于火"徵"音相配，辅以"商"音可使得肺部通畅。

(2)冥想法：有助于缓解负面情绪，增强自信心，改善治疗态度。病情较重时患者多较烦躁焦虑，甚至不信任医师，此时教导患者进行放松冥想，配合一定的深呼吸，能让患者冷静。

4. **氧疗**　当哮喘急性发作时，应注意进行血气分析，如出现酸碱失衡，低氧血症、二氧化碳潴留，应高度重视有无严重气道阻塞的可能，及时处理，并进行适当的氧疗，必要时呼吸机辅助通气，配合其他基础的治疗，及时缓解病情。

（八）其他治疗

对于过敏原明确、治疗效果不佳的哮喘患者，推荐过敏原特异性免疫疗法(AIT)。另外，支气管热成形术对于重症哮喘有效，但远期疗效、安全性、最大获益人群等仍需进一步的研究。

六、典型病例

（一）病情介绍

患者梁某，女性，51岁，慢病门诊首诊2019年11月30日。

主诉：反复发作性咳嗽咳痰伴气促40余年。

患者40余年前无明显诱因出现咳嗽，咳白痰，伴活动后气促，天气变化时加重，夜间时症状明显，自觉有喉间哮鸣音，于外院诊断为"支气管哮喘"，不规律服用氨茶碱片控制症状。后咳嗽气促症状反复发作，天气变化及经期发作明显，症状进行性加重，平时行走50m左右即气促明显，生活不能完全自理。间断于门诊治疗。于2019年11月22日因症状加重在我院住院，抗感染、抗炎解痉平喘、化痰等治疗后症状好转出院，后至慢病门诊就诊，纳入慢病管理。

当时症状：神清，精神疲倦，咳嗽，咯少量白或青灰色痰，气促明显，活动后加重，喉间哮鸣，全身汗多，纳眠一般，二便可。舌淡红，苔薄白，中有裂纹，脉细数。

查体：身高 155cm，体重 57kg。BMI：23.72kg/m^2。胸廓对称无畸形，双侧呼吸活动度一致，双肺呼吸音增强，可闻及哮鸣者，未闻及湿啰音及胸膜摩擦音；心前区无隆起，未扪及震颤及心包摩擦音，心界不大，心率 128 次 /min，律齐，各瓣膜听诊区未闻及明显病理性杂音。

既往史：有桥本甲状腺炎、甲状腺功能亢进等病史。

诊断：中医：哮喘（肺脾肾虚，痰浊阻肺）。

西医：支气管哮喘，非危重；原发性甲状腺功能亢进症；肺动脉高压中度；高血压 3 级；桥本甲状腺炎。

（二）病情评估

住院期间查血气未见明显异常。因气促明显，未能行肺功能检查。

胸片：右侧中下肺野局限性肺气肿。

心电图：窦性心动过速伴不齐、偶发室性早搏、ST 段异常。

心脏彩超：EF：68%，主动脉瓣少量反流，二尖瓣少量反流，三尖瓣少量反流，左室舒张功能减退，轻 - 中度肺动脉高压。

6MWD：60m。（因气促加重中止试验）

ACT 评分：5 分。

病情分组：未控制组。

哮喘严重程度：重度。

患者需求：减少哮喘发作，改善气促症状，提升活动耐力。

（三）肺康复方案

1. **中药辨证治疗**　根据辨证，治以补肺益肾，降气平喘，初期以金水六君煎加减，后根据辨证调整用药。

2. **药物管理**　西药用药方案：布地奈德 / 福莫特罗 320/9μg 每次 1 吸 bid，噻托溴铵 5μg 吸入 qd，酮替芬 1mg bid，安普索 30mg tid，顺尔宁 10mg qn，甲泼尼龙片 12mg qd，布地奈德混悬液 2ml 雾化吸入 bid。嘱患者勿自行停药。硫酸沙丁胺醇气雾剂必要时吸入。

结合都保、气雾剂等模型、图示详细给患者讲解吸入用法，让患者操作吸入药物，观察，指出其不当之处，指导其改正，并帮助其预约 1 周后复诊，再次检查吸入药物用法。

3. **运动肺康复**　选择呼吸八段锦运动方式，初以坐式为主，在家中锻炼至 Borg 呼吸困难评分达到 3~4 分（中 - 重度的呼吸困难或疲劳），每次运动时间 20~30min/ 次（不包括运动前热身、运动后放松时间），每周 4~5 次。后根据体力情况逐渐过渡为立式、户外进行（图 17-10，图 17-11）。

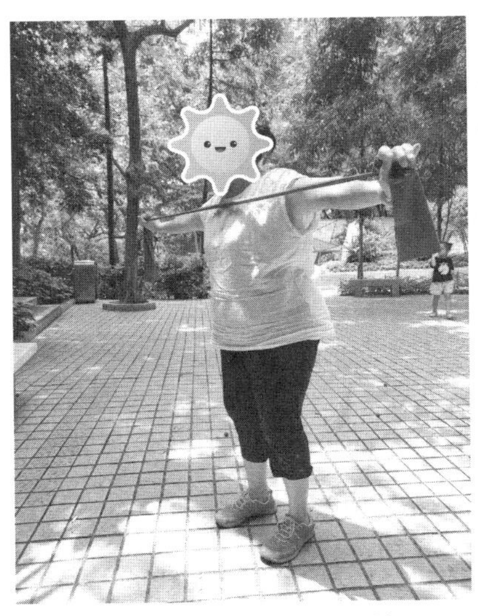

图 17-10　患者练习八段锦 -1

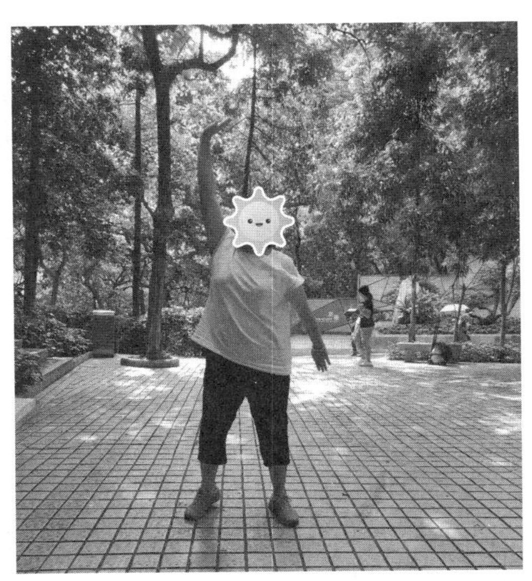

图 17-11　患者练习八段锦 -2

4. **气道廓清技术**　指导患者运用 ACBT 技术进行排痰：深呼吸，尽量使用腹式呼吸，3 个周期后用力哈气 1~2 次，把深部痰液排出。雾化舒张气道后家人辅助拍背咳痰。

5. **中医特色治疗**　穴位贴敷治疗，改善气促，咳痰，选穴：天突、足三里、丰隆、神阙。每日循经拍打肺经 2 次。

6. **氧疗、机械辅助通气**　患者血气分析以及指尖血氧饱和度尚可，暂不需氧疗、无创辅助通气。

7. **营养指导**　BMI 正常范围，不需进行营养支持，嘱患者避免进食过酸、过甜、辛辣刺激的食物。同时，指导患者进行药膳调养，改善体质，以益肾纳气，化痰平喘功效药膳为主，如核桃党参鹌鹑汤等。

8. **情绪管理**　患者因反复喘息发作，活动能力下降，生活不能完全自理，情绪稍焦虑，针对此情况对患者进行了哮喘相关知识宣教，并教会患者喘息发作时应急处理，并鼓励患者在体力允许前提下适当运动，多参加群体活动。通过提高患者活动能力、生活质量、社会参与度，减轻患者焦虑情绪。引导患者观看喜剧，收听节奏明快、欢乐、旋律流畅的音乐，改善患者情绪。

9. 护理

(1)宣教：对患者进行哮喘知识宣教，包括疾病的病因、治疗、药物相关知识、吸入药物使用方法、体质辨识、调护知识等。患者或家属可参加每个月定期开展的不同主题的健康教育讲座，对患者日常中遇到的疾病相关的疑惑进行现场解答。

(2)生活管理：避免接触过敏原、油烟、刺激性烟雾等，避风寒。

(四) 管理成效：管理9个月后评估情况(2020年8月)

1. 症状　喘息发作明显减少，近2月未再发作。咳嗽咳痰少，活动后少许气促，可外出买菜、做饭，生活自理，汗出不多，纳眠可，二便可。舌淡红，苔薄白，中有裂纹，脉细。

查体：胸廓对称无畸形，双侧呼吸活动度一致，双肺呼吸音稍弱，双肺未闻及明显干湿性啰音；心前区无隆起，未扪及震颤及心包摩擦音，心界不大，心率90次/min，律齐，各瓣膜听诊区未闻及明显病理性杂音。

2. 肺功能(2020年8月19日)　FEV_1 0.82L，FEV_1% 37%，FVC 1.76L，FEV_1/FVC 47%。

3. ACT评分　21分。

4. 6MWD　360m。

病情分组：部分控制组。

患者9个月未再因急性发作住院，基本恢复正常生活。

经综合肺康复后，患者虽然肺功能提示FEV_1、FEV_1%仍较低，但较前已明显改善，活动耐力改善，生活质量提高。

(黄敏玲　郑燕婵　吴　蕾)

主要参考文献

[1] Global Initiative for Asthma. Global strategy for asthma management and prevention, 2020 [EB/OL]. [2023-2-20]. https: //ginasthma.org/wp-content/uploads/2020/04/GINA-2020-full-report_-final-_wms. pdf.

[2] VAN H M, SPRUIT M A, BURTIN C. Fatigue is highly prevalent in patients with

asthma and contributes to the burden of disease [J]. J Clin Med, 2018, 7 (12): 471.
[3] CARSON K V, CHANDRATILLEKE M G, PICOT J, et al. Physical training for asthma [J]. Sao Paulo medical journal, 2012, 132 (3): 193-194.
[4] 中华医学会呼吸病学分会哮喘学组 . 支气管哮喘防治指南 (2020 年版)[J]. 中华结核和呼吸杂志 , 2020, 43 (12): 1023-1048.
[5] SILVA R A, ALMEIDA F M, OLIVO C R, et al. Exercise reverses OVA-induced inhibition of glucocorticoid receptor and increases anti-inflammatory cytokines in asthma [J]. Scand J Med Sci Sports, 2016, 26 (1): 82-92.
[6] MENDES F A, ALMEIDA F M, CUKIER A, et al. Effects of aerobic training on airway inflammation in asthmatic patients [J]. Med Sci Sports Exerc, 2011, 43 (2): 197-203.
[7] 马礼兵 , 孙婧怡 . 呼吸康复治疗在支气管哮喘中的临床应用 [J]. 中国慢性病预防与控制 , 2020, 28 (6): 475-479.
[8] BENNETT W D, IVINS S, ALEXIS N E, et al. Effect of obesity on acute ozone-induced changes in airway function reactivity and inflammation in adult females [J/OL]. PLoS One, 2016, 11 (8): e0160030 (2016-08-11) [2023-03-20]. https: //journals.plos.org/plosone/article?id=10.1371/journal.pone. 0160030.
[9] 李得民 , 张洪春 . 中医内科病证诊断疗效标准·哮病 (修订版)[J]. 中医杂志 , 2020, 61 (9): 827-828.
[10] 晁恩祥 , 孙塑伦 , 鲁兆麟 . 今日中医内科·上卷 [M]. 2 版 . 北京 : 人民卫生出版社 , 2011.
[11] 晁恩祥 , 孙增涛 , 刘恩顺 . 支气管哮喘中医诊疗专家共识 (2012)[J]. 中医杂志 , 2013,(7): 627-629

第三节　支气管扩张症

支气管扩张症（bronchiectasis）是由各种病因引起反复发生的化脓性感染，导致中小支气管反复损伤和 / 或阻塞，致使支气管壁结构破坏，引起支气管异常和持久性扩张，临床表现为慢性咳嗽、大量咳痰和 / 或间断咯血，伴或不伴气促和呼吸衰竭轻重不等的症状。近年来，支气管扩张症的发病率和患病率有上升趋势，但中国仍缺乏大规模的流行病学调查数据。据报道，我国 7 省市城区 40 岁及以上人群中支气管扩张症的患病率为 1.2%，而美国的研究显示成人支气管扩张症的患病率约为 139/10 万。因本病病理变化不可逆转，反复感染加重，预后较差，严重影响患者生活质量，并造成巨大的经济负担，对患者的心理和身体造成了极大的危害。

支气管扩张症属于中医学“肺痈”“咯血”“咳嗽”“肺络张”等范畴。其发病机制为：先天不足、饮食不节、七情内伤或脏腑功能失调，导致肺之气阴两虚，外感六淫诱发，肺失宣发肃降，邪热内传入里，郁久化热，形成痰热；热毒瘀结于肺，肉败血腐，形成脓疡。临床主要表现为发热，咳嗽，咯吐腥臭浊痰，胸痛，甚则咯血。

支气管扩张症患者随着支气管壁结构破坏，黏液阻塞气道，使气道阻力增高，反复感染导致肺毛细血管床破坏，患者出现不同程度的阻塞性通气功能障碍、限制性通气功能障碍和弥散功能下降。后期反复感染加重，肺功能进行性下降，严重影响生活质量。目前支气管扩张症治疗无根治性药物，肺康复能显著改善患者运动耐力，减少急性发作，延缓病情发展，提高生活质量。

一、中医病因病机

支气管扩张症由感受外邪，内犯于肺，或痰热素盛，蒸灼肺脏，形成痰热；或因肝郁化火，横逆犯肺；或过食辛辣肥甘厚腻，内生痰热，热壅血瘀，蕴酿成痈，血败肉腐化脓而致；痰热熏蒸肺络，血热妄行，逸于脉外而咯血；病情迁延不愈，反复发作，肺气耗伤，子盗母气，累及脾土，脾失健运，痰湿内生；肺脾两虚，卫外不固，易感受外邪而诱发加重；痰热耗伤气阴，气阴两虚，肺肾相生，母病及子，肾失摄纳，终致阴阳两虚。

支气管扩张症的病位在肺，与脾、肾、肝、胃有关，病机以痰、热、瘀、虚为中心，为本虚标实、虚实夹杂之证。

二、西医病因、发病机制

支气管扩张症分为先天性与继发性两种。先天性支气管扩张症较少见，由先天性发育缺陷、遗传因素、免疫缺陷等引起，如支气管软骨发育不全、先天性巨大气管 - 支气管症、马方综合征、肺隔离症、原发性纤毛不动症、HIV 感染、B 淋巴细胞缺陷、免疫球蛋白缺陷、囊性纤维化等。继发性支气管扩张症的发病基础多为支气管感染或支气管阻塞。系统性疾病如结缔组织疾病、炎性肠病、结节病、黄甲综合征等，也可引起支气管扩张症。

上述疾病导致宿主气道清除机制受损和防御功能下降，容易发生感染，而反复感染可使气道内炎性介质及病原菌黏稠液体逐渐扩大，形成瘢痕、扭曲，支气管壁因水肿、炎症及新血管形成而变厚，周围间质组织和肺泡破坏，包括软骨、肌肉和弹性组织破坏，被纤维组织替代，导致纤维化、肺气肿。两者相互影响，形成恶性循环。

三、诊断

诊断标准：根据慢性咳嗽，咳脓痰、咯血病史和既往有诱发支气管扩张症的呼吸道感染病史，高分辨 CT 显示支气管扩张症的异常影像学改变，即可明确诊断为支气管扩张症。

高分辨 CT 诊断支气管扩张症的标准，包括诊断支气管扩张症的直接征象和间接征象。直接征象包括：

1. “印戒征”，因支气管壁增厚，支气管与伴行肺动脉直径比>1。
2. 从中心到外周，支气管未逐渐变细。
3. 距胸膜 1cm 内可见扩张的支气管影。间接征象包括：①支气管壁增厚；②黏液嵌塞；③呼气相 CT 可见“马赛克”征或“气体陷闭”。

四、肺康复评定

（一）胸部影像学

胸部影像学特别是胸部高分辨率 CT 检查，可明确支气管扩张症累及的部位、范围和病变性质。

（二）症状评估

可用呼吸困难量表（mMRC 评分）评估患者呼吸困难症状严重程度。

（三）严重程度评估

可使用支气管扩张症严重程度指数（BSI）评分、E-FACED 评分对支气管扩张症的严重程度进行评估（表 17-3）。

表 17-3　E-FACED 评分

严重程度指标	0 分	1 分	2 分
最近一年至少一次严重的急性加重（E）	无	–	有
FEV_1% 预测值（F）	≥ 50%		<50%

续表

严重程度指标	0分	1分	2分
年龄(A)	<70岁		≥70岁
铜绿假单胞菌定植(C)	无	有	
影像叶数(E)	1~2	>2	
mMRC呼吸困难评分(D)	0~Ⅱ	Ⅲ~Ⅳ	

E-FACED评分总分值为9分。轻度为0~3分,4~6分为中度,7~9分为重度,能很好地预测支气管扩张症患者急性加重次数及死亡率。其分值越高,则支气管扩张症患者急性加重次数及死亡率越高。E-FACED评分简洁,适合临床进行快速评估(表17-4)。

表17-4　BSI评分

严重指标	0分	1分	2分	3分	4分	5分	6分
年龄	<50	–	50~69	–	70~79	–	>80
BMI指数	≥18.5	–	<18.5	–	–	–	–
FEV_1%预测值	>80%	50%~80%	30%~49%	<30%	–	–	–
最近2年入院次数	无	–	–	–	–	有	–
最近1年急性加重次数	0~2	–	≥3	–	–	–	–
mMRC评分	Ⅰ~Ⅲ	–	Ⅳ	Ⅴ	–	–	–
铜绿定植	无	–	–	有	–	–	–
其他菌定植	无	有	–	–	–	–	–
影像受累叶段	<3	≥3	–	–	–	–	–

BSI评分是来自欧洲的一项前瞻性队列研究,其中对608名支气管扩张症患者进行数据分析并用Cox比例风险回归形成了BSI评分系统。该评分系统后续在多个独立中心的702名支气管扩张症患者中得到验证。按照BSI评分将患者分为轻度(0~4分)、中度(5~8分)、重度(9分或以上),通过对患者死亡率、急性加重次数、入院次数和生活质量4个方面的随访,三个分级的人群是存在统计学差异的。BSI评分是首个预测支气管扩张症多个临床结局指标并用于多个医疗系统验证的临床预测工具。因该研究排除了非

结核分枝杆菌患者和长期使用抗生素的人群，故BSI评分并不适用于上述人群。这也是第一个用于临床上预测支气管扩张症的国际多中心研究，同时也可用于指导支气管扩张症患者的临床用药，尽可能避免出现不必要的抗生素耐药情况。

（四）生活质量相关评估

支气管扩张症生活质量问卷、圣·乔治呼吸系统问卷（SGRQ）等评估。

（五）心理状态评估

支气管扩张症患者常因反复肺部感染、活动耐力、生活质量的下降而产生焦虑、抑郁、紧张等心理。焦虑自评量表（SAS）、抑郁自评量表（SDS）是常用的心理状态评估量表。

（六）运动功能评估

可选用心肺运动试验（CPET）、6分钟步行距离（6MWT）评估患者运动功能。

五、中西医结合肺康复

（一）一般治疗

包括避免受凉、戒烟、预防呼吸道感染等，对于反复长期感染、反复咯血而身体虚弱者，应加强营养，合并感染及咯血时，应卧床休息。

（二）药物治疗

支气管扩张症的西医治疗原则是控制呼吸道感染，促进痰液引流，必要时予介入手术止血或外科手术治疗。西医治疗长于急性加重期的抗感染治疗；中医治疗强调标本兼治，扶正祛邪，在缓解支气管扩张症临床症状、减少急性发作次数、改善肺功能、减轻炎症反应、提高免疫功能，改善患者的生活质量、阻止疾病进一步发展等方面具有一定优势。

1. **辨证治疗**　支气管扩张症的病机以正虚为本，痰、瘀、热为标，以虚为主，痰、热、瘀是支气管扩张症的三大病理环节，但它们并非独立存在的，而是在疾病的发展过程中相互夹杂、互为因果。参考《支气管扩张症中医证候诊断标准（2019版）》，其常见证型包括实证类（痰热壅肺证、痰湿阻肺证），虚证类（肺脾气虚证、肺气阴两虚证），兼证类（络伤咯血证）3 类 5 种证型。

实证类

（1）痰热壅肺证

主症：咳痰，痰色黄，咯血，血色鲜红，痰中带血，舌红，苔黄腻，脉数。

次症：痰黏难咯，痰质稠，脓痰，咳嗽，胸闷，发热，口渴，大便秘结，脉滑。

治法：清肺化痰，化瘀消痈。

推荐方剂：千金苇茎汤合如金败毒散加减。

（2）痰湿阻肺证

主症：咳痰，痰色白，痞满，食少，纳呆，苔白腻，脉滑。

次症：痰质稠，痰易咯出，胸闷，周身沉重，舌淡白，脉弦。

治法：燥湿化痰，理气止咳。

推荐方剂：二陈汤合三子养亲汤加减。

虚证类

（1）肺脾气虚证

主症：咳痰，痰色白，咯血，神疲，乏力，易感冒，周身沉重，食少，纳呆，腹胀，舌淡白，舌体胖大，苔白腻，脉细，脉沉。

次症：痰多、质稀，胸闷，气短，自汗，少气懒言，痞满，便溏，舌有齿痕，脉弱，脉缓。

治法：补肺健脾，益气化痰。

推荐方剂：六君子汤合三子养亲汤加减

（2）肺气阴两虚证

主症：痰少，痰黏难咯，咯血，痰中带血，口干，咽干，手足心热，神疲，乏力，动则加重，易感冒，舌淡白，脉细。

次症：痰色黄，或痰色白，痰质稠，胸闷，气短，口渴，自汗，盗汗，舌红，舌体瘦小，脉沉细或细弱或细数。

治法：益气养阴，润肺化痰。

推荐方剂：生脉散合百合固金汤加减。

兼证类

络伤咯血证

主症：咯血，血色鲜红或黯红。

次症：痰中带血。

治法：络伤咯血证常见诸痰热壅肺证，肺气阴两虚证，肺脾气虚证。火热亢盛，血溢脉外当凉血止血；气虚不能摄血当补气收敛止血；瘀血阻络，血不归经当祛瘀止血。

推荐方剂：肝火犯肺者，选用黛蛤散合泻白散；阴虚肺热者，选用百合固金汤；气虚血溢者，选用归脾汤。

2. **药物管理**　支气管扩张症患者稳定期无需用药，伴发热、黄脓痰增多等急性加重症状时，可根据病情及经验选择药物，待痰培养及药物敏感试验结果出来之后酌情进行调整。痰液引流是支气管扩张症患者的重要治疗措施，祛痰剂如盐酸氨溴索片、溴己新等可促进痰液排出，多饮水，补足机体水分。雾化吸入乙酰半胱氨酸溶液可促进痰液排出。对有阻塞性通气功能障碍的患者，可使用噻托溴铵等支气管扩张剂，能抑制杯状细胞的化生和黏蛋白的分泌，从而改善气道黏液高分泌状态。

(1) 支气管扩张症稳定期按照分级管理方案调整治疗

第 1 级：为支气管扩张症患者的基本治疗策略，主要包括：治疗潜在的病因；加强气道清理，排痰训练，接种流感疫苗每年 1 次；急性加重时给予抗菌药物治疗。

第 2 级：经上述治疗后，患者仍然出现频繁急性加重，≥3 次 / 年，可考虑给予黏液调节药物治疗。

第 3 级：经第 2 级治疗后，急性加重 ≥3 次 / 年，建议有铜绿假单胞菌或无致病菌、其他可能致病菌患者，可长期使用大环内酯类药物治疗。

第 4 级：经过第 3 级治疗后，患者仍出现急性加重 ≥3 次 / 年，建议联合应用吸入抗菌药物和大环内酯类药物。

第 5 级：经过第 4 级治疗后，急性加重 ≥5 次 / 年，可每 2~3 个月给予抗菌药物静脉滴注。

(2) 支气管扩张症恶化的处理原则：支气管扩张症恶化的定义为：呼吸道症状明显加重并持续恶化、急性加重的频率或严重性突然增加、频繁住院、急性加重期治疗后早期再发、肺功能快速下降。

进行评估：①评估患者对疾病的了解程度；②评估特殊病因（特别是囊性纤维化、变应性支气管肺曲霉病、胃食管反流病、免疫功能缺陷及炎症性肠病）；③评估疾病进展：行胸部高分辨率 CT、肺功能及血气分析检查；④评估病原学：进行痰细菌、真菌和分枝杆菌培养，必要时进行诱导痰或 BALF 检查；⑤评估合并症：如肺动脉高压、鼻窦疾病及肺栓塞。

合理优化治疗措施：优化气道清理技术方案，急性加重期给予及时合理的抗菌药物治疗，满足氧疗标准的患者给予长期家庭氧疗。

进一步处理措施：①治疗潜在的病因；②治疗相关的合并症；③考虑周期性静脉滴注抗菌药物（每 2~3 个月）；④长期应用抗菌药物治疗（ ≥3 个月，吸入或口服）；⑤根据患者的需要，考虑给予长期氧疗、无创通气、手术、肺移植或者终末期照护。

（三）肺康复方案制定

1. **气道廓清技术** 气道廓清技术在支气管扩张症患者的肺康复中有着重要的地位。支气管扩张症患者因气道结构变化，痰液引流不畅，导致反复加重，可选用自主呼吸循环技术（ACBT）、体位引流、手法技术、呼气正压、高频胸壁压迫等促进痰液引流，详见第七章“气道廓清技术”一章。

2. **呼吸肌训练** 训练呼吸肌力量可以改善通气，提高排痰力量。适用于肺功能损害、有呼吸困难症状患者，同时，对痰液引流不畅的患者，可配合气道廓清技术促进排痰。

（1）吸气肌力训练：仰卧，可将手或沙袋等放于腹部，当患者吸气时，以手的力量或沙袋的重量当阻力，从 0.5kg 开始，如每次能承受 20 分钟以上，再逐渐增加重量。

（2）呼气肌力训练：可用吹气球等及仪器辅助呼气肌力训练。

3. **呼吸操** ①指导患者平静呼吸，取立位吸气后向前倾呼气；②向上举起单侧手臂吸气，再将双手放在腹部缓慢呼气；③平举双上臂吸气，下垂呼气；④平伸双上臂吸气，双手置于腹部呼气；⑤双手抱头吸气，转体缓慢呼气；⑥站立位上举双上肢吸气，蹲位呼气。每次大约训练 10 分钟，每日 1 次。

4. **运动训练** 加强体力活动和耐力训练，配合运动处方，可以改善患者肌肉代谢、气体代谢、改善患者的体能及肺功能，提高全身运动耐力及身体免疫力，减少因活动而产生的不适感。

运动方式：根据患者肺功能情况选择，以大块肌肉规律地活动为主，如步行、踏车、游泳；

运动频率：每周 3~5 次

运动强度：以主观用力计分自感耐受为主，运动后不应出现明显气短、气促或剧烈咳嗽。

运动时间：从反复间断的数分钟开始，逐渐延长至每次持续运动 20~30 分钟。

5. **物理治疗** 超短波：采用胸廓前后对置，使用无热量或微热量，每天 1 次，15~20 次为 1 个疗程。

6. **中医特色疗法**

（1）针法：改善咳嗽、咳痰症状，取手太阴经穴或足阳明经穴为主，如鱼际、丰隆。

（2）指压天突穴：用于咳嗽、痰液难以排出的患者。

(3) 酒大黄穴位贴敷：选穴：丰隆、天突。用于咳嗽咳黄痰患者。

(4) 贴敷疗法：四黄水蜜外敷肺部感染部位，促进炎症吸收。

(5) 经络拍打：取肺经、膀胱经拍打，每日 2 次，改善咳嗽咳痰症状。

7. **药膳指导**　咯血者可使用藕节煮汤服，痰热者可进食金荞麦粥、薏苡仁粥、枇杷罗汉果粥，肺脾气虚为主者，可服用山药粥、茯苓养生粥等。

8. **注意事项**　针对支气管扩张症急性加重期，尤其是伴有咯血的患者，在执行气道廓清技术的过程中可能导致咯血加重从而加重病情，故康复过程应以中医传统功法（如呼吸操、八段锦等）为主，同时嘱咐患者控制咳嗽及呼吸训练的力度。如患者康复过程中咯血无法缓解甚至加重，应尽快到院就诊。

（四）情绪管理

支气管扩张症患者合并焦虑、抑郁等情绪者较多，特别是合并咯血的患者，通过对患者的疾病教育，让患者正确认识疾病，引导患者参加体育活动，教会患者处理日常症状的方法，对于改善患者心理状态有益。病情严重的患者可指导其至心理门诊就诊。

（五）肺康复护理

专科护士在疾病相关知识（病因、发病机制、治疗、临床表现、预后转归等方面）、药物管理、用药注意事项、调护等方面对患者进行宣教，教会患者居家自我管理的技巧，如咳嗽咳痰如何处理，咯血的处理策略等。对于肺功能损害明显的患者，指导其进行氧疗。

（六）其他治疗

包括介入治疗、外科手术治疗等。随着介入治疗的不断发展，因咯血而进行外科手术治疗的患者已大幅减少。支气管动脉造影、选择性支气管动脉栓塞术已成为支气管扩张症咯血患者的重要治疗手段。

六、典型病例

（一）病情介绍

患者罗某，女性，74 岁，慢病门诊首诊 2016 年 4 月 19 日。

主诉：反复咳嗽咳痰、咯血 10 余年。

患者于2006年受凉后出现咳嗽，咳黄痰，咯血，色鲜红，量约50ml，当时无发热恶寒，无胸闷、胸痛，无心悸，至我院门诊就诊，胸片提示“支气管扩张症”，对症治疗后病情好转，但时有反复，2013年6月—2016年9月患者因咳嗽、咳痰加重而住院治疗4次，查胸部CT平扫：右上肺后段、右肺中叶、右肺下叶内基底段及左上肺舌段、左下肺背段炎症，以右肺中叶、左下肺下舌段、右下肺内基底段为著，伴支气管轻度扩张；主动脉及左冠状动脉粥样硬化。诊断为支气管扩张症。既往史：骨质疏松；阑尾切除术后、左侧卵巢冠囊肿切除术后；双侧膝关节退行性变。经抗感染、化痰止咳等治疗症状改善后出院。

2016年4月19日至我院慢病门诊咳喘病团队就诊。

当时症状：神志清楚，精神一般，时有咳嗽，咯中量黄黏痰，可咯出，间中有咯血痰，咳甚有少许气促，胃纳尚可，睡眠欠佳，小便可，大便稍干。舌红，苔少，脉细。

查体：胸廓对称无畸形，双肺呼吸音一致，右下肺可闻及湿啰音，双肺未闻及干啰音。身高159cm，体重46kg。BMI：18.2kg/m^2。

中医诊断：肺络张（气阴两虚，痰热壅肺）。

西医诊断：支气管扩张；骨质疏松；手术史（阑尾切除术后、左侧卵巢冠囊肿切除术后）；膝关节病（双侧膝关节退行性变）。

（二）病情评估

肺功能检查：肺通气功能大致正常，小气道阻塞（FEV_1% 82%，FVC% 85%，FEV_1/FVC 81%）；最大自主每分钟通气量正常；肺弥散功能轻度下降；残气容积正常，残总比稍高。

咳嗽严重程度VAS评分：5。

支气管扩张症严重程度积分（E-FACED评分）：轻度（0~2分）。

呼吸困难mMRC评分：2分。

患者需求：改善咳嗽症状，提高排痰能力。

（三）肺康复方案

1. **中药辨证论治**　初以“标本兼治”为则，以“养阴清肺化痰”为法，方以苇茎汤加减，后根据辨证调整用药。

2. **药物管理**　西药用药方案：口服桉柠蒎肠溶软胶囊化痰，复方甲氧那明胶囊口服解痉止咳，孟鲁司特钠减轻气道高反应，骨质疏松方面，口服罗盖全、钙尔奇补钙。

3. 气道廓清技术　患者自主排痰能力可，但方法不当。嘱患者以 0.9% 生理盐水雾化，每日 3 次，雾化后家人辅助拍背排痰，促进痰液排出。

指导患者运用 ACBT 技术进行排痰：深呼吸，尽量使用腹式呼吸，3 个周期后用力哈气 1~2 次，把深部痰液排出。

4. 运动肺康复　结合患者意愿，选择呼吸训练、呼吸八段锦这两种运动方式，以呼吸八段锦为主。在家中锻炼至 Borg 呼吸困难评分达到 3~4 分（中 - 重度的呼吸困难或疲劳），每次运动时间 20~30min/ 次（不包括运动前热身，运动后放松时间），每周 4~5 次。

5. 中医特色治疗

（1）酒大黄穴位贴敷：双丰隆、神阙、天突。每 3 天 1 次。

（2）肺经络拍打操：每天 1~2 次。

6. 居家康复　除在家中进行运动肺康复锻炼，鼓励患者进行户外运动，如登山、游泳等，做力所能及的家务。

7. 氧疗、机械辅助通气　患者血气分析以及指尖血氧饱和度尚可，暂不需氧疗、无创辅助通气。

8. 营养指导　BMI 稍偏低，嘱患者加强营养，多摄入肉类，并根据辨证指导患者药膳以改善体质，选择健脾益肺、清热化痰药膳，如陈皮薏苡仁粥、白茯苓粥等平时服用，饮食以质软、容易消化食物为主，多进食鱼肉、鸡肉等含蛋白食物，适当晒太阳、促进维生素 D 吸收。

9. 情绪管理　患者平时情绪尚稳定，出现咯血时情绪较紧张感，针对此情况，对患者详细进行支气管扩张症相关知识宣教，让患者对疾病症状、药物的作用等有一定的认识，患者进入病友群，学习相关知识，并与病友进行交流。

10. 护理

（1）宣教：对患者进行支气管扩张症知识宣教，包括疾病的病因、治疗、药物相关知识、体质辨识、调护知识等。患者家属可参加每个月定期开展的不同主题的健康教育讲座，对患者日常中遇到的疾病相关的疑惑进行现场解答。

（2）生活管理：避免接触烟雾、油烟、避风寒。

（四）管理成效：管理 4 年后评估情况（2020 年 6 月）

1. 症状　咳嗽咳痰少，痰白，容易咳出，3 年未再咯血，无发热恶寒，无胸闷胸痛，无心悸，纳眠可，二便调。舌红，苔薄白，脉细。查体：胸廓对称无畸形，双肺呼吸音一致，右下肺可闻及少量湿啰音，双肺未闻及干啰音。

身高 159cm，体重 52kg。BMI：20.57kg/m^2。

4 年内无因急性加重住院治疗，规律门诊随诊，平时可外出游玩

2. **咳嗽严重程度 VAS 评分**　3。

3. 肺功能检查正常范围。

4. **E-FACED 评级**　轻度（0~2 分）。

5. **呼吸困难 mMRC 评分**　0 级。

经综合肺康复后，肺功能无明显减退，患者咳嗽、呼吸困难症状较前改善，咳痰能力有所提高，活动耐力改善，生活质量提高，急性加重间隔时间延长。

（蔡俊翔　谈馨媛　陈慧霞）

主要参考文献

[1] 葛均波，徐永健，王辰．内科学 [M]. 9 版．北京：人民卫生出版社，2018.

[2] 周玉民，王辰，姚婉贞，等．我国 7 省市城区 40 岁及以上居民支气管扩张症的患病情况及危险因素调查 [J]. 中华内科杂志，2013, 52 (5): 379-382.

[3] 李建生，王至婉，谢洋，等．支气管扩张症中医证候诊断标准 (2019 版)[J]. 中医杂志，2020, 61 (15): 1377-1380.

[4] 朱雅楠．肺康复训练对支气管扩张患者康复的影响 [J]. 首都食品与医药，2020, 27 (11): 11.

[5] 励建安，江钟立．康复医学 [M]. 3 版．北京：科学出版社，2016.

[6] 罗梦情，王德琴．支气管扩张症中医特色疗法及护理体会 [J]. 实用临床护理学电子杂志，2019, 4 (26): 91-92.

[7] 高永华，关伟杰，程璘令，等．2018 年英国胸科协会成人支气管扩张指南要点介绍 [J]. 中华结核和呼吸杂志，2019, 42 (8): 569-572.

[8] 成人支气管扩张症诊治专家共识编写组．成人支气管扩张症诊治专家共识 [J]. 中华结核和呼吸杂志，2012, 35 (7): 485-492.

[9] VOLSKO T A. Airway clearance therapy: finding the evidence [J]. Respir Care, 2013, 58 (10): 1669-1678.

[10] PRYOR J A. Physiotherapy for airway clearance in adults [J]. Eur Respir J, 1999, 14 (6): 1418-1424.

[11] 支气管扩张症专家共识撰写协作组，中华医学会呼吸病学分会感染学组．中国成人支气管扩张症诊断与治疗专家共识．中华结核和呼吸杂志，2021, 44 (4): 311-321.

第四节　特发性肺纤维化

特发性肺纤维化(idiopathic pulmonary fibrosis,IPF)是一种病因不明,慢性进行性纤维化性间质性肺炎,病变局限在肺脏,好发于中老年男性人群,主要表现为进行性加重的呼吸困难,伴限制性通气功能障碍和气体交换障碍,导致低氧血症、甚至呼吸衰竭,预后差。其肺组织学和胸部高分辨率CT(HRCT)表现为普通型间质性肺炎(usual interstitial pneumonia,UIP)。IPF起病隐匿,主要表现为干咳、进行性呼吸困难,活动后明显。大多数患者双下肺可闻及吸气末爆裂音(velcro啰音),超过半数可见杵状指(趾)。终末期可出现发绀、肺动脉高压、肺心病和右心功能不全的征象。近几年IPF患者逐渐增多,其机制尚不能完全阐明,临床药物治疗收效甚微,一直是困扰临床医师的严重问题。

特发性肺纤维化患者运动耐力明显减低,生活质量严重下降,目前尚缺乏有效的治疗方法。近年来,越来越多的国内外临床研究证实肺康复训练可以减轻患者呼吸困难的程度,提高活动耐力及肺功能,改善生活质量,减轻负面情绪,树立生活信心,对患者具有重要的临床意义,也为IPF的治疗提供了新思路。

特发性肺纤维化属于中医“肺痿”“喘证”等范畴,是以咳、喘、咳吐浊唾涎沫为主要临床表现的慢性虚损性难治病。“肺痿”病名始见于张仲景的《金匮要略》,书中专篇论述了肺痿的定义、病因、病机、证候与治法等。认为肺痿是因肺气虚弱,无力布津,以咳吐浊唾涎沫为主症的疾病。后世医家也多有论述,如《类证治裁》明确指出此属“难治之证”。清代尤在泾在《金匮要略心典·肺痿肺痈咳嗽上气病脉证治》中说“痿者萎也,如草木之枯萎而不荣,为津烁而肺焦也”,形象地说明了该病因津灼而干枯皱缩的病理特点。

中医学具有数千年的历史,在人类文明进程中熠熠生辉。传统中医在肺康复治疗中具有独特的优势和地位,亦将为特发性肺纤维化患者带来希望。

一、中医病因病机

肺痿是指肺叶痿弱不用，临床以咳吐浊唾涎沫为主症，为肺脏的慢性虚损性疾患，其病因可分久病损肺和误治津伤两个方面，发病机理总缘肺脏虚损，津气严重耗伤，以致肺叶枯萎。本病因发病机理不同，而有虚热、虚寒之分，虚热肺痿，一为本脏自病所转归，一由失治误治、或他脏之病导致。因热在上焦，消亡津液，阴虚生内热，津枯则肺燥，肺燥且热，清肃之令不行，脾胃上输之津液转从热化，煎熬而成涎沫，或因脾阴胃液耗伤，不能上输于肺，肺失濡养，遂致肺叶枯萎。虚寒肺痿为肺气虚冷，不能温化、固摄津液，由气虚导致津亏；或阴损及阳，气不化津，以致肺失濡养，渐致肺叶枯萎不用。

综上所述，肺痿属内伤虚证，病情较重而迁延难愈，如治疗正确，调理适宜，病情稳定改善，可带病延年。如治疗不当，或不注意调摄，则使病情恶化，以至不治。后期久病入血，肺脉痹阻，瘀血阻络，若见唇甲紫黯，动则喘促，喉哑声嘶，咯血，皮肤干枯，脉沉涩而急或细数无神者，预后多不良。

二、西医病因、发病机制

IPF 患者中男性比女性多见，且多有吸烟史、粉尘及有机溶剂接触史、胃食管反流、慢性病毒感染（包括 EB 病毒、丙型肝炎病毒等）、家族性间质性肺疾病（interstitial lung disease，ILD）等都是 IPF 的危险因素。大约有 30% 的散发或家族性肺纤维化患者存在肺纤维化相关的遗传易感基因。IPF 发病机制尚不明确，目前认为持续性肺上皮微损伤和激活、异常组织损伤修复导致的成纤维细胞活化和细胞外基质过度产生所致。

三、诊断

IPF 诊断标准：

（1）排除其他已知原因的 ILD（例如家庭或职业环境暴露、结缔组织病和药物毒性）。

（2）HRCT 表现为 UIP 型（此类患者不建议行外科肺活检）。

（3）已进行外科肺活检的患者，根据 HRCT 和外科肺活检特定的组合进行诊断。

四、肺康复评定

(一) 肺功能评估

肺功能检查是 IPF 患者临床常规检查之一，通过肺功能检查结果可以了解患者肺功能受损害的程度和类型。IPF 患者主要表现为肺弥散功能障碍，以用力肺活量（FVC）减少、肺总量（TLC）减少、一氧化碳弥散量（D_LCO）降低为主。肺功能检查是判断 IPF 患者临床生存率敏感和较特异性的指标。D_LCO、FVC 降低是评价 IPF 病情进展的重要指标，LLN 为正常值下限，为评估肺功能障碍的可靠标准，为方便起见，临床以 D_LCO 预计值 80% 为 LLN，低于该值为异常。IPF 肺弥散功能损害程度的诊断标准见表 17-5：

表 17-5　肺弥散功能损害严重程度分级

损伤级别	D_LCO 占预计值 %
正常	≥ 80% 或 LLN
轻度障碍	60%~79% 或 LLN
中度障碍	40%~59%
重度障碍	＜40%

(二) 血气分析

血气分析是 IPF 患者常规需要完善的检查，也是评估患者肺功能的重要手段，血气分析可直观反映患者是否存在低氧、低碳酸血症、酸碱失衡，并能间接反映肺通气及弥散功能。不但为呼吸衰竭诊断提供依据，也可为下一步药物治疗、氧疗、机械辅助通气提供参考。

(三) 胸部影像学

胸部影像学特别是胸部 CT 检查，可明确显示患者心肺结构，协助排除肺部占位、心血管器质性疾病如胸主动脉瘤等，并评估有无合并严重感染以及是否存在肺大疱、局限性气胸等，为下一步安全康复提供保障。

(四) 症状评估

采用医学研究委员会呼吸困难量表（mMRC 评分）、Borg 呼吸困难评分、

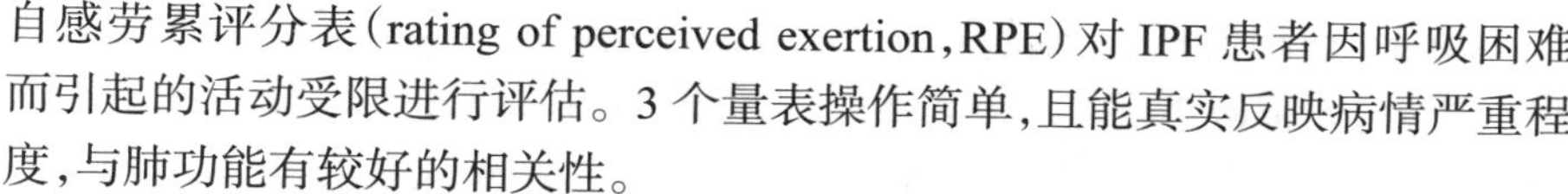

自感劳累评分表（rating of perceived exertion，RPE）对 IPF 患者因呼吸困难而引起的活动受限进行评估。3 个量表操作简单，且能真实反映病情严重程度，与肺功能有较好的相关性。

（五）生活质量相关评估

在呼吸系统疾病中，以往多采用圣·乔治呼吸系统问卷（SGRQ）等工具用于评估患者生活质量。但 Swigris 等认为以上这些方法对 IPF 患者的评价缺乏针对性，不能很好反映疾病对患者的影响。因此在 2010 年 Swigris 等人研发了特发性肺纤维化的生活质量量表（a tool to assess quality of life in IPF，ATAQ-IPF）用于评估患者生活质量。ATAQ-IPF 是目前唯一用于 IPF 的量表，由患者本人完成，量化了疾病对健康的影响，相比其他量表，更能准确反映患者生活质量情况。

（六）营养状态评估

IPF 患者因进行性下降的肺功能及严重的呼吸困难，骨骼肌及呼吸肌消耗极大，患者营养状态与疾病预后有很大的关系。常用营养状态评估工具有身体质量指数（BMI）、NRS2002 评分、去脂体重指数（FFMI）等。

（七）心理状态评估

焦虑和抑郁症状在 IPF 患者中很常见，尤其是那些呼吸困难较严重的患者，负面情绪对患者的生活质量有重大影响，因此，对 IPF 患者心理状态评估及支持显得尤为重要。目前临床多采用焦虑自评量表（SAS）、抑郁自评量表（SDS）对患者进行心理状态评估。

（八）运动耐力评估

目前临床多选用心肺运动试验（CPET）、6 分钟步行距离（6MWT）、耐力往返步行试验（ESWT）、增加往返步行试验（ISWT）以评估 IPF 患者运动能力。

五、中西医结合肺康复

（一）一般治疗

IPF 一般治疗包括戒烟、脱离污染环境、流感或肺炎多发季节注射疫苗等,支持性护理包括患者教育、情绪支持、症状缓解及合并症的管理也是重要组成,可增强患者的生活信心和自我管理能力。此外,长期氧疗可有效改善患者低氧血症,缓解呼吸困难症状,改善预后。疾病后期,患者出现呼吸衰竭则需行机械辅助通气治疗。

(二)药物治疗

目前IPF药物治疗效果有限。对于呼吸功能急性恶化的患者,国际治疗指南基于低质量的证据提出急性加重患者使用大剂量皮质类固醇的薄弱建议,而全身支持性治疗则是降低住院死亡率最主要的手段。中医治疗在改善营养状态、增强运动耐力、提高生活质量等方面有一定特色。

1. **辨证治疗**　本病为多种慢性肺系疾病后期发展而成,因津气亏损,肺失濡养,致肺叶枯萎。治疗总以补肺生津为原则,虚热证,治当生津清热,以润其枯;虚寒证,治当温肺益气而摄涎沫。临床以虚热证为多,但久延伤气,亦可转为虚寒证。治疗应法随证转,重视调理脾肾,脾为后天之本,肺金之母,培土有助生金;肾为气之根,司摄纳,温肾可助肺纳气,补上制下。此外,病机转化,由气及血,肺痹不畅、气滞血瘀,可致本虚标实之证。

(1)虚热

症状:咳吐浊唾涎沫,其质较黏稠,或咳痰带血,咳声不扬,甚则音哑,气急喘促,口渴咽燥,午后潮热,形体消瘦,皮毛干枯,舌红而干,脉虚数。

治法:滋阴清热,润肺生津。

推荐方剂:麦门冬汤合清燥救肺汤加减。

(2)虚寒

症状:咯吐涎沫,其质清稀量多,不渴,短气不足以息,头眩,神疲乏力,食少,形寒,小便数,或遗尿,舌质淡,脉虚弱。

治法:温肺益气。

推荐方剂:甘草干姜汤或生姜甘草汤加减。

(3)瘀血阻络

症状:咳嗽,咯白色黏痰,不易咯出,胸闷,活动后气短、喘息,唇甲色紫黯,口干,舌淡黯,苔白,脉弦涩。

治法:活血祛瘀

推荐方剂:血府逐瘀汤加减。

2. **药物管理**　目前在大多数国家,有两种药物被批准用于治疗IPF:吡非尼酮和尼达尼布。这两种药物在最新的IPF国际治疗指南中均属于有条件的推荐使用。吡非尼酮能够延缓 FVC 下降速率，可能在一定程度上降低病死率。该药推荐餐后服用，低剂量开始，逐渐加量，副作用包括光过敏、乏力、皮疹、胃部不适和厌食等。尼达尼布可显著减少 IPF 患者 FVC 下降的绝对值，一定程度上缓解疾病进程，其最常见的不良反应是腹泻，大多数病情不严重。在临床使用两药过程中需密切观察，及时调整。

（三）肺康复处方制定

IPF 患者肺康复方案目前尚无统一标准。根据我科临床实践拟定以下方案。肺康复以改善患者肺功能，提升患者运动耐力，减轻患者呼吸困难及咳嗽症状为目标。IPF 患者因运动诱发严重低氧血症风险相对较高，故急性加重期不推荐运动训练。持续监测 SpO_2，必要时给予吸氧并滴定氧流量，以确保饱和度 > 89%。

1. 呼吸控制训练　强化呼吸控制训练，可优化呼吸模式，改善 IPF 患者氧合。训练患者有意识地进行慢而深的呼吸，减慢呼吸频率，控制吸气和呼气时间，配合双手松拳、握拳动作，缓解患者紧张、焦虑情绪，并减轻患者呼吸困难情况。具体操作：嘱患者坐位，双肩放松，双手自然放于身体两旁，慢而深地呼吸，配合握拳动作，呼气松拳，吸气握拳，吸呼比 1∶2。

2. 胸廓扩张运动　嘱患者进行深呼吸，双手向后拉伸，扩张胸廓。依据患者的实际情况，首先进行 1~2 次平静呼吸，之后进行 2~3 次深呼吸，配合上肢动作。上述训练每日 1 次，每次约 10 分钟。

3. 呼吸肌训练　加强呼吸肌力训练，可提高呼吸肌做功效率。常规呼吸肌训练方法包括膈肌训练、缩唇训练、阻力训练等。阈值压力负荷呼吸肌训练法最先应用于慢性阻塞性肺疾病患者的呼吸训练中。研究表明，该方法可明显改善患者肺功能，提高呼吸肌的肌力和耐力，增加肺活量，减少呼吸劳累感，从而提高患者的生活质量。呼吸肌阈值负荷训练，仪器选择吸气肌阈值负荷锻炼器，设置阈值负荷从 3cmH_2O 开始，循序渐进，10~15min/ 次，1 次 /d。

4. 运动处方

运动方式：根据病情选择有氧运动、抗阻运动或呼吸训练为主。呼吸困难症状不严重的患者可选择有氧运动，方式可选择步行、爬楼梯、功率自行车、呼吸八段锦、太极拳、四肢联动等。呼吸困难症状严重的患者可选择抗阻运动及呼吸训练为主。抗阻运动可选择弹力带训练、下蹲、推墙等。呼吸训练包括呼吸控制训练和呼吸肌训练。有研究显示缩唇呼吸可能增加呼吸做功，不推荐 IPF 患者使用。

运动强度：根据患者具体病情（疾病风险、临床症状、心理状态等）确定。有氧运动可从 40% 最大运动量（参照心肺运动试验 VO_{2max}）或心率达到预期年龄最大值的 40% 开始，逐渐增加强度，病情允许情况下达到 60%~80% 最大运动量，或 Borg 呼吸困难评分达到 3~4 分。抗阻运动选择 40%~75% 最大重复值（1RM），可从 40% 开始，在患者可接受范围内逐渐递增，增加重复训练组数。也可以根据 Borg 呼吸困难评分自感劳累量表（RPE），抗阻运动初始负荷 RPE12~14 分，每 2 周增加 1~3kg 的下肢阻力训练。上肢阻力练习增加 2~5 次，直到达到 20 次。每只手的重量增加 0.5~1kg，重复次数恢复到 10 次，并逐渐增加到 20 次。呼吸肌训练强度以 ≥ 30%PI_{max}（心肺运动试验结果）开始，逐渐增加强度。

运动时间：有氧运动 10~30min/ 次，视患者具体病情确定，上肢和下肢的力量和耐力训练建议采用间歇运动，低功率、延长运动时间的原则进行；步行训练和运动训练建议避免过度浅快的呼吸造成的无效通气和耗氧量增加。运动前热身及运动后放松时可加入柔韧性训练及平衡训练。早期阶段可限制在 5~10 分钟，在症状耐受范围内逐渐增加到 20~30 分钟的连续循环。抗阻运动时间不限定。呼吸训练 10~20min/ 次。

运动频率：有氧运动 3~4 次 / 周，抗阻运动 2~3 次 / 周。呼吸训练 5~7 次 / 周。

IPF 患者运动训练可在院内及居家进行。院内阶段：在专科医师或物理治疗师指导下进行，每周 3 次，持续 6~12 周。居家锻炼阶段：在家庭或者社区锻炼，通过远程监护或电话，与医护团队保持沟通联系。

5. 中医特色疗法

（1）针灸治疗：改善咳嗽、气促症状，针刺肺俞、肾俞、膏肓及足三里。

（2）穴位注射：喘可治穴位注射双侧足三里，用于气促，动则加重，属于肾不纳气患者；丹参注射液穴位注射双侧血海，用于气促、胸闷、发绀，属于血瘀证患者。

（3）平衡火罐：用于咳嗽、气促加重，属于风邪外袭的患者。

（4）肺经络拍打操：活血通络，可改善气促、胸闷等症状。

（5）耳穴压豆：咳嗽咳痰者予耳穴贴压肺、气管、神门、皮质下；喘息气短者耳穴贴压交感、心、胸、肺、皮质下；自汗盗汗者耳穴贴压交感、肺、内分泌、肾上腺，每 3 天 1 次。

6. 膳食指导

虚热者：宜进食梨、枇杷、蜂蜜、木耳等清凉滋润之品，药饮与水偏凉服。

虚寒者：多食核桃肉补阳，饮食汤羹适量加入胡椒粉、生姜等温热助阳，药饮与水热服。

上热下寒者：多食大枣、黄芪等益气平补之品，药饮与水温服。

肾虚血瘀者：多食核桃、黑芝麻、桑椹等补益肾气之品，药饮与水温服。

推荐食疗方：

当归麦冬生地汤（滋阴润燥、活血清热）、红景天圆肉大枣茶（润肺补肾、止血散瘀）。

（四）居家康复方案

根据上述肺康复方案，结合患者具体病情进行居家康复。运动训练在家人陪同下进行，若血氧饱和度偏低，运动过程应监测指尖血氧饱和度，必要时氧疗，保持血氧饱和度>89%。运动强度以 Borg 呼吸困难评分 3~4 分进行，持续时间 10~30 分钟。定期回顾家庭练习，以确保患者的运动水平与医院内监督运动中达到的水平相似，并实现进步。

（五）情绪管理

IPF 患者呼吸困难呈进行性发展，药物治疗效果一般，临床症状痛苦，社会角色减退，经济负担重等多方面因素给患者心理造成巨大影响。多数患者会有焦虑、抑郁、消极等心理障碍，通过情绪管理及心理治疗可增强患者战胜疾病的信心，提高患者治疗的依从性。此外，合理的运动肺康复可增强患者生活能力及运动耐力，或可有效减少抑郁、焦虑的发生。通过心理疏导、指导患者进行体育活动、群体活动、肺康复、与病友交流等方法，对于改善患者的心理状态及生活质量均非常有益。

（六）肺康复护理

1. **健康教育**　鼓励患者参加医院肺康复活动病友会提供的面对面互动小组教育课程。这些教育课程可由多个学科医护参与，包括呼吸内科医师护士、理疗师、运动生理学家、营养师、药剂师等，主要涉及以下主题：了解疾病相关知识、呼吸功能测试、药物治疗、家庭氧气治疗、自我管理（包括病情加重）、管理呼吸困难、节能和运动、压力和焦虑、营养和健康饮食、慢性肺病以及气道通畅等，帮助患者学会居家自我管理及康复。

2. **脱离高危因素**　吸烟患者患病风险明显增加，环境暴露及微生物感染特别是病毒感染与肺纤维化发病关系密切，因此，脱离这些危险因素可能会减少发病率及病死率，应该引起足够重视。

3. **氧疗**　长期低流量氧疗对 IPF 患者至关重要，氧疗是切实有效的治疗 IPF 的措施，可以有效改善患者低氧血症，缓解呼吸困难症状。推荐参照慢性阻塞性肺疾病氧疗指征，静息状态低氧血症（$PaO_2 \leqslant 55mmHg$，1mmHg=0.133kPa，或 $SaO_2 \leqslant 88\%$）的 IPF 患者应该接受长期氧疗，吸氧流量控制在 2~4L/min，氧浓度控制在 30%~35%，每日鼻导管吸氧 15 小时以上，有条件的患者建议使用血氧饱和度监测仪，动脉血氧饱和度（SaO_2）维持在 90% 以上为宜。

4. **无创正压通气**　无创正压通气治疗 IPF 患者目前缺乏大样本临床研究，对于预后不良的终末期肺纤维化患者，气管插管机械通气治疗不能降低病死率，但长期家庭无创辅助通气治疗可以减轻患者呼吸困难症状，缓解呼吸肌疲劳进而提高运动耐力。应用指征：$PaCO_2 \geqslant 55mmHg$，或 $PaCO_2$ 50~54mmHg 并伴有夜间脉氧仪监测动脉血氧饱和度（SaO_2）$\leqslant 88\%$。

（七）其他治疗

肺移植是终末期 IPF 患者的主要治疗手段。确诊 IPF 经药物积极治疗无效的患者可考虑肺移植，肺移植可以改善 IPF 患者的生活质量，单侧肺移植 1 年存活率为 50%~60%，五年生存率为 49%，移植肺无纤维化复发。肺移植延长了 IPF 患者的预期寿命，但只适用于少数患者。

综上所述，IPF 患者的管理包括戒烟、疫苗接种、合并症管理、支持性护理、氧疗、健康教育、肺康复、抗纤维化治疗、评估肺移植等多方面。IPF 患者疾病管理策略见图 17-12。

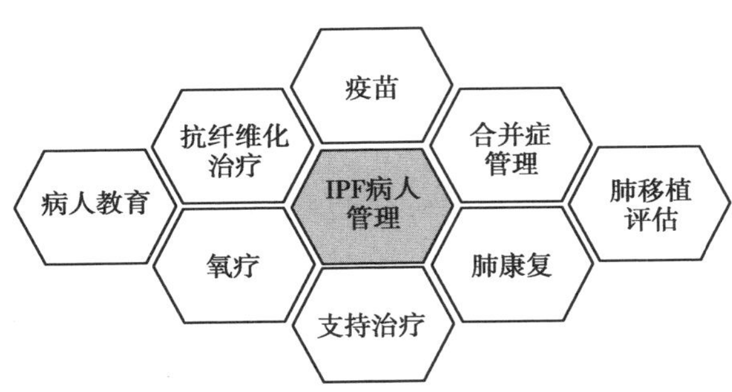

图 17-12　IPF 患者疾病管理策略

[来源：QUINN C，WISSE A，MANNS S T. Clinical course and management of idiopathic pulmonary fibrosis [J]. Multidiscip Respir Med，2019，2（14）：35.]

六、典型病例

(一) 病情介绍

患者，徐某，男性，61 岁，首诊 2017 年 11 月 8 日。

主诉：反复咳嗽 2 年，气促半年，加重 3 天。

现病史：患者于 2 年前无明显诱因下开始出现咳嗽，以干咳为主，痰少，当时无气促，无咯血，无胸痛，曾于当地医院求治，诊断为“支气管炎”，予化痰止咳对症治疗，症状反复。半年前开始出现气促，活动后明显，行胸片提示双肺弥漫性网格状浸润影，以双下肺明显，考虑肺间质病变。门诊予抗感染及对症治疗症状好转。3 天前患者气促、咳嗽较前加重，遂至我院求治，由急诊以“气促查因”收入我科。

入院症见：神清，精神疲倦，形体消瘦，咳嗽，咯少量白色泡沫痰，咳声不扬，气促，活动后加重，午后潮热，口渴咽燥，纳眠差。

查体：营养欠佳，形体偏瘦，胸廓对称，双肺呼吸音粗，双下肺可闻吸气末 Velcro 啰音，心率 90 次 /min，律齐，各瓣膜听诊区未闻及病理性杂音。舌红干，苔少，脉虚数。

辅助检查：血常规正常。血气分析：pH 7.36，PCO_2 35mmHg，PaO_2 69mmHg，SaO_2 85%。胸片提示双肺弥漫性网格状浸润影，以双下肺明显，考虑肺间质病变。肺功能：限制性通气功能障碍，肺弥散功能中度下降。胸部 CT：双肺弥漫性间质病变，符合特发性肺间质纤维化改变。

诊断：中医：肺痿(虚热型)。

西医：特发性肺间质纤维化(IPF)。

(二) 病情评估

肺弥散功能损害程度：中度障碍。

血气分析：低氧血症。

mMRC：3 级。

指尖血氧饱和度：93%。

6MWD：382m。

患者需求：改善呼吸困难症状。

（三）肺康复方案

1. **中药辨证治疗**　以滋阴清热，润肺生津为治法，方选麦门冬汤合清燥救肺汤加减，后根据辨证调整用药。

2. **药物管理**　①一般治疗：预防感染及营养支持治疗；②吡非尼酮：200mg 每日 3 次，餐后服用，观察患者用药耐受情况，患者无明显不良反应，在两周内通过每次增加 200mg 剂量，将本品用量维持在每次 600mg（每日 1 800mg），并密切观察患者用药耐受情况，若患者出现明显胃肠道症状、对日光或紫外线灯的皮肤反应、肝功能异常时，可根据临床症状减少用量或停止用药，在症状减轻后，再逐步增加给药量，最后将维持用量调整在每次 400mg（每日 1 200mg）以上。

3. **运动肺康复**

（1）抗阻运动训练：采用哑铃及弹力带，目标肌群肱二头肌、肱三头肌、小腿三头肌、股四头肌，运动强度以 40% 最大重复值开始，逐渐增加，至 75% 最大重复值。2~4 次 / 周。

（2）呼吸训练：采用六字诀训练。每次锻炼时间不少于 10~15 分钟，每天 2 次。

（3）呼吸困难症状改善后开始有氧运动：功率自行车，从 40% 最大运动量开始，逐渐增加强度，最后增加至 60% 最大运动量，或 Borg 呼吸困难评分达到 3~4 分。每次 20~15 分钟，每周 3 次始，逐渐增加。

4. **中医特色治疗**

（1）患者在院期间，给予针刺肺俞、肾俞、膏肓及足三里纳气平喘，每日 1 次。喘可治 4ml 穴位注射双侧足三里以补肾纳气，隔天 1 次。吴茱萸 + 姜汁穴位贴敷（天突穴、双肺俞）益肺平喘；大黄粉穴位贴敷（丰隆穴、涌泉穴）引火下行，每日 1 次。

（2）患者居家期间，操作方便起见，为其选用耳穴压豆及穴位按摩治疗以纳气定喘：耳穴贴压交感、心、肺、肾。穴位按摩取内关、气海、关元、足三里，每日 1 次。

5. **氧疗、机械辅助通气**　根据患者血气分析及指间血氧饱和度结果，住院期间暂不需氧疗及无创辅助通气治疗。患者居家期间，嘱其监测指间血氧饱和度（SaO_2），如 $SaO_2 \leqslant 88\%$，则建议患者行长期氧疗，吸氧流量控制在 2~4L/min，氧浓度控制在 30%~35%，每日鼻导管吸氧 15 小时以上。

6. **饮食指导**　指导患者均衡饮食，嘱其多食用营养丰富且富含维生素的食物，增加鱼类等优质蛋白质的摄入，避免食用辛辣刺激以及油腻食物。指导患者进食药膳以改善体质，可选择益气生津、补肾平喘之药膳，如西洋参麦冬瘦肉汤、陈皮怀山粥、核桃粥等。饮食宜遵循少食多餐的原则，进食速度不能过快，不可强制性吞咽以防出现噎膈症状。

7. **心理辅导**　患者因长期咳嗽并呼吸困难，出现焦虑、抑郁、恐慌等负面情绪，针对此情况，给予患者讲解疾病相关知识，使其了解其疾病原因、症状、治疗及康复等知识，同时与患者加强沟通交流，讲解本院成功案例，疏导其内心负面心理，消除其内心恐惧，树立康复的信心。

8. **宣教护理**　加强疾病相关知识、药物治疗、饮食调护、居家康复等方面宣教，并向患者灌输自我管理的理念，让患者学会居家自我管理及康复。嘱患者戒烟、预防感染。生活方面，宜避风寒、慎起居、调饮食、畅情志。

（四）管理成效

患者于 2017 年 11 月 15 日出院。呼吸专科门诊及居家管理 1 年后评估情况(2018 年 12 月)。

1. **症状体征**　精神好转，咳嗽、咳痰症状减轻，活动后气促症状较前改善，胃纳一般，睡眠时间较前有所延长。舌红，苔少，脉细。查体：形体偏瘦，胸廓对称，双肺呼吸音粗，双下肺可闻吸气末期 Velcro 啰音，心率 88 次 /min，律齐，各瓣膜听诊区未闻及病理性杂音。

2. **肺功能**　中 - 重度弥散功能障碍(表 17-6)。

表 17-6　肺弥散功能变化情况

	2017 年 11 月	2018 年 6 月	2018 年 12 月
D_LCO 占预计值 %	56.5%	54.3%	52.7%

3. mMRC　3 级。

4. **Borg 呼吸困难评分**　3 分(图 17-13)。

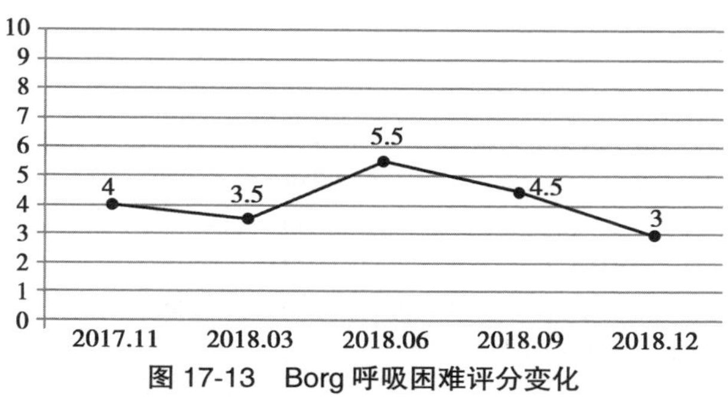

图 17-13　Borg 呼吸困难评分变化

5. 6MWD 432m。

经上述积极综合肺康复后,患者1年未因急性加重住院。虽患者肺功能较前略有下降,但患者自觉咳嗽、呼吸困难症状较前减轻,活动耐力较前有所增加,生活质量亦有提高,康复信心明显增强。

(汤翠英 吴 蕾)

主要参考文献

[1] 中华医学会呼吸病学分会间质性肺疾病学组.特发性肺纤维化诊断和治疗中国专科共识[J].中华结核和呼吸杂志,2016,39(6):427-432.

[2] GLASSBERG M K. Overview of idiopathic pulmonary fibrosis, evidence-based guidelines, and recent developments in the treatment landscape [J]. Am J Manag Care, 2019, 25 (11 Suppl): S195-S203.

[3] WEI P, XIE Y, ABEL P W, et al. Transforming growth factor (TGF)-beta1-induced miR-133a inhibits myofibroblast differentiation and pulmonary fibrosis [J]. Cell Death Dis, 2019, 10 (9): 670.

[4] JAROSCH I, SCHNEEBERGER T, GLOECKL R, et al. Short-term effects of comprehensive pulmonary rehabilitation and its maintenance in patients with idiopathic pulmonary fibrosis: a randomized controlled trial [J]. J Clin Med, 2020, 9 (5): 1567.

[5] 周仲瑛.中医内科学[M].北京:中国中医药出版社,2017.

[6] 葛均波,徐永健,王辰.内科学[M].9版.北京:人民卫生出版社,2018.

[7] 中华医学会呼吸病学分会肺功能专业组.肺功能检查指南-肺弥散功能检查[J].中华结核和呼吸杂志,2015,38(3):164-169.

[8] YORKE J, SPENCER L G, DUCK A, et al. Cross-Atlantic modification and validation of the A Tool to Assess Quality of Life in Idiopathic Pulmonary Fibrosis (ATAQ-IPF-cA) [J]. BMJ Open Respir Res, 2014, 1 (1): e000024.

[9] SHARP C, MCCABE M, HUSSAIN M J, et al. Duration of benefit following completion of pulmonary rehabilitation in interstitial lung disease-an observational study [J]. QJM, 2017, 110 (1): 17-22.

[10] VAINSHELBOIM B, OLIVEIRA J, YEHOSHUA L, et al. Exercise training-based pulmonary rehabilitation program is clinically beneficial for idiopathic pulmonary fibrosis [J]. Respiration, 2014, 88 (5): 378-388.

[11] 刘萍,张雅娟,李强,等.稳定期间质性肺疾病患者行家庭肺康复训练临床疗效的研究[J].国际呼吸杂志,2017,37(19):1480-1484.

[12] 李燕如.强化呼吸控制训练治疗脑卒中吞咽障碍的临床疗效观察[J].临床医学工程,2019,26(10):1347-1348.

[13] 刘晓梅,汪启银.阈值压力负荷呼吸肌训练对支气管哮喘慢性持续期患者运动耐

力及肺功能影响 [J]. 河南医学研究 , 2020, 29 (28): 5267-5268.
[14] DOWMAN L, HILL C J, HOLLAND A E. Pulmonary rehabilitation for interstitial lung disease [J]. Cochrane Database Syst Rev, 2014, 6 (10): CD006322.
[15] QUINN C, WISSE A, MANNS S T. Clinical course and management of idiopathic pulmonary fibrosis [J]. Multidiscip Respir Med, 2019, 2 (14): 35.
[16] PLEASANTS R, TIGHE R M. Management of idiopathic pulmonary fibrosis [J]. SAGE Choice, 2019, 53 (12): 1238-1248.
[17] SOMOGYI V, CHAUDHURI N, TORRISI S E, et al. The therapy of idiopathic pulmonary fibrosis: what is next？ [J]. Eur Respir Rev, 2019, 28 (153): 190021.
[18] DOWMAN L M, MCDONALD C F, HILL C J, et al. The evidence of benefits of exercise training in interstitial lung disease: a randomized controlled trial [J]. Thorax, 2017,(72): 610-619.

第五节 特发性肺动脉高压

特发性肺动脉高压（idiopathic pulmonary arterial hypertension，IPAH）是肺高血压第一大类动脉型肺动脉高压中的一个分支，是无明确原因、以肺血管阻力进行性升高为主要特征的恶性肺血管疾病。其血流动力学符合肺动脉高压（pulmonary arterial hypertension，PAH）的诊断标准：海平面状态下、静息时、右心导管测量肺动脉平均压（mean pulmonary artery pressure，mPAP）≥ 25mmHg（正常人 mPAP 为 14mmHg ± 3mmHg，上限为 20mmHg）。IPAH 发病率低，在我国暂未见发病率的流行病学数据，西方国家报道的肺高血压患病率在普通人群中约为 1%，其中又以左心疾病所致肺高血压及呼吸系统疾病和 / 或缺氧所致肺高血压所占比率最高，IPAH 的发病率为 7.6/100 万，患病率为 26/100 万，发病以中青年女性为主，老年患者较少。该疾病起病隐匿，症状、体征无特异性，容易漏诊及误诊，近年来，由于行业的宣传，专科的推动，诊断、治疗意识的提高，IPAH 的诊断率呈上升趋势。

IPAH 症状差异性很大，患者早期可无明显症状，随着病情发展，出现活动后胸闷、气短，并逐渐出现右心功能不全症状，如呼吸困难、肢肿、胸痛、心悸、咯血、黑矇、乏力、腹胀、声音嘶哑，甚至晕厥。在靶向药物缺乏的年代，动脉型肺动脉高压三年生存率不足 50%，近年来，随着靶向药物的应用，该病的生存率有了明显的上升，但目前该病总体预后仍差，被定义为“恶性肺血管疾病”，其致死率并不比肿瘤低，而右心功能衰竭是重要的死亡原因。IPAH 早期起病隐匿，但病情进展快，患者出现右心功能不全症状，致残、致死率高，明显影响生活质量，且治疗药物昂贵，造成了极大的经济负担。既往在 IPAH 患者中进行运动肺康复并不被认可，但随着越来越多临床研究结果的支持，肺康复在 IPAH 中逐渐受到重视。

IPAH 在中医学中并无此病名，但根据其症状特点，可归入中医学“喘证”“心衰”“痰饮”“胸痹”“心悸”“水肿”等疾病范畴。发挥中医优势，中西医结合肺康复，可改善 IPAH 患者心脏功能，提高生活质量。

一、中医病因病机

关于 IPAH 的病因病机目前尚无统一认识，学界认为，该病是由于多种原因导致心肺气虚，无力推动，气血运行不畅，血停而为瘀，水停而为痰，痰瘀互结，心脉痹阻所致。肺气郁滞，心阳阻遏，故见呼吸困难、胸闷、心悸。瘀血内阻，故见胸痛、发绀。久之心阳虚衰，而心为阳中之太阳，《血证论·脏腑病机论》中云：“心为火脏，烛照万物”，肾阳亦失于温煦，水饮内停，凌心射肺，则出现肢肿、喘息不能平卧等症状，后期阳损及阴，阴竭阳脱，出现四肢厥逆，冷汗淋漓，喘息欲脱，烦躁不安等。本病病性为本虚标实，虚实夹杂，以心肺气虚为本，痰浊、瘀血、水饮为标，病位在心、肺、脾肾，久之气损及阳、阴，阴阳两虚。

二、西医病因、发病机制

IPAH 病因与发病机制尚未明确，目前认为与遗传关系最为密切。IPAH 为单基因常染色体显性遗传，已知的致病基因 BMPR2、BMP9、ACVRL1、ENG、SMAD9、BMPR1B、TBX4、CAV1 以及 KCNK3，可解释 20%~50% 的遗传性散发型 IPAH 患者的病因，而尤以 BMPR2、BMP9 两个基因突变的致病性最强。

肺血管重构在 IPAH 的发生、发展中起着重要作用，肺血管重构导致管腔变窄、阻力进行性升高，最后导致右心功能衰竭。而肺血管重构又是基因突变、表观遗传、环境等多种因素共同作用所致，同时多种血管活性分子、离子通道、信号通路等也在其中发挥了调节作用。

三、诊断

诊断标准

①危险因素：肺动脉高压家族史；②症状：早期可无特异性临床症状，后期逐渐出现右心功能不全症状，主要表现为活动后气促，或合并胸闷、胸痛、头晕、心悸、黑矇、晕厥、乏力等，部分患者可出现下肢水肿、腹胀、纳差、肝区疼痛、咯血、声嘶等；③体征：右心功能不全的体征，心前区隆起，肺动脉瓣第二心音亢进，三尖瓣收缩期杂音，严重者可伴有颈静脉充盈或怒张、肝大、下肢水肿、多浆膜腔积液、发绀、黄疸等；④辅助检查：右心导管检查是确诊 IPAH 的金标准，海平面状态下、静息时、右心导管测量肺动脉平均压（mPAP）≥ 25mmHg，是肺动脉高压的条件，同时右心导管可协助排除其他原因所致的肺动脉高压；⑤排除其他原因所致的肺动脉高压，如先天性心脏病、左心疾病相关的肺动脉高压、HIV、结缔组织病、毒物接触史等。排除了已知原因后方可诊断 IPAH。

四、肺康复评定

（一）症状评估

IPAH 主要症状为右心功能不全症状，可运用 WHO 心功能分级对患者症状进行评估。

Ⅰ级：患者体力活动不受限，日常体力活动不会导致气短、乏力、胸痛或黑矇。

Ⅱ级：患者体力活动轻度受限，休息时无不适，但日常活动会出现气短、乏力胸痛或近乎晕厥。

Ⅲ级：患者体力活动明显受限，休息时无不适，但低于日常活动量会出现气短、乏力胸痛或近乎晕厥。

Ⅳ级：患者不能进行任何体力活动，有右心衰竭的征象，休息时可有气短和 / 或乏力，任何体力活动都可加重症状。

未治疗的 IPAH 平均生存时间与 WHO 心功能分级密切相关，Ⅳ级患者平均生存时间仅为 6 个月，Ⅲ级者为 2.5 年，Ⅰ ~ Ⅱ级者可达 6 年。

此外，可使用 Borg 呼吸困难分级对呼吸困难症状进行评估。

(二)实验室检查

IPAH 患者当完善血常规、转氨酶、胆红素、肌酐、D- 二聚体、B 型利钠肽(BNP)或 N 末端 B 型利钠肽原(NT-proBNP)、动脉血气分析等检查,而其中以 BNP 或 NT-proBNP、血气分析最为重要。

BNP 是一种由心肌细胞合成的具有生物学活性的内源性激素,主要在心室表达,其分泌水平与心室的压力负荷有密切关联。IPAH 患者由于肺小血管收缩,血管重构和原位血栓形成,肺血管阻力增加,导致右心负荷以及心室壁的张力增加,右心功能衰竭,可引起 BNP 水平升高,故 BNP 水平可反映心室功能。NT-proBNP 半衰期相对较长,与 BNP 具有同源性,可间接反映 BNP 情况。BNP 与 NT-proBNP 可作为 IPAH 预后预测的独立危险因素。

血气分析可反映有无低氧、二氧化碳潴留、酸碱失衡等情况,间接评估肺的通气、弥散功能。IPAH 因肺血管重构,肺泡血流灌注下降,导致弥散功能障碍,引起低氧血症,而低氧又引起肺小血管痉挛,造成恶性循环。轻症患者血气分析结果可完全正常,随着病情的进展可出现低氧血症、低碳酸血症,若合并严重低氧血症,需注意排除合并其他疾病可能。目前暂无证据表明 IPAH 患者氧分压与预后有明确相关性,但二氧化碳分压越低,则提示预后越差。

(三)超声心动图评估

超声心动图是临床最常用的 IPAH 无创评估手段,可作为 IPAH 的初筛,评估肺动脉压力的变化,了解心内结构、功能,排除肺血管畸形、心内分流等疾病,通过测量右心房面积、三尖瓣环收缩(TAPSE)、Tei 指数、有无心包积液等,间接评估右心功能情况。

(四)肺功能评估

IPAH 为肺血管病变,其严重程度与肺功能并无确切相关性,患者肺功能可在正常范围,但随着病情进展,可出现限制性、轻度阻塞性肺通气功能障碍,以及肺血管重构加重,肺泡血流灌注下降,导致弥散功能障碍。一氧化碳弥散功能(DLCO)与肺动脉高压有相关性,可评估肺功能稳定的 IPAH 患者病情是否恶化,IPAH 患者如一氧化碳 DLCO<45% 预测值,提示心输出量明显下降,预示预后不良。

心肺运动试验是国际最常用的 IPAH 运动功能评价、疗效及预后评估手段。其中峰值摄氧量、峰值摄氧量占预计值百分比可有效评估运动功能,

IPAH 表现为峰值氧耗量、峰值氧脉搏显著下降，VE/VCO_2 斜率、生理无效腔通气与潮气量比值（VD/VT）上升。当 VE/VCO_2 斜率 ≥45、最大摄氧量（VO_{2max}）<10.4ml/（min·kg）、呼气末二氧化碳分压（$PETCO_2$）<20mmHg，预示临床恶化事件的发生率升高，提醒患者需要更积极的药物干预。

（五）胸部影像学

胸部 X 线检查在 IPAH 患者中意义有限，主要初步排除合并其他疾病。CT 肺动脉造影可明确显示肺动脉以及心脏结构，在有经验的中心其重建影像可部分替代肺动脉造影。同时 CT 肺动脉造影可协助排除引起肺动脉高压的其他原因如急性肺栓塞、肺动静脉瘘等。

（六）心电图

心电图可评估有无右心房、右心室肥大的间接征象，最重要的意义是评估有无合并心律失常，尤其是快速型房性心律失常。

（七）心脏磁共振

心脏磁共振可评价 IPAH 患者右心大小、形态和功能，目前是右心评价的“金标准”。测量指标主要为估测每搏量、心输出量、肺动脉弹性和右心室质量，相位对比法 MRI 评估的右室容积、每搏输出量、射血分数和左室容积是 IPAH 死亡率和治疗效果的独立预测指标。MRI 测定右心室射血分数变化对患者预后的预测价值显著优于右心导管测定的肺血管阻力变化。

（八）右心导管检查

右心导管检查是确诊 IPAH 的“金标准”，也是与其他原因导致的肺高血压进行鉴别、评估病情和治疗效果的重要手段。右心导管检查可获得准确、可靠的血流动力学资料，同时可进行急性肺血管扩张试验，评估单独应用大剂量钙通道阻滞剂的疗效。

（九）运动功能评估

可运用心肺运动试验进行运动功能评估，或使用 6 分钟步行距离进行评估。

（十）危险分层评估

2018 年世界肺动脉高压大会上，发布了简化的肺动脉高压风险评估表,从 WHO 心功能分级、6 分钟步行距离、NT-proBNP 或 BNP 或 RAP(右心房压)、CI(心功能指数)四个方面,对肺动脉高压患者的风险进行评估(表 17-7),以指导临床治疗。

表 17-7 简化的肺动脉高压风险评估表

	预后指标	低风险	中等风险	高风险
A	WHO 心功能分级	Ⅰ、Ⅱ	Ⅲ	Ⅳ
B	6 分钟步行距离(m)	>400	165~400	<165
C	NT-proBNP(ng/L)或 BNP(ng/L) 或 RAP(mmHg)	BNP<50	BNP 50~300	BNP>300
		NT-proBNP<300	NT-proBNP 300~1 400	NT-proBNP>1 400
		RAP<8	RAP 8~14	RAP>14
D	CI[$L/(min \cdot m^2)$]或 SvO_2(%)	CI≥2.5	CI 2.0~2.4	CI<2.0
		SvO_2≥65	SvO_2 60~65	SvO_2<60
	危险分层标准	至少 3 个中低风险指标且无高风险指标	介于低风险和高风险之间	至少 2 个高风险指标,其中必须包括 CI 和 SvO_2

注:NT-proBNP:N 末端 B 型利钠肽原;BNP:B 型利钠肽;RAP:右心房压;CI:心功能指数;SvO_2:混合静脉血饱和度。1mmHg=0.133kPa。

(十一)生活质量相关评估

IPAH 生活质量评估可利用量表进行,包括普适量表评估,如健康状况调查简表(SF-36)、圣·乔治呼吸系统问卷等,以及肺动脉高压专用量表,如 CAMPHOR 的亚量表、PH 生活问卷(LPH)、明尼苏达心力衰竭问卷 PH 版(MLHF-PH)、PH 生活质量重点 10 项评估量表(emPHasis-10)等。专用量表均与 WHO 心功能分级有良好的相关性,CAMPHOR 的亚量表、emPHasis-10 评分均可作为预测疾病转归的独立危险因素。但单一量表有时难以充分描述疾病的影响,而每个专用量表各有其侧重点,可结合使用。

(十二)营养状态评估

肺动脉高压常用营养状态评估工具有 NRS2002 评分、身体质量指数(BMI)等。

（十三）心理状态评估

IPAH患者以育龄期女性为多，病情进展迅速，症状重，严重影响生活，且高昂的医疗费用造成的经济压力，患者容易产生焦虑、抑郁、恐惧等不良心理，可运用焦虑自评量表（SAS）、抑郁自评量表（SDS）等量表对患者进行心理状态评估。

五、中西医结合肺康复

（一）一般治疗

包括避孕、预防感染、支持治疗等。IPAH以育龄期女性患者多见，而肺高血压患者妊娠期病死率明显升高，故建议育龄期女性患者严格避孕。感染可加重IPAH患者病情，故秋冬季节交替时，建议患者接种流感疫苗、肺炎疫苗等。

（二）药物治疗

IPAH患者治疗的目标在于让患者维持在低风险状态，减少病情恶化、并发症，提高生活质量，降低死亡风险。靶向药物的出现，使IPAH患者的生存时间得到了明显的提升，中医治疗在改善症状、改善运动耐力等方面有优势，中西医结合，可为患者提供最佳治疗方案。

1. 辨证治疗　肺康复治疗原则为扶正祛邪，祛邪，以活血祛瘀、化痰利水为重点，扶正，以补益肺肾之气阳为主。

（1）肺肾气虚

症状：精神疲倦，胸闷气短，动则气促加重，心悸，或有咳嗽，语声低怯，时自汗出，纳差，舌淡，苔薄白，脉细弱。

治法：补肾益肺，纳气平喘。

推荐方剂：平喘固本汤加减。

（2）痰浊内阻

症状：气促，活动后加重，胸膺满闷，或有胸痛，心悸，时有黑矇，咳嗽痰白，倦怠乏力，纳呆便溏，肢肿，口黏不渴，恶心，咯吐痰涎，口唇发绀，舌淡黯，苔白腻，脉滑。

治法：化痰祛浊平喘。

推荐方剂：二陈汤加减。

（3）痰瘀互结

症状：喘息上气，咳嗽，痰多色白黏腻，胸闷心悸，面唇爪甲黯紫，或有晕厥、咯血，腹部胀满，肢体浮肿，小便量少。舌质黯红，边有瘀斑，舌底络脉青紫或粗胀，脉弦涩或结。

治法：化痰活血平喘。

推荐方剂：瓜蒌薤白半夏汤合桂枝茯苓丸加减。

(4) 阳虚水泛

症状：气促明显，动则加重，心悸、喘息，不能平卧，甚则晕厥，面目及肢体浮肿，面唇青紫，腹胀，尿少，腰以下肿甚，腰酸膝冷，畏寒乏力。舌体胖质黯，苔白滑，脉沉涩，或结。

治法：温阳利水，活血祛瘀。

推荐方剂：真武汤加减。

(5) 阴竭阳脱

症状：喘息欲脱，神志模糊，烦躁不安，四肢厥逆，冷汗淋漓，面色黧黑，全身浮肿，小便少，舌质淡胖，脉微欲绝或散乱无力。

治法：滋阴温阳固脱。

推荐方剂：参附龙牡汤加减。

2. **药物管理** IPAH 患者的药物治疗包括利尿药、抗凝药、抗心律失常药、强心药、钙通道阻滞剂、靶向药物等，其中靶向药物是 IPAH 重要治疗手段。靶向药物包括前列环素类似物(依前列醇、伊洛前列腺素、曲前列尼尔、贝前列素、司来帕格等)、内皮素受体拮抗剂(波生坦、安立生坦、马昔腾坦等)、5 型磷酸二酯酶抑制剂(西地那非、他达那非、伐地那非等)、鸟苷酸环化酶激动剂(利奥西呱等)。IPAH 的治疗方案根据危险分层评估确定，2018 年第六届肺动脉高压大会上，对动脉型肺动脉高压做了详细的治疗流程，以危险分层评估指导治疗，对 IPAH 亦适用(图 17-14)。

(三) 肺康复处方制定

IPAH 患者肺康复处方根据患者康复评定情况及其主诉、需求而制定。根据我科前期实践，以及 2018 年世界肺高血压大会精神，以肺动脉高压风险分层作为肺康复处方制定标准可行性较好。IPAH 患者常以呼吸困难、运动耐力下降为主诉，肺康复的重点在于提高患者运动耐力，改善生活质量，减缓病情恶化趋势，不同危险分层的患者，着重点有差别。

1. **低风险患者** 主要方法有辨证中药(见“辨证治疗”)、药膳以扶助正气，必要时中医特色疗法以改善并发症、合并症；健康教育，根据指南及患者实际情况规范西药治疗；并提倡运动康复、居家康复。

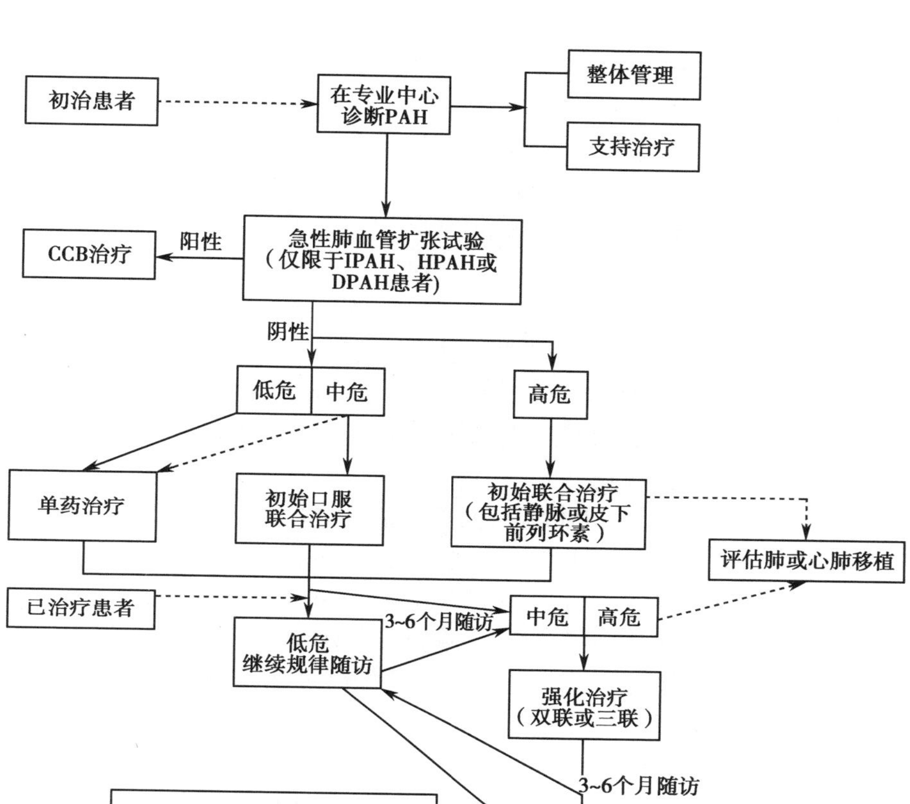

图 17-14 2018 第六届世界肺动脉高压大会动脉型肺动脉高压治疗流程

PAH：肺动脉高压，CCB：钙通道阻滞剂，IPAH：特发性肺动脉高压，HPAH：遗传性肺动脉高压，DPAH：药物相关肺动脉高压；实线为明确推荐，虚线为可选推荐。

（1）运动处方

运动方式：可以有氧运动为主，配合抗阻运动、柔韧性运动及平衡训练。有氧运动可选择功率自行车、四肢联动、快步走、呼吸八段锦、太极拳等方式。抗阻运动可选择弹力带、直立提拉、俯卧撑等。运动前热身及运动后放松时加入柔韧性训练及平衡训练。

运动强度：有氧运动选择中低强度运动，不超过 50% 最大运动量（参照心肺运动试验 VO_2max），Borg 呼吸困难评分<4 分。抗阻运动选择 40%~75% 最大重复值（1RM），可从 40% 开始，在患者可接受范围内以 2%~10% 负荷递增，增加重复训练组数。

运动时间：有氧运动 20~30min/ 次（不包括运动前热身，运动后放松时间，可一次完成或分次完成。Borg 呼吸困难评分达到 4 分时停止，若患者出现心绞痛、晕厥以及严重呼吸困难等不适，立即停止运动）。抗阻运动时间不限。

运动频率：有氧运动 3~5 次 / 周。抗阻运动 2~3 次 / 周。

（2）膳食指导：益气扶正药膳为主，推荐北芪虫草炖乌鸡、山药桃仁粥。

2. **中等风险患者**　可选用辨证中药、药膳扶正祛邪，化痰活血。此类患者可在监督下行运动康复、居家康复。

（1）运动处方

运动方式：以抗阻运动及呼吸训练为主，病情允许情况下加入有氧运动，配合柔韧性训练及平衡训练。可选择功率自行车、慢步走、单纯上下肢运动、呼吸肌锻炼、呼吸八段锦、太极拳等运动方式。呼吸训练可选择腹式呼吸、缩唇呼吸、呼吸肌训练。

运动强度：抗阻运动以 30% 最大重复值（1RM）开始，在患者可接受范围内以 2%~10% 负荷递增，若患者出现心绞痛、晕厥以及严重呼吸困难等不适，立即停止运动。有氧运动以低强度运动为主，不超过 50% 最大运动量（参照心肺运动试验 VO_2max），Borg 呼吸困难评分 ≤ 3 分。呼吸肌训练强度以 ≥ 20%PImax（心肺运动试验结果）开始，逐渐增加强度，若患者出现胸闷、心绞痛、呼吸困难加重则立即停止运动。

运动时间：有氧运动 20~30min/ 次（不包括运动前热身，运动后放松时间。建议分次完成，Borg 呼吸困难评分达到 3~4 分时停止，若患者出现心绞痛、晕厥以及严重呼吸困难等不适，立即停止运动）。抗阻运动时间不限。呼吸训练 10~20min/ 次，1 天 2 次。

运动频率：有氧运动 3~5 次 / 周，根据病情确定。抗阻运动 2~3 次 / 周。缩唇呼吸、腹式呼吸等可每天进行，呼吸肌训练 5~7 次 / 周。

（2）膳食指导：化痰活血药膳为主，推荐茯苓薏米粥、红景天圆肉大枣茶、山药田七粥等。

3. **高风险患者**　以辨证中药、居家康复、氧疗、中医特色治疗、药膳为主。鼓励患者在可接受的范围内进行低强度运动，但需在严密监督下进行，若患者出现心绞痛、晕厥以及严重呼吸困难等不适，立即停止运动。

（1）运动处方

运动方式：以抗阻运动、呼吸训练为主，在病情允许范围内进行低强度有氧训练。可选择慢步走，或坐位、卧位可进行的运动方式，如呼吸八段锦、单纯上下肢训练、功率自行车等，运动的同时监测指尖血氧饱和度、心率，血氧饱和度 <91% 的患者，吸氧下运动，保证血氧饱和度 >92%。

运动强度：抗阻运动以 25% 最大重复值（1RM）开始，在患者可接受范围内以缓慢递增。呼吸肌训练强度以≥20%PImax（心肺运动试验结果）开始，逐渐增加强度，控制在可接受范围。有氧运动低强度为主，不超过30%最大运动量（参照心肺运动试验 VO_2max），Borg 呼吸困难评分≤3 分。

运动时间：抗阻运动时间不限。呼吸肌训练每次 10~20min/ 次，1 天 2 次。有氧运动时间不超过 20~30min/ 次（不包括运动前热身，运动后放松时间。Borg 呼吸困难评分达到 3 分时停止）。

运动频率：抗阻运动 2~3 次 / 周。缩唇呼吸、腹式呼吸等可每天进行，呼吸肌训练 5~7 次 / 周。有氧运动 3~5 次 / 周。

（2）膳食指导：药膳以化瘀活血利水为主，赤小豆生姜鲫鱼汤、茯苓薏米赤小豆粥、陈皮扁豆粥、山药田七粥等。

（3）氧疗：氧疗是中重度 IPAH 患者的重要支持手段。对于血氧饱和度<91%，或动脉血氧分压≤60mmHg 的 IPAH 患者，需要使用氧疗，维持血氧饱和度>92%，以减少缺氧对心脏、血管以及全身的影响。鉴于机械通气对血流动力学的影响，IPAH 患者慎重使用机械辅助通气。

（四）中医特色治疗

1. **荞麦封包外敷双下肢**　可改善下肢水肿症状。
2. **甘遂粉敷神阙穴**　改善腹胀、肢肿症状。
3. **穴位注射**　丹参针穴位注射双血海：活血祛瘀，用于血瘀证患者。
4. **穴位按摩、经络拍打**　按摩双侧神门穴、内关穴、足三里，循肺经、心经拍打，每日 2 次。改善气促、胸闷症状。
5. **皮内针**　取穴：膻中、双侧内关、厥阴俞，改善胸闷症状。
6. **脐灸**　改善气促、肢冷、腹胀等虚寒症状。

（五）居家康复方案

居家注意事项：① IPAH 患者若为育龄期女性，应注意有效避孕。②尽量避免前往高海拔地区，当暴露于高海拔地区或需要乘飞机出行，注意保持氧饱和度>91%，必要时吸氧。③外出时注意携带肺动脉高压病情相关的病例资料，备好相关药物以及急救药物，以确保安全。

居家康复需在有经验的医护人员（肺动脉高压诊疗中心）的指导下进行，且需要在良好的药物控制、病情达到临床稳定的前提下实施运动。不推荐游泳，因在水中患者胸腔内压增高，可导致肺动脉压力升高，左心回心血量减少、射血减少，引起体循环低血压，甚至休克。病情不稳定的患者应该避免剧烈活动和用力大便，以免诱发肺动脉高压危象。

1. **低风险患者**　执行运动肺康复方案，可配合爬楼梯、快步走、中医传统功法八段锦、太极拳等有氧运动，Borg 呼吸困难评分达到 4 分时停止，或患者出现心绞痛、严重呼吸困难等不适时，立即停止运动。还可以进行弹力带、哑铃等锻炼，平时生活如上楼、洗漱、拖地等活动，有意识地锻炼关节活动度、柔韧性以及平衡能力，以保证运动安全。

2. **中等风险患者**　在家人监护下执行运动肺康复方案，可选择呼吸操、坐位低功率自行车、坐位八段锦等锻炼，Borg 呼吸困难评分达到 3 分时，或患者出现心绞痛、严重呼吸困难等不适时，立即停止运动。鼓励患者进行力所能及的家务活动，如洗碗、拖地等，家务活动是有意识锻炼四肢肌群力量，以及平衡性。

3. **高风险患者**　提倡节能呼吸，可在家人严密监测下进行可接受范围内的低强度运动，佩戴血氧饱和度监测仪进行运动，保持血氧饱和度在 90% 以上，必要时吸氧运动，以呼吸训练（缩唇呼吸、腹式呼吸、坐位或卧位呼吸操）为主，一旦出现呼吸困难加重，或胸闷、心悸等症状，立即停止。有序摆放家庭物品，改良家居环境，必要时配置辅具，减少患者生活中的耗氧。保持大便通畅，避免用力排便，必要时使用开塞露或者辅助排便药物。

（六）情绪管理

IPAH 患者以育龄期女性居多，对于有焦虑、抑郁、恐惧等不良心理的患者，需要给予心理支持。规律用药、维持病情控制良好，运动锻炼，提高运动能力，改善生活质量，对于缓解患者的不良情绪有积极作用。群体活动、病友之间交流，也对情绪有积极作用。发现患者心理问题严重的患者可指引其至心理科就诊。

（七）肺康复护理

1. **宣教**　IPAH 是少见疾病，群众认识普遍不足，对患者进行疾病相关知识的宣教，让患者认识疾病，以及在生活中可能出现的症状、并发症等，可帮助其减少焦虑、恐惧，增强战胜疾病的信心。

2. **药物管理**　降低肺动脉压力的靶向药物普遍价格昂贵，影响了患者用药依从性。另一方面，靶向药物可能存在不同程度的副作用，如使用 5 型磷酸二酯酶抑制剂可能出现头痛、潮热、鼻出血等，服用内皮素受体拮抗剂可能出现外周水肿、肝功能异常等。护理方面可加强药物方面的宣教，耐心解释用药的必要性与重要性，指导患者规律用药，定期复查相关检查，出现副作用及时与主治医师沟通。

3. **并发症的管理**　IPAH 患者疾病发展过程中可能出现低氧、肢肿等并

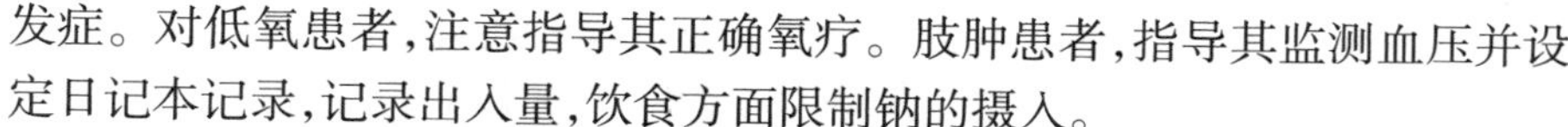

发症。对低氧患者，注意指导其正确氧疗。肢肿患者，指导其监测血压并设定日记本记录，记录出入量，饮食方面限制钠的摄入。

（八）其他治疗

IPAH 其他治疗包括介入、手术治疗。对于重症的 IPAH 患者，球囊扩张房间隔造口术可考虑作为姑息性治疗手段或肺移植前的过渡性治疗措施，但疗效与安全性有待证实。当 IPAH 合并严重右心衰竭，药物治疗效果不佳时，可考虑体外膜肺氧合（ECMO）进行救治，也是作为肺移植前的过渡性治疗措施。而肺移植或心肺联合移植则是终末期 IPAH 患者的最后手段。

六、典型病例

（一）病情介绍

患者李某，女性，12 岁，慢病门诊首诊 2019 年 12 月 23 日。

主诉：胸闷，气促 2 年，发现肺动脉高压 4 个月。

患者 2 年前开始无明显诱因下出现胸闷、气促，活动后为主，患者及家属未重视，2019 年 8 月患者症状加重，至外院门诊就诊，查心脏彩超（2019 年 8 月 13 日）：右房、右室明显增大，二尖瓣关闭不全（轻度），三尖瓣关闭不全（重度），肺动脉高压（重度，估测 PASP=99mmHg），心包积液（少量），左心室收缩功能正常，右心室收缩功能正常。于 8 月 16 日住院，当时体重 44.6kg。指尖血氧饱和度：98%~99%。8 月 20 日肺动脉 CTA：1. 肺动脉主干增宽，右心增大，符合肺动脉高压表现。肺动脉主干及分支显影良好，未见充盈缺损。2. 胸部平扫 + 增强未见异常。肝胆胰脾彩超、门静脉 + 肝静脉 + 下腔静脉彩超、双下肢动静脉彩超未见异常。心电图：窦性心律，电轴右偏，右心房扩大，不完全右束支传导阻滞，右室肥厚。当时诊断考虑为特发性肺动脉高压，给予西地那非 20mg tid，波生坦 62.5mg bid 降低肺动脉压，症状缓解不理想，8 月 23 日开始予曲前列尼尔注射液皮下注射（1.25ng/（kg·min）起，逐渐上调至 15ng/（kg·min），相当于 3.6U/hr 泵速），同时给予利尿、护肝、强心等治疗。2019 年 10 月患者至中国医学科学院阜外医院住院，行右心导管检查 + 左心导管 + 急性肺血管扩张试验 + 肺动脉造影，明确诊断为：特发性肺动脉高压，心脏扩大，心功能Ⅱ级（NYHA 分级）。治疗方案：安立生坦 5mg qd，他达那非 10mg qd，曲前列尼尔注射液 15ng/（kg·min），以及利尿治疗。后症状有所好转。2019 年 12 月 23 日至我科慢病门诊，纳入管理。

当时症状：气促，活动后加重，在家中仅能缓慢行走 20 分钟，无咳嗽咳痰，少许胸闷，无胸痛，胃纳睡眠尚可，二便调。舌淡黯，舌下脉络曲张，苔薄白，脉细。

查体：身高 154cm，体重 45.1kg。BMI：19.0kg/m^2。BP：113/65mmHg，SpO_2：95%。双肺呼吸音清，双肺未闻及干湿性啰音。心率 85 次 /min，律齐，心音有力，P2 亢进，胸骨左缘四、五肋间可听到收缩期 2~3 级 /6 级粗糙的吹风样杂音。腹平软，肝肋下 2cm，质中，脾肋下未及。四肢活动自如，无杵状指、趾，双下肢无水肿。

诊断：中医：喘证（肺肾气虚）。

西医：特发性肺动脉高压（WHO 心功能分级Ⅲ级，中等风险）。

（二）病情评估

1. 辅助检查

（1）2019 年 8 月

实验室检查：(2019 年 8 月）血常规：WBC 9.51 × 10^9/L，NEUT% 45.5%，Hb 157g/L，PLT 260 × 10^9/L；肝功能：TBIL 26.2μmol/L，IBIL 21.4μmol/L，ALT 41U/L；BNP 869.9pg/ml。

肺功能检查：①肺通气功能基本正常；②肺容量基本正常。

胸部 CT：①肺动脉主干增宽，右心增大，符合肺动脉高压表现。肺动脉主干及分支显影良好，未见充盈缺损。②胸部平扫 + 增强未见异常。

心电图：窦性心律，电轴右偏，右心房扩大，不完全右束支传导阻滞，右室肥厚。

（2）2019 年 10 月

心脏彩超：肺动脉高压（重度，估测 PASP=106mmHg），右心扩大。右心功能正常低值。三尖瓣中大量反流。细小动脉导管未闭。

右心导管检查 + 左心导管 + 急性肺血管扩张试验 + 肺动脉造影：基线 RAP：10/8/7mmHg，PAP：92/43/59mmHg，PAWP：10/10/9mmHg，CO：3.0L/min，CI：2.32L/（min·m^2），PVR：16.17Wood U，PVRi：21.53Wood U·m^2，肺动脉 SaO_2：60.1%，降动脉 SaO_2：96%。吸入伊洛前列素溶液后：基线 RAP：10/7/7mmHg，PAP：82/36/53mmHg，PAWP：10/10/9mmHg，CO：3.27L/min，CI：2.53L/（min·m^2），PVR：13.46Wood U，PVRi：17.38Wood U·m^2，肺动脉 SaO_2：61.6%。肺动脉造影示：左右肺动脉轻度扩展，未见明显狭窄、充盈缺损、或闭塞性病变，未见远端血流节段性灌注减低、缺失，远端血流速度可，肺静脉回流速度可，主动造影未见未闭动脉导管。导管诊断：毛细血管前肺动脉高压，急性

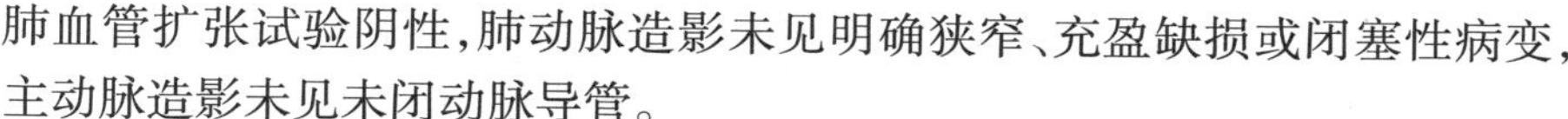

肺血管扩张试验阴性，肺动脉造影未见明确狭窄、充盈缺损或闭塞性病变，主动脉造影未见未闭动脉导管。

2. **就诊时**　WHO 心功能分级：Ⅲ级。

mMRC：4 级。

6MWD：因步行 50m 心率达 170 次 /min，中止试验。

（三）肺康复方案

1. **中药辨证治疗**　根据辨证初给予补中益气汤加减，后根据辨证调整用药。

2. **药物管理**　西药用药方案：维持安立生坦 5mg qd，他达那非 10mg qd，曲前列尼尔注射液 15ng/（kg·min），托拉塞米 20mg qd，螺内酯 20mg qd，呋塞米 20mg qd，氯化钾缓释片 1g tid。嘱患者注意记录出入量，测量血压。曲前列尼尔注射液使用期间注意避免突然停止输注，若中断数小时内可重新以相同剂量速率给药，若时间较长，需要与医师取得联系，重新滴定输注剂量。

3. **运动肺康复**　结合患者及家属意愿，患者每 3 天 1 次到我院慢病门诊运动，选用四肢联动运动方式，热身时间 10 分钟，运动时间 20 分钟，运动过程中监测指尖血氧饱和度及心率，Borg 呼吸困难评分达到 4 分或心率超过 160 次 /min、血氧饱和度 <90% 时停止运动。平时在家中选用平地行走方式，缓慢速度开始，10 分钟热身后逐渐提高速度至可耐受水平，持续 20 分钟，Borg 呼吸困难评分达到 3 分或心率超过 150 次 /min、血氧饱和度 <90% 时停止，后整理运动 10 分钟。

4. **中医特色治疗**　按摩双侧神门穴、内关穴、足三里，循肺经、心经拍打，每日 2 次。

5. **居家康复**　除在家中运动肺康复，鼓励患者进行力所能及的劳动，如拖地、洗衣服等，锻炼关节柔韧性及平衡能力，劳动中注意有无胸闷、气促加重等症状。

6. **氧疗**　患者指尖血氧饱和度尚可，暂不需氧疗，家中可备制氧机，若出现症状加重，血氧饱和度低于 90% 时吸氧。

7. **营养指导**　BMI 正常范围，指导患者清淡、质软饮食，避免进食过于坚硬、难以消化食物。根据辨证指导患者选用益气扶正药膳，推荐北芪虫草炖乌鸡、山药田七粥等。控制钠盐及水分摄入量。

8. **情绪管理**　患者情绪焦虑，有恐惧感，经相关知识宣教，让患者对疾病有了一定的认识，并通过与病友一起运动、交流，焦虑、恐惧情绪逐渐得到缓解。

9. **护理**

(1)宣教：对患者进行疾病相关知识的宣教，让患者认识疾病，以及在生活中可能出现的症状、并发症，使用药物可能出现的不良反应等。

(2)指导患者接种流感、肺炎疫苗。

(四)管理成效：管理8个月后(2020年8月)

1. **症状**　活动后气促，较前减轻，可平路行走25分钟，独立完成洗澡、简单家务。无胸闷、肢肿。舌淡黯，苔薄白，脉弦细。查体：双肺呼吸音清，双肺未闻及干湿啰音。心率80次/min，律齐，P2亢进，胸骨左缘四、五肋间可听到收缩期2~3级/6级粗糙的吹风样杂音。双下肢无水肿。

近8个月无加重住院。

2. mMRC　3级。

WHO心功能分级：Ⅲ级。

6MWD：330m。

经综合肺康复后，患者呼吸困难症状较前有所改善，活动耐力改善，生活质量提高。

（许银姬　吴镇湖）

主要参考文献

[1] 中华医学会心血管病学分会肺血管病学组，中华心血管病杂志编辑委员会．中国肺高血压诊断和治疗指南2018 [J]. 中华心血管病杂志，2018, 46 (12): 933-964.

[2] HOEPER M M, HUMBERT M, SOUZA R, et al. A global view of pulmonary hypertension [J]. Lancet Respir Med, 2016, 4 (4): 306-322.

[3] PEACOCK A J, MURPHY N F, ME MURRAY J J, et al. An epidemiological study of pulmonary arterial hypertension [J]. Eur Respir J, 2007, 30 (1): 104-109.

[4] GALIÈ N, HUMBERT M, VACHIERY J L, et al. 2015 ESC/ERS Guidelines for the diagnosis and treatment of pulmonary hypertension: the Joint Task Force for the Diagnosis and Treatment of Pulmonary Hypertension of the European Society of Cardiology (ESC) and the European Respiratory Society (ERS): endorsed by: Association for European Paediatric and Congenital Cardiology (AEPC), International Society for Heart and Lung Transplantation (ISHLT)[J]. Eur Heart J, 2016, 37 (1): 67-119.

[5] 宋雨，高歌，杨媛华．CT测定肺动脉与主动脉内径比值对老年慢性阻塞性肺疾病预后的评估作用 [J]. 心肺血管病杂志，2021, 40 (5): 441-445.

[6] LAU E M, TAMURA Y, MCGOON M D, et al. The 2015 ESC/ERS Guidelines for the diagnosis and treatment of pulmonary hypertension: a practical chronicle of progress [J]. Eur Respir J, 2015, 46 (4): 879-882.
[7] 熊长明，翟振国，王辰．修改肺动脉高压诊断标准带来的争议及其影响 [J]. 中华医学杂志，2020, 100 (22): 1684-1687.
[8] PAOLILLO S, FARINA S, BUSSOTTI M, et al. Exercise testing in the clinical management of patients affected by pulmonary arterial hypertension [J]. Eur J Prev Cardiol, 2012, 19 (5): 960-971.
[9] TRIP P, NOSSENT E J, DE MAN F S, et al. Severely reduced diffusion capacity in idiopathic pulmonary arterial hypertension: patient characteristics and treatment responses [J]. Eur Respir J, 2013, 42 (6): 1575-1585.
[10] TWISS J, MCKENNA S, GANDERTON L, et al. Psychometric performance of the CAMPHOR and SF-36 in pulmonary hypertension [J]. BMC Pulm Med, 2013, 13 (7): 45.
[11] 中华医学会呼吸病学分会肺栓塞与肺血管病学组，中国医师协会呼吸医师分会肺栓塞与肺血管病工作委员会，全国肺栓塞与肺血管病防治协作组，等．中国肺动脉高压诊断与治疗指南 (2021 版)[J]. 中华医学杂志，2021, 101 (1): 11-51.
[12] 朱世立，谢友红，黄玮，等．个体化适度运动改善肺动脉高压患者心肺功能的效果 [J]. 中国康复理论与实践，2020, 26 (4): 479-486.
[13] 米玉红．心肺运动试验：评价肺动脉高压 [J]. 临床心电学杂志，2017, 26 (5): 323-325.
[14] 王蓓蕾，阮越勇，于洋，等．肺动脉高压中医证候与预后指标的相关性 [J]. 中华中医药杂志，2020, 35 (2): 604-607.

第六节　肺血栓栓塞症

肺栓塞（pulmonary embolism，PE）是以各种栓子阻塞肺动脉系统引起肺循环功能障碍的临床和病理生理综合征，包括肺血栓栓塞症、脂肪栓塞综合征、肿瘤栓塞、羊水栓塞和空气栓塞等。

肺血栓栓塞症（pulmonary thromboembolism，PTE）为来自静脉系统或右心的血栓阻塞肺动脉或其分支所致的疾病，以肺循环和呼吸功能障碍为其主要临床表现和病理生理特征。PTE 为 PE 的最常见类型，占 PE 中的绝大多数，通常所称 PE 即指 PTE。当肺动脉发生栓塞后，其支配区的肺组织因血流受阻或中断而发生坏死称为肺梗死（pulmonary infarction，PI）。

引起 PTE 的血栓可以来源于下腔静脉径路、上腔静脉径路或右心腔，大部分血栓是来源于下肢深静脉，其中 50%~90% 的血栓来源于从腘静脉上端到髂静脉段的下肢近端的深静脉。所以说PTE是深静脉血栓形成(deep venous thrombosis,DVT)的并发症。DVT与PTE二者统称为静脉血栓栓塞症(venous thromboembolism,VTE)。急性肺栓塞(acute pulmonary embolism,APE)已成为我国常见的心血管系统急危重症,在美国等西方国家也是常见的三大致死性心血管疾病之一。

肺栓塞归属于中医的“咳嗽”“胸痹”“痰饮”“血证-咳血”“喘证”等范畴,严重者甚至可出现“厥证”“脱证”等危候。肺栓塞虽然在中医学中被归属于不同疾病,但是其病因病机及治疗原则却是一致的。

PTE属于急危重症,随着对PTE的认识及诊治水平的提高,诊断PTE的病例不断增加,住院病死率也逐渐下降。近年来,PTE的康复治疗得到越来越多专家的重视,但是PTE的肺康复仍存在很多不规范之处,及早规范的肺康复治疗,可以改善PTE及DVT的复发率,改善心肺功能及生活质量,减少各种并发症。中医肺康复也在PTE肺康复中有一定特色与优势,可以发挥重要作用。

一、中医病因病机

本病病因较复杂,中医认为“正气存内,邪不可干;邪之所凑,其气必虚”,素体正气亏虚或长期情志内伤之人,脏腑气血功能失调,气虚则无力推动血行,血虚则血液运行迟缓,阳虚则血寒凝滞,阴虚则灼津成痰,气血津液运行不畅,而形成瘀血、痰浊、水饮等邪气。在此基础上受金刃跌仆损伤、创伤、手术、久坐久卧、药毒等,进一步耗伤气血,瘀血、痰浊、水饮等邪气进一步加重,“心主血脉”“肺朝百脉”,瘀血痰浊乘心肺之虚衰,循经上阻肺脉而成栓塞。

瘀血闭阻心肺是本病基本病机,但瘀血产生的原因各异,且可兼夹痰浊水饮等。本病多为本虚标实之证,病位在心、肺,与脾、肾相关。阴阳气血之虚,尤其心肺肾阳气之虚,推动和温煦功能下降是病之本,瘀血、痰浊、水饮痹阻肺脉是病之标。

痰瘀痹肺,肺失肃降则咳嗽气喘,呼吸困难;痰瘀阻滞胸中血脉,不通则痛;邪阻肺络,血不循常道则咳血;饮邪凌心射肺则心悸气短;湿浊下注则下肢水肿;阳气进一步虚衰、外脱,阴阳气不相顺接则出现厥脱。

二、西医病因、发病机制

任何可以导致静脉血流淤滞、血管内皮损伤和血液高凝状态的因素，都是 VTE 发生的危险因素，特别是存在多种因素综合作用时，危险性更大。大体上，可将危险因素分为遗传性和获得性。遗传性：由遗传变异引起，常以反复发生的动、静脉血栓形成为主要临床表现。获得性：指后天获得的易发生 VTE 的多种病理生理异常，多为暂时性或可逆性的。

急性肺血栓栓塞症（APTE）的发病机制主要是由于遗传性或获得性因素导致 DVT，DVT 的血栓脱落后随静脉血流回流到右心，进入肺动脉系统，堵塞肺动脉及继发的神经体液因素导致了肺循环阻力升高，从而引起的心肺功能障碍，包括血流动力学及呼吸功能异常。

三、诊断

急性 PTE 的临床表现缺乏特异性，容易被漏诊和误诊。应根据临床可能性评估结果对疑诊患者进行检查，一旦确诊 PTE，应进一步探寻潜在的其他危险因素。

诊断标准：参照中华医学会呼吸病学分会肺栓塞与肺血管病学组、中国医师协会呼吸医师分会肺栓塞与肺血管病工作委员会、全国肺栓塞与肺血管病防治协作组 2018 年发表的《肺血栓栓塞症诊治与预防指南》。

PTE 的确诊检查包括 CT 肺动脉造影（CTPA）、核素肺通气 / 灌注（V/Q）显像、磁共振肺动脉造影（MRPA）、肺动脉造影等。

疑诊 PTE 的患者，推荐根据是否合并血流动力学障碍采取不同的诊断策略。PTE 具体诊断流程见图 17-15、图 17-16。

对确诊的急性 PTE 患者进行危险分层以指导治疗。首先根据血流动力学状态区分其危险程度，血流动力学不稳定者定义为高危，血流动力学稳定者定义为非高危。血流动力学稳定的急性 PTE，建议根据是否存在 RVD 和 / 或心脏生物学标志物升高将其区分为中危和低危。在治疗前进行危险度分层来决定治疗的策略，已经取代按照栓塞范围来进行治疗策略的选择，目前逐渐被临床医师所采用（表 17-8）。

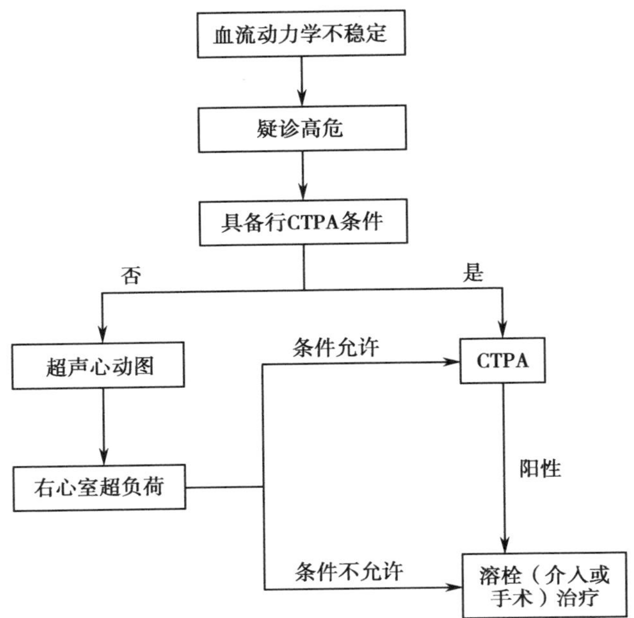

图 17-15 高危肺血栓栓塞症诊断流程

CTPA:CT 肺动脉造影。

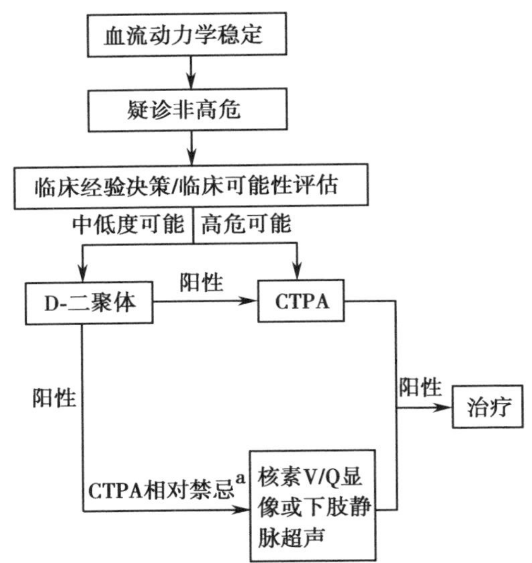

图 17-16 非高危肺血栓栓塞症诊断流程

CTPA:CT 肺动脉造影;V/Q:肺通气 / 灌注;a:碘剂过敏、肾功能不全、孕妇。

表 17-8　肺血栓栓塞症危险分层

危险分层	休克或低血压	影像学(右心室功能不全)[a]	实验室指标(心脏生物学标志物升高)[b]
高危	+	+	+/–
中高危	–	+	+
中低危	–	+/–[c]	–/+[c]
低危	–	–	–

注:a:右心功能不全(RVD)的诊断标准:影像学证据包括超声心动图或 CT 提示 RVD,超声检查符合下述表现:①右心室扩张(右心室舒张末期内径 / 左心室舒张末期内径>1.0 或 0.9);②右心室游离壁运动幅度减低;③三尖瓣反流速度增快;④三尖瓣环收缩期位移减低(<17mm)。CTPA 检查符合以下条件也可诊断 RVD:四腔心层面发现的右心室扩张(右心室舒张末期内径 / 左心室舒张末期内径>1.0 或 0.9)。b:心脏生物学标志物包括心肌损伤标志物(心脏肌钙蛋白 T 或 I)和心衰标志物(BNP 或 NT-proBNP);c:影像学和实验室指标两者之一阳性。

四、肺康复评定

(一) 肺功能评估

血气分析:也是评估患者肺功能的一个手段,可判断有无低氧、二氧化碳潴留,以及有无酸碱失衡等情况。

(二) 心功能评估

心脏彩超:评估患者肺动脉高压及右心功能情况;

BNP/NT-proBNP:评估患者心功能情况及心力衰竭控制情况;

血浆肌钙蛋白:包括肌钙蛋白 I(cTnI)及肌钙蛋白 T(cTnT),是评价心肌损伤的指标。急性 PTE 并发右心功能不全(RVD)可引起肌钙蛋白升高,水平越高,提示心肌损伤程度越严重。目前认为肌钙蛋白升高提示急性 PTE 患者预后不良。

胸部 CT 检查:可以评估心脏扩大情况及肺水肿程度。

(三) 血栓后综合征评估

下肢 DVT 的最初 2 年内,即使经过规范的抗凝治疗,仍有 20%~55% 的患者发展为血栓后综合征(PTS)。许多临床定义及评分方法可用来诊断

PTS，常用有 Ginsberg 定义、Villalta 评分、Brandjes 评分等。Ginsberg 定义 PTS 的标准为：急性 DVT 6 个月后出现的患肢疼痛、肿胀持续时间超过 1 个月，白天、站立及行走后加重，夜晚休息后或抬高患肢后减轻。

（四）生活质量相关评估

危险分层为低危或中低危的 PTE 患者生活质量评估可选用肺栓塞患者生活质量（Pulmonary Embolism Quality of Life，PEmb-QoL）量表，或普适性生活质量量表（QOL），而高危及中高危患者生活质量评估详见第十六章“呼吸重症肺康复”。

（五）营养状态评估

常用营养状态评估工具有身体质量指数（BMI）、NRS2002 评分、去脂体重指数（FFMI）等。严重的 PTE 可导致营养物质的过度消耗，高危及中高危患者营养状态评估详见第十六章“呼吸重症肺康复”。

（六）心理状态评估

PTE 患者常因胸痛气促、活动耐力下降，甚至濒死感而产生焦虑、抑郁、紧张等心理。常用的心理状态评估量表有：焦虑自评量表（SAS）、抑郁自评量表（SDS）、贝克抑郁量表（BDI）等，多用于危险分层为低危或中低危患者，而高危及中高危患者心理状态评估详见第十六章“呼吸重症肺康复”。

（七）运动功能评估

PTE 患者病情稳定后可选用心肺运动试验（CPET）、6 分钟步行距离（6MWT）评估恢复期 PTE 患者运动功能。

（八）其他评估

其他方面的评估如早期康复指征、呼吸肌力、外周肌力、营养状况、镇静镇痛等评估具体见第十六章“呼吸重症肺康复”。

五、中西医结合肺康复

（一）一般治疗

对确诊急性 PTE 的患者，应严密监测呼吸、心率、血压、心电图及血气的变化，并给予积极的呼吸与循环支持。

对于高危PTE，如合并低氧血症，应使用经鼻导管或面罩吸氧；当合并呼吸衰竭时，可采用经鼻/面罩无创机械通气或经气管插管行机械通气；当进行机械通气时，应注意避免其对血流动力学的不利影响，机械通气造成的胸腔内正压可以减少静脉回流、加重RVD，应该采用低潮气量（6~8ml/kg）使吸气末平台压<30cmH_2O（1cmH_2O=0.098kPa）；应尽量避免做气管切开，以免在抗凝或溶栓过程中发生局部大出血。

对于合并休克或低血压的急性PTE患者，必须进行血流动力学监测，并予支持治疗。血管活性药物的应用对于维持有效的血流动力学至关重要。去甲肾上腺素、肾上腺素、多巴酚丁胺以及多巴胺都可以改善休克时的血流动力学。

对于焦虑和有惊恐症状的患者应予安慰，可适当应用镇静剂；胸痛明显者可适当给予止痛剂；注意保持大便通畅，防止用力导致血栓脱落。

（二）药物治疗

本病起病多危急，需紧急处理，氧疗、溶栓及抗凝是主要的治疗方案，常配合中医药治疗。本病临床表现复杂，虚实夹杂，但“血瘀证”是肺栓塞的基本证型，所以“活血化瘀疗法”贯穿肺栓塞治疗的始终。但临床应根据患者标本缓急及正邪关系，进行辨证施治，达到增强疗效，减少西医副作用的目的。

1. 辨证治疗　“血瘀证”是肺栓塞的基本证型，所以“活血化瘀疗法”贯穿肺栓塞治疗的始终，结合病患素体阴阳气血之虚，并考虑兼夹的邪气，如痰浊、水饮等，在此基础上进行脏腑辨证及八纲辨证，从而对临床具体病例进行辨证施治。

“活血化瘀疗法”是中医治疗学中的一个重要方法，它与西医学中的溶栓、抗凝、抗血小板聚集等治疗方法有异曲同工之妙，又能与西医学协同、互补，达到增强疗效而较少副作用的目的。而中医的“补气、温阳、养阴”等治疗方法，又能减少溶栓抗凝等治疗所致的出血风险，同时增强其作用。清代王清任的“血府逐瘀汤”是治疗肺栓塞的代表方剂。大量的医家在研究肺栓塞的治疗中均使用“血府逐瘀汤”为基础进行加减，达到较好的临床疗效。

（1）胸中血瘀

症状：胸痛剧烈，痛处固定不移，胸闷烦躁，喘促咳逆，声高息粗，心悸，咳血，或痰中带血，入暮潮热，唇色或两目黯黑，舌质黯红，或有瘀斑、瘀点，脉涩或弦紧。

治法：活血通脉，行气止痛。

推荐方剂：血府逐瘀汤加减。

(2)痰瘀阻肺

症状：胸闷痛如窒，喘促，痰多，或痰中带血，心悸不宁，汗出，疲乏，纳呆，面色晦暗，甚则面浮足肿，舌体胖，舌质黯淡，或有瘀斑、瘀点、齿印，苔厚腻，脉弦滑或弦数。

治法：化痰平喘，活血通脉。

推荐方剂：瓜蒌薤白半夏汤合丹参饮加减。

(3)气虚血瘀

症状：神疲乏力，少气懒言，喘促，胸痛胸闷，自汗出，或痰中带血，或入暮潮热，唇色黯淡，舌质黯淡或淡胖，或有瘀斑、瘀点，脉涩或弦而无力。

治法：补气、活血、通络。

推荐方剂：补阳还五汤加减。

(4)水凌心肺

症状：咳喘气逆，喘促难以平卧，咳痰稀白，胸闷，心悸，肢体沉重，甚者浮肿，唇甲青紫，面色晦暗，舌淡胖，或有瘀斑、瘀点，苔白滑，脉沉细或沉涩。

治法：温阳利水，泻肺平喘。

推荐方剂：真武汤合葶苈大枣泻肺汤加减。

(5)阳气欲脱

症状：烦躁不安，面色苍白，四肢厥冷，冷汗淋漓，胸闷，胸痛，喘促或呼吸微弱，心悸，唇指发绀，甚者意识模糊或昏迷，脉微欲绝。

治法：益气、回阳、救脱。

推荐方剂：四逆汤合来复汤或参附龙牡救逆汤。

2. 药物管理　在 PTE 的肺康复中，药物的规范使用非常重要，从急性期的抗凝与溶栓药物的选择，到恢复期抗凝药物的维持，都需要非常规范的应用及监测，并根据患者具体情况进行个体化的精准管理。

(1)急性期药物治疗包括：抗凝治疗及溶栓治疗。

1)胃肠外抗凝药物：①普通肝素钠(UFH)：静脉给药，先给予 2 000~5 000U 或按 80U/kg 静脉滴注，继之以 18U/(kg·h)持续静脉泵入。在开始治疗后的最初的 24 小时内每 4~6 小时监测 APTT，根据 APTT 调整剂量，使 APTT 在 24 小时之内达到并维持于正常值的 1.5~2.5 倍。②低分子量肝素(LMWH)：LMWH 必须根据体重给药。不同种类的 LMWH 的剂量不同，1~2 次 /d，皮下注射。LMWH 由肾脏清除，对肾功能不全者慎用。若应用则需减量并监测血浆抗Ⅹa 因子活性。对严重肾衰竭者(肌酐清除率<30ml/min)，建议应用静脉 UFH。③磺达肝癸钠：为选择性Ⅹa 因子抑制剂，通过与抗凝血酶特异性结合，介导对Ⅹa 因子的抑制作用。磺达肝癸钠应根据个体质量给

药，1 次 /d，皮下注射，无需监测。应用方法见表 17-10。对于中度肾功能不全（肌酐清除率 30~50ml/min）患者，剂量应该减半。对于严重肾功能不全（肌酐清除率<30ml/min）患者禁用磺达肝癸钠（见表 17-10）。④比伐卢定：为一种直接凝血酶抑制剂，其有效抗凝成分为水蛭素衍生物片段，通过直接并特异性抑制凝血酶活性而发挥抗凝作用，作用短暂（半衰期 25~30min）而可逆，可应用于 HIT 或怀疑 HIT 的患者。用法：肌酐清除率>60ml/min，起始剂量为 0.15~0.2mg/（kg·h），监测 APTT 维持在 1.5~2.5 倍基线值，肌酐清除率在 30~60ml/min 与<30ml/min 时，起始剂量分别为 0.1mg/（kg·h）与 0.05mg/（kg·h）。⑤阿加曲班：为精氨酸衍生的小分子肽，与凝血酶活性部位结合发挥抗凝作用，在肝脏代谢，药物清除受肝功能影响明显，可应用于 HIT 或怀疑 HIT 的患者。用法：2μg/（kg·min），静脉泵入，监测 APTT 维持在 1.5~3.0 倍基线值（ ≤ 100s），酌情调整用量 ≤ 10μg/（kg·min）。

2）溶栓治疗：溶栓的时间窗一般定为 14 天以内，常用的溶栓药物有尿激酶、链激酶和重组组织型纤溶酶原激活剂（rt-PA）。急性高危 PTE，如无溶栓禁忌（表 17-9），推荐溶栓治疗。急性非高危 PTE 患者，不推荐常规溶栓治疗。急性 PTE 应用溶栓药物，建议 rt-PA 50mg、尿激酶 2 万 U/kg 或重组链激酶 150 万 U，2 小时持续静脉滴注。

溶栓治疗结束后，应每 2~4 小时测定 1 次 APTT，当其水平<正常值的 2 倍，即应重新开始规范的抗凝治疗。考虑到溶栓相关的出血风险，溶栓治疗结束后，可先应用 UFH 抗凝，然后再切换到 LMWH、磺达肝癸钠或利伐沙班等，更为安全（表 17-10）。

表 17-9　溶栓禁忌证

绝对禁忌证	相对禁忌证
结构性颅内疾病	收缩压>180mmHg
出血性脑卒中病史	舒张压>110mmHg
3 个月内缺血性脑卒中	近期非颅内出血
活动性出血	近期侵入性操作
近期脑或脊髓手术	近期手术
近期头部骨折性外伤或头部损伤	3 个月以上缺血性脑卒中
出血倾向（自发性出血）	口服抗凝治疗（如华法林）
	创伤性心肺复苏
	心包炎或心包积液
	糖尿病视网膜病变
	妊娠
	年龄>75 岁

表 17-10 常用 LWMH 和磺达肝癸钠的使用

药品	使用方法(皮下注射)	注意事项
依诺肝素	100U/kg,1 次 /12h	单日总量不>180mg
那屈肝素	86U/kg,1 次 /12h	单日总量不>17 100U
达肝素	100U/kg,1 次 /12h	单日总量不>18 000U
磺达肝癸钠	(1) 5.0mg(体重<50kg),1 次 /d;(2) 7.5mg(体重 50~100kg),1 次 /d;(3) 10.0mg(体重>100kg),1 次 /d;	

(2)病情稳定后的药物治疗:主要是口服抗凝类药物,包括华法林、直接口服抗凝药(DOACs),DOACs 类药物主要包括:利伐沙班、阿哌沙班、依度沙班、达比加群酯。病情稳定后的治疗方案主要为药物治疗及凝血功能监测。

1)华法林:华法林初始剂量可为 3.0~5.0mg,75 岁以上患者和出血高危患者应从 2.5~3.0mg 起始,INR(国际标准化比值)达标之后可以每 1~2 周检测 1 次 INR,推荐 INR 维持在 2.0~3.0(目标值为 2.5),稳定后可每 4~12 周检测 1 次(表 17-11)。

表 17-11 华法林剂量调整表格

INR	华法林调整及处理
3~10,无出血征象	药物减量,不建议常规应用维生素 K
>10,无出血征象	停用药物,可以口服维生素 K
发生出血事件	立刻停用,静脉给予维生素 K,5~10mg/ 次,联合凝血酶原复合物浓缩物或新鲜冰冻血浆

2)DOACs 类药物(表 17-12)

表 17-12 直接口服抗凝药物的特点及其在肺血栓栓塞症中的用法

药物	用法用量	肾脏清除
达比加群酯	胃肠外抗凝至少 5d,150mg,2 次 /d	++++
利伐沙班	15mg,2 次 /d × 3 周,后改为 20mg,1 次 /d	++
阿哌沙班	10mg,2 次 /d × 7d,后改为 5mg,2 次 /d	+
依度沙班	胃肠外抗凝至少 5d,依度沙班 60mg,1 次 /d	++

(3)抗凝疗程:一般抗凝疗程为 3 个月,3 个月后评估危险因素及复发风险,决定是否继续抗凝治疗。

（三）肺康复处方制定

肺康复处方根据患者康复评定情况制定，同时要针对患者的主诉及康复需求，内容包括以上肺康复治疗的各方面，而尤其以中医辨证、运动肺康复及居家康复占主体。PTE 患者可分为急性期及恢复期，根据不同分期的肺康复处方侧重点不同。

1. **急性期**　主要病机是血行不畅而成瘀，瘀血阻络；气血津液运行不畅，聚湿、留津而为痰，痰浊瘀血随经而行，闭阻心肺，血脉不通。痰瘀阻肺，肺失肃降则咳嗽气喘，呼吸困难；痰瘀阻滞胸中血脉，不通则痛；邪阻肺络，血不循常道则咳血；饮邪凌心射肺则心悸气短；湿浊下注则下肢水肿；阳气进一步虚衰、外脱，阴阳气不相顺接则出现厥脱。

故急性期的 PTE 患者，肺康复治疗重点以祛邪为主，兼顾扶正。结合广东省名中医刘伟胜教授经验，主要方法有辨证中药、药膳、特色疗法为主。结合患者西医治疗过程中出现的问题。

（1）西医特殊情况下的中医辨证治疗

1）存在溶栓禁忌证患者：刘伟胜教授常用中药方剂为补阳还五汤，使用大剂量黄芪的基础上加用桑枝、桂枝等以引药上行。合并右心功能不全或休克者，可采用温阳活血固脱法，将四逆汤与补阳还五汤、桃红四物汤等方合用以温阳活血固脱，同时选用参附注射液等中成药注射液。

2）溶栓或抗凝治疗后效果不理想的患者：常在血府逐瘀汤的基础上配伍使用水蛭、地龙、僵蚕等虫类药以破血，促进血栓消溶，并配合使用血塞通注射液等具有活血祛瘀功效的中成药注射液。

3）溶栓或抗凝治疗后出现出血并发症者：常在补中益气汤的基础上加减用药。根据“无形之气所当急固”的思想，大剂量使用黄芪、人参、炒白术等益气升提药物，如黄芪用量多在 60g 以上。若肺栓塞仍未缓解，可酌情使用活血、养血类药物，如当归、白芍等，同时配合使用三七、仙鹤草等。

（2）运动康复方案：如患者血流动力学不稳定与中高危 PTE 患者，建议卧床休息。如血流动力学稳定，近端 DVT 与中低危 PTE 患者，考虑其血栓脱落及再次加重风险，建议在充分抗凝治疗之后尽早下床活动；对于远端 DVT 与低危 PTE 患者，建议尽早下床活动。

对于可以下床活动的患者，制定运动康复方案前，先做心肺运动试验以了解患者心肺功能指标，作为评估患者心肺储备功能情况、运动强度及机体运动前后各个系统功能的对照依据。试验时患者给予日常临床治疗，以保证今后实施的安全性及有效性。

活动包括：快慢步行走、踏车，根据患者情况依次进行，运动前给予专业指导，先充分休息，做10分钟准备活动：

1）快慢步行走：先快速步行2分钟，100~120步/min，后慢速步行2分钟，60~80步/min，一旦患者出现呼吸困难或疲劳症状等，立刻停止运动；

2）骑脚踏车：采用卧式或坐靠式踏车，无负荷（OW）踏车热身2分钟，每2分钟增加10W的运动强度，踏车转速可保持在50r/min左右，一旦患者出现呼吸困难或疲劳症状等，立刻停止运动。

运动过程需要专业医护人员陪护，预先准备好心肺复苏等急救设备，运动中采用心电遥测系统密切监护患者心率、呼吸、血压等变化情况，监测患者血氧饱和度。运动过程中如出现以下症状或表现：提示心肌缺血的胸痛、缺血性心电图、复杂的心律失常、二度或三度的房室传导阻滞、血压下降≥20mmHg、血压≥250/120mmHg、血氧饱和度<80%同时伴有低氧血症的症状及体征等，应立刻停止运动。

（3）中医特色疗法

1）针刺治疗：肺俞、定喘、血海、足三里，活血平喘，每天1次。

2）穴位注射：双侧血海穴各注射丹参注射液1ml，活血祛瘀，隔天1次。

3）耳穴压豆：肺、心、胸、交感、平喘，每3天1次。

4）四黄水蜜外敷胸部疼痛处，每天1次。

（4）膳食指导：主要使用具有活血祛瘀通脉的药膳，推荐辨证使用木耳苹果汤、麻油番茄汤、黄芪田七鸡汤、红花丹参茶等。

2. **恢复期**　西医主要治疗在于抗凝。中医方面，主要病机在于气血亏虚，运行乏力，容易导致气滞血瘀而导致DVT及PTE复发。肺康复治疗重点在于补气而行气，养血而活血。

（1）中药辨证治疗：此类患者可辨证选用益气活血利水法，如补阳还五汤、生脉散、桃红四物汤、当归芍药散、五苓散、苓桂术甘汤等加减。刘伟胜教授重视对下肢静脉血栓的干预：治疗上选用补阳还五汤为主加减治疗。在益气活血的基础上，配合予以利水治疗。局部浮肿是下肢静脉血栓最突出的症状，因“水血同病”，故往往配合使用五苓散、苓桂术甘汤等方加减治疗。

（2）运动处方：步行/慢跑训练或中医功法：步行5分钟，慢跑10分钟，再步行5分钟，80~150步/min，后续放松训练10分钟；或者选择中医功法，如太极拳、八段锦、五禽戏等（具体见“第八章传统健身功法”），每周3次。运动时需要家属陪同，根据个人体力情况适当调整运动强度，一旦出现头晕、气促、乏力、大汗等症状，立刻停止运动。

若患者能坚持运动，经CPET测出AT值，在AT点的氧耗量，是保证患者在心肺系统适应度内进行有氧安全运动的金标准。依据患者具体情况，康复治疗的运动强度常达到 AT 点氧耗的 60%~85% 或者 AT 点心率的 70%~85%。在 PE 患者中，肢体远端部位深静脉血栓形成（DVT）患者运动强度可以达到 AT 氧耗的 80%，而近端肢体部位的患者功率要低一些。而对一些不能耐受运动至 AT 点的患者，在全面评估患者一般情况后，行 CPET 记录运动时最大负荷功率及相关指标，以此作为运动处方标准，给予中等强度即 40%~59% 最大氧耗量进行运动。

在 PE 患者的运动康复中，运动维持时间至少 8 周，每周 3 次，每次持续 30 分钟（包括 5 分钟热身和运动 20 分钟后 5 分钟放松），坚持 2~3 个月有指导运动后，再次给予 CPET 评估患者心肺功能情况，并制定下一轮运动康复处方，同时比较运动前后患者心肺功能、运动耐力等差别。

在指导下进行 3~6 个月有氧运动能提高患者 11%~36% 摄氧高峰值，减慢亚极量运动时心率，降低收缩压，从而降低心肌氧耗，提高患者在日常生活中的运动耐受量。

（3）中医特色疗法

1）艾灸：艾灸足三里、三阴交、血海穴，每天 1 次。

2）四黄水蜜外敷下肢肿胀疼痛处，每天 1 次。

3）穴位按摩：双侧足三里、三阴交、承山、血海穴等，每天 1~2 次。

（4）物理治疗：间歇气压治疗（又称循环驱动治疗），可促进静脉回流，减轻瘀血和水肿，是预防静脉血栓形成和复发的重要措施。弹力袜治疗在预防 PTS 发生率、静脉血栓复发率等方面的作用有待进一步验证。

（5）防治血栓后综合征（PTS）

1）压力治疗：是 PTS 的基础治疗，有助于减轻或改善 PTS 症状。包括分级加压弹力袜（ECSs）和间歇气压治疗。

2）运动训练：能够减轻 PTS 的症状，提高患者生活质量。

3）药物治疗：静脉活性药如黄酮或七叶皂苷类，可以在短期内改善 PTS 的症状，其长期有效性和安全性尚需进一步评估。

4）血管腔内治疗：现有的方法只能改善症状，无法恢复深静脉已被破坏的结构。

（6）膳食指导：主要使用益气健脾、养血活血的药膳，辨证使用当归羊肉生姜汤、红花饼、黄芪丹参茶、洋参田七茶、姜黄蜂蜜饮、田七怀山排骨粥等。

（四）居家康复方案

无明显呼吸困难及下肢无 DVT 患者在执行运动肺康复方案基础上，还可进行散步、骑车、慢跑及登山等有氧运动并进行下肢锻炼，并配合日常生活中劳动时对不同肌群的锻炼，锻炼机体平衡功能、核心肌群力量。

轻度呼吸困难患者可选择对心肺功能要求稍低的康复运动，以达到Borg呼吸困难评分达到3~4分为停止标准。可进行力所能及的家务，并利用洗澡、穿鞋、刷牙等日常生活细节、劳动锻炼不同肌群力量、机体平衡功能。中-重度呼吸困难建议进行家庭氧疗以改善缺氧情况。

避免久坐久卧，增加饮水，适当进行间歇气压治疗及穿弹力袜以防止下肢深静脉血栓形成。

（五）情绪管理

PTE患者可有焦虑、抑郁、紧张等心理，增加对PTE知识的认知水平，通过治疗改善患者体力活动及运动耐力，可避免或减少抑郁、焦虑的发生。通过心理疏导、指导患者进行体育活动、群体活动、肺康复、与病友交流等方法，对于改善患者的心理状态亦有益。病情严重的患者可指导其至心理门诊就诊。

（六）肺康复护理

护理人员在肺康复中担任重要角色。专科护士主要在疾病相关知识(病因、发病机制、治疗、临床表现、预后转归等方面)、药物管理、用药注意事项、调护等方面对患者进行宣教，并向患者灌输自我管理的理念，让患者学会居家自我管理。做好抗凝及凝血功能监测、氧疗等相关知识教育，提高患者依从性，减少抗凝治疗并发症，减少DVT-PTE的复发，可通过组织健康教育讲座、一对一宣教等方式进行。对于病情较重的患者，还需对家属进行教育、指导，形成医、护、患、家庭共同参与的肺康复模式。

（七）其他治疗

如果存在抗凝及溶栓禁忌证，如条件许可，建议介入治疗或外科手术治疗。

六、典型病例

（一）病情介绍

袁某，男，31岁，2015年3月2日入院。BMI 24.3（172cm，72kg），Barthel

指数：100，既往体健，未婚未育，否认烟酒史。

主诉：高处坠落致腰部、双下肢疼痛16天。

现病史：患者于2015年2月14日从3楼跌落，外院检查提示L_1椎体压缩骨折、左胫腓骨骨折、右跟骨骨折，左下肢给予石膏托固定，予消肿、止痛等处理后收入我院骨科。骨科排除禁忌证后于3月6日行胫腓骨中段粉碎性骨折复位内固定术（左胫骨骨折闭合性复位髓内钉固定术）+跟骨粉碎性骨折切开复位植骨内固定术（右跟骨骨折闭合性复位空心钉内固定术），术中患者心率突然加快至140次/min，血压下降至60/38mmHg，SpO_2 100%，查D-二聚体>16 000μg/L，床边下肢血管彩超未见深静脉血栓，床边心脏彩超提示：右心扩大，重度肺动脉高压，三尖瓣中度反流。查胸部CT平扫+增强（图17-17，图17-18）：双肺多发叶、段肺动脉栓塞（左、右肺动脉主干、右肺下叶及下叶后、内基底段肺动脉、左肺上叶尖后段、舌段肺动脉开口处、下叶及下叶后、外基底段）；肺动脉主干增宽，提示肺动脉高压。考虑病情危重，收入重症医学科救治。

入科症见：麻醉未醒，气促，四末欠温，气管插管接呼吸机控制通气，气管内吸出少量白稀痰，双下肢肿胀瘀黯，左下肢较明显。

入科查体：T 36.2℃，HR 150次/min，R 39次/min，BP 100/60mmHg（维持去甲肾上腺素泵入），SpO_2 100%（呼吸机控制通气）；麻醉未醒，双肺呼吸音稍粗，未闻及明显干湿啰音，心界不大，心律齐，各瓣膜听诊区未闻及病理性杂音。双下肢肿胀，可见散在黯红色瘀斑，左下肢肿胀及瘀斑均较右下肢严重，双下肢肤温低，双侧足背动脉可触及。舌黯淡，苔白腻，脉沉微数。

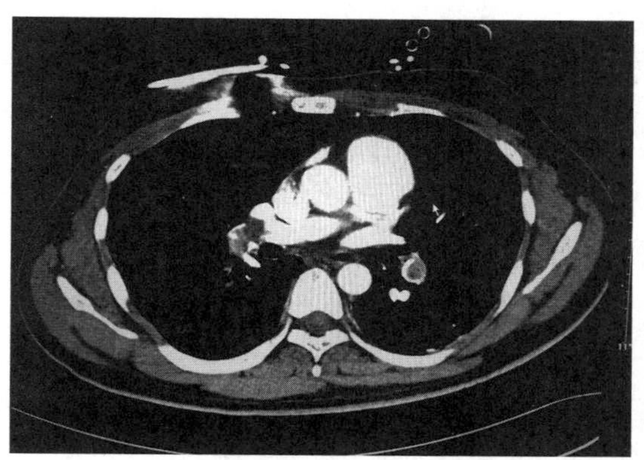

图17-17　2015年3月6日转入ICU前胸部CT增强扫描-1

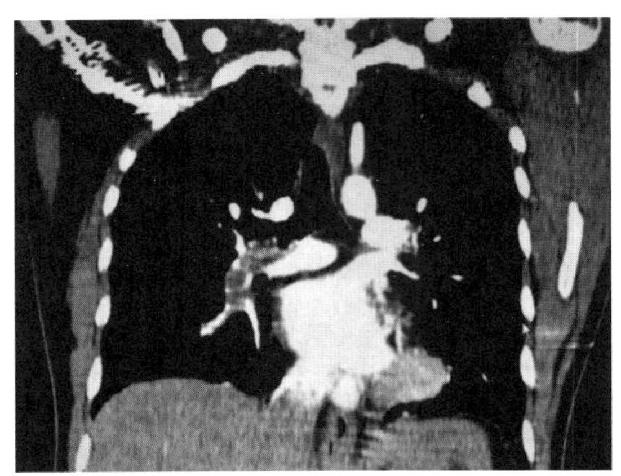

图 17-18　2015 年 3 月 6 日转入 ICU 前胸部 CT 增强扫描 -2

诊断：中医：脱证（阳气暴脱）；喘证（气虚痰瘀阻络）；骨折（气滞血瘀）。

西医：休克；急性肺栓塞（高危）；呼吸衰竭（Ⅰ型）；左胫腓骨干骨折（术后）；右跟骨骨折（术后）；L_1 椎体压缩性骨折。

（二）治疗经过

3 月 6 日转入后，立刻给予低分子肝素抗凝，阿托伐他汀降脂稳斑，补液扩容，去甲肾上腺素静脉泵入升压，阿替普酶注射液 50mg 进行溶栓，速度为 25mg/h。

3 月 7 日早上，患者清醒，停用升压药及有创呼吸机，下午拔除气管插管，呼吸平顺。左膝关节渗血较多，胃管引出少量咖啡样胃液，尿液呈淡红色。凝血四项：FIB<0.5g/L；血常规：HGB 76g/L，HCT 23.8%；输注红细胞悬液、冷沉淀后好转。

3 月 9 日，患者无气促，四肢末梢肤温正常，咳嗽，咯少量白黏痰，转入骨科，给予序贯低分子肝素及华法林抗凝。2015 年 3 月 24 日病情好转出院。

（三）肺康复方案

在多学科讨论后，根据该患者的情况，制定肺康复方案，其中早期活动锻炼根据鲁汶大学附属医院 ICU 的“start to move ASAP”治疗方案进行评分。

1. 3 月 6 日

（1）康复评估

1）基础评估：患者 FiO_2 为 50%~60%，且 RR>30 次 /min，仍维持去甲肾

上腺素泵入，生命体征不稳定。

2）意识状态：处于浅镇静。

3）营养评估：一般，暂不给予药膳。

4）早期运动锻炼评估：不能通过基础评估，等级为0级。

（2）肺康复治疗

1）中医辨证论治：参附注射液静脉滴注以益气温阳，同时给予丹参注射液静脉滴注以活血通络，中药汤剂用补阳还五汤合桂枝茯苓丸加减。

2）营养治疗：消化道出血可能，暂禁食。

3）早期运动锻炼：生命体征不稳定，每2小时变换体位，未接受物理治疗。

2. 3月7日—3月8日

（1）康复评估

1）基础评估：神志已清醒，停用呼吸机，通过自主呼吸试验，拔除气管插管，呼吸平顺，膝关节渗血，低纤维蛋白原，中度贫血。

2）意识状态：神志清醒。

3）营养评估：消化道无活动出血，营养科会诊指导营养支持。

4）早期运动锻炼评估：MRC总评分为50（表17-13）。

表17-13　MRC评分表

7/3~8/3	右侧	原因	EP	左侧	原因	EP		
肩外展	5			5				
屈肘	5			5				
伸腕	5			5				
屈髋	5			5				
伸膝	5			1	手术后制动	1		
踝背屈	5			5				
部分得分	30			26			总得分	56
EP部分得分						3	EP总得分	3
MRC总评分								59

（2）肺康复治疗

1）中医辨证论治：补阳还五汤合桂枝茯苓丸加减。

2）营养治疗：中药膳食予黄芪田七鸡汤。

3）早期运动康复：因患者左膝关节术后，且渗血较多，暂不进行活动，双上肢使用弹力带行抗阻训练，双下肢足踝被动关节训练，并予右下肢神经肌肉电刺激、肢体气压治疗。

3. 3月9日

（1）康复评估

1）基础评估：神志清醒，呼吸平顺，氧合、血压正常。

2）吞咽功能评估：洼田饮水试验1级。

3）早期运动锻炼评估：患者右下肢可自由活动，但右下肢膝关节术后仍不能大角度活动，能够坐位。

（2）肺康复治疗

1）中医辨证论治：根据中医辨证予陈夏六君子加减。

2）营养治疗：正邪相争，损伤正气，气血亏虚，予当归羊肉生姜汤补益气血。

3）呼吸训练：患者呼吸肌力测评正常，未进行呼吸训练。

4）早期运动康复：患者因左膝关节术后制动，予床上活动，运动康复基本同前。

（四）肺康复疗效评估

患者呼吸平顺，血压正常，氧合指数正常，成功脱离呼吸机，转回普通病房，患者情绪也比较稳定。

（五）跟踪随访与居家康复指导

随访患者2015年3月24日出院后心肺功能良好，无不适，根据恢复期康复方案，指导患者进行肺康复。包括规范使用抗凝药物，定期检查凝血功能及其他常规检查。指导患者进行步行训练及太极拳功法练习。指导患者自我按摩足三里、三阴交及血海等穴位。结合辨证，指导患者食用益气健脾，养血活血的药膳，如洋参田七茶、田七怀山排骨粥。

患者在家行居家肺康复并休养3个月后外出打工，活动后无胸闷、气促、咳嗽等症状。2016年4月29日外院复查胸部CT增强扫描：肺动脉CTA未见确切异常；右肺中叶及左肺下叶少许条索影。

（杜炯栋　张　燕）

主要参考文献

[1] 中华医学会呼吸病学分会肺栓塞与肺血管病学组，中国医师协会呼吸医师分会肺栓塞与肺血管病工作委员会，全国肺栓塞与肺血管病防治协作组．肺血栓栓塞症诊治与预防指南 [J]. 中华医学杂志，2018, 98 (14): 1006-1087.

[2] 中华医学会外科学分会血管外科学组．深静脉血栓形成的诊断和治疗指南（第三版）[J]. 中华普通外科杂志，2017, 32 (9): 807-812.

[3] 韩云，谢东平．重症肺病名医学术经验传承与实践 [M]. 北京：人民卫生出版社，2018.

[4] 王乐民，魏林．肺栓塞与深静脉血栓形成 [M]. 2 版．北京：人民卫生出版社，2007.

[5] 谢东平，韩云．刘伟胜教授治疗急性肺栓塞经验 [J]. 中国中医急症，2017, 26 (8): 1383-1385.

[6] 郭祥君，史家欣，李家树，等．肺栓塞患者溶栓后进行有氧运动的可行性及有效性分析 [J]. 中国康复医学杂志，2018, 33 (3): 329-332.

[7] 严文文，王乐民．肺栓塞 - 深静脉血栓形成患者运动康复治疗的意义及应用 [J]. 中华全科医师杂志，2006, 5 (5): 291-293.

[8] 田锦林，王伟，李云松，等．下肢深静脉血栓后综合征的 Villalta 评分及临床应用要点 [J]. 中国普外基础与临床杂志，2015, 22 (4): 486-489.

第七节　重症肺炎

肺炎是指包括终末气道、肺泡和肺间质等在内的肺实质炎症，可由多种病原体（包括细菌、真菌、病毒、寄生虫等）、理化损伤、药物及免疫损伤等多种因素引起。发热、咳嗽、咳痰、胸痛为最常见的临床症状。重症肺炎可有呼吸困难、缺氧、休克、少尿甚至肾衰竭等表现。重症肺炎发生率 10%~30% 不等，据 WHO 估计全球每年有近 4.5 亿肺炎患者，约 400 万死于本病。

肺炎在古籍中没有确切对应的病名，目前多认为肺炎属中医“风温”“肺热病”“咳嗽”“喘证”“厥脱证”等范畴，重症肺炎当属这些疾病范畴里的危重症。重症肺炎发病初时，以发热重恶寒轻、咳嗽、咳痰不爽、头痛、或高热烦渴、咳喘胸痛、咳痰色黄或带血丝为主要症状，病情严重者可出现神昏谵语，大汗淋漓、四肢厥冷等脱证表现。

重症肺炎患者大多需入住重症监护病房，机械通气、卧床、频繁有创操作等会导致一系列问题，延缓病情好转。近年来，越来越多研究发现重症监护室患者早期康复有助于加快脱机，预防 ICU 获得性肌无力，缩短住院时间等。中医肺康复历史悠久，康复手段丰富多样，越来越多研究证明，中医康复与现代康复相结合用于重症肺炎患者的康复，可以取得更好的疗效。急性呼吸窘迫综合征（ARDS）最主要原因是严重的肺部感染，其肺康复与重症肺炎有很多相同之处，本节将一并论述。

一、中医病因病机

中医学认为重症肺炎多因外邪（风寒、风热、热毒、燥邪、疫疠之邪等）侵袭，同时人体卫外功能下降，正虚感邪而致病，寒热不调、劳欲过度、饮食不当等可为重要诱因。而重症肺炎起病急骤、变化迅疾，其或因疫病邪毒毒性剧烈，或因人体虚损严重，而致毒邪迅速入里。病位主要在肺，与肠、心、肝、心包、脑等相关。

二、西医病因、发病机制

重症肺炎可由多种病原体（包括细菌、真菌、病毒、寄生虫等）、理化损伤、药物及免疫损伤等多种因素引起。主要经呼吸道吸入感染性颗粒或口咽部、胃肠道反流物误吸导致肺炎发生。病原微生物进入肺泡后，依靠自身毒力因子黏附在肺泡或呼吸道上皮细胞表面，如果病原体数量大，毒力强，或宿主局部防护机制有缺陷，或正常清除机制受损，病原体在局部繁殖，产生毒素，损害上皮细胞，或直接进入巨噬细胞内部繁殖。产生的毒素除造成局部炎症反应、充血、水肿、渗出，甚至出血外，炎症因子可释放入血，造成远端气管功能损害；病原体入血，造成菌血症、脓毒血症，患者可继发脓毒性休克，出现多器官功能不全综合征，重者出现死亡。

三、诊断

肺炎是指包括终末气道、气泡和肺间质等在内的肺实质炎症，目前肺炎的诊断标准主要为：①新近出现咳嗽、咳痰或原有呼吸道疾病症状加重，伴或不伴脓痰 / 胸痛 / 呼吸困难 / 咯血；②发热；③肺实变体征和 / 或闻及湿性啰音；④ WBC$>10\times10^9$/L 或$<4\times10^9$/L，伴或不伴细胞核左移；⑤胸部 X 线检查显示新出现的斑片状浸润影、叶 / 段实变影、磨玻璃影或间质性改变，伴或不伴胸腔积液。

1~4 项任何 1 项加第 5 项，并除外肺结核、肺部肿瘤、非感染性肺间质性疾病、肺水肿、肺不张、肺栓塞、肺嗜酸性粒细胞浸润症及肺血管炎等后，可建立临床诊断。根据中华医学会呼吸病学会2016年拟定的《中国成人社区获得性肺炎诊断和治疗指南》，重症肺炎诊断标准则是在上述肺炎诊断标准的基础上，符合下列1项主要标准或≥3项次要标准：

1. 主要标准

(1)需要气管插管行机械通气治疗。

(2)脓毒症休克经积极液体复苏后仍需要血管活性药物治疗。

2. 次要标准

(1)呼吸频率≥30次/min。

(2)氧合指数≤250mmHg。

(3)多肺叶浸润。

(4)意识障碍和/或定向障碍。

(5)血尿素氮≥7.17mmol/L。

(6)收缩压<90mmHg需要积极的液体复苏。

四、肺康复评定

(一)肺炎严重程度评估

部分肺炎患者，尤其是免疫功能低下者，感染后全身症状不明显，仅表现为精神疲倦或胃口变差，早期识别肺炎的严重程度，及时收治入院或ICU治疗非常重要。PSI与CURB-65评分是目前肺炎严重程度分级应用最为广泛的两种模式，且被多个国家CAP诊疗指南所推荐，用于患者肺炎严重程度的预测(表17-14)。

表17-14　PSI评分系统

患者特征	得分	患者特征	得分
年龄		收缩压≤90mmHg	+20
男性	年龄	体温低于35℃或高于40℃	+15
女性	年龄-10	心率≥125次/min	+10
居住在养老院	+10	pH<7.35	+30
肿瘤	+30	BUN>11mmol/L	+20
肝脏疾病	+20	血钠<130mmol/L	+20
充血性心力衰竭	+10	血糖>14mmol/L	+10

续表

患者特征	得分	患者特征	得分
脑血管疾病	+10	红细胞比容<30%	+10
肾脏疾病	+10	PaO_2<60mmHg 或 SaO_2<90%	+10
精神状态改变	+20	胸腔积液	+10
呼吸频率≥30 次 /min	+20		

根据得分进行死亡风险评估，评估标准如下：低危：Ⅰ级（<50 岁，无基础疾病）；Ⅱ级（≤70 分），Ⅲ级（71~90 分），Ⅳ级（91~130 分），Ⅴ级（>130 分），Ⅳ级和Ⅴ级需要住院治疗。

CURB-65 评分共 5 项指标，满足 1 项得 1 分：①意识障碍；②尿素氮>7mmol/L；③呼吸频率≥30 次 /min；④收缩压<90mmHg 或舒张压≤60mmHg；⑤年龄≥65 岁。死亡风险评估：0~1 分为低危，2 分为中危，3~5 分为高危。

PSI 评分可很好地区分患者应接受门诊治疗还是住院治疗，但不宜在临床急诊开展，CURB-65 评分简单易行，但对区分普通 CAP 与重症 CAP 是否需要 ICU 监护治疗存在一定缺陷。临床医师可采用 CURB-65 评价标准快速评估肺炎患者病情，有条件的情况下，可联合参考 CURB-65 与 PSI 评价标准评估患者疾病严重情况，及时采取有效的处理措施。

（二）感染部位评估

对重症肺炎排痰困难的患者，物理排痰结合体位引流，可达到最佳引流效果，体位引流首先需对感染部位进行评估。

1. **胸片**　与胸部 CT 相比，胸片简单易行，在病房内即可拍摄，但通过胸片只能对感染部位进行大致判断，缺少准确性。

2. **胸部 CT**　可以更好地对感染部位作出判断，但国内大多数医院尚不能达到监护病房内床边 CT 的条件，需将患者转运至影像科才能执行，生命体征不稳定的患者存在转运风险，需视患者的病情而定。

3. **纤维支气管镜检查**　可以比较准确判断出痰液多的具体位置，但是属于有创操作，频繁操作也会带来院内感染等一系列问题，不建议仅以体位引流为目的进行该项操作。

（三）气道分泌物评估

气道引流通畅是肺炎治疗的重要措施，首选需对肺炎患者气道分泌物的量和性状评估，再选择合适的药物或物理治疗。气道分泌物量和黏稠度的衡量方法：详见第十四章“中医肺康复护理”。

（四）咳嗽能力评估

非气管插管重症肺炎患者咳嗽能力评估可参考第十四章“中医肺康复护理”。

重症肺炎气管插管患者可利用咳嗽强度评分评估咳嗽能力和预测患者再插管风险。0分为指令不咳嗽，1分为指令下听到气管插管内空气运动，但不可闻咳嗽，2分为弱（勉强）可闻咳嗽，3分为可闻咳嗽，4分为可闻强咳嗽，5分为多次连续强咳嗽。

（五）其他评估

其他方面如肺功能、呼吸肌力、外周肌力、营养状况、镇静镇痛等评估可参考第十六章“呼吸重症肺康复”。

五、中西医结合肺康复

（一）西医药物治疗

及时有效的抗感染治疗是重症肺炎治疗的关键，初始以广覆盖重拳出击为原则，后期根据病原学结果针对性治疗。化痰药物有助于稀释痰液，促进痰液引流通畅，可以经静脉或口服给药。此外，重症肺炎还需要积极的药物支持治疗，如纠正低蛋白、维持水电解质及酸碱平衡等。

（二）中医辨证论治

中医重症肺炎多按照卫气营血辨证，卫分证属于疾病初期，属轻症。重症肺炎多表现为气、营、血分证。表现为邪热直中于肺，风寒、风热、毒邪等郁久化热，痰热搏结，内壅于肺，闭郁肺气，呈邪热壅肺之证；或肺与大肠相表里，肺气失宣影响肠道正常运化，邪热易内传于阳明，痰热壅盛灼耗肠道津液致大便秘结不行，表现为肺热腑实之肺肠并病证；邪气过盛，正不胜邪，或失治误治，邪毒入里内达营血可见口唇紫黯或发斑衄血，劫灼营阴，扰乱心神；邪毒内陷，逆传心包可致心窍蒙闭，昏不识人；血热燔灼肝经，热盛伤阴而出现昏迷、出血、抽搐等变证；邪热闭郁不宣，热深厥深，可致四肢厥冷；邪热过盛，正气虚衰，或阴液耗竭太过，可出现阴竭阳脱之危象。中医辨证论治可参考“风温肺热病（重症肺炎）中医诊疗方案（2018 年版）”诊疗方案。

1. 痰热壅肺证

主症：咳嗽，痰多，痰黄，痰白干黏，胸痛，舌质红，舌苔黄腻，脉滑数。

次症：发热，口渴，面红，尿黄，大便干结，腹胀。

诊断：①咳嗽甚则胸痛；②痰黄或白干黏；③发热，口渴；④大便干结或腹胀；⑤舌质红，或舌苔黄或黄腻，或脉数或滑数。

具备①、②中的 2 项，加③、④、⑤中的 2 项。

治法：清热解毒，宣肺化痰。

推荐方药：贝母瓜蒌散合清金降火汤加减。

2. 肺热腑实证

主症：基于上述痰热壅肺证而突出腹胀、便秘、苔黄腻或黄滑，脉右寸实大的腑实特征。

治法：清肺定喘，泻热通便。

推荐方药：宣白承气汤加减。

3. 热陷心包证

主症：咳嗽，甚则喘息、气促，身热夜甚，心烦不寐，神志异常，舌红、绛，脉数、滑。

次症：高热，大便干结，尿黄，脉细。

诊断：①咳嗽或喘息、气促；②心烦不寐、烦躁甚或神志恍惚、昏蒙、谵妄、昏愦不语；③高热、身热夜甚；④舌红甚至红绛，或脉滑数或细数。

具备①、②中的 2 项，加③、④中的 1 项。

治法：清心凉营，豁痰开窍。

推荐方药：清营汤合犀角地黄汤加减。

4. 邪陷正脱证

主症：呼吸短促，神志模糊，面色苍白，大汗淋漓，四肢厥冷，脉微、细、疾促。

次症：面色潮红，身热，烦躁，舌质淡、绛。

诊断：①呼吸短促和 / 或神志模糊；②面色苍白或潮红、大汗淋漓和 / 或四肢厥冷；③舌质淡或绛少津，脉微细欲绝或疾促。

具备①项，加②、③中的任何一项。

推荐方药：阴竭者以生脉散加减，阳脱者以四逆加人参汤加减。

辨证论治同时应根据不同季节的气候特点（时）、不同的地域环境特点（地）以及患者的年龄、性别、体质（人）等不同特点来进行选择用药。

（三）氧疗及机械通气

重症肺炎的氧疗及机械通气指征可参考第十六章“呼吸重症肺康复”。无创正压通气在肺康复物理治疗中已被成功运用，除改善氧合外，还能使呼吸肌做功减少，重症肺炎普通吸氧不能解决问题时，可优先考虑无创呼吸机辅助通气。重症肺炎导致ARDS，则需根据疾病的严重程度进行分层治疗，呼吸支持是分层治疗的关键措施(图17-19)。

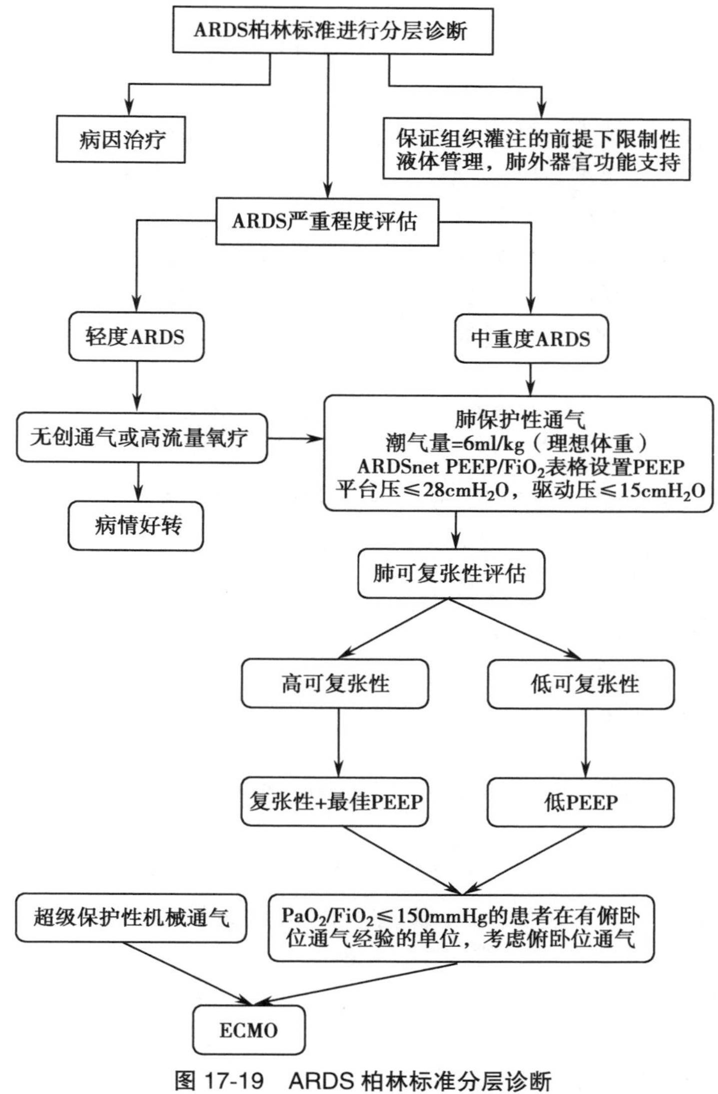

图17-19　ARDS柏林标准分层诊断

（四）肺康复处方制定

1. **以痰液引流为突出问题**　痰液引流通畅是重症肺炎治疗的关键，临床需根据患者肺功能及肺部受损情况、肌肉力量、认知水平选择合适的气道廓清技术。

(1) 非有创机械通气患者

1) 根据患者情况，选择合适体位，尽量多时间以改善氧合或促进痰液引流。

2) 能配合且肺活量尚可的以鼓励患者自主排痰为主。

①指导咳嗽训练，按需进行。

②用力呼气技术，每日 1~2 次 + 按需，由分泌物量决定。

③自主引流技术，每日 1~2 次 + 按需，由分泌物量决定。

④主动呼吸循环技术，每日 1~2 次 + 按需。

3) 咳痰无力或不能自主咳痰的患者需要辅助咳嗽排痰。

①诱导式肺量计鼓励患者用力呼吸，清醒时每小时进行 10~15 次。

②机械辅助排痰或手法手动辅助排痰，每日 3~4 次 + 按需进行，根据分泌物量决定。

③诱导式肺量计或呼气正压治疗，每日 1~2 次 + 按需，由分泌物量决定。

④体位引流配合手法叩击或机械辅助排痰，每日 3~4 次 + 按需，根据分泌物量而定，每个体位维持 3~15 分钟。

⑤护理及纤维支气管镜吸痰，必要时使用。

(2) 有创机械通气患者：大多存在气道分泌物增多且清除痰液能力下降，更多需要辅助排痰。

1) 根据患者情况，选择合适体位，尽量多时间以改善氧合或促进痰液引流。

2) 根据患者病情、病变部位及耐受程度选择一种或多种排痰方法组合使用。

①手动辅助咳嗽配合护理吸痰，每日 3 次 + 按需进行。

②体位引流配合手法叩击或机械辅助排痰，每日 3~4 次 + 按需进行，根据分泌物量而定，每个体位维持 3~15 分钟。

③胸部叩拍或高频胸壁振动，每日 3~4 次 + 按需进行，根据分泌物量而定。

④机械吸呼气排痰，每日 3~4 次。

⑤徒手过度通气，每日 2~3 次 + 按需进行。

⑥护理及纤维支气管镜吸痰，必要时使用。

3）尽早开始进行呼吸功能训练及运动锻炼。

4）气道分泌物多且黏稠的患者可雾化吸入乙酰半胱氨酸。

（3）中医特色疗法

1）指压天突穴：刺激咳嗽排痰，根据病情按需使用。

2）穴位贴敷：大黄粉（天突穴、丰隆穴）每日 1 次。

3）循经拍背排痰：沿足太阳膀胱经进行手法叩击排痰或机械辅助排痰，每日 2~3 次。

（4）膳食指导：痰热证患者选择具有清热化痰作用的药膳，如川贝炖雪梨、罗汉果柿饼茶、枇杷银耳汤、杏仁枇杷露等。脾虚痰湿证患者选择有健脾化痰作用的陈皮党参乌鸡汤、橘皮冬花茶等。

2. 以重症病房获得性肌无力为主要问题 重症病房获得性肌无力（ICU-AW）是危重患者常见的并发症，临床表现主要为脱机困难、轻瘫或四肢瘫痪、反射减少和肌肉萎缩，最终导致长时间机械通气治疗及延长 ICU 住院时间。运动治疗在此类患者肺康复中起着重要作用。中医认为本病病位在筋脉肌肉，根本在于五脏虚损。《太平圣惠方》曰："脾胃者，水谷之精，化为气血，气血充盛，营卫流通，润养身形，荣于肌肉也。"《四圣心源》曰："肌肉者，脾土之所生也，脾气盛则肌肉丰满而充实。"脾气充盛是肌肉充实有力的关键，因此对 ICU-AW 患者尤其注重健脾。

（1）运动处方：重症肺炎的早期运动训练方案的实施可参考"Start to move ASAP-UZ Leuven"方案进行，需根据患者的情况每日制定锻炼强度和锻炼时间。

1）仰卧位（或半卧位）训练

第一组：平静呼吸训练

目的：放松肩部、颈部肌肉，保持呼吸、心率舒缓。

方法：保持仰卧位或半卧位，全身放松，自然呼吸。注意力放在呼吸上。经鼻缓慢吸气，经口缓慢呼气。一手放置于胸前，另一手放置于腹部，感受呼吸时胸廓和腹部均匀的起伏。逐步调整吸气和呼气的时长比例为 1∶2（如吸气 2 秒，呼气 4 秒）。6 次 1 组，共 1 组。结束后休息 15 秒。

第二组：腹式呼吸训练

目的：增加呼吸通气量，增加膈肌活动度。

方法：保持放松卧位或半卧位，双手十指交叉掌心向下放于肚脐上方，使手感受到呼吸的起伏。经鼻缓缓吸气，吸气时保持肩部和胸廓的放松，仅腹部随着吸气而隆起；经口（缩唇，小口）缓慢呼气，腹部随之下沉。吸气和呼气的比例为 1∶2（如吸气 2~3 秒，呼气 4~6 秒）。6 次 1 组，共 1 组。结束后休息 15 秒。

第三组：上肢主动运动（A 类）

目的：维持上肢和肩的活动，促进胸廓相关肌肉活动。

方法：①双上肢前上举：保持放松卧位或半卧位，双臂从身体两侧向前上方缓慢举起（吸气），然后缓慢放下到身体两侧（呼气）。6 次 1 组，共 1 组。休息 15 秒。②双上肢侧上举：双臂从身体两侧向侧上方缓慢举起（吸气），然后缓慢放下到身体两侧（呼气）。6 次 1 组，共 1 组。休息 15 秒。

第四组：下肢主动运动

目的：维持下肢和髋的活动，促进下肢循环，防止压疮和下肢静脉血栓。

方法：①踝泵运动：保持放松仰卧位或半卧位，双下肢放松伸展，缓缓勾起脚尖（即踝背伸），尽力使脚尖朝向自己头部，至最大限度后保持 5~10 秒，然后脚尖缓缓下压（即踝跖屈），至最大限度保持 5~10 秒，放松。6 次 1 组，共 1 组。休息 15 秒。②非负重直腿抬高训练：膝关节尽量伸直，股四头肌收紧，踝关节尽量背伸，缓慢抬起单个下肢，到最高处保持 5~10 秒，然后缓缓放下。换另一条腿重复同样动作。左右交替算 1 次，6 次 1 组，共 1 组。休息 15 秒。

2）坐位（或半卧位）训练

第五组：上肢主动运动（B 类）

目的：维持上肢和肩的活动，促进胸廓相关肌肉活动。

方法：①保持放松坐位或半卧位，双臂从身体两侧向前上方缓慢外展（似张开怀抱状，吸气），然后缓慢合拢至双手击掌（呼气）。6 次 1 组，共 1 组。休息 15 秒。②双臂从身体两侧向前伸直，十指交叉，双手在身体前方顺时针和逆时针交替画圆。交替为 1 次，6 次 1 组，共 1 组。休息 15 秒。

第六组：六字诀之呼（hū）字诀、呬（sī）字诀

目的：提升呼吸功能，减轻焦虑情绪。

方法：①呼（hū）字诀：保持放松坐位或半卧位，双手掌打开，十指相对向内置于腹前，先吸气，然后呼气时两掌向外撑，到两臂呈圆形，同时口中发"呼（hū）"音，可持续 5~8 秒。一吸一呼为 1 次，6 次 1 组，共 1 组。休息 15 秒。②呬（sī）字诀：双手掌打开，掌心向上，十指相对置于腹前。两掌缓缓上托至胸前，吸气时两肘下落，夹肋，两手顺势立掌于肩前，掌心相对，指尖向上。两肩胛骨向脊柱骨靠拢，展肩扩胸，藏头（头后仰）缩项，目视上方。呼

气时两手掌向前平推，逐渐转成掌心向前亮掌，目视前方，同时口中发“呬(si)”音，可持续 5~8 秒。在呼气末端，两掌旋腕转至掌心向内，缓缓收至胸前。此为 1 次。6 次 1 组，共 1 组。休息 15 秒。

(2)中医特色疗法

1)艾灸：艾灸足三里穴，每日 1 次。

2)穴位贴敷：足三里、肺俞、脾俞、中脘穴位贴敷，每日 1 次。

(3)膳食指导：选择具有健脾益肺功效的膳食，如陈皮党参乌鸡汤、核桃黄芪瘦肉汤、黄芪白果炖鸡汤等。

3. **胃肠功能障碍加重呼吸功能不全者**　由于卧床、机械通气等，重症肺炎患者常有胃肠功能障碍表现，表现为大便不通、胃肠积气、胃内容物潴留等，导致腹内压增高压迫膈肌，加重呼吸功能不全。西医治疗措施包括使用胃肠动力药、减少但尽量保留肠内营养或空肠喂养等，中医在该方面具有一定优势，目前已形成集束化治疗方案，可根据患者的具体情况搭配选择使用。

(1)中药汤剂口服：以小承气汤作为基础方加减，组方为大黄 10g(后下)，厚朴 10g，枳实 10g。腑实证加芒硝冲服；伤阴可仿增液承气汤加减；脾虚合四君子汤；寒积腑气不通证可仿附子大黄细辛汤加减。每日 1~2 剂。

(2)承气汤类方灌肠：组方为生大黄 15g(后下)，芒硝 10g(冲)，枳实 30g，厚朴 30g。可由临床医师根据患者情况对基本组方进行适当加减。以水 500ml 煎取 200ml，至 37℃左右予保留灌肠，灌肠用肛管深度约 10cm，每日 1~2 次。

(3)电针双侧足三里：具体操作：常规消毒后，双侧足三里取 30 号 3 寸毫针，捻转行针，均采用平补泻法，得气后连接电针仪，疏密波，频率为 20Hz，强度以针柄轻微颤动，患者能耐受为度，留针 30 分钟，每日 2 次。

(4)热奄包治疗：吴茱萸热奄包外敷腹部，每日 1 次。

(5)大黄粉敷脐：取大黄粉 2g，加 75% 酒精 1ml，与水 1ml，调制成糊状后敷于脐内填满，轻按压铺平后用 3M 透明敷料覆盖，每日 1 次，6 小时 / 次，3 天为 1 个疗程。

4. **ICU 综合征为突出问题者**　ICU 综合征是患者在 ICU 监护过程中出现的以精神障碍为主，兼见其他表现的一组临床综合征，在 ICU 内发生率高，非机械通气患者发生率在 20%~50%，机械通气患者发生率高达 60%~80%，其发生与原发病或原发病并发症、环境、药物等多方面因素有关，需要进行综合干预。

(1) 疾病本身因素：积极治疗原发病及原发病引起的电解质、酸碱代谢紊乱。

(2) 药物因素：查找是否与用药有关，如与药物相关，尽量替代为其他药物。

(3) 环境因素：改善 ICU 环境，如尽量单间管理，尽量消除呼吸机、监护仪等发出的噪声，清除限制活动的导线、导管，尽量让患者能看到外面的景色。

(4) 心理因素：对存在抑郁、焦虑、烦躁的患者，可采用以下措施：

1) 医护人员主动与患者交流，开导患者不良情绪。

2) 尽量增加家属探视及陪护时间。

3) 寻求心理治疗师帮助。

4) 中医五行理论音乐疗法：对烦躁易怒者，可选用姑苏行、江南丝竹乐等舒展、悠扬的歌曲。对悲伤、情绪低落者，可选用将军令、黄河等高亢、铿锵有力的歌曲。

(5) 针灸治疗：主穴选印堂、百会；配穴选神门、内关、风池、合谷、太冲；肝气郁结配肝俞、三阴交、膻中；痰热扰神配丰隆、大陵、行间；心脾两虚配三阴交、足三里、脾俞；心胆气虚配心俞、胆俞、足三里；心肾阴虚配心俞、肾俞、三阴交。采用毫针刺法，针百会，针与头皮呈 30° 夹角，进针 0.5 寸；针印堂，提捏局部皮肤，平刺 0.5 寸，其余各穴直刺 0.5~1.0 寸，每周治疗 3~5 次。

(6) 中医膳食疗法：心火旺盛证者可服养心安神粥（莲子、龙眼肉、百合，大米煮粥），肝郁气滞证者可用玫瑰参茶（玫瑰花、西洋参、薄荷、冰糖泡水），血行瘀滞证者可食用玫瑰膏（玫瑰、红糖煎煮凝炼成膏），痰气郁结证者可饮用梅橘汤（梅花、橘饼煮汤），气滞食郁型者可饮用麦芽山楂饮（炒麦芽、炒山楂、红糖煮水），心脾两虚证者可用龙眼酸枣饮（龙眼肉、炒酸枣仁、白糖煮水）、山莲葡萄粥（山药、莲子肉、葡萄煮粥）、茯苓山药粥（茯苓、山药、粳米煮粥），脾肾阳虚者可选山药板栗糯米红枣粥（鲜山药、红枣、板栗、糯米煮粥）、当归生姜羊肉汤（羊肉、生姜、当归、胡椒粉、花椒粉煮汤），肝肾阴虚者可选黑芝麻玉竹粥（黑芝麻、玉竹、粳米煮粥）。

(7) 睡眠因素：除前述改善 ICU 环境的因素外，必要时使用药物帮助睡眠，中医特色疗法有助于改善睡眠。

1) 针灸：主穴选百会穴、三阴交、神门穴、四神聪，配穴可选阳陵泉穴、风池穴、太冲穴、足三里穴、肾俞穴，根据患者的具体情况选择，每日 1 次。

2) 耳穴压豆：选择心、神门、皮质下，隔 1~3 天换 1 次，两耳同时贴。

3）艾灸：艾灸百会穴、涌泉穴、神门穴，以温热为度，每次 20 分钟左右，睡前施灸，每日 1 次。

4）推拿：可选太阳穴、丝竹空穴、百会穴、印堂穴、神庭穴、安眠穴，根据患者的具体情况选择，每日 1 次。

（五）其他治疗

重症肺炎易出现器官功能障碍，需动态评估肝、肾、胃肠道等器官功能，注意器官功能维护。此外，重症肺炎的治疗还需注意以下几点：

1. 尽量避免使用 H_2 受体拮抗剂或抗酸制剂预防应激性溃疡。

2. 避免使用抗菌药物进行选择性胃肠道脱污染。

3. 对粒细胞缺乏症等高危人群，除应用粒细胞巨噬细胞集落刺激因子外，应采用保护性隔离技术如置于层流病房，医务人员入病室时戴口罩、帽子和穿无菌隔离衣。

4. 对易感染人群如老年人、慢性心肺疾病患者、糖尿病患者、免疫抑制状态者，可采用肺炎链球菌脂多糖预防感染。

5. 进行感染控制教育。

六、典型病例

（一）病情介绍

患者张某，男性，21 岁，BMI 27.7（175cm，85kg），糕点师，未婚未育，无吸烟史，Barthel 指数：100/100，2020 年 3 月 30 日入住 ICU。

主诉：反复气促半年，加重伴发热 1 天。

现病史：患者半年前开始出现活动后气促，爬 2~3 层楼梯需停下休息，伴有夜尿频多，未重视。1 天前不慎受凉后出现气促加重，咳嗽痰少，伴有发热，遂至急诊就诊，急诊测 T 38.0℃，HR 118 次 /min，BP 167/105mmHg，R 24 次 /min；血气分析：pH 7.182，PCO_2 48mmHg，PO_2 63mmHg（FiO_2 100%）；血常规 WBC 11.87 × 10^9/L，Hb 58g/L；BNP 4 846.9pg/ml；Urea 57.94mmol/L，Cr 1 671μmol/L；PCT 14.80ng/ml；CRP 57.4mg/L；胸部 X 线检查（图 17-20，图 17-21）：双侧气胸，肺组织压缩约 10%，纵隔气肿，颈部皮下气肿；双肺多发阴影，考虑心衰、肺水肿，未除合并双肺感染；双侧少量胸腔积液。考虑患者病情危重，收入 ICU 监护治疗。

入院症状：呼吸急促，不能平卧，咳嗽痰少，纳眠差，小便量少，大便正常，舌淡，苔白，脉数。

既往史：体健。

查体：T 37.3℃，P 109 次 /min，BP 168/89mmHg，R 28 次 /min。SpO_2 100%（FiO_2 100%），胸廓对称无畸形，双肺呼吸音粗，可闻及明显干湿啰音，双下肢无水肿。

中医诊断：喘证（痰热壅肺）。

西医诊断：重症肺炎；急性呼吸窘迫综合征；急性心力衰竭；脓毒症；感染性多器官功能障碍综合征；肾衰竭（慢性肾衰急性加重）；纵隔气肿；气胸；重度贫血。

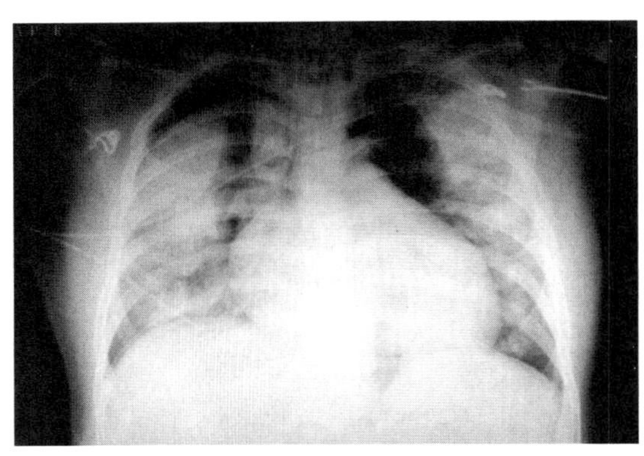

图 17-20　重症肺炎胸片 -1

（二）治疗经过

1. 3 月 30 日　氧合指数差，呼吸窘迫，予无创呼吸机辅助通气，床边 CRRT 治疗，药物上予积极抗感染、化痰、解痉平喘等治疗，辨证予中药汤剂。

2. 3 月 31 日　经初始治疗后患者气促不能缓解，13：00 予留置胸腔闭式引流管后改为气管插管接呼吸机辅助通气（FiO_2：100%）。经有创呼吸机辅助通气治疗后患者氧合仍差，22：00 予行体外膜氧合（ECMO）治疗。

3. 4 月 1 日—4 月 5 日　维持 ECMO 治疗，同时需有创呼吸机辅助通气及 CRRT 治疗。4 月 5 日复查胸片渗出明显减少，做 ECMO 撤机准备。

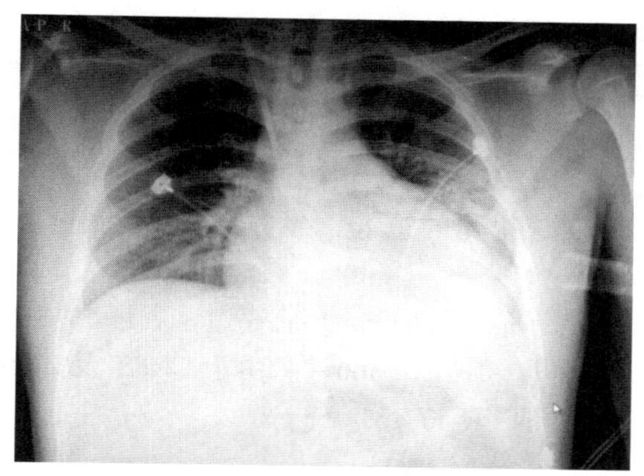

图 17-21　重症肺炎胸片 -2

4. 4 月 6 日　撤离 ECMO，维持有创呼吸机辅助通气（PS 模式，FiO_2 :35%）及 CRRT 治疗。

5. 4 月 7 日　撤离呼吸机改为高流量湿化吸氧，开始间歇性 CRRT 治疗，拔除胃管、尿管，自主进食、排尿。

6. 4 月 11 日　病情稳定，转到肾内科。

（三）肺康复方案

在多学科小组协商后，动态制定肺康复方案，其中早期活动锻炼根据鲁汶大学附属医院 ICU 的"start to move ASAP"治疗方案进行评分。

1. 3 月 30 日—3 月 31 日

（1）康复评估

1）基础评估：患者 FiO_2 为 100%，且 RR>30 次 /min，病情不稳定。

2）意识状态：处于深度镇静。

3）营养评估：患者鼻饲饮食，形体肥胖，身高约 175cm，体重约 85kg。ALB、Hg 降低，Cr、hsCRP、TG 升高。NRS2002 评分 4 分。

4）早期运动锻炼评估：S5Q=0，不能通过基础评估，等级为 0 级。

（2）肺康复治疗

1）中医辨证论治：贝母瓜蒌散合清金降火汤加减。

2）营养治疗：力衡匀 1 包 + 乳清蛋白粉 1 勺，每日 3 次，加每日水溶性维生素 1 包，中药膳食予枇杷雪梨汁鼻饲。

3）气道廓清技术：患者深镇静，气管插管，无自主排痰能力，痰量不多，予叩击排痰、间中护理吸痰。

4）早期运动锻炼：每2小时变换体位，未接受物理治疗。

2. 4月1日—4月5日

（1）康复评估：

1）基础评估：行ECMO、CRRT治疗，生命体征平稳。

2）意识状态：实施优化的镇静镇痛方案，日间使患者清醒，夜间充分镇静。

3）早期运动锻炼评估（日间）：S5Q=5，通过基础评估，BBS坐位到站位=0，BBS站立=0，BBS坐=0，MRCsum=24，由于CRRT及ECMO治疗不允许转移到椅子，等级为1级（表17-15）。

表17-15　MRC评分表

4月1日-4月5日	右侧	原因	EP	左侧	原因	EP		
肩外展	2			2				
屈肘	2			2				
伸腕	2			2				
屈髋	0	CRRT治疗	2	0	ECMO治疗	2		
伸膝	0	CRRT治疗	2	0	ECMO治疗	2		
踝背屈	2			2				
部分得分	8			8			总得分	16
EP部分得分			4			4	EP总得分	8
MRC总评分								24

（2）肺康复治疗

1）中医辨证论治：二陈汤合四君子汤加减。

2）营养治疗：力衡匀1包+乳清蛋白粉1勺，每日4次，加每日水溶性维生素1包，中药膳食予枇杷雪梨汁鼻饲。

3）气道廓清技术：维持气管插管，痰量不多，予叩击排痰，间中护理吸痰。

4）早期运动锻炼：予每2小时变换体位，双上肢使用弹力带行抗阻训练，双下肢足踝被动关节训练，并予双下肢神经肌肉电刺激、肢体气压治疗。

5）ICU谵妄预防：①音乐疗法；②患者自行通过手机与外界沟通；③尽量增加家属探视陪伴时间。

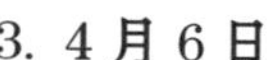

3. 4月6日

（1）康复评估

1）基础评估：已撤离ECMO，有创呼吸机辅助呼吸，支持力度低（PS模式，FiO_2：35%），仍需CRRT治疗。

2）呼吸肌力评估：P_{imax}=−108cmH$_2$O，P_{emax}=204cmH$_2$O。

3）早期运动锻炼评估：S5Q=5，通过基础评估，由于行CRRT治疗及ECMO拔管后制动，未进行BBS平衡评分，MRCsum=60（表17-16）。

表17-16　MRC评分表

4月6日	右侧	原因	EP	左侧	原因	EP		
肩外展	5			5				
屈肘	5			5				
伸腕	5			5				
屈髋	0	CRRT治疗	5		ECMO拔管后制动	5		
伸膝	0	CRRT治疗	5		ECMO拔管后制动	5		
踝背屈	5			5				
部分得分	20			20			总得分	50
EP部分得分			10			10	EP总得分	10
MRC总评分								60

（2）肺康复治疗

1）中医辨证论治：二陈汤合四君子汤加减。

2）营养治疗：力衡匀1.5包+乳清蛋白粉1勺，每日4次，加每日1包水溶性维生素，中药予陈皮党参乌鸡汤益气扶正。

3）气道廓清技术：仍留置气管插管，痰液量不多，予叩击排痰、间中护理吸痰。

4）呼吸训练：患者呼吸肌力测评正常，未进行呼吸训练。

5）早期运动康复：予每2小时变换体位，双上肢使用弹力带行抗阻训练，双下肢足踝被动关节训练，并予双下肢神经肌肉电刺激、肢体气压治疗，中医传统疗法科进行中医手法按摩。

6）ICU谵妄预防：①音乐疗法；②患者自行通过手机与外界沟通；③尽量增加家属探视陪伴时间。

4. 4月7日

(1)康复评估

1)基础评估:神志清醒,经鼻高流量吸氧(FiO_2:35%),当日不行 CRRT 治疗,但需保留右股静脉血透管。

2)拔管撤机评估:通过自主呼吸试验,予拔除气管插管。

3)吞咽功能评估:洼田饮水试验2级。

4)早期运动锻炼评估:S5Q=5,予充分固定右股静脉血透管,BBS 坐位到站位 =4,BBS 站立 =4,BBS 坐 =4,MRCsum=60(表 17-17)。

表 17-17 MRC 评分表

4月7日	右侧	原因	EP	左侧	原因	EP		
肩外展	5			5				
屈肘	5			5				
伸腕	5			5				
屈髋	5			5				
伸膝	5			5				
踝背屈	5			5				
部分得分	30			30			总得分	60
EP 部分得分							EP 总得分	
MRC 总评分								60

(2)肺康复治疗

1)气道廓清技术:指导患者进行有效咳嗽、自主循环呼吸技术。

2)营养治疗:患者肾衰竭,现可自主进食,嘱低盐优质蛋白饮食。

3)早期运动康复:进行床旁自行车及弹力带抗阻训练,在助行器帮助下行床旁步行训练,但患者由于心脏功能差,训练过程中根据患者耐受情况制定运动强度。

4)心理康复:患者逐渐了解病情后出现轻度抑郁,医护人员予以开导,并请心理治疗师进行心理治疗。

5. 4月8日—4月10日 行 CRRT 治疗期间康复方案基本与4月6日相同,未行 CRRT 期间运动康复方案基本与4月7日相同。

(四)肺康复疗效评估

患者肺部感染控制,成功脱离呼吸机,未出现明显 ICU 获得性肌无力。

（五）跟踪随访

患者转至肾内科后家属陪同时间增多，心理治疗师继续跟进心理治疗，患者抑郁状况好转，于5月4日出院，出院5个月后顺利进行肾移植。

（范荣荣　韩云）

主要参考文献

[1] 中华中医药学会. 重症肺炎中医诊疗方案(2018年版)[EB/OL]. [2018-11-30]. http://www.cacm.org.cn/2018/11/30/2946/.
[2] 中国病理生理危重病学会呼吸治疗学组. 重症患者气道廓清技术专家共识[J]. 中华重症医学电子杂志(网络版), 2020, 6(3): 272-282.
[3] 谢东平, 韩云, 李芳, 等. 集束化调肠方案对脓毒症肠功能障碍患者肠道功能及炎症反应的影响[J]. 中国中医急症, 2011, 20(7): 1050-1051, 1130.
[4] 中国中西医结合学会神经科专业委员会. 抑郁症中西医结合诊疗专家共识[J]. 中国中西医结合杂志, 2020, 40(2): 141-148.
[5] 侯家琪. 抑郁症中医辨证施食研究[D]. 南京: 南京中医药大学, 2010.

第八节　新型冠状病毒感染恢复期

新型冠状病毒感染（corona virus disease 2019，COVID-19，简称新冠病毒感染）是一种新发急性呼吸道传染病，其发病迅速，传染性强，临床表现以发热、乏力、干咳为主，部分患者以嗅觉、味觉减退或丧失等为首发症状，少数患者伴有鼻塞、流涕、咽痛、结膜炎、肌痛和腹泻等。重症患者多在发病5~7天后出现呼吸困难和/或低氧血症，严重者可快速进展为急性呼吸窘迫综合征、脓毒症休克、难以纠正的代谢性酸中毒和凝血功能障碍及多器官功能衰竭等。新冠病毒感染属于中医学“瘟疫”“温疫”“疫病”“疫毒”的范畴。瘟疫是指感受“非时暴寒”或“非节之气”或“时行乖戾之气”而导致的具有传染性并能造成大范围流行的一类疾病，属于外感病的范畴。

研究显示，即使在核酸检测结果转阴后出院的新冠病毒感染患者中，仍有部分患者存在一定程度的心肺功能、躯体功能以及心理功能障碍，然而迄今为止没有特效药物被证明能有效地促进患者康复。中西医结合康复干预有利于减少新冠病毒感染恢复期患者并发症和后遗症的发生，最大限度地恢复患者日常生活能力，提高生活质量。

一、中医病因病机

新冠病毒感染的病位在肺和膜原，累及脾、胃、肾，亦可逆传心包。多因疫毒夹杂湿毒之邪从口鼻而入，伏于膜原，继而发动，袭犯肺气，正邪交争而出现发热，随后戾气入里，导致肺失宣肃，气机升降失司而出现咳嗽、咳痰、气促；由于肺与大肠相表里，可致大肠传导失司而出现腹泻；其后日久化热，血停成瘀，湿热、瘀血、毒邪进一步加重了肺的气机紊乱，形成恶性循环。因此，新冠病毒感染传变初期多见寒湿、湿热证；中期疫毒炽盛，可转化为表里俱热的实热证，甚至进一步入营入血，气血两燔；若在此过程中正气虚衰，可出现阳气暴脱，亡阴亡阳，又或疫毒迅速内陷，出现内闭外脱等危急证候；后期，疫毒耗气伤阴，邪衰正亦虚，故或气阴两伤，或肺脾气虚。

二、西医病因、发病机制、诊断

可参考国家卫生健康委员会和国家中医药管理局发布的《新型冠状病毒感染诊疗方案(试行第十版)》及相关指南和专家共识，了解本病的病因、发病机制、诊断标准，以及恢复期标准。

三、肺康复评定

(一) 肺功能评估

可选择血气分析检查，鉴于新冠病毒感染具有传染性，行血气分析可能增加传染风险，可改用外周血氧饱和度监测替代，以反映呼吸衰竭的程度，正常值为 95%~100%。

(二) 胸部影像学

胸部影像学如胸片、胸部 CT，可明确显示患者双肺病变情况，有利于对比康复前后肺间质性改变情况。

（三）症状评估

采用咳嗽症状评分量表（CSS）评估咳嗽情况，呼吸困难量表（mMRC 评分）或改良 Borg 呼吸困难指数评分表评估呼吸困难情况。

（四）生活质量相关评估

可选用生存质量量表（SF-36），其评分越高，代表生活质量越好。

（五）营养状态评估

新冠病毒感染患者存在严重炎症反应，营养状态与疾病转归有很大的关系。常用营养状态评估工具有身体质量指数、NRS2002 评分、去脂体重指数等。

（六）心理状态评估

新冠病毒感染患者常因对疾病的恐慌而产生焦虑、抑郁、紧张等心理。焦虑自评量表（SAS）、抑郁自评量表（SDS）、创伤后应激障碍筛查量表（PCL-C）是常用的新冠病毒感染患者心理状态评估量表。

（七）运动功能评估

可选用 6 分钟步行距离（6MWT）评估新冠病毒感染患者运动功能，考虑到其传染性，建议新冠病毒核酸检测阴性出院后再进行。

四、中西医结合肺康复

新冠病毒感染患者肺康复治疗主要在恢复期，因此本章内容均针对新冠病毒感染恢复期，目的是减轻症状，恢复心肺功能，增强体质，消除负面情绪，提高生活质量，最终使其回归社会，重返工作单位。

（一）一般治疗

适当休息，勿过度劳作，充分保证能量摄入，注意水、电解质平衡。

（二）药物治疗

西医学目前针对恢复期并无特效药物推荐，可针对症状酌情使用止咳、化痰、增强免疫力的药物，而中医治疗在改善症状、提高生活质量等方面有一定优势。

恢复期辨证治疗

新冠病毒感染恢复期病机偏于正虚，以肺脾两脏之虚为主，亦有部分患者存在虚实夹杂的情况，多兼有痰浊、湿毒、瘀血。治疗原则以扶正为重点，重在调补以恢复机体的正气方可痊愈，可以"培土生金法"为总则开展新冠病毒感染恢复期的康复治疗。

1. 肺脾气虚

症状：倦怠乏力，气短或动则气促，纳差呕恶，痞满，大便无力，便溏不爽。舌淡胖，苔白腻，脉沉弱。

治法：健脾益肺。

推荐处方：法半夏、陈皮、党参、炙黄芪、炒白术、茯苓、广藿香、砂仁、甘草。

2. 气阴两虚

症状：乏力，干咳少痰，气短，口干欲饮，心悸胸闷，汗多，纳差，大便燥结难解。舌红少津，脉细或虚无力。

治法：益气养阴。

推荐处方：南沙参、北沙参、麦冬、西洋参、五味子、生石膏、淡竹叶、桑叶、芦根、丹参、甘草。

3. 寒饮郁肺

症状：干咳，或阵咳、呛咳、夜咳，遇冷加重，过敏而发，白痰难咯，苔白腻，脉弦紧。

治法：温肺化饮，化痰止咳。

推荐处方：射干、炙麻黄、干姜、紫菀、款冬花、五味子、法半夏、前胡、百部、苏子、葶苈子、川贝粉。

（三）肺康复处方制定

肺康复处方根据患者情况评定制定，新冠病毒感染恢复期患者多以改善气短、乏力为主要诉求，肺康复治疗重点在于培补正气，调整身体阴阳平衡，配合活血通络，具体如下：

1. 体位管理　对于轻型、中型患者，运动能力大多正常，无特别体位要求。对于重症、危重症患者恢复期治疗，由于其运动能力大多仍有受限，建议卧床休息为主，可采用半卧位或靠坐位休息，床头抬高 30°~60°。

2. 呼吸训练　可进行吸气阻力训练和呼吸肌群锻炼，也可训练肩、颈等辅助肌群，还可进行呼吸控制、模式训练，调整呼吸频率，锻炼缩唇、腹式呼吸等，7 次 / 周，60 吸 / 次，间隔休息半小时可再次进行。

3. **运动处方** 根据FITT（frequency 频率、intensity 强度、time 时间、type 类型）原则制定运动处方。

（1）有氧运动：根据患者心肺功能情况从低强度运动开始进行，3~5 次 / 周，15~30min/ 次，运动类型可以为持续或间歇地原地踏步、快步走和室内踏车训练，也可进行呼吸操等动作训练。对于重症、危重症患者恢复期的治疗，可逐渐进行翻身、床上四肢活动，亦可配合辅助机械工具。

（2）抗阻训练：可配合机械工具进行上肢和下肢肌力的力量、耐力训练，训练频率是 2~3 次 / 周，训练时间 15min/ 次，运动强度以第 2 天不出现疲劳感为宜，若 1 次训练之后过于疲劳，可选择分段、间歇性的方式进行，如 3~5min/ 次，1 日分 3~4 次进行。

4. **中医特色疗法**

（1）功法导引：传统导引，如八段锦、太极拳、六字诀、五禽戏、易筋经等均可练习，每日 2 次。

（2）耳穴压豆：根据诉求选取不同穴位，每 3 天 1 次。

（3）穴位贴敷：大黄粉或吴茱萸粉穴位贴敷（天突穴、丰隆穴、肺俞穴），每日 1 次。

（4）针刺疗法：根据诉求选取不同穴位，每日 1 次，可配合电针治疗。

5. **膳食营养指导** 膳食营养指导是新冠病毒感染患者治疗的核心之一，需要增加蛋白质供给，并将其均衡分配到一日三餐中，可选用鸡蛋、牛奶等食品进行补充。此外也要保证充足的微量元素、矿物质、水，以及水果、蔬菜的摄入。从中医调理角度来说，对于咳嗽无痰者，药膳可选用川贝雪梨汁、枇杷前胡粥、南北杏猪肺汤；对于咽干、口干者，可选用菊花甘蔗汁、芦根竹叶汁、沙参麦冬粥，又或西洋参泡水温服；对于食欲不振者，可选用山药莱菔子粥、党参麦芽粥、山楂鸡内金汁；对于腹胀、便秘者，可选用香蕉蜂蜜饮、火麻仁汁、枳实厚朴粥；对于疲倦乏力者，可选用党参白术粥、怀山茯苓汤、五指毛桃煲瘦肉汤等。

（四）居家康复

可在上述中西医结合肺康复方案基础上酌情调整。嘱患者减少外出探视的次数，避免进入人多密集场所，家中注意通风消毒、清洁卫生。定期通过微信群、在线视频、邮件等方式汇报康复情况，视症状情况定期复查核酸、肺功能及肺部影像学检查，2~3 周进行康复评估，根据评估情况调整中西医康复处方。

（五）情绪管理

可以通过八段锦、太极拳等导引方式改善患者的体力活动及运动耐力，避免或减少抑郁、焦虑情绪的产生。另外需注意多与患者电话或微信沟通交流，疏导不良情绪，给予积极暗示。运用音乐疗法等可使机体得到放松，内外达到平静和谐的统一。病情严重者可邀请专业心理治疗师进行诊治。

（六）肺康复护理

1. **宣教**　专科护士主要在介绍疾病相关知识、饮食调护等方面对患者进行宣教，增强患者战胜新冠病毒感染的信心，树立正确的肺康复理念，让患者居家进行自我锻炼，配合膳食进行疗养，保持作息规律。对于需氧疗或机械辅助通气的患者，可参考第十四章“中医肺康复护理”。

2. **对于长期卧床的患者**　病重卧床患者需注意定期翻身，清洁污渍，防压疮，防误吸等，加强四肢功能锻炼，防止肌肉萎缩。

五、典型病例

（一）病情介绍

患者曹某，女性，44 岁，于 2020 年 2 月 9 日入院。

主诉：低热伴咳嗽、乏力 10 天。

患者 10 天前出现发热，体温 37.4℃左右，伴咳嗽、全身乏力、纳差、腹泻，随后出现气促，活动后明显，自服阿比多尔后症状缓解不明显，就诊于武汉某医院，行 2019-nCoV 核酸检测：阳性，胸部 CT 提示双肺感染，考虑病毒性肺炎，经治疗后患者仍有发热，活动后气促，以“新型冠状病毒肺炎”收入湖北省中西医结合医院呼吸一病区，根据第六版诊疗方案明确为：新型冠状病毒感染肺炎确诊病例。患者入院予抗感染、抗病毒、免疫球蛋白静脉滴注等治疗后已无发热，但患者仍诉活动后气促明显。

患者进入恢复期后开始肺康复治疗。

当时症状：患者自觉疲倦乏力，活动后气促明显，咳嗽无痰，胸口有憋闷感，双胁肋部隐痛，无发热、恶寒，睡眠一般，胃纳可，二便正常。舌淡红，苔腻微黄，脉滑。

查体：胸廓对称，双肺呼吸音稍增粗，双肺未闻及干湿啰音。双下肢无水肿。

中医诊断：疫病（肺脾气虚，湿毒阻肺）。

西医诊断：新型冠状病毒肺炎。

（二）病情评估

mMRC：2 级。

指尖血氧饱和度：94%（3L 吸氧下）。

6MWD：310m。

Borg 指数：4.5 分。

患者需求：改善呼吸困难症状。

（三）肺康复方案

1. **中药辨证治疗**　根据辨证初给予异功散合三仁汤加减，后根据辨证调整用药。

2. **药物管理**　西药用药方案：继续维持抗感染、抗病毒方案。

3. **运动肺康复**　结合患者意愿，选择呼吸训练、运动训练、力量训练、八段锦四种运动方式，以八段锦为主。每次运动时间 15~20min/ 次（不包括运动前热身，运动后放松时间），每周 5 次。运动强度以第 2 天不出现疲劳感为宜。

4. **中医特色治疗**　选用自血疗法治疗，调整阴阳，选穴：肺俞、定喘、足三里、曲池交替，每穴各 2ml，每 2 天 1 次。

5. **氧疗、机械辅助通气**　患者指尖血氧饱和度偏低，予氧疗。

6. **营养指导**　根据辨证指导患者运用药膳改善体质，选择健脾益肺止咳药膳如薏苡仁枇杷粥、怀山白术粥等平时服用，饮食以质软、容易消化食物为主，多进食鸡蛋、牛奶等含蛋白食物。

7. **情绪管理**　患者感染新冠病毒后有紧张、焦虑情绪，针对此情况，对患者详细进行新冠病毒感染相关知识宣教，并鼓励患者与病友进行交流，多看喜剧，收听轻快的音乐，减轻患者焦虑情绪。

8. **护理**

（1）宣教：对患者进行新冠病毒感染知识宣教，包括疾病的病因、传染性、治疗、药物相关知识、预后、调护知识等。

（2）生活管理：作息规律，保证睡眠，保持心情舒畅，忌辛辣。

（四）管理成效（11 天后评估情况）

1. **症状**　患者无发热，精神改善，无疲倦、乏力，无气促，偶有咳嗽，纳眠可，二便正常。舌淡红，有齿印，苔薄白，脉弦。查体：双肺呼吸音清，双肺未闻及干湿啰音。mMRC：0 级。

2. **指尖血氧饱和度**　99%（空气下）。

3. 6MWD　430m。

4. Borg **指数**　0.5 分。

经综合肺康复后，患者咳嗽、呼吸困难症状较前改善，活动耐力改善，生活质量提高。

（蔡　彦　许银姬）

主要参考文献

[1] 中华人民共和国国家卫生健康委员会 . 新型冠状病毒感染诊疗方案 (试行第十版) [J]. 中华临床感染病杂志 , 2023, 16 (1): 1-9.

[2] 国家卫生健康委办公厅 . 关于印发新冠肺炎出院患者康复方案 (试行) 的通知 [EB/OL].(2020-03-04)[2020-03-16]. http://www. gov. cn/zhengce/2020-03/05/content_5487165. html.

[3] 国家卫生健康委办公厅 . 新型冠状病毒肺炎恢复期中医康复指导建议 (试行) [EB/OL].(2020-02-22)[2020-03-16]. https://mp. weixin. qq. com/s/jqpW9ra-n3lfOT-b-EWu4A.

[4] 中国康复医学会 , 中国康复医学会呼吸康复专委会 , 中华医学会物理医学与康复学分会心肺康复学组 . 2019 新型冠状病毒肺炎呼吸康复指导意见 (第二版)[J]. 中华结核和呼吸杂志 , 2020, (4): 308-314.

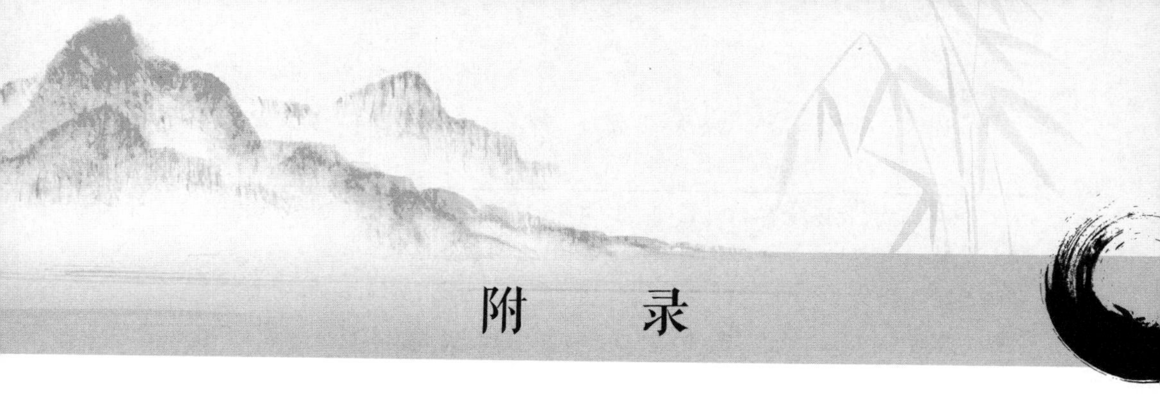

附 录

附录 1

呼吸困难量表(mMRC 评分)

mMRC 分级	呼吸困难严重程度
0 级	除剧烈运动外,一般不感到呼吸困难
1 级	平地急行时气短或上坡时气促
2 级	因气短平地行走时慢于同龄人或以自己的步速平地行走时必须停下来休息
3 级	平地行走 100m 或数分钟即有气短
4 级	因气短而不能离开房间

附录 2

慢性阻塞性肺疾病评估测试(COPD Assessment Test,CAT)

								分数
我从不咳嗽	0	1	2	3	4	5	我总是咳嗽	
我肺里一点痰都没有	0	1	2	3	4	5	我肺里有很多很多痰	
我一点也没有胸闷的感觉	0	1	2	3	4	5	我有很重的胸闷的感觉	
当我在爬坡或爬一层楼时我并不感觉喘不过气来	0	1	2	3	4	5	当我在爬坡或爬一层楼时我感觉非常喘不过气来	
我在家里的任何活动都不受慢阻肺的影响	0	1	2	3	4	5	我在家里的任何活动都很受慢阻肺的影响	

续表

尽管我有肺病，我还是有信心外出	0	1	2	3	4	5	因为我有肺病，对于外出我完全没有信心
我睡得好	0	1	2	3	4	5	因为我有肺病，我睡得不好
我精力旺盛	0	1	2	3	4	5	我一点精力都没有
总分							

总分 0~10 分，提示慢阻肺“轻微影响”；11~20 分，提示慢阻肺“中等影响”；21~30 分，提示慢阻肺“严重影响”；31~40 分，提示慢阻肺“非常严重影响”；前后评分差异 ≥2 分，即可提示有临床意义。

附录 3

圣·乔治呼吸系统问卷（SGRQ）

这份问卷是用来帮助我们更进一步了解你的呼吸问题是如何正在困扰你的，以及它是如何影响你的生活的。我们通过它发现疾病在哪一方面对你的影响最大，但这不是医师或护士所认为的那些问题。请仔细阅读下列指导性语句，若有不明白之处请提问。不要花费太长的时间来决定你的答案。

在完成余下的问卷前，请选择一个能体现你目前健康状况的描述并在小框中打“√”：	很好	好	一般	不好	很差
	□	□	□	□	□

第一部分

关于在过去 3 个月内你的呼吸困难问题，每个问题只选择一个答案：

1. 在过去 3 个月内，咳嗽情况：

□ 1 周中绝大部分时间　□ 1 周中有几天　□ 1 个月中有几天　□仅在肺部有感染时　□没有

2. 在过去 3 个月内，咳痰情况：

□ 1 周中绝大部分时间　□ 1 周中有几天　□ 1 个月中有几天　□仅在肺部有感染时　□没有

3. 在过去 3 个月内，呼吸急促的发生情况：

□ 1 周中绝大部分时间　□ 1 周中有几天　□ 1 个月中有几天　□仅在肺部有感染时　□没有

4. 在过去 3 个月内，气喘发作情况：

□ 1 周中绝大部分时间　□ 1 周中有几天　□ 1 个月中有几天　□仅在肺部有感染时　□没有

续表

5. 在过去 3 个月内,我曾出现过几次严重的或极不舒服的呼吸困难:

□超过 3 次　□ 3 次发作　□ 2 次发作　□ 1 次发作　□没有发作

6. 最严重的一次呼吸困难发作持续多长时间:

□ 1 周或更长时间　□ 3 天或更长时间　□ 1~2 天　□不超过 1 天　□没有发作

7. 在过去 3 个月内,平均每周有几天呼吸是正常的(没有呼吸困难):

□没有 1 天正常　□ 1~2 天正常　□ 3~4 天正常　□几乎每天都正常　□每天都正常

8. 如果有喘息,在清晨醒来时加重?

□否　□是

第二部分

第一节

1. 你如何描述你目前的呼吸困难?

□呼吸困难严重影响了我的全部生活　□呼吸困难影响了我的全部生活

□呼吸困难影响了我的部分生活　□呼吸困难不影响我的生活

2. 关于呼吸对工作的影响,请从中选择一项:

□我的呼吸问题使我完全终止工作　□我的呼吸问题影响我的工作使我改变工作

□我的呼吸问题不影响我的工作　□我没有工作

第二节

下面问题是关于这些天来哪些活动经常让你觉得喘不过气来?对每一个问题请根据你的实际情况,选择“是”或“否”:

1. 静卧或静躺　□是□否
2. 洗漱或穿衣　□是□否
3. 在室内走动　□是□否
4. 在户外平台上走动　□是□否
5. 走楼梯上一层楼　□是□否
6. 爬坡　□是□否
7. 运动性体育活动或运动性游戏　□是□否

第三节

下面问题是关于这些天来你的咳嗽及气喘问题,对每一个问题请根据你的实际情况,选择“是”或“否”:

1. 咳嗽使我感到痛苦　□是□否

续表

2. 咳嗽使我感到疲倦	□是□否
3. 谈话时,我会感到喘不过气来	□是□否
4. 弯腰时,我觉得喘不过气来	□是□否
5. 咳嗽或呼吸困难影响我的睡眠	□是□否
6. 我经常疲惫不堪	□是□否
第四节	
下列问题是关于这些天来你的呼吸困难可能对你其他方面的影响,对每一个问题请根据你的实际情况,选择“是”或“否”:	
1. 咳嗽及呼吸困难使我心情不愉快	□是□否
2. 我的呼吸问题让我的家人担心	□是□否
3. 当喘不上来气时,我感到害怕或惊恐	□是□否
4. 我觉得我的呼吸问题很严重	□是□否
5. 我觉得我的呼吸问题不能好转	□是□否
6. 我的呼吸问题使我变得虚弱、活动不便	□是□否
7. 体育运动对我来说是不安全的	□是□否
8. 做任何事情都很吃力	□是□否
第五节	
下列问题是关于你的治疗问题,如果没有经过治疗请选择“我没有接受过治疗”一项,对每一个问题请根据你的实际情况,选择“是”或“否”:	
1. 我没有接受过治疗	□是□否
2. 治疗对我来说没有多大帮助	□是□否
3. 在他人面前用药让我感到难堪	□是□否
4. 治疗引起了不良的药物副作用	□是□否
5. 治疗严重干扰了我的生活	□是□否
第六节	
下列问题是关于你的呼吸困难可能如何影响你的活动,对每一个问题请根据你的实际情况,选择“是”或“否”:	
1. 我洗脸刷牙或穿衣时,感到费力	□是□否
2. 我不能洗澡或淋浴,或需要花很长的时间	□是□否

续表

3. 我走得比别人慢，或常常停下来休息　□是□否

4. 我做家务事非常慢，或常常停下来休息　□是□否

5. 上一层楼时，我得慢慢走或停下来休息　□是□否

6. 如果赶时间或快走，我不得不休息或放慢速度　□是□否

7. 呼吸困难使我在进行诸如上坡、提东西上楼、在花园中除草、跳舞、练气功或做操等活动时感到困难　□是□否

8. 呼吸问题使我在进行诸如搬运重物、在花园中挖土、铲雪、慢跑或快走(8 公里 / 小时)、舞剑或游泳时感到困难　□是□否

9. 呼吸问题使我在进行诸如重体力活、跑步、骑自行车、快速游泳、进行剧烈的体育运动时感到困难　□是□否

第七节

下列问题是你的呼吸问题如何影响你，对每一个问题请根据你的实际情况，选择“是”或“否”：

1. 我不能进行体育运动或运动性活动　□是□否

2. 我不能外出娱乐或消遣　□是□否

3. 我不能外出购物　□是□否

4. 我不能做家务　□是□否

5. 我不能走得离床或椅子太远　□是□否

现在请选择一项最能反映你的呼吸问题对你的影响的项目：

□不影响我想做的任何事情

□影响我想做的 1~2 件事情

□影响我想做的大多数事情

□影响所有我想做的事情

SGRQ 总分 = □□□

症状评分 = □□

疾病影响 = □□

活动受限 = □□

附录 4

Borg 呼吸困难评分

0	一点也不觉得呼吸困难
0.5	极轻微的呼吸困难，几乎难以察觉
1	非常轻微的呼吸困难
2	轻度的呼吸困难
3	中度的呼吸困难
4	略严重的呼吸困难
5 6	严重的呼吸困难
7 8 9	非常严重的呼吸困难
10	极度的呼吸困难，达到极限

附录 5

主观体力感觉等级表（Rating of Perceived Exertion，RPE）

RPE	主观运动感觉
6	极其轻松
7	
8	
9	很轻松
10	
11	轻松
12	
13	稍费力
14	
15	费力
16	

续表

RPE	主观运动感觉
17	很费力
18	
19	
20	精疲力竭

附录 6

哮喘控制水平分级

哮喘症状控制	哮喘症状控制水平		
	良好控制	部分控制	未控制
过去 4 周，患者存在： 日间哮喘症状>2 次　是□否□ 夜间因哮喘憋醒　是□否□ 使用缓解药物次　是□否□ 哮喘引起的活动受限　是□否□	无	存在 1~2 项	存在 3~4 项

附录 7

哮喘慢性持续期病情严重程度的分级

分级	临床特点
间歇状态（第 1 级）	症状<每周 1 次 短暂出现 夜间哮喘症状 ≤ 每月 2 次 FEV_1 占预计值 % ≥ 80% 或 PEF ≥ 80% 个人最佳值，PEF 变异率<20%
轻度持续（第 2 级）	症状 ≥ 每周 1 次，但<每日 1 次 可能影响活动和睡眠 夜间哮喘症状>每月 2 次，但<每周 1 次 FEV_1 占预计值 % ≥ 80% 或 PEF ≥ 80% 个人最佳值，PEF 或 FEV_1 变异率 20%~30%

续表

分级	临床特点
中度持续(第 3 级)	每日有症状 影响活动和睡眠 夜间哮喘症状 ≥ 每周 1 次 FEV_1 占预计值 % 为 60%~79% 或 PEF 为 60%~79% 个人最佳值,PEF 变异率 > 30%
重度持续(第 4 级)	每日有症状 频繁出现 经常出现夜间哮喘症状 体力活动受限 FEV_1 占预计值 % < 60% 或 PEF < 60% 个人最佳值,PEF 变异率 > 30%

附录 8

哮喘控制测试(ACT)评分

1. 在过去 4 周内,在工作、学习或家中,有多少时候哮喘妨碍您进行日常活动?

□ 1- 所有时间 □ 2- 大多数时间 □ 3- 有些时候 □ 4- 很少时候 □ 5- 没有

2. 在过去 4 周内,您有多少次呼吸困难?

□ 1- 每天不止 1 次 □ 2- 每天 1 次 □ 3- 每周 3~6 次

□ 4- 每周 1~2 次 □ 5- 完全没有

3. 在过去 4 周内,因为哮喘症状(喘息、咳嗽、呼吸困难、胸闷或疼痛),您有多少次在夜间醒来或早上比平时早醒?

□ 1- 每周 4 晚或更多 □ 2- 每周 2~3 晚 □ 3- 每周 1 次

□ 4- 每周 1~2 次 □ 5- 没有

4. 在过去 4 周内,您有多少次使用急救药物治疗(如沙丁胺醇)?

□ 1- 每天 3 次以上 □ 2- 每天 1~2 次 □ 3- 每周 2~3 次

□ 4- 每周 1 次或更少 □ 5- 没有

5. 您如何评价过去 4 周内,您的哮喘控制情况?

□ 1- 没有控制 □ 2- 控制很差 □ 3- 有所控制 □ 4- 控制很好 □ 5- 完全控制

得分________

附录 9

袖珍哮喘生活质量问卷(Mini AQLQ)

第 1~11 题:

频度	每时每刻	绝大部分时间	好些时候	部分时候	偶尔	几乎没有	完全没有
计分	1	2	3	4	5	6	7
序号	在过去的 2 周里,你的哮喘情况:						得分
1	哮喘发作,感到气短?						
2	感到烦恼,因为必须要避免粉尘环境?						
3	因为哮喘,感到失败或无奈?						
4	因为咳嗽,感到烦恼?						
5	担心 / 害怕哮喘用药对自己没有疗效?						
6	感到胸口紧闷 / 沉重?						
7	感到烦恼,因为必须要避免烟草烟雾(二手烟)环境?						
8	因为哮喘病情,而失眠 / 睡眠不好?						
9	很在意 / 紧张关注自己有哮喘?						
10	觉得 / 听到自己胸内有喘鸣?						
11	感到烦恼,因为要避免户外活动(户外正有天气变化或空气污染)?						

第 12~15 题:

程度	完全受限	非常受限	很大受限	中度受限	有些受限	偶尔受限	没有受限
计分	1	2	3	4	5	6	7
序号	在过去的 2 周里,因为哮喘,你如下的活动受到限制?						得分
12	需要用力 / 费力的活动(例如,紧张急促的活动、小跑上楼梯、中等强度以上的体育运动)活动						
13	中等强度的活动(例如,步行,家务活,园艺活,需提物走的外出购物,平常速度上楼梯)						
14	日常社交活动(闲谈说话,照顾宠物,带小孩,去亲戚朋友家串门)						
15	你的工作相关的活动 *(工作上的硬性任务)________________ (* 如果你是休业或自由职业者,该问题就是指你生活上的硬性任务 / 活动)						

以上合计得分:________

附录 10

哮喘日记

就诊日期：　　　　　　　下次就诊时间：

哮喘症状(下列症状如果有,请在对应日期下打√)														
日期	第一周													
	第一天		第二天		第三天		第四天		第五天		第六天		第七天	
	日	夜	日	夜	日	夜	日	夜	日	夜	日	夜	日	夜
咳嗽														
喘息														
气急														
胸闷														
夜间因哮喘憋醒														
日间活动受到影响														
每天早晚按时使用的药物(记录每天使用的药物名称、用量和次数)														
药物 1：														
每次用量														
每日使用次数														
药物 2：														
每次用量														
每日使用次数														
因症状加重加吸的药物(当上述哮喘症状时吸入应急药物 1 个剂量,然后等待 2 分钟,一般哮喘症状可以得到缓解。如果症状持续存在,可以再吸入 1 吸)														
药物名：														
使用次数														

附录 11

咳嗽症状积分表

分值	日间咳嗽症状积分	夜间咳嗽症状积分
0	无咳嗽	无咳嗽
1	偶有短暂咳嗽	入睡时短暂咳嗽或偶有夜间咳嗽
2	频繁咳嗽,轻度影响日常活动	因咳嗽轻度影响夜间睡眠
3	频繁咳嗽,严重影响日常活动	因咳嗽严重影响夜间睡眠

附录 12

咳嗽特异性生活质量问卷

选项分值	完全不同意 1	不同意 2	同意 3	完全同意 4
1. 家人和 / 或亲密的朋友再也不能忍受你的咳嗽				
2. 我曾长期缺席重要活动如工作、上学、或志愿服务				
3. 我完全不能参加重要的活动,如工作、上学或志愿服务				
4. 我胃口差				
5. 我胃不舒服和呕吐				
6. 我咳嗽得干呕				
7. 我害怕自己患了艾滋病或肺结核				
8. 我头疼				
9. 我担心得了癌症				
10. 我眩晕				
11. 我咳嗽得尿湿裤子				
12. 我咳嗽得大便失禁弄脏裤子				
13. 我咳嗽得出汗				
14. 我咳嗽得声音嘶哑				
15. 我咳嗽得呼吸引起疼痛				

续表

选项分值	完全不同意 1	不同意 2	同意 3	完全同意 4
16. 我咳嗽得肋骨断了一根				
17. 我咳嗽得晚上不能睡觉				
18. 我咳嗽得打电话时讲话困难				
19. 我再也不能唱歌,比如在较正式的场合唱歌				
20. 我停止参加社会活动,如看电影、看戏和村民大会				
21. 我不得不改变我的生活方式				
22. 我浑身疼				
23. 我精疲力竭				
24. 在公众场合,咳嗽使我很尴尬				
25. 我因为觉得"人们认为我有些不对劲而烦恼"				
26. 我想得到"我没有任何严重问题"的保证				
27. 因为咳嗽而觉得自己受到过分关注				
28. 我担心自己有很严重的问题				
总分				

附录 13

莱赛斯特咳嗽量表

问题	1分	2分	3分	4分	5分	6分	7分
1. 近2周来,咳嗽会让您胸痛或肚子痛吗?	所有时间	大部分时间	经常	有些时候	很少时间	几乎没有	没有
2. 近2周来,您会因咳嗽有痰而烦恼吗?	每次都会	多数时间会	经常会	有时会	偶尔会	极少会	从来不会
3. 近2周来,咳嗽会让您感到疲倦吗?	所有时间	大部分时间	经常	有些时候	很少时间	几乎没有	没有

续表

问题	1分	2分	3分	4分	5分	6分	7分
4. 近2周来，您觉得能控制咳嗽吗？	一点也不能	几乎不能	很少能	有时能	常常能	多数时间能	一直都能
5. 近2周来，咳嗽会让您觉得尴尬吗？	一直都会	大多数时间会	经常会	有些时候会	很少会	几乎不会	完全不会
6. 近2周来，咳嗽会让您焦虑不安吗？	一直都会	大多数时间会	经常会	有些时候会	很少会	几乎不会	完全不会
7. 近2周来，咳嗽会影响您的工作或其他日常事务吗？	一直都会	大多数时间会	经常会	有些时候会	很少会	几乎不会	完全不会
8. 近2周来，咳嗽会影响您的整个娱乐生活吗？	一直都会	大多数时间会	经常会	有些时候会	很少会	几乎不会	完全不会
9. 近2周来，接触油漆油烟会让您咳嗽吗？	一直都会	大多数时间会	经常会	有些时候会	很少会	几乎不会	完全不会
10. 近2周来，咳嗽会影响您的睡眠吗？	一直都会	大多数时间会	经常会	有些时候会	很少会	几乎不会	完全不会
11. 近2周来，您每天阵发性咳嗽发作多吗？	持续有	次数多	时时有	有一些	偶尔有	极少有	一点也没有
12. 近2周来，您会因咳嗽而情绪低落吗？	一直都会	大多数时间会	经常会	有些时候会	很少会	几乎不会	完全不会
13. 近2周来，咳嗽会让您厌烦吗？	一直都会	大多数时间会	经常会	有些时候会	很少会	几乎不会	完全不会
14. 近2周来，咳嗽会让您声音嘶哑吗？	一直都会	大多数时间会	经常会	有些时候会	很少会	几乎不会	完全不会
15. 近2周来，您会觉得精力充沛吗？	一点也不会	几乎不会	很少会	有时会	常常会	多数时间会	一直都会
16. 近2周来，咳嗽会让您担心有可能得了重病吗？	一直都会	大多数时间会	经常会	有些时候会	很少会	几乎不会	完全不会
17. 近2周来，咳嗽会让您担心别人觉得您身体不对劲吗？	一直都会	大多数时间会	经常会	有些时候会	很少会	几乎不会	完全不会

续表

问题	1分	2分	3分	4分	5分	6分	7分
18. 近2周来,您会因咳嗽中断谈话或接听电话吗?	一直都会	大多数时间会	经常会	有些时候会	很少会	几乎不会	完全不会
19. 近2周来,您会觉得咳嗽惹恼了同伴、家人或朋友?	一直都会	大多数时间会	经常会	有些时候会	很少会	几乎不会	完全不会
总分为							

附录 14

健康状况调查简表(SF-36)

下面的问题是要了解您自己对自己生活状况的看法,如果您没有把握回答的问题,尽量做一个最好的答案,请选择最符合的选项。我们承诺绝不会泄露您的隐私,我们的调查仅用于医学研究,这将有助于医学的发展和进步,为更多患者带来福利。谢谢您的合作!

1. 总体来讲,您的健康状况是

非常好——1
很好——2
好——3
一般——4
差——5

2. 跟1年以前比您觉得自己的健康状况是:

比1年前好多了——1
比1年前好一些——2
比1年前差不多——3
比1年前差一些——4
比1年前差多了——5

3. 健康和日常活动,以下这些问题都和日常活动有关。请您想一想,您的健康状况是否限制了这些活动?如果有限制,程度如何?

(1)重体力活动。如跑步举重、参加剧烈运动等

限制很大——1
有些限制——2
毫无限制——3

(2)适度的活动。如移动一张桌子、扫地、打太极拳、做简单体操等:

限制很大——1
有些限制——2
毫无限制——3

续表

(3)手提日用品。如买菜、购物等	限制很大——1 有些限制——2 毫无限制——3
(4)上几层楼梯	限制很大——1 有些限制——2 毫无限制——3
(5)上一层楼梯	限制很大——1 有些限制——2 毫无限制——3
(6)弯腰、屈膝、下蹲	限制很大——1 有些限制——2 毫无限制——3
(7)步行 1 500m 以上的路程	限制很大——1 有些限制——2 毫无限制——3
(8)步行 1 000m 的路程	限制很大——1 有些限制——2 毫无限制——3
(9)步行 100m 的路程	限制很大——1 有些限制——2 毫无限制——3
(10)自己洗澡、穿衣	限制很大——1 有些限制——2 毫无限制——3
4. 在过去 4 个星期里，您的工作和日常活动有无因为身体健康的原因而出现以下这些问题？	
(1)减少了工作或其他活动时间	是——1 不是——2
(2)本来想要做的事情只能完成一部分	是——1 不是——2
(3)想要干的工作或活动种类受到限制	是——1 不是——2
(4)完成工作或其他活动困难增多(比如需要额外的努力)	是——1 不是——2

续表

5. 在过去 4 个星期里，您的工作和日常活动有无因为情绪的原因(如压抑或忧虑)而出现以下这些问题?	
(1)减少了工作或活动时间	是——1 不是——2
(2)本来想要做的事情只能完成一部分	是——1 不是——2
(3)干事情不如平时仔细	是——1 不是——2
6. 在过去 4 个星期里，您的健康或情绪不好在多大程度上影响了您与家人、朋友、邻居或集体的正常社会交往?	完全没有影响——1 有一点影响——2 中等影响——3 影响很大——4 影响非常大——5
7. 在过去 4 个星期里，您有身体疼痛吗?	完全没有疼痛——1 有很轻微疼痛——2 有轻微疼痛——3 中等疼痛——4 严重疼痛——5 很严重疼痛——6
8. 在过去 4 个星期里，您的身体疼痛影响了您的工作和家务吗?	完全没有影响——1 有一点影响——2 中等影响——3 影响很大——4 影响非常大——5
9. 您的感觉；以下这些问题是关于过去 1 个月里您自己的感觉，对每一条问题所说的事情，您的情况是什么样的?	
(1)您觉得生活充实	所有的时间——1 大部分时间——2 比较多时间——3 一部分时间——4 小部分时间——5 没有这种感觉—6
(2)您是一个敏感的人	所有的时间——1 大部分时间——2 比较多时间——3 一部分时间——4 小部分时间——5 没有这种感觉—6

续表

(3)您的情绪非常不好,什么事都不能使您高兴起来	所有的时间——1 大部分时间——2 比较多时间——3 一部分时间——4 小部分时间——5 没有这种感觉—6
(4)您的心里很平静	所有的时间——1 大部分时间——2 比较多时间——3 一部分时间——4 小部分时间——5 没有这种感觉—6
(5)您做事精力充沛	所有的时间——1 大部分时间——2 比较多时间——3 一部分时间——4 小部分时间——5 没有这种感觉—6
(6)您的情绪低落	所有的时间——1 大部分时间——2 比较多时间——3 一部分时间——4 小部分时间——5 没有这种感觉—6
(7)您觉得筋疲力尽	所有的时间——1 大部分时间——2 比较多时间——3 一部分时间——4 小部分时间——5 没有这种感觉—6
(8)您是个快乐的人	所有的时间——1 大部分时间——2 比较多时间——3 一部分时间——4 小部分时间——5 没有这种感觉—6

续表

(9)您感觉厌烦	所有的时间——1 大部分时间——2 比较多时间——3 一部分时间——4 小部分时间——5 没有这种感觉—6
(10)不健康影响了您的社会活动(如走亲访友)	所有的时间——1 大部分时间——2 比较多时间——3 一部分时间——4 小部分时间——5 没有这种感觉—6
10. 总体健康情况,请看下列每一条问题,哪一种答案最符合您的情况?	
(1)我好像比别人容易生病:	绝对正确——1 大部分正确——2 不能肯定———3 大部分错误——4 绝对错误———5
(2)我跟周围人一样健康:	绝对正确———1 大部分正确——2 不能肯定———3 大部分错误——4 绝对错误———5
(3)我认为我的健康状况在变坏:	绝对正确———1 大部分正确——2 不能肯定———3 大部分错误——4 绝对错误———5
(4)我的健康状况非常好:	绝对正确———1 大部分正确——2 不能肯定———3 大部分错误——4 绝对错误———5

附录 15

焦虑自评量表（SAS）

内容	从无或偶尔有	很少有	经常有	总是如此
1. 我觉得比平常容易紧张或着急。				
2. 我无缘无故地感到害怕。				
3. 我容易心里烦乱或觉得惊恐。				
4. 我觉得我可能将要发疯。				
5. 我觉得一切都很好，不会发生什么不幸。				
6. 我的手脚发抖打颤。				
7. 我因为头痛、颈痛和背痛而苦恼。				
8. 我感觉容易衰弱或疲乏。				
9. 我觉得心平气和，并容易安静地坐着。				
10. 我觉得心跳得很快。				
11. 我因为一阵阵头晕而苦恼。				
12. 我有晕倒发作或觉得要晕倒似的。				
13. 我吸气呼气都感到很容易。				
14. 我的手脚麻木和刺痛。				
15. 我因为胃痛和消化不良而苦恼。				
16. 我常常要小便。				
17. 我的手脚常常是干燥温暖的。				
18. 我脸红发热。				
19. 我容易入睡并且一夜睡得很好。				
20. 我做噩梦。				
总分				

附录 16

抑郁自评量表(SDS)

内容	1分	2分	3分	4分
1. 我觉得闷闷不乐,情绪低沉	很少	有时	经常	持续
2. 我觉得一天中早晨最好	持续	经常	有时	很少
3. 一阵阵哭出来或觉得想哭	很少	有时	经常	持续
4. 我晚上睡眠不好	很少	有时	经常	持续
5. 我吃得跟平常一样多	持续	经常	有时	很少
6. 我与异性密切接触时和以往一样感到愉快	持续	经常	有时	很少
7. 我发觉我的体重在下降	很少	有时	经常	持续
8. 我有便秘的苦恼	很少	有时	经常	持续
9. 心跳比平常快	很少	有时	经常	持续
10. 我无缘无故地感到疲乏	很少	有时	经常	持续
11. 我的头脑和平常一样清楚	持续	经常	有时	很少
12. 我觉得经常做的事情并没有困难	持续	经常	有时	很少
13. 我觉得不安而平静不下来	很少	有时	经常	持续
14. 我对未来抱有希望	持续	经常	有时	很少
15. 我比平常容易生气激动	很少	有时	经常	持续
16. 我觉得做出决定是容易的	持续	经常	有时	很少
17. 我觉得自己是个有用的人,有人需要我	持续	经常	有时	很少
18. 我的生活过得很有意思	持续	经常	有时	很少
19. 我认为如果我死了,别人会生活得更好	很少	有时	经常	持续
20. 平常感兴趣的事我仍然感兴趣	持续	经常	有时	很少
总分				

附录 17

格拉斯哥昏迷指数量表(GCS)

1. 睁眼能力(E)

主动地睁开眼睛　+4

听到呼唤后会睁眼　+3

有刺激或痛楚会睁眼　+2

对于刺激无反应　+1

有外力阻止眼睛睁开　(C)

2. 回答问题的能力(V)

说话有条理,会与人交谈　+5

可应答,但说话没有逻辑　+4

可说出单字或胡言乱语　+3

可发出声音　+2

无任何反应　+1

气管插管　(T)

气管插管无法正常发声　(E)

失语症　(A)

3. 肢体运动反应(M)

完成指令动作　+6

对疼痛刺激定位反应　+5

对疼痛刺激屈曲反应　+4

疼痛刺激异常屈曲　+3

疼痛刺激异常伸展　+2

无反应　+1

附录 18

营养风险筛查评估表(NRS2002)

项目	评分	定义
疾病严重程度	0分	正常营养需要量
	1分	需要量轻度增加：髋关节手术，慢性疾病有急性并发症者(肝硬化、慢性阻塞性肺疾病、血液透析、糖尿病、一般肿瘤患者)
	2分	需要量中度增加：脑卒中，重症肺炎，腹部手术，血液系统恶性肿瘤
	3分	需要量显著增加：骨髓移植，颅脑创伤，APACHE 评分>10分的ICU患者
营养状况受损	0分	BMI≥18.5kg/m²，近1~3个月体重无变化，近1周饮食摄入量无变化
	1分	3个月体重下降>5%或饮食摄入量比正常需要量低25%~50%
	2分	一般情况差或2个月内体重下降>5%，或饮食摄入量比正常需要量低50%~75%
	3分	BMI<18.5kg/m²，或1个月内体重下降>5%(或3个月体重下降15%)，或1周内饮食摄入量比正常需要量低75%~100%
年龄	0分	不超过70岁
	1分	超过70岁

附录 19

NUTRIC 营养评分

指标	范围	分值
年龄	<50	0
	50~75	1
	≥75	2
APACHEII 评分	<15	0
	15~20	1
	20~28	2
	≥28	3

续表

指标	范围	分值
SOFA 评分	<6	0
	6~10	1
	≥ 10	2
伴随疾病	0~1	0
	2+	1
入院至入 ICU 时间	0~1	0
	1+	2
IL-6	0~400	0
	400+	1
总分		

附录 20

Richmond 躁动 - 镇静评分

评分	术语	描述
+4	有攻击性	非常有攻击性，暴力倾向，对医务人员造成危险
+3	非常躁动	非常躁动，拔出各种导管
+2	躁动焦虑	身体激烈移动，无法配合呼吸机
+1	不安焦虑	焦虑紧张，但身体活动不剧烈
0	清醒平静	清醒自然状态
−1	昏昏欲睡	没有完全清醒，声音刺激后有眼神接触，可保持清醒超过 10s
−2	轻度镇静	声音刺激后能清醒，有眼神接触，<10s
−3	中度镇静	声音刺激后能睁眼，但无眼神接触
−4	重度镇静	声音刺激后无反应，但疼痛刺激后能睁眼或运动
−5	不可唤醒	对声音及疼痛刺激均无反应

附录 21

Ricker 镇静 - 躁动评分(SAS)

分值	描述	定义
7	危险躁动	拉拽气管内插管,试图拔除各种导管,翻越窗栏,攻击医护人员,在床上辗转挣扎。
6	非常躁动	需要保护性束缚并反复语言提示劝阻,咬气管插管。
5	躁动	焦虑或身体躁动,经言语提示劝阻可安静。
4	安静合作	容易唤醒,服从指令。
3	镇静	嗜睡,语言刺激或轻轻摇动可唤醒并能服从简单指令,但又迅速入睡。
2	非常镇静	对躯体刺激有反应,不能交流及服从指令,有自主运动。
1	不能唤醒	对恶性刺激无或仅有轻微反应,不能交流及服从指令。

附录 22

ICU 患者意识模糊评估单(CAM-ICU)

特征 1:意识状态急性改变或波动	阳性标准	如阳性在这里打√
患者的意识状态是否与其基线状况不同?或在过去的 24 小时内,患者的意识状态是否有任何波动?表现为镇静量表(如 RASS)、GCS 或既往谵妄评估得分的波动	任何问题答案为"是"→	□
特征 2:注意力障碍		
数字法检查注意力(用图片法替代请参照培训手册) 指导语:跟患者说,"我要给您读 10 个数字,任何时候当您听到数字"8 ",就捏一下我的手表示。"然后用正常的语调朗读下列数字,每个间隔 3 秒。 6　8　5　9　8　3　8　8　4　7 当读到数字"8"患者没有捏手或读到其他数字时患者做出捏手动作均计为错误。	错误数>2→	□
特征 3:意识水平改变		
如果 RASS 的实际得分不是清醒且平静(0 分)为阳性	RASS 不为"0"→	□

续表

<table>
<tr><th colspan="3">特征 4：思维混乱</th></tr>
<tr><td>是非题(需更换另一套问题请参照培训手册)
1. 石头是否能浮在水面上?
2. 海里是否有鱼?
3. 1 斤是否比 2 斤重?
4. 您是否能用榔头钉钉子?
当患者回答错误时记录错误的个数
执行指令
跟患者说:“伸出几根手指”(检查者在患者伸出 2 根手指),然后说:“现在用另一只手伸出同样多的手指”(这次检查者不做示范)
* 如果患者只有一只手能动,第二个指令改为要求患者“再增加一个手指”
如果患者不能成功执行全部指令,记录 1 个错误。</td><td>错误
总数>1→</td><td>□</td></tr>
</table>

<table>
<tr><td rowspan="2">CAM-ICU 总体评估
特征 1 和 2 存在,加特征 3 或 4,即为阳性,表示谵妄存在</td><td>符合标准→</td><td>□
CAM-ICU 阳性
(谵妄存在)</td></tr>
<tr><td>不符合标准→</td><td>□
CAM-ICU 阴性
(无谵妄)</td></tr>
</table>